2022年宁夏医科大学学术著作专项支持出版

基于用例的中医电子病历系统建模方法

张文学　马宜青　连世新　张　甜　等著

燕山大学出版社
·秦皇岛·

图书在版编目（CIP）数据

基于用例的中医电子病历系统建模方法／张文学等著．—秦皇岛：燕山大学出版社，2022.12
ISBN 978-7-5761-0458-5

Ⅰ．①基… Ⅱ．①张… Ⅲ．①电子技术－应用－中医学－病案－系统建模 Ⅳ．①R197.323-39

中国版本图书馆CIP数据核字（2022）第258171号

基于用例的中医电子病历系统建模方法
JIYU YONGLI DE ZHONGYI DIANZI BINGLI XITONG JIANMO FANGFA

张文学　马宜青　连世新　张　甜　等著

出 版 人：陈　玉	
责任编辑：王　宁	策划编辑：王　宁
责任印制：吴　波	封面设计：刘韦希
出版发行：燕山大学出版社	电　　话：0335-8387555
地　　址：河北省秦皇岛市河北大街西段438号	邮政编码：066004
印　　刷：涿州市般润文化传播有限公司	经　　销：全国新华书店
开　　本：787mm×1092mm　1/16	印　　张：22
版　　次：2022年12月第1版	印　　次：2022年12月第1次印刷
书　　号：ISBN 978-7-5761-0458-5	字　　数：400千字
定　　价：95.00元	

版权所有　侵权必究

如发生印刷、装订质量问题，读者可与出版社联系调换
联系电话：0335-8387718

《基于用例的中医电子病历系统建模方法》
著 作 团 队

张文学（宁夏医科大学）

马宜青（宁夏医科大学）

连世新（宁夏医科大学）

张　甜（宁夏医科大学）

董富江（宁夏医科大学）

杨　柳（宁夏医科大学）

刘　哲（宁夏医科大学）

袁　渊（宁夏医科大学）

杨德仁（宁夏医科大学）

张海宏（宁夏医科大学）

前　言

　　软件开发面临用户需求不明确、缺乏正确的理论指导、软件规模越来越大、软件复杂度越来越高等问题。在面向对象软件开发的过程中，针对复杂系统，我们一般会先进行相关建模来了解现实世界问题，通过抽象方法，建立模型来表征现实世界，获得对现实事物本身的理解，然后将这些理解到的知识概念化，并将这些逻辑概念组织起来，形成对所观察的事物的内部结构和工作原理的更便于理解的表达。在UML中通过用例驱动的方式来一步一步获取对现实世界的理解。

　　党的二十大报告指出："促进中医传承创新发展。创新医务协同、医院融合机制，健全公共卫生体系。"推进电子病历信息化建设，对建立健全现代医院管理制度、保障医疗质量和安全、提高医疗服务效率、改善群众就医体验、加强医疗服务监管、促进"智慧医院"发展等，具有重要意义。大力推进电子病历信息化建设，有利于为人民群众提供全方位全周期的健康服务。中医电子病历系统建设是中医药信息化的重要组成部分和推进现代医院管理制度建设的重要抓手，也是医疗机构信息化建设过程中的核心，在健康医疗和健康中国建设中将发挥出越来越重要的作用。中医电子病历系统应符合《中医病历书写基本规范》《中医电子病历基本规范（试行）》和《电子病历基本架构与数据标准（试行）》等规范性文件的相关要求。同时，中医电子病历系统应能体现中医特色，满足中医临床工作需要，在《电子病历系统功能规范（试行）》的基础上，具有反映中医临床诊疗活动、开展中医医疗质量监测等功能。

　　本书提出基于用例的软件建模方法，并运用该方法探索中医专科专病电子病历系统建模。基于用例的软件建模采用五种不同类型的用例，包含业务用例、概念用例、控制用例、系统用例、测试用例；并利用两种不同的类，包含分析类和设计类；通过这些基本元素规范表达需求分析、系统分析、系统设计和软件测试各阶段的工作任务和工作成果。基于用例的软件建模方法以系统性的、规范化的、可定量的过程化方法去开发有效的、实用的高质量软件。

　　本书各章的主要内容如下：

第1章，基于用例的软件建模与中医电子病历。本章梳理了软件建模的相关内容，给出了基于用例的软件建模方法，并探讨了中医电子病历建设情况，为基于用例的软件建模在中医专科专病电子病历的应用研究奠定基础。

第2章，中医治未病科电子病历系统设计与实现。梳理中医治未病科的业务过程，获得诊疗医生、健康体检记录医生、检查检验记录医生和技师的业务需求，并给出了业务用例和业务流程。建立了系统用例图、系统用例规约、顺序图、设计类图、数据库等逻辑模型。采用MySQL数据库，整合SSH（Struts+Spring+Hibernate）框架，实现了系统各个功能模块。诊疗医生体质鉴别功能模块实现了诊疗医生体质鉴别首页、诊疗医生体质鉴别界面、诊疗医生体质鉴别结论界面；诊疗医生查看患者名单功能模块实现了诊疗医生查看患者名单界面、诊疗医生查看患者名单数据库表界面；诊疗医生门诊处方管理功能模块实现了诊疗医生门诊处方管理界面、诊疗医生门诊处方管理数据库界面。

第3章，中医康复科电子病历系统设计与实现。本章从康复科、药剂科和财务科三个组织机构进行需求分析，明晰业务需求、提炼核心业务；进而绘制系统用例图，用活动图绘制用例实现，针对不同角色的管理需求分别建立分析模型；在系统设计部分完成模型设计、接口设计、包设计以及数据库设计，为系统实现提供技术方案；采用Java和SSH框架结构实现医生诊疗管理、药房管理员药房药品管理、财务管理员财务收费管理、用户管理具体功能模块。

第4章，中医妇科电子病历系统设计与实现。本章描述和分析了中医妇科电子病历系统特点和业务过程，完成了需求分析、系统分析、系统设计工作。基于Java语言、SSH框架和MySQL数据库实现了系统功能模块。针对中医妇科医师主要实现包括记录症状体征、记录理化检验、记录中医四诊、记录医嘱处方、查看质控结果、管理个人信息等功能模块；针对病案科人员，主要实现质控症状体征、理化检验、中医四诊、医嘱处方，查看质控详情、删除质控记录、管理个人信息等功能模块。

第5章，中医外科电子病历系统设计与实现。本章针对中医外科的业务特点，针对目前中医外科电子病历所必须具备的核心功能，分析业务需求、软件需求，并开展系统分析、设计以及实现。采用MVC软件设计思想、B/S模式、MySQL数据库和SSH框架实现了医嘱录入界面、医生详细信息、运用针灸疗法治疗、运用穴位敷贴治疗、就诊查询、中医外科治疗等关键功能模块。

第6章，中医骨伤电子病历系统设计与实现。本章针对中医骨伤的业务特点，分析业务需求，建立系统用例，分析业务规则，进而建立分析模型，构建系统设计模型。设计系统所需的接口、包以及数据库。本系统基于B/S模式、Java语言和MySQL数据库实现关键模块。针对管理员，实现了科室信息添加、科室信息管理、医生信息添加、医生信息管理功能模块。针对医生，实现了中医正骨科首页、主诉、辅助检查、诊疗方案、病历信息管理功能模块。

本著作共6章，40.0万字。其中，第1章3.0万字，由张文学负责完成；第2章10.0万字，由张文学负责完成；第3章10.0万字，由张文学负责完成；第4章7.0万字，由张文学负责完成；第5章7.0万字，由马宜青、连世新、张甜、董富江、杨柳、刘哲、袁渊负责完成；第6章3.0万字，由刘哲、杨德仁、张海宏负责完成。

感谢2022年宁夏医科大学学术著作专项支持出版（宁医科字〔2022〕47号）、宁夏医科大学校级学术技术带头人后备培育对象（宁医校发〔2020〕53号）等项目的支持。感谢宁夏医科大学理学院科研项目基金支持：医疗文本挖掘中有监督学习的实体消歧模型和算法研究，主题舆情结构化知识库构建研究，XLNet模型针对电子病历命名实体识别的研究，基于机器学习方法的医药安全信息识别方法研究。

本著作的顺利出版，要感谢责任编辑王宁和其他为此书付出辛勤工作的燕山大学出版社的工作人员。感谢宁夏医科大学领导的关心和支持，感谢宁夏医科大学本科生房洁、刘佳星、马晶晶、谢洋、刘文静在稿件整理与图形绘制过程中的辛勤工作。本著作参阅和借鉴了大量的文献资料，在此一并表示感谢。

目 录

第1章 基于用例的软件建模与中医电子病历 ... 1
1.1 软件建模 ... 1
1.1.1 软件工程方法 ... 1
1.1.2 信息系统模型 ... 4
1.1.3 信息系统建设涉及的因素 ... 6
1.2 基于用例的软件建模 ... 8
1.2.1 需求分析 ... 12
1.2.2 系统分析 ... 19
1.2.3 系统设计 ... 20
1.3 中医电子病历 ... 21
1.3.1 人口健康和中医药 ... 21
1.3.2 中医药信息化 ... 22
1.3.3 中医电子病历 ... 25
1.4 本章小结 ... 26

第2章 中医治未病科电子病历系统设计与实现 ... 28
2.1 绪论 ... 28
2.1.1 研究背景与意义 ... 28
2.1.2 研究现状和发展趋势 ... 29
2.1.3 核心业务 ... 34
2.1.4 研究内容与方法 ... 35
2.2 需求分析 ... 36
2.2.1 组织分析 ... 36
2.2.2 需求获取 ... 37
2.2.3 软件需求 ... 55

I

2.3 系统分析 61
2.3.1 建立系统用例 61
2.3.2 分析业务规则 64
2.3.3 用例实现 65
2.3.4 软件架构和框架 69
2.3.5 建立分析模型 70
2.4 系统设计 81
2.4.1 设计模型 81
2.4.2 接口设计 86
2.4.3 包设计 87
2.4.4 数据库设计 87
2.5 系统实现 89
2.5.1 SSH框架的整合 89
2.5.2 功能模块的实现 94
2.6 本章小结 99

第3章 中医康复科电子病历系统设计与实现 102
3.1 绪论 102
3.1.1 研究背景与意义 102
3.1.2 研究现状和发展趋势 103
3.1.3 核心业务 106
3.1.4 研究内容和方法 107
3.2 需求分析 109
3.2.1 组织分析 109
3.2.2 需求获取 109
3.2.3 软件需求 125
3.3 系统分析 144
3.3.1 建立系统用例 144
3.3.2 分析业务规则 149
3.3.3 用例实现 150
3.3.4 软件架构和框架 157
3.3.5 建立分析模型 159
3.4 系统设计 168

目录

  3.4.1 模型设计 168
  3.4.2 接口设计 174
  3.4.3 包设计 175
  3.4.4 数据库设计 176
 3.5 系统实现 179
  3.5.1 框架应用和整合 179
  3.5.2 医生诊疗管理功能模块的实现 184
  3.5.3 药房管理员药房药品管理功能模块的实现 188
  3.5.4 财务管理员财务收费管理功能模块的实现 189
  3.5.5 用户管理功能模块的实现 191
 3.6 本章小结 192

第4章 中医妇科电子病历系统设计与实现 195
 4.1 绪论 195
  4.1.1 研究背景与意义 195
  4.1.2 国内外研究现状和发展趋势 196
  4.1.3 核心业务 198
  4.1.4 研究内容和方法 198
 4.2 需求分析 200
  4.2.1 组织分析 200
  4.2.2 需求获取 200
  4.2.3 软件需求 211
 4.3 系统分析 219
  4.3.1 建立系统用例 219
  4.3.2 分析业务规则 221
  4.3.3 用例实现 222
  4.3.4 软件架构和框架 224
  4.3.5 建立分析模型 226
 4.4 系统设计 232
  4.4.1 设计模型 232
  4.4.2 接口设计 236
  4.4.3 包设计 237
  4.4.4 数据库设计 238

4.5 系统实现 242
    4.5.1 SSH框架的整合 242
    4.5.2 记录诊疗功能模块的实现 246
    4.5.3 管理病案功能模块的实现 250
4.6 本章小结 254

第5章 中医外科电子病历系统设计与实现 257

5.1 绪论 257
    5.1.1 研究背景与意义 257
    5.1.2 研究现状和发展趋势 258
    5.1.3 核心业务 261
    5.1.4 研究内容和方法 262
5.2 需求分析 264
    5.2.1 组织分析 264
    5.2.2 需求获取 265
    5.2.3 软件需求 270
5.3 系统分析 277
    5.3.1 建立系统用例 277
    5.3.2 分析业务规则 278
    5.3.3 用例实现 279
    5.3.4 软件架构和框架 283
    5.3.5 建立分析模型 284
5.4 系统设计 294
    5.4.1 设计模型 294
    5.4.2 接口设计 299
    5.4.3 包设计 299
    5.4.4 数据库设计 300
5.5 系统实现 301
    5.5.1 SSH框架的整合 301
    5.5.2 登录模块 304
    5.5.3 中医外科主治医生主要功能模块 305
5.6 本章小结 312

第6章　中医骨伤电子病历系统设计与实现...315

6.1 绪论...315
6.1.1 研究背景与意义..315
6.1.2 研究现状和发展趋势..316

6.2 需求分析...317
6.2.1 组织分析..317
6.2.2 需求获取..318
6.2.3 软件需求..326

6.3 系统分析...327
6.3.1 建立系统用例..327
6.3.2 分析业务规则..328
6.3.3 用例实现..329
6.3.4 软件架构和框架..329
6.3.5 建立分析模型..329

6.4 系统设计...330
6.4.1 设计模型..330
6.4.2 接口设计..331
6.4.3 包设计..331
6.4.4 数据库设计..332

6.5 系统实现...333
6.5.1 系统登录设计..333
6.5.2 用户功能设计..333

6.6 本章小结...336

第1章　基于用例的软件建模与中医电子病历

基于用例的软件建模采用五种不同类型的用例，包含业务用例、概念用例、控制用例、系统用例、测试用例；并利用两种不同的类，包含分析类和设计类；通过这些基本元素规范表达需求分析、系统分析、系统设计和软件测试各阶段的工作任务和工作成果。基于用例的软件建模方法以系统性的、规范化的、可定量的过程化方法去开发有效的、实用的高质量软件。

中医药信息化是实现中医药振兴发展的重要引擎和技术支撑，也是体现中医药发展水平的重要标志。中医电子病历系统建设是中医药信息化的重要组成部分和推进现代医院管理制度建设的重要抓手，也是医疗机构信息化建设过程中的核心，在健康医疗和健康中国建设中将发挥出越来越重要的作用。

1.1 软件建模

1.1.1 软件工程方法

1.软件的定义

为了弄清楚软件工程的概念，首先要了解程序和软件的概念。程序是计算机为完成特定任务而执行的指令的有序集合。站在应用的角度可以更通俗地理解为：软件等于程序加文档再加数据，这里的数据不仅包括初始化数据、测试数据，而且还包括研发数据、运行数据、维护数据，也包括软件企业积累的项目工程数据和项目管理数据中的大量的决策原始记录数据。这里的"程序"是对计算机任务的处理对象和处理规则的描述，这里的"文档"是为了理解程序所需的详细描述性资料，这里的"数据"主要是软件系统赖以运行的初始化数据。

面向过程的程序 = 算法 + 数据结构；

面向对象的程序 = 对象 + 消息；

面向构件的程序 = 构件 + 构架。

通常，软件有以下定义：软件 = 程序 + 数据 + 文档。

文档在软件工程中特别重要，文档是否规范与齐全，是衡量软件企业是否成熟的重要标志之一。软件文档分为开发文档和管理文档两大类。开发文档主要由项目组书写，用于指导软件的开发与维护；管理文档主要由软件工程的管理部门书写，用于指导软件的管理和决策。软件工程规定：文档必须指挥程序，而绝不允许程序指挥文档；文档与程序必须保持高度一致，而绝不允许程序脱离开文档。

软件最新定义：软件 = 知识 + 程序 + 数据 + 文档。

"知识"主要是各种各样的相关行业领域的专业知识。知识是通过程序、数据、文档来实现的。

站在网民的角度来看，软件就是知识加信息；站在程序员的角度来看，软件就是程序加数据；站在软件管理者的角度来看，软件就是数据加文档。

软件危机的表现：软件开发成本难以控制；软件开发进度难以预测；用户对产品功能难以满足，开发的软件不能满足用户需求；软件产品质量无法保证，开发的软件可靠性（质量）差；开发的软件可维护性差，开发过程中没有统一的、公认的规范，导致软件维护困难。

软件危机的本质原因是用户需求不明确，缺乏正确的理论指导，软件规模越来越大，软件复杂度越来越高。

克服软件危机的方法是认真分析软件危机产生的原因，研究软件生产的客观规律性，建立与系统化软件生产有关的概念、原则、方法、技术和工具，指导和支持软件系统的生产活动，以期达到降低软件生产成本、改进软件产品质量、提高软件生产率水平的目标。

2.软件工程的定义

软件工程是研究软件开发和软件管理的一门工程学科。这里，一是强调开发，二是强调管理，三是强调工程，四是强调学科。开发和管理是一个问题的相辅相成的两个方面。许多软件项目的失败，不是在开发技术上出了问题，而是在管理过程中出了问题。要将软件开发当作一项工程，既要按照工程的办法去开发，又要按照工程的办法去管理。时至今日，软件工程不只是一门课程，而是一个学科体系，即软件工程知识体系。

3.软件工程的思路与研究内容

当人们在解决复杂问题，或实施一项具有长期性、复杂的工程时，经常会说这是一项系统工程。系统工程是系统科学在社会实践活动中产生的具有应用性的科学方法。我国理论界较多地使用钱学森对系统工程的定义：系统工程是组织管理系统的规划、研究、设计、制造、试验和使用的科学方法，是对所有系统都具有普遍意义的科学方法。系统工程是解决实际问题的科学，它应用社会科学、经济学、工程技术等多方面的学科来解决工程发展中的社会性问题，它将主要涉及工程开发中的规划、设计、评价等活动。因此人们认为，系统工程是运用系统方法对各类系统进行最佳的规划、研究、设计、制造、试验和使用，以达到最佳效益，是一门组织管理的技术。

目前，各国都加快了信息化建设的进程，信息化水平成为衡量一个国家综合实力的重要指标。在信息化建设的进程中，信息系统的开发和建设是一项系统工程，因此，在信息系统的开发和建设过程中，要采用系统工程思想，对信息系统进行规划、设计、开发、测试、实施、运行和管理，以确保信息系统的质量和满足系统用户的需求。

系统工程是用定量和定性相结合的系统思想和系统方法，对大型复杂系统的构成要素、组织结构、信息流动和控制机制等进行分析和设计的技术，是为了更好地达到系统目标。

系统工程方法论就是解决系统工程实践问题所应遵循的步骤、程序和方法，是系统工程思考问题和处理问题的一般方法。系统工程具有独特的方法论，其体系基础就是运用系统思想和各种数学方法、科学管理方法、经济学方法、控制论方法以及信息技术工具进行系统分析和系统设计，实现系统的模型化、最优化。系统工程方法论的程序与步骤：弄清问题、选择目标、方案设计、建立数学模型、方案优化、决策、实施。

软件工程是研究和应用如何以系统性的、规范化的、可定量的过程化方法去开发和维护有效的、实用的和高质量的软件，以及如何把经过时间考验而证明是正确的管理技术和当前能够得到的最好的技术方法结合起来的学科。它涉及程序设计语言、数据库、软件开发工具、系统平台、标准、设计模式等方面。

赵池龙在《实用软件工程》（第4版）中指出："长期以来，人们将软件开发方法与软件生命周期模型混为一体，甚至将软件开发方法与软件过程改进模型也混为一体，因而误认为软件生命周期模型或软件过程改进模型就是软件开发方法。例如，他们将迭代模型（Rational Unified Process，RUP）和过程改善模型（Capability Maturity Model Integration，CMMI）误认为是软件开发方法或软件工程方法论，这就是有力的证据。"

事实上，软件开发方法与软件生命周期模型是不同的，软件开发方法与软件过程改进模型就更不相同了。软件开发方法学来自程序设计语言方法学，而软件生命周期模型或软件过程改进模型与程序设计语言方法学无关。当然，二者皆为软件工程课程的研究内容，如表1-1所示。

表 1-1 软件工程课程研究的内容

研究方面	具体内容
软件生命周期模型	瀑布模型、增量模型、原型模型、迭代模型、XP模型
软件开发方法	面向过程的方法、面向元数据的方法、面向对象的方法
软件支持过程	CASE工具Rose、北大青鸟系统、PowerDesigner、ERwin
软件管理过程	CMMI、软件企业文化、敏捷（XP）文化现象
软件工程标准与规范	命名标准与规范、设计标准与规范、编程标准与规范

1.1.2 信息系统模型

1.信息系统建模时用到的模型

模型是反映事物的原型，更是对现实世界中事物在某种程度上的抽象，是理解、分析、开发或改造事物原型的一种常用手段。建模是对事物抽象的过程，建立某种模型以映射系统的因果关系或相互关系，帮助理解事物本身。

一些模型在外形上类似于真实产品，一些模型是重要细节的绘图表示，还有一些模型则是抽象的数学符号。每一种模型强调一种类型的信息。在飞机设计中，飞机工程师使用大量的不同类型的模型。成为一名飞机工程师需要学会创建和使用各种模型，这对于信息系统开发人员来说也是一样的。尽管信息系统模型并不像飞机模型那样标准或精确，但是也应学会创建和使用各种模型。信息系统并不像飞机那样真实可感——你不能真正地看到、抓住或感觉到它。因此，信息系统模型显得更加无形。

信息系统是用于反映现实世界中某些事物的人造复杂大系统，难以直接对其进行分析、设计，必须通过建立各种模型来开发信息系统。模型建立的思路是自顶向下、逐步求精和自底向上、综合集成。

系统开发过程中使用的模型包括输入、输出、过程、数据、对象、对象之间的相互作用、位置、网络和设备，以及其他事物的表示等。大多数的模型是图形模型，包括使用公认的符号和惯例画一张表示图，这些模型通常被称为图表。

信息系统建模时用到的模型：1）常用模型：抽象层次模型、结构层次模型、开放系统模型、输入输出系统模型；2）开发思想模型：瀑布模型、V模型、快速应用模型、敏捷方法、统一过程；3）开发过程模型：概念模型、逻辑模型、物理模型；4）功能模型：数据模型、系统模型、预测模型、决策模型；5）管理功能模型：库存管理模型、成本管理模型、生产计划与调度模型、财务管理模型；6）模型的形式：数学模型、图形、表格、语言；7）模型的内容：状态模型、行为模型、变量模型。

2.软件生命周期模型

软件生命周期模型，是指在整个软件生命周期中，软件开发过程应遵循的开发路线图，或者说，软件生命周期模型是软件开发全部过程、活动和任务的结构框架。最常用的是瀑布模型和原型模型，其次是增量模型，最难掌握的是RUP迭代模型。它们有各自的"生存空间"，但也会相互竞争。只有通过竞争，才能推动软件生命周期模型研究的发展。

软件企业选取软件生命周期模型的方法：软件企业在创业时期，由于没有项目或产品的积累，所以他们常常会选取瀑布模型和增量模型。一旦越过创业时期，由于积累了一些项目或产品，他们就会选取原型模型。至于RUP迭代模型，只有当他们掌握了UML及其工具Rational Rose之后，才会加以考虑。表1-2列出了七个软件生命周期模型。

表1-2 七个软件生命周期模型

模型名称	优点	缺点	适用范围
瀑布模型	简单好学	逆转性差	面向过程开发
增量模型	可以分阶段提交	有时用户不同意	系统可拆卸和组装
螺旋模型	需求可变	建设周期长	庞大、复杂、高风险项目
喷泉模型	提高开发效率	不利于项目的管理	面向对象开发
XP模型	提高开发效率	不适合大团队、大项目	小团队、小项目
原型模型	开发速度快	不利于创新	已有产品的原型
RUP迭代模型	需求可变	风险大	有高素质软件团队

采用结构化系统开发方法将系统的开发过程划分为系统规划、系统分析、系统设计、系统实施和系统运行与维护五个相互衔接的阶段，称为系统开发的生命周期。

（1）系统规划

系统规划是信息系统开发的第一步。首先，通过对组织环境、目标、现行系统状况的调查分析，明确新开发系统的总体要求和适用范围，以及要解决的问题和实现的功能，实质上是进行系统定义；其次，结合系统的难易程度、系统项目的大小、组织的技术力量等实际，制定初步的进度表；再次，在充分考虑新系统所受的各种约束下，给出拟建系统的备选方案；最后，对这些方案从系统开发的必要性和经济、技术、组织管理、环境、进度等方面进行可行性研究、论证，形成可行性研究报告，并审议可行性研究报告，最终形成系统规划报告，审议通过后启动项目，如果不是自行开发，还要和开发单位签订合同。因此，系统规划阶段的主要任务是对所开发的系统进行系统科学的规划，形成系统规划文档，主要包括技术文档（系统规划报告）和管理文档

（可行性研究报告、开发计划、开发合同、系统规划报告评审意见等）。

（2）系统分析

系统分析是信息系统开发生命周期中最重要的一个阶段。系统分析人员研究、结合现有系统与管理层、用户，从信息系统的功能、操作、过程与数据等各个方面进行全面的沟通，发现和理解用户的全面需求，是对系统进行详细调查的过程。然后，确定新系统的目标，描述新系统的功能，形成新系统的总体逻辑方案。与用户反复沟通、分析、修改、完善和优化系统总体逻辑方案，逐步构建新系统总体逻辑模型。如果用户对逻辑模型不满意，要继续修改，直到可行为止，或者项目终止；若逻辑模型可行，则进入下一阶段的工作。系统分析阶段的文档是系统分析说明书，这是系统建设必备的文件。一旦系统分析说明书审议通过，它既是给用户看的，也是系统设计阶段工作的依据和将来系统验收的依据。

（3）系统设计

系统设计阶段主要解决新系统怎么做的问题，是以系统分析阶段确定的新系统功能为基础，研究具体用什么方法和技术实现的过程。实质上是以系统分析说明书为依据，将分析模型进一步细化，全面确定系统应具有的功能和性能要求，并考虑技术细节和约束条件，进行系统总体设计和系统详细设计，设计出一个可行的解决方案，最终形成系统设计说明书，以便系统开发的程序员编写代码。如果系统设计说明书经过审议后通过，项目则继续进入下一阶段，否则终止。

（4）系统实施

系统实施阶段是按照系统设计说明书的要求，具体实现新系统、进行测试、交付使用的过程。具体划分为两个阶段，第一阶段是系统技术实现过程和这个过程的管理，主要包括建立编程标准、程序设计、系统测试、形成测试分析报告；第二阶段是用户转化阶段，主要包括用户培训（用户手册、操作手册等）、系统转换、评审鉴定后交付运行。

（5）系统运行与维护

系统投入运行后，一般有一段试运行。在此期间，如果有旧系统的话，可以新旧系统一起运作，试验新系统是否存在问题，有问题要及时修改，没有问题说明新系统满足了用户的需要，可以正式投入运行。在以后的运行中进行系统维护和评价，记录系统的运行情况，根据一定的程序对系统进行必要的修改，评价系统的工作质量和经济效益，同时做好维护记录、评价报告、修改报告等的记录工作。

1.1.3 信息系统建设涉及的因素

信息系统建设的复杂性决定了在建设的过程中，必然会受到各种各样因素的影响。当说到影响信息系统建设的因素时，人们可能首先想到的是技术因素的影响，但是在人们总结信息系统建设成功与失败的经验和教训时发现，失败大多数情况下并不是由技术因素导致的。技术因素带来的影响并不是最主要的，更多的是由组织内外环境中多种因素综合导致的。

1. 文化社会因素

在信息系统开发建设的实践中，人们越来越认识到社会人文因素对信息系统建设的影响，并逐步重视起来。信息系统是一个人机交互系统，其开发、设计、运行、维护的任何一个过程都离不开人的参与。信息系统的开发过程实际上是一个社会过程。同时，组织体制即领导、组织、政策、法规、观念、员工的人文素养等文化社会因素在一定程度上决定着信息系统。只有组织体制顺畅、管理科学、领导重视、企业员工具备一定的信息素养，才能够建立成功的信息系统。

2. 科学理论因素

信息系统建设涉及信息科学技术、计算机科学技术、管理学和行为科学、通信工程、系统工程等多种学科。信息系统需要现代信息技术的支持，而现代信息技术是发展迅猛、科技含量很高的新技术群。

3. 技术方法因素

信息系统开发需要遵循一定的方法，并运用相关的技术。信息系统开发方法对保证信息系统开发效率和质量有着决定性的意义。信息系统开发方法是信息系统学科研究的主要问题。几十年来，信息系统开发方法在逐步地发展和完善，其中产生过诸多具有较大影响的信息系统开发方法。

4. 领域知识因素

每个行业对信息系统的要求，或者说信息系统的功能是不同的，即开发建设的信息系统都是面向专业领域的。开发信息系统的过程中，需要与专业领域中的专业知识融合，才能提供有针对性的服务。专业知识必须反映和渗透在信息系统之中，成为信息处理、业务处理、组织管理和辅助决策的依据。要求信息系统建设必须深入了解专业领域的各种业务、管理和决策知识。

5. 环境多变因素

建设的信息系统要想成为一个组织在竞争中的有力武器，就必须能够适应组织所处的竞争环境，考虑环境的变化。组织面临的市场、对手、政治、社会环境会发生变化，组织的目标、策略、管理、产品、技术、业务也在发生着动态变化，信息系统的技术（计算机、网络、软件等）也不断在发生着变化。这些变化的趋势和进程难以把握，要求信息系统能根据环境的变化进行动态调整。

6.组织管理因素

信息系统建设是一项复杂的系统工程，在建设的过程中需要实施有效的组织和管理。可是，因为信息系统建设更多的是智能性的活动，工程对象的可见性不强，难以组织管理，所以信息系统项目的组织管理较之于一般工程项目的组织管理更为复杂。信息系统建设的组织管理涉及过程、人员、经费、材料、文档等多种要素，只有对这些要素进行有效的组织、计划、配置、控制、监督，才能够有序、有效、优质地进行信息系统建设。

7.经济效益因素

信息系统是为企业战略服务的，而企业的目标是获取最大效益和利润，所以信息系统建设必须考虑经济效益。信息系统建设涉及因素多、技术复杂，因此信息系统建设一般需要大量的资金投入。

1.2 基于用例的软件建模

1.面向对象方法

面向对象方法（Object-Oriented Method，OO）是一种把面向对象的思想应用于软件开发过程中，指导开发活动的系统方法，是建立在"对象"概念基础上的方法学。对象是由数据和容许的操作组成的封装体，与客观实体有直接的对应关系。一个对象类定义了具有相似性质（属性）的一组对象。而继承性是对具有层次关系的类的属性和操作进行共享的一种方式。所谓面向对象，就是基于对象概念，以对象为中心，以类和继承为构造机制，来认识、理解、刻画客观世界和设计、构建相应的软件系统。面向对象不仅是一些具体的软件开发技术与策略，而且是一整套关于如何看待软件系统与现实世界的关系，以什么观点来研究问题并进行求解，以及如何进行系统构造的软件方法学。

系统分析面临问题空间的理解、人与人之间的通信、需求的不断变化三大挑战。面向对象分析（Object-Oriented Analysis，OOA）着眼于问题空间的理解，在对象及其属性、分类结构和组装结构的框架上定义和交流系统需求，将属性及专用那些属性的服务视为一个固有整体；提供一个支持分析（做什么）和设计（怎么做）相一致的强有力的表示工具；显式地捕捉数据和处理的共性，使代表共性的类及对象稳定下来。

2.统一建模语言

统一建模语言（Unified Modeling Language，UML）方法结合了众多面向对象方法的优点，并从其他的方法和工程实践中吸收了许多经过实际检验的概念和技术，统一了符号体系。通过使用UML，人员能够阅读和交流系统架构和设计规划——就像建筑工人多年来所使用的建筑设计图一样。UML成为标准建模语言的原因之一在于，它与程序设计语言无关。UML展现了一系列最佳工程实践，这些最佳实践在对大规模、复杂的系统进行建模，特别是在软件架构层次方面已经被验证是有效的。

3.用例与用例分析

用例是为了达到某个目标，一个用户或其他系统与拟设计系统的一个交互。用例可以理解为某个参与者要做的一件事可能更为合适。这样的一件事有以下几个特征：1）这件事是相对独立的；2）这件事的执行结果对参与者来说是可观测的和有意义的；3）这件事必须由一个参与者发起；4）这件事必然是以动宾短语形式出现的。用例以参与者为中心（区别于以计算机系统为中心），从参与者的角度来描述他要做的日常工作（区别于以业务流程描述的方式），并分析这些日常工作之间是如何交互的（区别于数据流的描述方式）。

用例分析的首要目标不是要弄清楚某项业务是如何一步一步完成的，而是要弄清楚有多少参与者，每个参与者都做什么。业务流程分析则是后续的工作了。用例分析方法试图找到问题领域内所有相对独立的参与者和事件，并把业务流程当成这些参与者和事件之间的交互结果（在UML中用活动图或序列图来描述）。因此，用例方法被吸纳到OO之后，UML得以以完备的形式出现，用例成了真正的OO核心。用例图显示活动者与用例间的关系，不显示不同的场景。用例图的要素有参与者、用例、关联和系统边界。同一个用例在实际执行的时候会有很多不同的情况发生，称为用例场景。用例就是对全部用例场景的抽象，用例场景就是从用例中实例化出来的一组活动。

4.基于用例的软件建模

基于用例的软件建模采用五种不同类型的用例，包含业务用例、概念用例、控制用例、系统用例、测试用例；并利用两种不同的类，包含分析类和设计类；通过这些基本元素规范表达需求分析、系统分析、系统设计和软件测试各阶段的工作任务和工作成果，整体思路如图1-1所示。

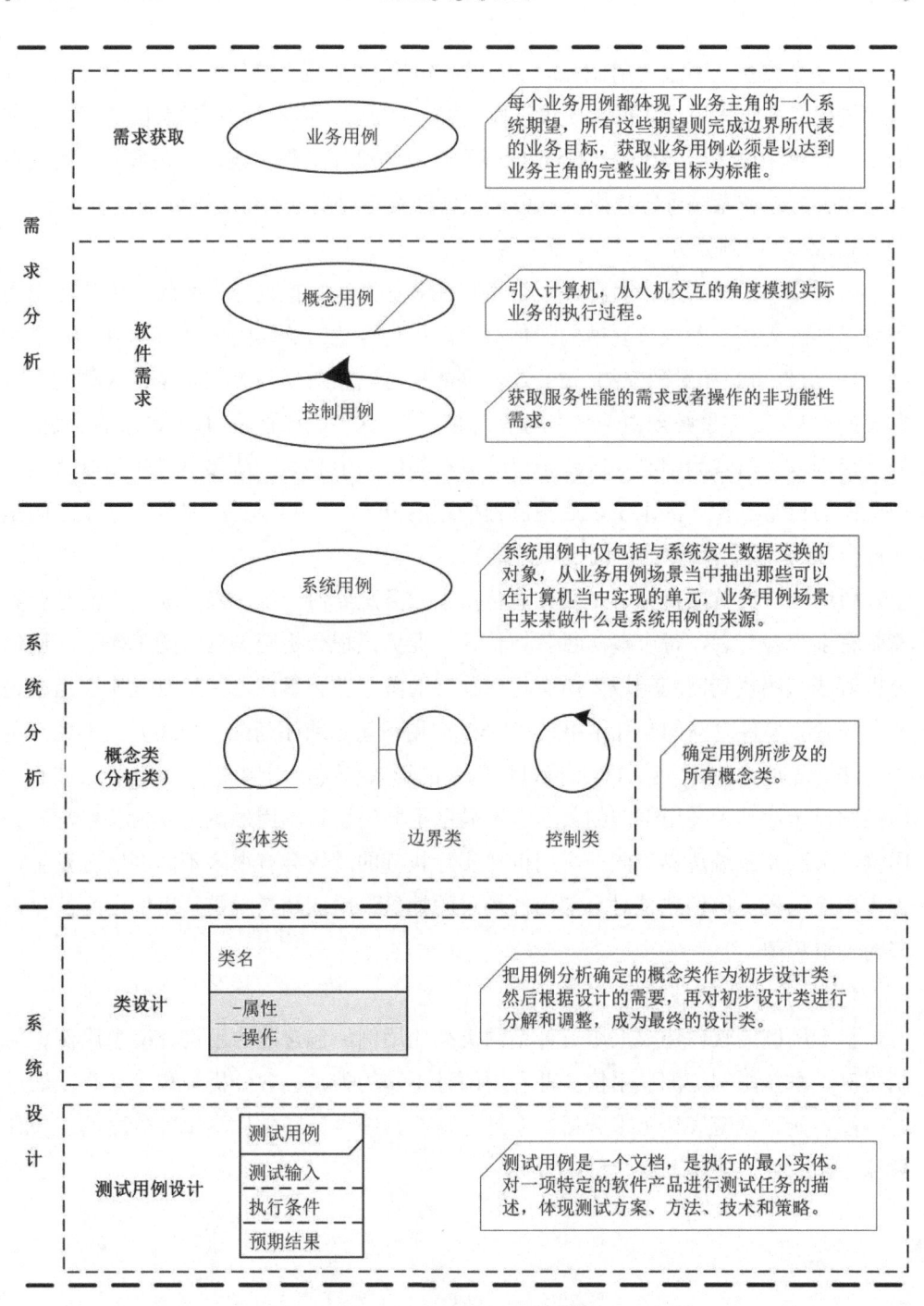

图 1-1　基于用例的软件建模

　　需求分析是确定新系统的目的、范围、定义和功能时所要做的所有工作，需求分析阶段的任务是确定软件系统功能。需求分析是软件工程中的一个关键过程，是整个系统开发的基础，其成败直接决定系统成败和维护成本的高低，并且维护成本随开发阶段的推进成倍增加。在UML中，需求模型又称为用例模型，主要用于描述系统的功能性需求，即软件可以实现的功能。在需求分析阶段使用用例图可降低软件开发风险，把控软件质量，准确地理解系统功能，降低与客户的交流难度，通过图示法向客户直观简明地表达系统功能等信息。

正确规范地使用业务用例能够高效地建立起一个可视化的用户业务模型，通过该业务模型可以使软件系统的需求分析人员和用户之间建立起一个高效、便捷、良好的沟通渠道，这对建立一个详尽、准确的用户需求分析文档极为重要。使用业务用例建立的业务模型往往是需求的表面现象，还需要深入分析需求问题的本质，包括隐含的功能需求、性能需求、限制约束、关键功能及业务流程优化等。

概念模型从复杂的世界中获取简单的模型，然后再用简单的模型去指导复杂的世界。概念模型是与接口（类型）而不是实现（类）相关联的，能够帮助人们将注意力放在概念性的问题上而不是软件设计问题上。概念模型就是在了解了用户的需求以及用户的业务领域工作情况以后，经过分析和总结，提炼出来的用以描述用户业务需求的一些概念的东西。

控例用于获取服务性能的需求或者操作的非功能性需求，这样系统才能满足需求。对于非操作性的非功能性需求而言，控例将通过策略、流程或程序来记录约束或可能的控制方法，以确保满足相应的非功能性需求。通过控例去记录和建模非功能性需求的方法，并确保控例能以不同的角度代表系统的非功能性需求。控例技术主要运用于一些关键性的方面，有利于管理整个开发生命周期，并可以通过扩展UML体系机构和视图模型去描述增加了控例视图后的软件体系结构。

系统用例把边界从组织缩小到系统，关注系统本身实现后的互动。系统用例模型的目的在于关注演示对系统的需求，抛弃部门的功能，更加细化。系统用例模型应该划分子系统以对应不同的功能。写系统用例是为了更清晰地展示系统业务场景的功能实现。

概念类描述现实世界的实体与概念，重点反映现实世界问题域。分析类是概念层次的东西，与具体实现技术无关，可分为边界类、控制类、实体类。分析用于获取系统中主要的"职责簇"，它们代表系统的原型类，是系统必须处理的主要抽象概念的"第一个关口"。分析类是跨越需求和设计实现的桥梁。分析类高于设计实现，在为需求考虑系统实现的时候，可以不用考虑复杂的设计要求，如应用的设计模式、系统框架等。分析类高于语言实现，在需求考虑系统的时候，可以不用考虑采用哪一种特性的语言来编码。分析类高于实现方式，在为需求考虑系统实现的时候，可以不用考虑采用哪一种具体的实现方式。

设计类是系统实施中一个或多个对象的抽象，设计类所对应的对象取决于实施语言。

测试用例，是指对一项特定的软件产品进行测试任务的描述，体现测试方案、方法、技术和策略。其内容包括测试目标、测试环境、输入数据、测试步骤、预期结果、测试脚本等，最终形成文档。简单来说，测试用例是为某个特殊目标而编制的一组测试输入、执行条件以及预期结果，用于核实是否满足某个特定软件需求。测试用例主要包括四个方面内容：用例标题、前置条件、测试步骤和预期结果。用例标题主要描述测试某项功能；前置条件，是指用例标题需要满足该条件；测试步骤主要描述用例的操作步骤；预期结果指的是符合预期（开发规格书、需求文档、用户需求等）需求。

1.2.1 需求分析

1.2.1.1 组织分析

组织分析主要包括组织目标分析、组织机构分析、组织职能分析。组织目标分析是在信息系统规划目标分析的基础上，详细分析组织近期目标和目标体系，让信息系统更好地为组织目标服务。目标分析由抽象到具体分别是使命、总目标、子目标和组织策略。组织机构是依据运营管理、组织职能、生产力所建立的组织系统结构框架。组织机构分析的任务是理清组织的机构和岗位设置，主要包括机构分析、职能关系分析和岗位分析。组织目标和使命二者决定组织职能，这二者与组织人事、管理、社会等决定组织机构。因此，与组织机构相比，组织职能更稳定一些。

1.组织目标分析

医疗机构电子病历系统的建设应当满足临床工作的需要，遵循医疗工作流程，保障医疗质量和医疗安全。中医电子病历基本要求有以下10项。

（1）中医电子病历录入应当遵循客观、真实、准确、及时、完整的原则。

（2）中医电子病历录入应当使用中文和医学术语，中医术语的使用依照相关标准、规范执行。要求表述准确，语句通顺，标点正确。通用的外文缩写和无正式中文译名的症状、体征、疾病名称等可以使用外文。记录日期应当使用阿拉伯数字，记录时间应当采用24小时制。

（3）中医电子病历包括门（急）诊电子病历、住院电子病历及其他电子医疗记录。中医电子病历内容应当按照国家中医药管理局《中医病历书写基本规范》执行，使用国家中医药管理局统一制定的项目名称、格式和内容，不得擅自变更。

（4）电子病历系统应当为操作人员提供专有的身份标识和识别手段，并设置有相应权限；操作人员对本人身份标识的使用负责。

（5）医务人员采用身份标识登录电子病历系统，完成各项记录等操作并予确认后，系统应当显示医务人员的电子签名。

（6）电子病历系统应当设置医务人员审查、修改的权限和时限。实习医务人员、试用期医务人员记录的病历，应当经过在本医疗机构合法执业的医务人员审阅、修改并予电子签名确认。医务人员修改时，电子病历系统应当进行身份识别、保存历次修改痕迹、标记准确的修改时间和修改人信息。

（7）电子病历系统应当为患者建立个人信息数据库（包括姓名、性别、出生日期、民族、婚姻状况、职业、工作单位、住址、有效身份证件号码、社会保障号码或医疗保险号码、联系电话等），授予唯一标识号码并确保与患者的医疗记录相对应。

（8）电子病历系统应当具有严格的复制管理功能。同一患者的相同信息可以复制，复制内容必须校对，不同患者的信息不得复制。

（9）电子病历系统应当满足国家信息安全等级保护制度与标准。严禁篡改、伪造、隐匿、抢夺、窃取和毁坏电子病历。

（10）电子病历系统应当为病历质量监控、医疗卫生服务信息以及数据统计分析和医疗保险费用审核提供技术支持，包括医疗费用分类查询、手术分级管理、中医临床路径管理、单病种质量控制、平均住院日、术前平均住院日、床位使用率、合理用药监控、药物占总收入比例、中药占药物收入比例、中药饮片占药物收入比例、中药（饮片、成药、医院制剂）处方比例、中药饮片处方占门诊处方总数的比例、采用非药物中医技术治疗人次占医院门诊总人次的比例等医疗质量管理与控制指标的统计，利用系统优势建立医疗质量考核体系，提高工作效率，保证医疗质量，规范诊疗行为，提高医院管理水平。

2.组织机构分析

电子病历信息化是推进现代医院管理制度建设的重要抓手，占据医疗机构信息化建设过程中的核心地位。医疗机构主要负责人是电子病历信息化建设的第一责任人；医务部门作为牵头部门，统筹负责电子病历信息化建设，协调信息技术部门、临床科室、药学部门、医技科室以及有关职能部门等其他部门，加强管理与质量控制，确保电子病历信息化建设服务临床工作，保障医疗质量和医疗安全；临床科室、药学部门、医技科室以及有关职能部门等其他部门要以服务临床为导向，以病人为中心，结合工作实际，提出电子病历信息化建设需求，并在应用信息系统过程中不断改进和完善需求；信息技术部门要建立与各相关部门的沟通协调机制，根据需求，加强系统的开发、维护、运行和技术支持。

医疗机构应具有专门的管理部门和人员，负责电子病历系统的建设、运行和维护。应当成立电子病历管理部门并配备专职人员，具体负责本机构门（急）诊电子病历和住院电子病历的收集、保存、调阅、复制等管理工作。例如接诊医师录入确认门（急）诊电子病历记录、归档，上级医师审核确认出院患者电子病历后归档。

3.组织职能分析

医疗机构电子病历系统应当满足医务人员查阅病历的需要，能够及时提供并完整呈现该患者的电子病历资料。患者诊疗活动过程中产生的非文字资料（CT、磁共振、超声等医学影像信息，心电图，录音，录像等）应当纳入电子病历系统管理，应确保能够随时调阅，内容完整。

门诊电子病历中的门（急）诊病历记录以接诊医师录入确认即为归档，归档后不得修改。

住院电子病历随患者出院经上级医师审核确认后归档，归档后由电子病历管理部门统一管理。

医疗机构应当建立电子病历信息安全保密制度，设定医务人员和有关医院管理人员调阅、复制、打印电子病历的相应权限，建立电子病历使用日志，记录使用人员、操作时间和内容。未经授权，任何单位和个人不得擅自调阅、复制电子病历。

医疗机构应当指定专门机构和人员负责受理复印或者复制电子病历资料的申请，并留存申请人有效身份证明复印件及其法定证明材料、保险合同等复印件。

1.2.1.2 需求获取

面向对象业务建模的目标是通过用例模型的建立来描述用户需求。需求规格说明书通常在这个阶段产生，这个阶段通常使用业务用例和业务用例实现两种类型，最好绘制活动图。在业务建模阶段，用例的粒度以每个用例能够说明一件完整的事情为宜，即一个用例可以描述一项完整的业务流程。

中医电子病历系统应符合《中医病历书写基本规范》《中医电子病历基本规范（试行）》和《电子病历基本架构与数据标准（试行）》等规范性文件的相关要求。中医电子病历系统应能体现中医特色，满足中医临床工作的需要，在《电子病历系统功能规范（试行）》的基础上，具有反映中医临床诊疗活动、开展中医医疗质量监测等功能，如：1）具有自动生成并显示二十四节气的功能；2）提供本医院常用协定处方列表功能，包括协定处方药物组成、药物剂量等，并提示药品价格、库存情况等相关信息；3）按照《中药处方格式及书写规范》的要求，对所有类型医嘱的中药处方进行审核并提示的功能；4）提供针灸、推拿等中医诊疗技术的录入、处理与执行等功能；5）具备中医病历质量管理与控制、中医医疗费用监控等功能。

1.定义边界

业务目标是最终系统要实现的功能，通过业务目标可划分系统边界。每个业务目标都可以用来定义边界，每个边界都有不同的涉众参与，也会有不同的用例出现。

2.发现主角

确定系统涉众，是指依据用户组织的机构设置和岗位职能，按用户使用该系统的目的和动机划分用户类型，同种用户类型的用户识别为一种参与者（角色）。只有直接与系统交互的涉众才能称为业务主角，一个涉众可能演变为多个业务主角。

涉众与业务主角的关系：业务主角直接与系统进行交互，而涉众是系统利益的相关者；涉众的代理往往是业务主角；业务主角总是在边界之外，只有边界外的事务才有权向边界代表的系统提出要求；业务主角必须服务于业务目标；从涉众中找出用户，这里的用户指的是业务用户，并非将来系统中的"角色"。

3.获取业务用例

业务用例是用来捕获功能性需求的，而功能性需求是由actor（即面向对象软件建模中的角色或涉众）的业务目标来体现的。即对于actor来说，它所负责的业务需要由一系列的业务目标组成。

（1）获取业务用例

获取角色的直接期望，即业务用例。业务模型是想为现实世界中客户的真实业务建立模型，能够让我们与客户在业务理解上达成共识，这时候是不需要考虑计算机世界的。业务用例视图，包含业务主角和业务用例。

（2）业务用例的用户视角

从某用户的角度梳理相关业务。

（3）业务用例的业务视角

从某业务的角度，梳理每一步骤的活动任务和负责人。在一些比较复杂的场景下，如果不建立业务视角的业务用例模型，那么真实的业务链可能就不完整。

4.业务建模

在业务建模阶段，用例的粒度以每个用例能够说明一件完整的事情为宜，即一个用例可以描述一项完整的业务流程，这将有助于明确需求范围。用例粒度的划分（尤其是业务用例）以该用例是否完成了参与者的某个目的为依据。业务模型：发现和定义涉众、划定业务边界、获取业务用例、绘制业务用例场景图、绘制业务实体模型（领域模型）、编制词汇表。

业务用例场景是采用活动图描述该业务用例在该业务的实际过程中是如何做的。活动图直观描述客户的业务流程，强调参与该业务的各参与者的职责，以第一步中定义的用户名作为泳道名，使用第二步中定义的业务用例名作为活动名来绘制。时序图强调业务完成时间，协作图强调业务参与者之间的交互过程。

一个完整的业务模型包括业务用例视图、业务用例场景、业务用例规约、业务规则、业务对象模型、业务用例实现视图、业务用例实现场景、包图。

（1）业务用例场景图

业务用例场景，说明业务用例的执行过程，业务主角是如何使用业务来完成业务目标的。

（2）业务用例实现视图

业务用例实现视图给出业务的实现方式。

（3）业务用例实现场景

业务用例实现场景，针对每个业务用例实现，说明该实现方式的步骤，与业务用例场景类似，但是更为明确。

（4）业务用例规约和业务规则

业务用例规约，针对每一个业务用例编写，说明业务用例的使用者、目标、场景、相关业务规则、相关业务实体。业务规则，即必须遵守的法规、惯例，也有可能是操作规范、约束机制等。

5.领域建模

领域模型是描述业务用例实现的对象模型。它是对业务角色和业务实体之间应该如何联系和协作以执行业务的一种抽象。业务对象模型从业务角色内部的观点定义了业务用例。该模型为产生预期效果确定了业务人员以及它们处理和使用的对象（"业务类和对象"）之间应该具有的静态和动态关系。它注重业务中承担的角色及其当前职责。

领域模型，通过抽象现实世界当中的事物，以概念化的手段用模型定义下来，是将领域概念以可视化的方式抽象成模型，不仅关注重要的领域概念，还刻画了领域概念之间的关系。

用例驱动是由表及里，先通过外在的、可见的业务来慢慢分析发现内在的机制。而领域建模则相反，是通过分析内在的机制，再实现外在的表现，需要团队必须有相应领域的资深专家，从需求中找出体现业务本质的事务、规则、结构。

（1）业务对象模型

业务对象模型，描述业务模型中的关键对象，尤其是业务实体对象。识别和描述业务对象可参考相关行业的信息模型与标准规范。

国际上面向医疗数据的标准化收集和语义互操作的信息模型及标准规范主要有：Health Level Seven Version 3（HL7 V3）、Fast Health Interoperability Resources（FHIR）、openEHR、Common Data Element（CDE）、Observational Medical Outcomes Partenership（OMOP）、Common Data Model（CDM）等。

1）HL7 V3是用于记录和管理各种医疗保健环境中病人的护理和治疗的通信标准，是应对在患者护理和公共卫生等领域集成医疗保健信息全球挑战的技术基础。

它基于模型驱动的方法，生成消息和文档，并在不同系统之间交换医疗信息。

2）FHIR是一个由HL7制定的卫生保健信息交换标准，基于HL7 V2.x和HL7 V3定义了一套FHIR资源，并利用Restful架，提供一种一致的、易实现的、跨系统的数据交换机制，在电子病历、临床科研数据等语义互操作方面得到了研究和应用。

3）CDE指公共数据元素，是跨不同研究的多个数据集共有的数据元素。每一个CDE包含CDE识别码、名称、定义、值域、数据类型和术语绑定等元数据。CDE是一项数据标准资源，可以促进跨机构研究的标准化数据收集，可帮助临床研究人员在设计和进行新的临床研究时采用标准化的数据收集技术。

4）观察性医疗结果合作组织（OMOP），是一个公私合作伙伴关系，其建立的目的是了解如何利用观察性医疗数据研究医疗产品的效果。

5）观察性医疗结果合作组织通用数据模型（CDM）统一了观察性数据的格式和内容，将多源异构数据转换为公共格式（数据模型）和公共表示（术语、词汇表、编码方案），然后使用基于公共格式编写的标准，分析程序库，执行系统分析。

6）openEHR是一种开放的医疗信息技术，提供开源的技术规范，并共享医疗信息模型和相关软件，创建医疗信息标准。"临床建模"项目由医疗领域专家在临床知识管理器（Clinical Knowledge Manager，CKM）上完成，他们建立了可重复使用的国际临床标准原型（Archetype）。openEHR提供了将数据表示和领域内容分离的多层建模框架。

符合国内卫生信息标准是信息模型实现本地化的根本需求，国内卫生信息相关标准包括《卫生信息数据元标准化规则（WS/T 303－2009）》《卫生信息数据集元数据规范（WS/T 305－2009）》《卫生信息数据集分类与编码规则（WS/T 306－2009）》《健康档案基本数据集编制规范》《健康档案公用数据元（试行）》等。

（2）领域模型

给出各业务对象之间的关系。

（3）领域模型场景

利用角色和对象模拟系统功能实现。

6.提炼核心业务

业务用例模型帮助我们获得了功能性需求，业务场景帮助我们获得了面对业务的执行过程描述和概念（逻辑）模型，让我们知道业务将如何运作与业务的执行过程。除此之外，我们还需要知道业务规则以及业务实例的属性。

7.获取非功能性需求

给出各类非功能性需求。

1.2.1.3 软件需求

需要分析包含业务需求分析和非功能性需求分析（软件需求），如性能需求分析、技术需求分析、经济需求分析、风险分析等。风险分析是对于面临的主要技术性、工程性和环境性风险，制定风险的避免、限制、减轻和监控等处理策略。

1.建立概念模型（用例场景/事件流）

当系统规模比较庞大复杂时，这时候一般业务用例的粒度会比较粗，但是系统用例的粒度一般比较细，要将粗粒度的业务用例转换成较细的系统用例，这时候一般比较困难，而如果将业务用例的粒度做得比较细，业务用例的数据又会激增。这时候通过概念用例建模对粗粒度的业务用例进行相关的分析，找到关键、核心的工作单元，针对这些关键核心工作单元来建立模型，以便简化业务。通过概念用例建模，得到比较核心、重要且粒度相对细一些的用例模型。这个模型能够帮助从业务用例模型过渡到系统用例模型，也能够帮助建立业务架构。

概念用例可以通过以下几种方式获得：1）观察所有的业务用例场景，发现哪种用例在不同的业务用例场景中多次出现；2）通过客户分析获取对客户来说最重要的一些业务实体，然后了解这些业务实体可能进行的操作来获得备选用例；3）通过绘制概念用例分析图来检验备选的概念用例。

概念用例是根据计算机实现将需求分解和分配后得到的功能性需求和衍生需求，用例的粒度以每个用例能描述一个完整的事件流为宜，一个用例描述一项完整业务中的一个步骤。概念用例建模主要包含如下内容：1）概念用例分析。从业务用例模型中挑选出重要的和典型的业务用例场景，从中分析相关概念用例如何实现这些业务用例场景。2）分析类视图。从概念分析过程中抽象出分析类的静态关系，得到的分析类将是理解系统实现的第一步，在概念用例阶段只关注实体分析类。3）分析场景。使用分析类绘制对象交互图，从对象的角度去实现概念用例分析场景。

（1）业务主线

从组织部门整体梳理各业务之间的协作过程并识别关键业务。

（2）关键业务用例

面向对象概念建模针对每个业务实现，并引入了计算机，将实际的业务从人-机交互的角度模拟了执行过程。在概念建模阶段，用例的粒度以每个用例能描述一个完整的事件流为宜，理解为一个用例描述一个完整业务中的一个步骤。

（3）概念用例场景

给出概念用例的活动图。

2.建立业务架构（获取用例场景中的实体及其关系）

（1）业务对象模型或业务实体ER模型

识别概念用例场景中的实体对象，如表格、报告、报表、文档。

（2）领域模型场景

利用角色和实体对象模拟用户需求是否被满足。

3.建立控制用例模型

控例建模一开始需要确定可能的操作条件和系统相关的风险，主要是系统的所有者和用户。控制用例的概念可以在非功能性需求的每一个操作范畴中发现，比如性能、操作可用性、完整性、可扩展性、安全性和可恢复性。

1.2.2 系统分析

1.2.2.1 建立系统用例

建立系统用例就是通过前面的需求获取和需求分析来创建系统范围，也就是从业务用例细化而来，但是业务用例描述的是业务，系统用例描述的是系统，所以二者的目的不同。系统用例视图，包括参与者、用例，是系统功能性需求的高层视图。

用例粒度的选择。业务建模阶段，用例的粒度以每个用例能够说明一件完整的事情为宜，可以描述一项完整的业务流程。概念建模阶段，用例的粒度以每个用例能够描述一个完整的事件流为宜，可以描述一项完整业务流程中的一个步骤。系统建模阶段，用例的视角是针对计算机的，用例以一个用例能够描述操作者与计算机一次完整的交互为宜，另外一个参考的粒度是用例的开发工作量在一周左右为宜。不论粒度如何选择，必须把握在同一个需求阶段，所有的用例粒度是同一个量级的；另外，需要着重强调一点，粒度选择的本质还是由边界认定的不同导致的，如果对选择粒度感到困难或者同一个阶段的粒度大小不一致，应该确认是否选择一个正确的边界并随时观测其是否越过了边界内。用例建模的时候一定要注意边界的选择，用例的粒度必须是在同一个边界内。在对大型复杂需求进行分析的时候，首先可以将边界设置为整个业务，然后通过这个边界，分析内部逻辑，抽象识别出一些模块，然后再对这些模块使用边界，这时候，一个模块就是一个边界，在这个边界内部进行分析。

1.2.2.2 分析业务规则

系统用例规约，采用文档形式描述参与者如何启动和终止用例、参与者如何使用用例完成目标、用例执行的事件流、相应的规则等内容。从用例规约中可以读出计算机实现业务所需的全部细节，包括人机交互的场景、计算机执行过程及分支、异常情况处理、业务规则的应用、实体信息（表单所填数据）等。一切编程所需要的细节都可以在用例规约文档中显示。

补充规约，说明与用例相关的非功能性需求，也就是控制用例建模。

1.2.2.3 用例实现

用例实现就是用例的实现方式。用例只描述了系统该做什么，是系统需求，是一个设想。用例实现的目的就是实现系统需求，将设想变为现实。我们采用的是面向对象的方法，要将设想变为现实，就要用对象之间的交互实现设想。

1.系统用例实现关系图

给出系统用例的实现方式。

2.识别分析类

分析类视图，从概念分析过程中，抽象出分析类的静态关系，得到的分析类将是我们理解系统实现的第一步。在系统用例阶段，关注实体分析类、边界分类类、控制分析类。

3.系统用例实现场景建模

分析系统用例实现场景，使用分析类绘制对象交互图，从对象的角度去实现概念用例分析场景。

1.2.2.4 软件架构和框架

在设计过程中设计类必然会受到软件架构和框架的约束，从分析到设计类，软件架构和框架是不得不考虑的一个重要因素。一个软件架构应包括软件层次、每一层的职责、层次之间的接口、传输协议的标准以及每一层所采用的软件框架。

1.2.2.5 建立分析模型

分析模型是采用分析类在系统架构和框架的约束下来实现场景的产物，根据需求分析获得的系统用例图和建立的用例实现模型，可以创建分析类图。

1.2.3 系统设计

1.2.3.1 设计模型

设计类是系统实施中一个或多个对象的抽象，设计类所对应的对象取决于实施语言，它可以非常容易和自然地从分析类中演化出来。设计类由类型、属性和方法构成。设计类的名称、属性和方法也直接映射到编码中相应的class、property和method。

1.2.3.2 接口设计

接口是子系统向外部程序提供功能调用的一组类。接口是向外部程序提供可用的操作，接口不是实例化的类。接口设计包括单个对象设计接口，为具有相似性的对象设计接口，为软件各层次设计接口。

1.2.3.3 包设计

包图是一种维护和描述系统总体结构模型的重要建模工具,通过对图中各个包以及包之间关系的描述,展现系统模块之间的依赖关系。可以把若干相关的类包装在一起作为一个包,相当于一个子系统。

1.2.3.4 数据库设计

数据库设计应该首先能满足应用系统的业务需求,准确地表达数据间的关系,保证数据的准确性和一致性。通过主键、非空、限制、唯一索引等保证数据健壮;并通过设计合理的表结构、安排物理存储分区、增加索引等方式,提高数据的读取速度,提高查询效率。

1.2.3.5 测试用例设计

测试用例就是一个文档,描述输入、动作或者时间和一个期望的结果,其目的是确定应用程序的某个特性是否正常工作。测试用例是为某个特殊目标而编制的一组测试输入、执行条件以及预期结果,以便测试某个程序路径或核实是否满足某个特定需求。软件测试用例的基本要素包括测试用例编号、测试标题、重要级别、测试输入、操作步骤、预期结果。软件测试用例的设计主要从上述六个域来考虑,结合相应的软件需求文档,在掌握一定测试用例设计方法的基础上,可以设计出比较全面、合理的测试用例。具体的测试用例设计方法可以参见相关的测试书籍,白盒测试方法和黑盒测试方法在绝大多数的软件测试书籍中都有详细的介绍,这里不作赘述。

1.3 中医电子病历

1.3.1 人口健康和中医药

随着经济社会发展和人们生活水平的提高,人民群众更加重视生命安全和健康质量,健康需求不断增长,并呈现多样化、差异化特点。有效应对多种健康挑战,更好地满足人民群众对健康的需求,迫切需要加快推进中医药事业发展,更好地发挥其在健康中国建设中的独特优势。中医学是我国特有的生命医药科学,具有自身独特的理论体系和临床疗效。在当今世界范围内以及公众对传统医学需求日益增加的情况下,充分显示中医药的科学性,不仅有助于中医学的自身发展,而且对于推动医学乃至整个生命科学的发展意义重大。

"十三五"期间,中医药发展顶层设计加快完善,政策环境持续优化,支持力度不断加大。2017年,中医药法施行。2019年,中共中央、国务院印发了《关于促进中医药传承创新发展的意见》。2019年10月25日,国务院召开全国中医药大会,中医药服务体系进一步健全。截至2020年年底，全国中医医院达到5482家，每千人口公立中医医院床位数达到0.68张，每千人口卫生机构中医类别执业（助理）医师数达到0.48人，99%的社区卫生服务中心、98%的乡镇卫生院、90.6%的社区卫生服务站、74.5%的村卫生室能够提供中医药服务，设置中医临床科室的二级以上公立综合医院占比达到86.75%，备案中医诊所达到2.6万家。中医药传承发展能力不断增强，中医药防控心脑血管疾病、糖尿病等重大慢性病及重大传染性疾病临床研究取得进展，中医药人才培养体系持续完善，中成药和中药饮片产品标准化建设扎实推进，第四次全国中药资源普查基本完成，公民中医药健康文化素养水平达20.69%。中医药开放发展取得积极成效，已传播至196个国家和地区，中药类商品进出口贸易总额大幅增长。特别是新冠肺炎疫情暴发以来，坚持中西医结合、中西药并用，中医药全面参与疫情防控救治，作出了重要贡献。

当前，中医药发展不平衡不充分问题仍然突出，中医药优质医疗服务资源总体不足，基层中医药服务能力仍较薄弱，中西医协同作用发挥不够，中医药参与公共卫生和应急救治机制有待完善，传承创新能力有待持续增强，中药材质量良莠不齐，中医药特色人才培养质量仍需提升，符合中医药特点的政策体系需进一步健全。

2022年3月3日，国务院印发《"十四五"中医药发展规划》，要求："坚持中西医并重，传承精华、守正创新，实施中医药振兴发展重大工程，补短板、强弱项、扬优势、激活力，推进中医药和现代科学相结合，推动中医药和西医药相互补充、协调发展，推进中医药现代化、产业化，推动中医药高质量发展和走向世界，为全面推进健康中国建设、更好保障人民健康提供有力支撑。"要求："正确把握继承与创新的关系，坚持中医药原创思维，坚持创造性转化、创新性发展，注重利用现代科学技术和方法，深入发掘中医药精华，在创新中形成新特色新优势，促进中医药特色发展。"

1.3.2 中医药信息化

1.3.2.1 中医药信息化的政策驱动

中医药信息化是实现中医药振兴发展的重要引擎和技术支撑，也是体现中医药发展水平的重要标志。全面提升中医药信息化水平，以信息化驱动中医药现代化，是适应国家信息化发展新形势的重要举措，是推进中医药振兴发展的内在要求，也是实现人人基本享有中医药服务的必然选择。

近年来，国家高度重视人口健康和中医药信息化发展，先后颁发了《中医药健康服务发展规划（2015—2020年）》（国办发〔2015〕32号）、《中医药发展战略规划纲要（2016—2030年）》（国发〔2016〕15号）、《关于积极推进"互联网+"行动的指导意见》（国发〔2015〕40号）、《促进大数据发展行动纲要》（国发〔2015〕50号）和《关于促进和规范健康医疗大数据应用发展的指导意见》（国办发〔2016〕47号），以及《电子病历基本架构与数据标准（试行）》（卫办发〔2009〕130号）、《电子病历基本规范（试行）》（卫医政发〔2010〕24号）、《电子病历系统功能规范（试行）》（卫医政发〔2010〕114号）、《中医病历书写基本规范》（国中医药医政发〔2010〕29号）、《中医电子病历基本规范（试行）》（国中医药发〔2010〕18号）、《电子病历应用管理规范（试行）》（国卫办医发〔2017〕8号）、《电子病历系统功能应用水平分级评价方法及标准（试行）》（国卫办医函〔2018〕1079号）等文件，确定了我国人口健康信息化建设路线图，推动了中医药信息化建设。

1.3.2.2 中医药信息化的实践

"十二五"期间，在多方协同推进下，坚持应用驱动，强化顶层设计，中医药信息化建设与发展取得了明显成效。通过启动实施全民健康保障信息化工程和基层医疗卫生机构中医诊疗区（中医馆）健康信息平台建设项目，初步建成国家和省级中医药数据中心，基本构建形成了国家、省两级中医药信息网络平台。中医药业务信息系统不断丰富，建立和完善了全国中医医院医疗质量监测网络、国家中医重点专科建设监测直报系统、国家中医药项目预算执行动态监控平台、国家中医临床科研信息共享系统、全国中药资源普查信息管理系统以及中药资源动态监测信息与技术服务系统。中医药政务信息化得到加强，政务管理和公开信息化水平明显提升。中医医疗信息化加快发展，组织实施了集中连片特殊困难地区和国家扶贫开发工作重点县中医医院信息化能力建设项目，开发应用了名老中医传承、中医古籍文献、中医辅助诊疗、中医慢病管理等一批中医药特色业务系统，55%的中医医院建立了中医电子病历系统，70%的中医医院建立了门（急）诊挂号系统，75%的中医医院建立了住院管理系统，"云中医""网络中医院""智慧中药房"等中医药信息新业态逐步兴起并得到推广。中医药教育信息化快速发展，中医药数字图书馆和数字博物馆不断增加，中医药知识传承与传播更加方便快捷。中医药信息化支撑条件明显改善，19所中医药高等院校设立了中医药信息学专业，中医药综合统计制度试点建设顺利完成，国家中医药信息标准研究与制定项目全面启动实施，初步构建与卫生信息标准相融合的中医药信息标准体系，中医药信息化步入加快发展的轨道。

"十三五"期间，《中医药信息化发展"十三五"规划》列出四项中医医疗信息化服务保障能力项目：1）县级中医医院信息化水平提升。按照《中医医院信息化建设基本规范》《中医医院信息系统基本功能规范》等，加强县级中医医院信息化服务保障能力建设，建立和完善以医院管理和中医电子病历为核心的中医医院信息系统，覆盖临床医疗、医院管理、科研教学、辅助决策等业务领域。2）中医医院云管理信息系统（HIS）建设试点在中西部省份，依托省级中医药数据中心开展中医云HIS建设试点，应用新一代信息技术，构建标准统一、经济实用、稳定高效、满足基层中医医院需求的省级中医药云平台，为基层中医医院提供高效、可靠的信息化服务。3）民族医医院信息化建设工程按照民族医特点，开发民族医医院双语管理信息系统和民族医电子病历。依托省级中医药数据中心，开展民族医云HIS建设，为民族医医院提供高效、可靠的信息化服务。4）中医馆健康信息平台项目。建成省级中医馆健康信息平台，为中医馆提供中医电子病历、辨证论治、中医药知识库、远程会诊、远程教育、治未病等信息化服务。

"十四五"期间，《"十四五"中医药发展规划》在强化中医药发展支撑保障中明确要求提升中医药信息化水平：依托现有资源持续推进国家和省级中医药数据中心建设；优化升级中医馆健康信息平台，扩大联通范围；落实医院信息化建设标准与规范要求，推进中医医院及中医馆健康信息平台规范接入全民健康信息平台；加强关键信息基础设施、数据应用服务的安全防护，增强自主可控技术应用；开展电子病历系统应用水平分级评价和医院信息互联互通标准化成熟度测评；鼓励中医辨证论治智能辅助诊疗系统等具有中医药特色的信息系统研发应用。

1.3.2.3 与新一轮信息技术革命相承接的中医药信息化

随着云计算、大数据、物联网、移动互联网、社交网络等新技术的广泛应用，信息技术对推动中医药传承创新和服务惠民的革命性影响日趋明显。随着我国实施国家信息化发展战略，坚持走中国特色信息化发展道路，以信息化驱动现代化，建设网络强国，为中医药信息化全面发展指明了方向并提供了广阔的发展空间。随着党中央、国务院越来越重视和支持中医药的发展，对推进中医药信息化建设、提高中医药信息化水平提出了明确要求，中医药信息化发展迎来了难得的机遇。随着国家大力推进健康医疗大数据应用发展以及中医药信息网络平台建立并不断完善，为实现互联互通和信息共享打下坚实基础，中医药大数据建设开发和"互联网+"发展前景广阔，中医药信息化在健康医疗和健康中国建设中将发挥出越来越重要的作用。

中医医疗服务信息系统建设主要有四个方面：1）中医医院信息管理系统。根据医院的功能定位和发展趋势，制定医院信息系统建设规划，整合开发具有中医药管理特色、适合中医、中西医结合以及民族医疗机构特点的医院信息管理系统。改进和不断完善医院信息管理程序和机制，在全国范围内，基本实现中医医院管理信息化，不断提高信息化应用和管理水平。2）中医药医疗服务信息网络。加强中医药医疗服务信息网络建设，规范中医药医疗服务信息网络管理，开展网络预约挂号、社区卫生服务、远程医疗会诊、专家在线咨询等，不断提高中医药医疗信息网络服务水平，为广大人民群众提供方便、优质的中医医疗保健服务。3）智能化辅助中医诊疗系统。整理开发名老中医及专家诊疗系统，规范智能化辅助中医诊疗系统的研究，努力建立并积极推广能够体现中医辨证规律、充分运用中医中药理论特点的智能化辅助中医诊疗系统。研究开发中医诊疗仪器和设备，促进中医诊疗技术现代化。4）电子病历。完善和规范中医电子病历信息标准，积极推广和应用电子病历，建立具有中医特点的包括四诊、辨证、立法、处方等内容的电子病历信息系统，为实现医疗信息共享创造必要的条件。

1.3.3 中医电子病历

1.3.3.1 电子病历

电子病历，是指医务人员在医疗活动过程中，使用医疗机构信息系统生成的文字、符号、图表、图形、数据、影像等数字化信息，并能实现存储、管理、传输和重现的医疗记录，是病历的一种记录形式。它可以在医疗活动中作为主要的信息源，用于取代纸质病历，满足相关医疗、法律和管理过程的需求。电子病历作为医疗行为的记录工具，具有两方面的特征：其一是信息覆盖范围的广泛性。其信息在时间上贯穿于患者诊疗的全规程，乃至跨越患者的一生，在内容上包括医疗信息、免疫信息、检查信息等所有与患者健康相关的记录。其二是功能的完备性，即涵盖纸质病历的所有功能，并能提供超越纸质病历的服务功能，如按科研要求对病程信息进行自动筛选和统计等数据挖掘等功能。

1.3.3.2 中医电子病历

中医电子病历的研究是中医信息化研究的一部分。中医电子病历除具备一般电子病历的特征外，还具有自身的特殊性，表现为中医电子病历主要在中医医院使用，对临床信息的记录应符合中医临床特点；除满足临床日常工作的需求外，也是中医临床信息的采集系统，为中医临床科研工作采集信息，是中医现代化研究的基础与主要工具。其特殊性主要表现为信息内容的特殊性、结构的特殊性、临床信息规范化的特殊性和诊疗处方的特殊性。在病历内容上，中医病历除包括四诊、辨证、立法、处方，以及西医检查和诊断等现代医学诊疗信息以外，还应包括中医学辨证论治的诊疗信息，因而中医电子病历信息量较同类西医电子病历信息量大。在病历结构上，中医电子病历的结构既要满足医疗、法律、管理的要求，还要满足中医临床信息全面、准确采集的要求，并做到高度结构化，以便对中医四诊信息中的定性描述进行量化记录。在信息规范化上，由于中医在诊断方面缺乏客观、定量的指标以及用语不规范的问题，建立统一全面规范的中医诊疗术语词表，以便对诊疗用语进行规范。在诊疗处方上，中医处方及中药的药疗医嘱与西医处方和配药有很大不同，其配药的流程也和西医不同。

1.3.3.3 电子病历系统存在的问题与面临的挑战

从当前国内电子病历来看，开发与应用的重点主要集中在标准化、结构化、集成化、智能化、质量监控和专科专病方面。1）我国电子病历尚缺乏相关规范，同时存在已有标准在信息系统中也未得到充分体现，医院和医院之间尽管都有医院信息系统，却不能进行信息交换，通常要做所谓的接口才能进行数据交换。2）电子病历中患者信息的复杂多样性和描述的自由性构成了结构化的最大障碍，而电子病历在临床及科研上的诸多服务功能依赖于病历信息的结构化程度。同时，完全结构化的病历内容不能将临床大夫本身的意图全面、真实地表达出来，从而会影响数据收集的真实性。3）电子病历该集成哪些数据，怎样集成才能更加合理，尚缺少规范；有些电子病历的数据集成尚停留在表面，只是将所有的数据存储在数据库的不同数据表中并加以关联，尚未能将相关信息融入医疗业务过程，不能实现各信息间的互参互用。4）智能化引导病历书写记录，规范、辅助医疗行为的功能不完善。5）电子病历的结构化特点为质量监控提供了可能，但电子病历在运行中的一些质控规章制度还不够健全，例如电子病历实时和终末质量控制标准、病历书写的内容和要求的细则性规定。6）由于不同病种有着其各自本身的特点，而靠一套术语编码、靠一套电子病历模板处理整个科室，甚至整个医院的情况也是普遍存在，带来的便是大量非关注点的录入需求和无关术语对录入过程的干扰。

1.4 本章小结

本章梳理了软件建模的相关内容，给出了基于用例的软件建模方法，并探讨了中医电子病历建设的情况，为基于用例的软件建模在中医专科专病电子病历的应用研究方面奠定了基础。

参考文献

[1] 魏泉.基于本体的电子病历研究[D].武汉：武汉大学，2010.

[2] 杨雨.基于openEHR的脑卒中数据模型研究[D].北京：军事科学院，2021.

[3] 王宁.基于电子病历的中医临床决策支持研究[D].合肥：中国科学技术大学，2021.

[4] 陈东华.面向决策支持的医学文本语义分析方法研究[D].北京：北京交通大学，2020.

[5] 杨浩宇.基于机器学习的智能临床决策方法研究[D].大连：大连理工大学，2019.

[6] 闫令通.医疗信息分层模型研究与实践[D].杭州：浙江大学，2019.

[7] 屠海波.电子病历信息模型及其应用[D].西安：第四军医大学，2010.

[8] 李晓明.临床电子病历质量管理系统架构设计研究[D].北京：军事医学科学院，2015.

[9] 张正欣.基于云计算平台的电子医疗服务系统设计与实现[D].北京：北京工业大学，2013.

[10] 张浩.基于模型的电子病历结构化模板构建方法[D].西安：第四军医大学，2013.

[11] 李海燕.中医临床信息标准体系框架与体系表的构建研究[D].北京：中国中医科学院，2012.

[12] 胡臻.临床路径的建模与电子化研究[D].杭州：浙江大学，2010.

[13] 梁兆晖，杨小波，印鉴，等.中医专科专病临床科研一体化电子病历的构建[J].中国中医药信息杂志，2007，14（8）：101-102.

[14] 于洋，凌昌全.中医电子病历的研究现状与展望[J].解放军医院管理杂志，2006，13（7）：612-614.

第2章　中医治未病科电子病历系统设计与实现

本章运用软件工程中的项目开发方法对中医治未病科业务流程进行描述，分析业务需求模型和系统分析及设计模型，包括需求分析、系统分析、系统设计、系统实现等模块，同时为提高系统的可用性和稳定性，降低系统的维护成本，本系统将采用基于Struts＋Spring＋Hibernate（SSH）的框架结构，使用MySQL作为数据库服务器以实现对数据的基本操作。本系统主要是中医治未病科的诊疗医生使用，诊疗医生可进行体质鉴别、门诊处方管理、检查检验记录、健康指导等。

2.1　绪论

2.1.1　研究背景与意义

随着医疗卫生事业的发展，对医院医疗信息化的要求越来越高。传统的病历已经不能满足现代医疗的需求，电子病历系统便应运而生。电子病历在优化工作流程、提高工作效率、降低医疗事故发生率、提高患者信息安全以及医疗质量方面有着重要的作用。2010年10月9日，卫生部下发了关于开展电子病历试点工作的通知，标志着我国电子病历进入了一个全新的时代。

目前我国大部分医院的信息处理基本上还停留在手工方式，劳动强度大且工作效率低，医务人员和管理人员的大量时间都消耗在事务性工作上，致使"人不能尽其才"；病人排队等候时间长，辗转过程多，影响医院的秩序；病案、临床检验、病理检查等许多宝贵的数据资料的检索十分费事甚至难以实现；对这些资料进行深入的统计分析，手工方式无法进行，不能充分为医学科研使用；在经济管理上也存在漏、跑、错费现象；医院物资管理由于信息不准确，家底不明，积压浪费，以致"物不能尽其用"。

随着近年来就医人数的逐年增多，对于医院患者病历的实时性与准确性的要求也越来越高，电子病历管理系统也变得越来越重要。整个系统所要实现的功能模块有用户登录、主治医生信息管理、患者病历记录与管理、病历库建设、患者信息查询等功能。

2.1.2 研究现状和发展趋势

1.国外研究现状

随着信息技术的发展，计算机技术越来越多地应用到了医疗领域，世界各国对医院的信息化要求越来越高。以此，各国开始电子病历的研究与开发。1960年，以美国麻省总医院为代表，开发门诊电子病历并投入使用。20世纪80年代中期，美国政府投资10亿美元成功研制出一套具有电子病历功能的分散式医院通信系统。2010年，美国政府对电子病历系统的推广设定了从2011年开始的四年规划，到2015年，没有部署电子病历以及不能证明"有意义地使用电子病历"的医生和医院将面临减少医疗保险补偿的惩罚。日本于20世纪60年代开始将计算机技术应用于医院信息管理工作，到70年代末期，日本的一些大型医院开始研发医院信息系统，80年代早期，医院信息系统雏形形成。日本从1990年就开始了对电子病历的研究，到2006年，日本已经在60%的具有400张床位以上的医院和60%的诊所实现了无纸化电子病历。早在20世纪70年代，英国和荷兰的社区医疗系统就已使用电子病历记录患者就诊的情况，并支持诊断与治疗，在改善疾病的统计质量上起了很大的作用。英国将电子病历的IC卡普及至孕妇孕期信息、产程启示及跟踪观察中。在荷兰，60%以上的家庭医生使用电子病历。加拿大在2010年为50%的人口建立了电子健康档案，并在2020年之前覆盖全部人口。

2.国内研究现状

（1）电子病历标准统一化的发展及意义

第一阶段开始于2003年3月，卫生部印发了《全国卫生信息化发展规划纲要2003—2010年》，从长远宏观规划和顶层科学设计的高度出发，首次明确提出了"标准化是卫生信息化建设的重要基础，尽快建立统一的卫生信息化标准体系，制定相应的卫生信息化规章、政策是卫生信息化建设的首要任务"。随后，卫生部信息化工作领导小组和统计信息中心，启动了首批国家卫生信息标准基础研究课题（三个）：北京协和医院信息中心主任李包罗负责"医院信息基本数据集标准"，主要任务是规范医院信息系统的基本数据，实现医院信息共享；第四军医大学徐勇勇教授承担"国家卫生信息标准基础框架"项目的研究；时任中国疾控中心公共卫生信息监测首席专家金水高整理研发"公共卫生基本数据集标准"。

第二阶段开始于2006年，卫生部同意在第五届卫生标准管理委员会下增设信息标委会，至此我国卫生信息标准研发工作开始迈入逐步规范、快速发展的道路。按照"顶层设计、底层实现"的技术思路，集中力量研制以电子健康档案为核心的数据类标准和区域卫生信息平台技术规范。2009—2010年间，相继制定完成和发布了《健康档案基本架构与数据标准》《电子病历基本架构与数据标准》以及疾病控制、妇幼保健、医疗服务、疾病管理等相关的32个主要业务应用系统数据集标准。

第三阶段开始于2010年10月，卫生部统计信息中心新成立信息标准处，并根据医改建设需要，提升了标准开发的速度和广度。步入"十三五"，大数据时代的到来、方兴未艾的"互联网＋"革命与日益成熟的"云计算"技术，也给卫生信息标准领域带来了新的研究点，具体表现在健康医疗领域随着信息技术与医疗的深度融合，健康医疗大数据标准应运而生。尤其是在2016年6月21日，国务院印发了《关于促进和规范健康医疗大数据应用发展的指导意见》，健康医疗大数据领域研究受到政府、医院、科研机构和学术界越来越多的重视。我国的健康医疗大数据主要由医院临床数据、公共卫生数据和移动医疗健康数据三大部分组成，而随着公共卫生数据、移动医疗健康数据的大量采集，健康医疗大数据来源多、数据复杂、标准不统一等问题已经成为阻碍大数据应用的重要问题。目前，国家卫生健康委员会根据时代发展需求，编制和完善了《国家卫生计生委数据资源管理服务办法》《互联网医疗服务管理办法》等一系列相关标准规范。

当前，电子病历的数据价值还远没有被充分发掘。绝大多数医院的数据还只停留在针对病患数量、科室问诊量及基础信息的统计阶段。可以预计，在未来现代化的医疗决策过程中，普通的电子病历会有巨大的参考价值。将电子病历导入数据仓库，建立基于同类疾病的大型数据仓库，通过设置合适的数据挖掘模型，可获取有用的数据，海量的病患信息价值会随着大数据时代的来临而体现出科技的力量，为人民大众揭示了那些隐藏在数字背后的医疗价值与科学意义。

（2）电子病历真实性的研究

在电子病历保存保管方面，电子病历的保存在医院自己的电子数据中心，传统的纸质病历一般保存在医院相关的保管室中。较之电子病历，纸质病历每年保管的数量巨大并逐年增加，这增加了保管的难度，也不方便病历的查找共享，另外保管的纸质病历会因不可抗力因素损坏而无法复原，而电子病历以电子数据的形式存储不仅便于存储管理，也方便病历资源的查找共享。但是电子病历也有着自身的缺点，电子病历本身属于电子数据的一种表现形式，不可避免有着电子数据易被篡改而且篡改方式隐蔽不易被察觉和发现的缺点。

近年来随着医疗信息化建设的不断推进以及法治观念的宣传，医疗信息化步伐越来越快，与之匹配的民众关于信息化常识与保障手段宣传普及度不高之间的矛盾也在不断加剧，由此医疗纠纷等诉讼案件大量涌现。面对这样的现状，法律自身的滞后性与我国目前立法的良莠不齐对国家的司法实务造成了不利影响。病历资料已经不单纯是一般意义上的医疗文件了。电子病历是医疗机构信息化建设中不能避开也不能忽视的组成部分，是记录患者诊疗过程的载体，是医疗纠纷的争议焦点问题，其研究价值不言而喻。

电子病历本身是数据化的形式，具有易挥发、易篡改、易销毁等特点，使得其作为证据的电子病历真实性问题需要具体分析与研究。电子病历的脆弱性，是指电子病历易受损而不宜察觉，电子数据的非法修改或改动与其正常生成环境是一样的。传统的病历是纸质的病历，是在纸张上书写，在书写完成后再进行统一保管，而电子病历是以电子数据的形式，存储于计算机中的。电子病历在形式上具有看不见也摸不着的特点，其数据本身易受损。应用电子病历的医院方可能会存在操作的失误、供电的中断、网络入侵等问题，都有可能造成数据遗失或者错误。电子病历还具有隐蔽性，即电子病历被篡改后不易察觉。传统的纸质病历如果需要修改，会在书面上有很清楚的体现。但是对于电子病历而言，患者方往往不能察觉修改痕迹。电子病历从产生到完成后的保管都是由医院方负责的，在发生医疗纠纷后医院方有篡改的可能也有篡改的动机。

医疗信息化过程中产生的电子病历真实性问题需要正视和重视。当然电子病历证据的真实性相关问题不是仅仅通过法律就能够轻易解决的。电子病历证据的真实性问题是一个现实的问题，除了法律之外，还涉及信息技术的现实条件以及医院实际操作等多方面问题。电子病历作为患者诊疗过程的记录载体，毫无疑问成为医疗纠纷中争议的焦点，由此电子病历的真实性研究具有重要意义。

（3）电子病历系统质量的进化过程

随着科学技术的发展以及医疗信息化的建设，HIS信息系统（医院信息系统）已经逐步被电子病历系统所取代，究其根本，电子病历是较为完整的、系统化的、可以提高医疗效率的现代化信息系统，将之前的医院信息系统孤岛式的数据模式进行了有效的集合与统一。

相比于手写纸质病历，电子病历不仅避免了医生书写水平的参差不齐，更重要的是，电子病历的录入更加规范。同时由于电子病历篡改代价的加大，医生也会更加认真、负责地对待病历。这也从侧面实现了对医疗质量的全方位监控管理。除了常规的病历质量控制之外，还会针对整个诊疗过程进行流程式监控，做到全程可控。从这点来看，电子病历的信息化管理也促进了医疗质量监控管理。

对于还在书写传统纸质病历的医生来说，超过一半以上的工作时间都用于手工书写病历，且每天有多名患者前来就诊，这无疑给医务工作者带来了烦琐重复的书写工作。而通过引入更先进的电子病历系统，辅以规范化的病历模板等工具，可以有效减少主观的病历书写错误，提高了工作效率。另外，电子病历系统还提供了临床决策支持系统等智能辅助系统，通过大数据等，充分发挥网络资源优势，为医生提示最佳诊疗方案及用药剂量，确保诊治质量的同时提升了电子病历质量，减少了医患间不必要的纠纷，提升了医疗安全。

电子病历的发展，有效地解决了医疗信息资源共享的模式。通过Internet等方式，可以远程实时共享相似病历、交换诊疗方案，使不同医院间的医务工作者有机会异地相互学习。患者诊疗结束后，医生可以将电子病历上传到医院信息中心甚至是地区疾病预防中心进行数据共享，以便其他医院的医生碰到相似病历可以快速作出诊断，一方面减少了医院化验、检测等流程，另一方面也替患者减少了经济负担。

（4）中医电子病历特色研究

中医电子病历包括西医电子病历的内容，同时也符合中医临床记录特点，满足所有的医疗、法律和管理需求。中医病历的特别体现在中医的诊断信息中，即四诊、辨证、立法、处方的内容。望闻问切四诊是中医调查疾病的基础，四诊合参是辨证论治的核心。要在电子病历中以结构化、标准化的方式准确记载四诊的内容，其难点与重点均在于四诊本身的标准化与客观化。病历首页也与西医不同，它不仅具有西医的所有内容，另外又增加了中医的诊断信息及自我经验总结与应用的内容。

由于中医病历所包含的信息量要比相同的西医病历所包含的信息量要大，所以使用普通病历就无法保存一切信息，例如在中医院看病时，中医病历中通常不含中药处方，所以病人去中医院看病，如果没有带处方，医生就没有办法复诊。构建中医电子病历不仅方便患者，而且还服务于医务人员。发展电子病历有以下好处：1)电子病历格式确保了病历书写的规范化及标准化，如病历的版面格式统一，字体类型和大小统一，专业术语的应用更科学，诊断更加规范，这些明显方便了阅读、会诊和检查等；提高医生的工作效率，医生不用花大量时间去写病历，而且避免了错别字和潦草字迹；降低了医疗费用，具有终身可依赖的保健价值；同时避免了不必要的重复性医疗检查，控制了医疗费用，减轻了患者的经济负担。

（5）中医"治未病"的研究

"治未病"思想，发源于《黄帝内经》中的《素问·四气调神大论》篇："是故圣人不治已病治未病，不治已乱治未乱，此之谓也。夫病已成而后药之，乱已成而后治之，譬犹渴而穿井，斗而铸锥，不亦晚乎！"中医"治未病"思想倡导珍惜生命，注重养生，防患于未然，是采用预防和治疗手段，防止疾病的发生、发展，维护人类健康的方法。根据《黄帝内经》《伤寒论》等中医典籍的记述，"治未病"

有三种意义：1）未病先防，强调摄生以预防疾病的发生；2）既病防变，强调早诊断，早治疗；3）病后防复，强调病后积极采取措施，促使机体康复并且防止疾病复发。

"治未病"主要的服务群体包括六大类：1）身体健康，无异常指征，需保持最佳状态者；2）体质偏颇，有疾病易患倾向者；3）自觉症状明显，但理化指标无异常者；4）理化检查指标处于临界值，但尚未达到疾病诊断标准者，即疾病的易患人群；5）慢性疾病稳定期需延缓发展，预防并发症者；6）病已痊愈，但需预防复发者，或大病初愈，大手术后身体虚弱，需进一步调养康复者。

中医"治未病"体系干预方法的分类如下：

自然疗法：1）自然康复疗法，主要是利用自然景物、环境因素等，作用于身心，使机体伤病或功能障碍得以恢复。依据中医学"天人相应"的整体观，人之起居要符合季节、气候的变化，顺四时之序则诸病不起，逆四时之序则百病丛生。2）运动调理法。在春秋战国时期，已有"导引术"和"吐纳术"养生防病的记录。汉代名医华佗创"五禽戏"，以防病健身；晋代方士葛洪以气功摄生，强壮筋骨，防病治病，养生康复。3）饮食调理法。合理饮食是"治未病"的重要内容，也是人们在日常生活中最容易做到的。饮食合理、营养全面，可增强人体自身免疫能力和防病抗邪的能力，关乎人之康寿与疾病。中医学认为"脾胃为后天之本"，任何饮食物都有一定的性昧、归经，从而决定了这些饮食物的功效特点，即所谓"食之入口，等于药之治病，同为一理"。因此，以辨证论治为基础，有目的地选择食物，或采用特殊的加工方法，可补偏救弊、调整阴阳，促进病残的康复，如糖尿病、肥胖病等饮食疗法是必不可少的。

药物调理法：应用中草药预防疾病收到了良好的效果，如用贯众、板蓝根或大青叶预防流感，用茵陈、栀子预防肝炎，用马齿苋预防痢疾，用生黄芪、白术、防风、板蓝根、大青叶预防病毒传播，栀子、总皂苷具有明显的改善血液循环和保肝、护肝的作用等。另外，膏方调理亦有防患于未然之效。内服膏剂，又称膏方，广泛用于内、外、妇、儿等疾患及病后体虚者。从中医理论和临床疗效来看，膏方是具有营养滋补和治疗预防综合作用的成药，具有补虚和疗疾的作用。

传统理疗法：1）针灸疗法。针灸疗法是一种成熟的传统疗法，痛苦轻，见效快，安全可靠。2）推拿疗法。传统的推拿疗法以经络理论为基础，随着中医学不断吸收、融汇现代医学理论，利用神经生理学和解剖学的原理，创造出许多新的手法，使传统推拿疗法焕发新的活力，广泛应用于疾病康复和治疗。3）气功疗法。气功疗法主要是患者通过自身的锻炼，调节体内的生理机能，对于某些慢性病患者的康复，具有一定的疗效。

"治未病"体系干预方法的临床应用。目前人们普遍能接受到的中医"治未病"干预方法主要包括针灸、推拿、冬病夏治穴位敷贴、理疗、冬令进补膏方调理、药膳茶、中药药浴、熏蒸等。中医疗法还包括刮痧、按摩、放血、食疗，心理调节干预，生活方式干预，中医特色理疗技术，中医药干预。

中医非药物疗法在新冠肺炎的预防、治疗和愈后恢复中发挥重要作用，是民众喜闻乐见的无毒副作用的绿色疗法。中医艾灸、佩戴香囊、空气熏蒸、足浴、中药代茶饮、中医功法、针刺、耳穴等都有顾护正气、增强人体免疫力的作用，均充分体现了未病先防和扶正祛邪的思想。

（6）电子病历的应用

我国台湾和香港地区的电子病历应用较为广泛。台湾在1991年就认可了电子病历的法律有效性。香港在2005年为全港40多家公立医院引入了一个全球最大的电子病历系统。大陆的电子病历研究起步较晚，临床和科研界对电子病历进行各方面的理论探讨和分析，开展了一些局部范围的实验性电子病历工作，自1991年起在部分城市的医院运行。2005年，"空字一号"工程，在军队系统医院推广使用，实现开医嘱，写病历，开各种化验单、检查单，并能查阅、学习医院的典型病历及病人的各种信息。2008年开始，国内电子病历逐渐形成了较为完整的体系，从电子病历自身结构和内容等方面出发的同时，还结合了HIS的流程和临床信息系统，达到了集成化的电子病历，能够保证在一个统一的界面完成整个录入、执行和查询。为了促进我国电子病历的发展与普及，卫生部先后在2010、2011年发布了关于电子病历的规范和通知文件。随着2014年"金卫工程"的开展，许多医院逐步建立起医院范围内的信息系统，国家卫生部监制的金卫卡也正在向社会推出，推动了电子病历的快速发展。

2.1.3 核心业务

中医治未病科电子病历系统核心业务，如表2-1所示。

表2-1 中医治未病科电子病历系统核心业务

基本内容	关键因素	观测点
病历概要管理	患者基本信息	患者基本信息：姓名、性别、身份证号、出生日期、民族、婚姻状况、职业、工作单位、住址、药物过敏史
	基本健康信息	基本健康信息、健康体检记录
	医疗费用记录	医疗费用记录
	获取数据组	数据组、文档标识、服务对象身份标识、人口学、联系人、地址、通信、医保、事件摘要、用药

(续表)

基本内容	关键因素	观测点
门诊病历记录管理	体质鉴别	八大体质（阴虚体质、阳虚体质、气虚体质、阳盛体质、血虚体质、血瘀体质、痰湿体质、气郁体质）、西医健康检查、心理状态评估
	门诊处方管理	中医特色理疗技术、中医药干预、生活方式干预、心理调节干预
	门诊治疗处置记录	门诊治疗处置记录（一般治疗处置记录）：治疗记录、手术记录、麻醉记录、输血记录、调理方法
	门诊治疗护理记录	门诊治疗护理记录（护理操作记录）：一般护理记录、特殊护理记录、手术护理记录、体温记录、出入量记录、注射输液巡视记录
	检查检验记录	检查记录、检验记录、化检验记录
增值服务管理	知情告知信息	知情告知信息：手术同意书、特殊检查及治疗同意书、特殊药品及材料使用同意书、输血同意书、病危通知书
	健康指导	从生活方式、日常饮食习惯方面给出建议

门诊处方管理：1）中医特色理疗技术：针灸/推拿/拔火罐/刮痧/中药熏蒸/中药浴足；2）中医药干预：中医保健茶/冬病夏治/冬令进补/四季调养/药膳指导；3）生活方式干预：运动疗法（养生功法）/食疗；4）心理调节干预。

检查检验记录：1）检查记录（血尿常规、血液生化全套指标、其他检查记录）；2）检验记录（体成分分析、血管硬度、动脉硬化检测、骨质密度测定等全套检查）；3）化检验记录（临床免疫检验记录、临床微生物检验记录、临床分子生物学检验记录、其他检验记录）。

2.1.4 研究内容与方法

1.研究的基本内容

（1）需求分析。首先根据业务需求，通过用例获取用户需求，接着通过求精这些用例获取相应的功能需求，然后再通过对获得的用户需求和功能需求的分析验证来反馈修正业务需求，这种循环迭代式的需求获取方法可以有效地获取正确、合理的软件需求，以开发出能够实现中医治未病科电子病历概要获取、中医治未病科门诊病历记录、检查检验记录、健康体检记录获取、知情信息告知等功能。

（2）系统分析。根据前面得到的业务用例、业务流程等，使用UML建模语言将系统的功能模块化。分别建立相应模块的系统用例图、活动图、类图、分析业务规则、用例实现和确定系统架构和框架，从而将现实世界中的需求转换到计算机中，进行可视化的描述。

（3）系统设计。实现中医治未病科电子病历系统设计、接口设计、包设计、数据库设计、系统前端界面的设计与实现、详细设计等。

（4）系统实现。中医治未病科电子病历系统基于Struts2+Hibernate4+ Spring4框架整合编程，并且能够对患者挂号系统中的患者信息进行抓取，自动填入医生需要录入的病历页面中，可进行患病史、过敏史、主诉、医嘱等的录入。通过首字母检索，给出医疗用语全称，节省医生书写病历时间。确定电子病历的语句格式，规范病历的书写，自动获取患者相关检查检验记录以及健康体检记录，保存在患者的电子病历中，保存患者诊疗过程医疗过程记录。具有患者知情信息告知功能，以优化中医医院工作流程，提高工作效率，降低医疗事故发生率，提高患者信息安全以及医疗质量。

2.拟解决的主要问题

（1）电子病历信息录入。负责给该病人看病的诊疗医生进行电子病历录入操作，此过程设置大量复选框功能，减少了诊疗医生录入电子病历负担，从而实现中医临床信息采集的便捷高效，为中医临床研究工作奠定了基础。

（2）电子病历系统管理。医生对已挂号人员进行编辑，并可通过相应的页面实现添加、修改、删除、中医体质鉴别等功能。

3.研究方法及措施

中医治未病科电子病历系统是通过利用Struts2+Hibernate4+Spring4三大框架来整合实现的。其中集成开发环境（IDE）采用Eclipse 4.4，服务器使用Apache Tomcat v 8.0，数据库采用MySQL 5.5，UML开发工具使用Visio 2016。

2.2 需求分析

2.2.1 组织分析

1.组织目标分析

随着近年来就医人数的逐年增多，对于医院患者病历的实时性与准确性要求也越来越高，一个正规的电子病历管理系统也变得越来越重要。本系统应用网络技术，以实现中医治未病科电子病历信息系统的管理。整个系统所要实现的功能模块有用户登录、主治医生信息管理、患者病历记录与管理、病历库建设、患者信息查询等功能。

2.组织机构分析

医院治未病科电子病历系统的主要服务对象，其组织机构如图2-1所示。

第 2 章 中医治未病科电子病历系统设计与实现

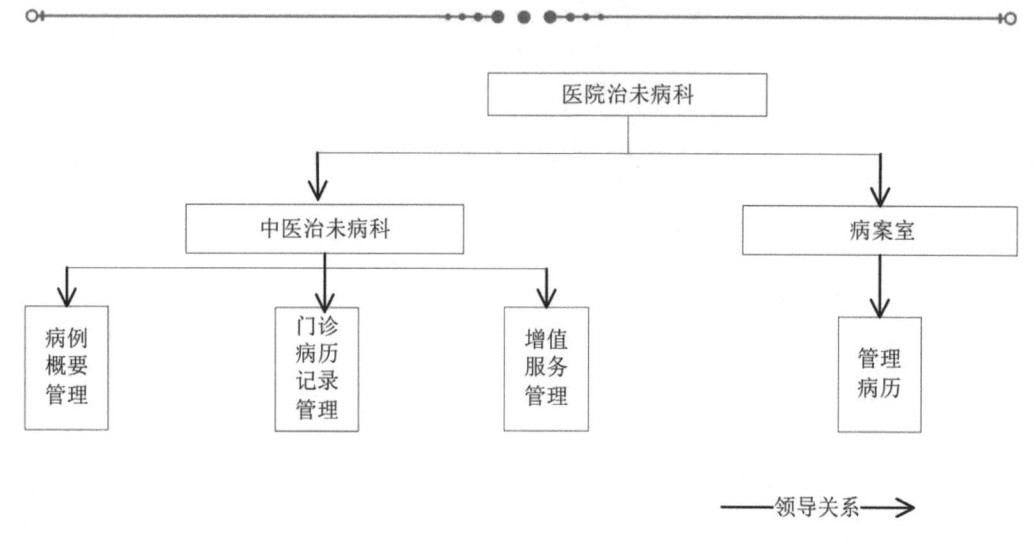

图 2-1 组织结构图

3.组织职能分析

中医治未病科电子病历信息系统由诊疗医生、健康体检记录医生、检查检验记录医生、技师四个角色组成，各角色的主要职能如下：1）诊疗医生：负责门诊病历记录、患者的体质鉴别及患者治疗方案处方的填写；2）健康体检记录医生：对患者既往史、家族史，眼、耳鼻喉、口腔、内科、外科辅助检查结果，体检结果，执业机构意见等进行详细记录；3）检查检验记录医生：对血尿常规、血液生化全套指标、体成分分析、血管硬度、动脉硬化检测、骨质密度测定等全套检查的记录；4）技师：负责针灸、推拿、拔火罐、刮痧、中药熏蒸、中药浴足等技术类工作。

2.2.2 需求获取

1.定义边界

业务目标是系统最终要实现的功能，通过业务目标可划分系统边界，每个业务目标都可以用来划分系统边界，每个边界都有不同的涉众，也会有不同的用例出现，如图2-2所示。

图 2-2　系统边界

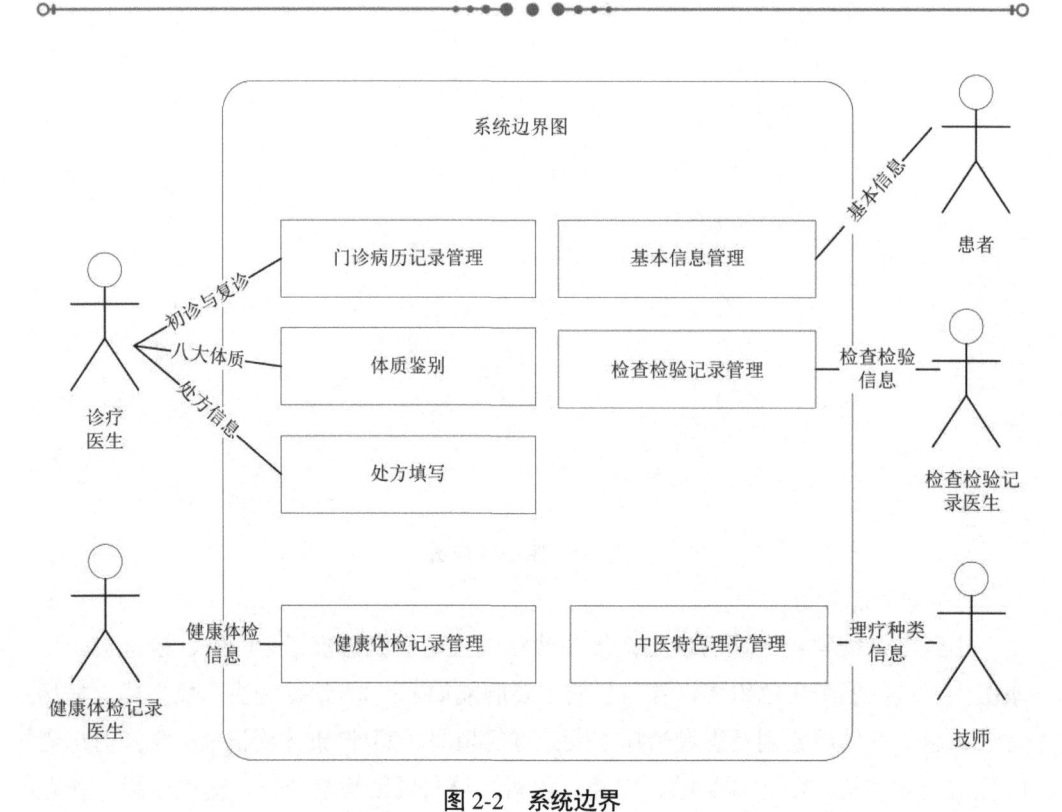

基于以上分析，不同角色的服务可以概括如图2-3—2-7所示。

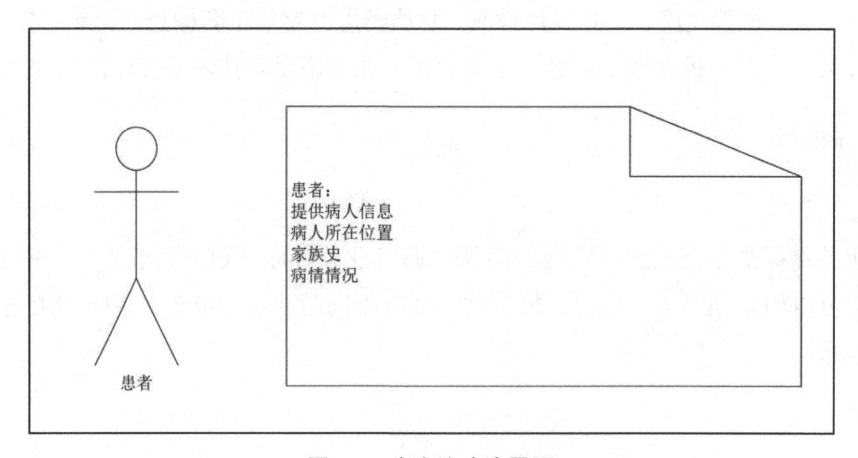

图 2-3　患者治疗边界图

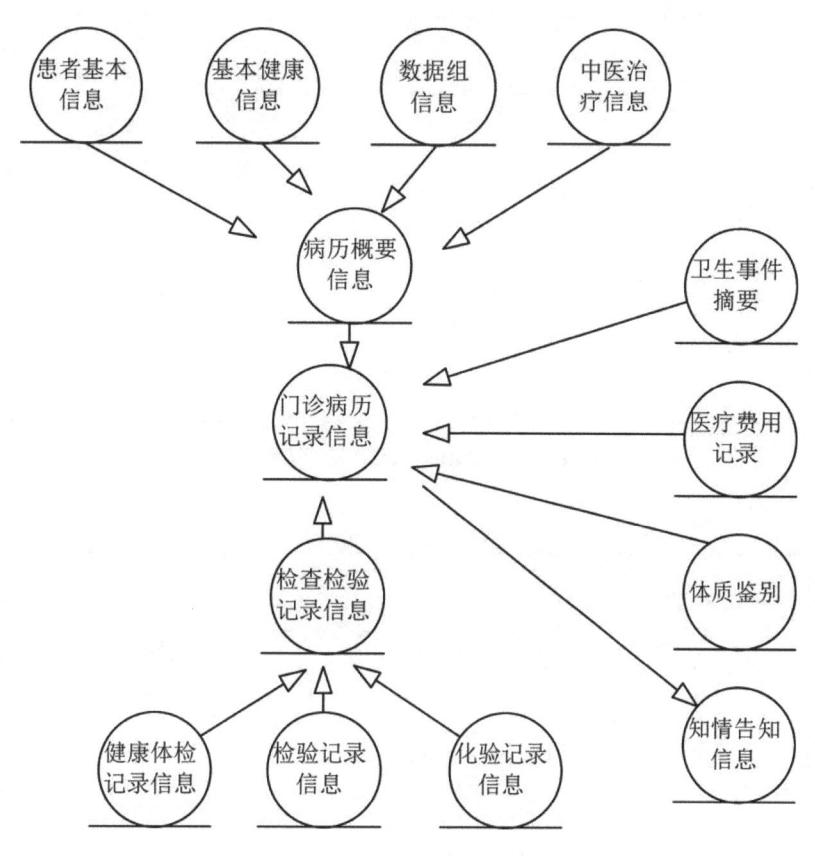

图 2-4　诊疗医生边界图

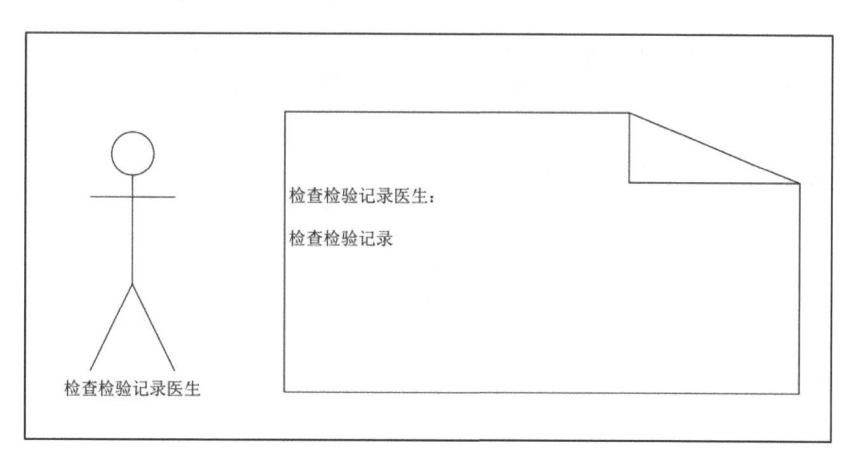

图 2-5　检查检验记录医生边界图

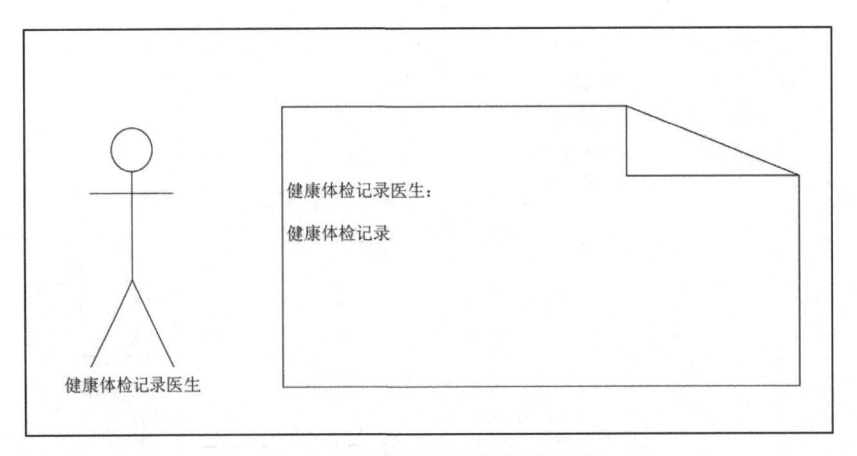

图 2-6　健康体检记录医生边界图

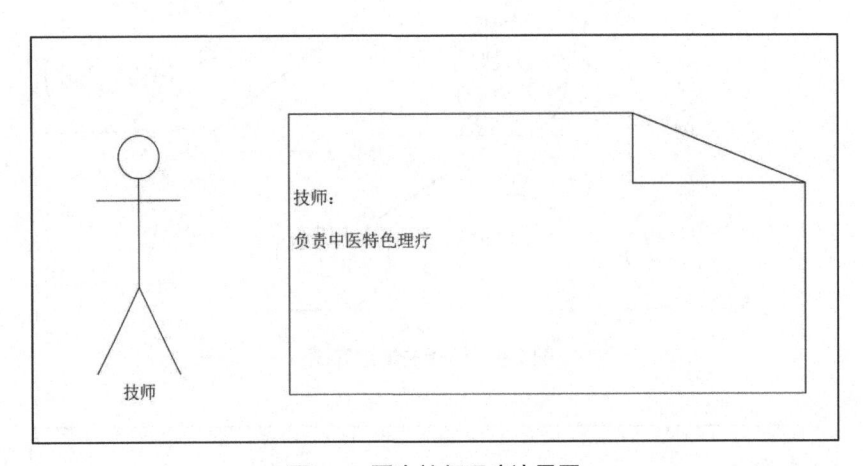

图 2-7　医生技师理疗边界图

2.发现主角

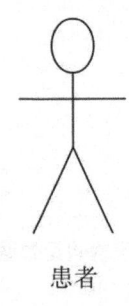

图 2-8　医生用例图

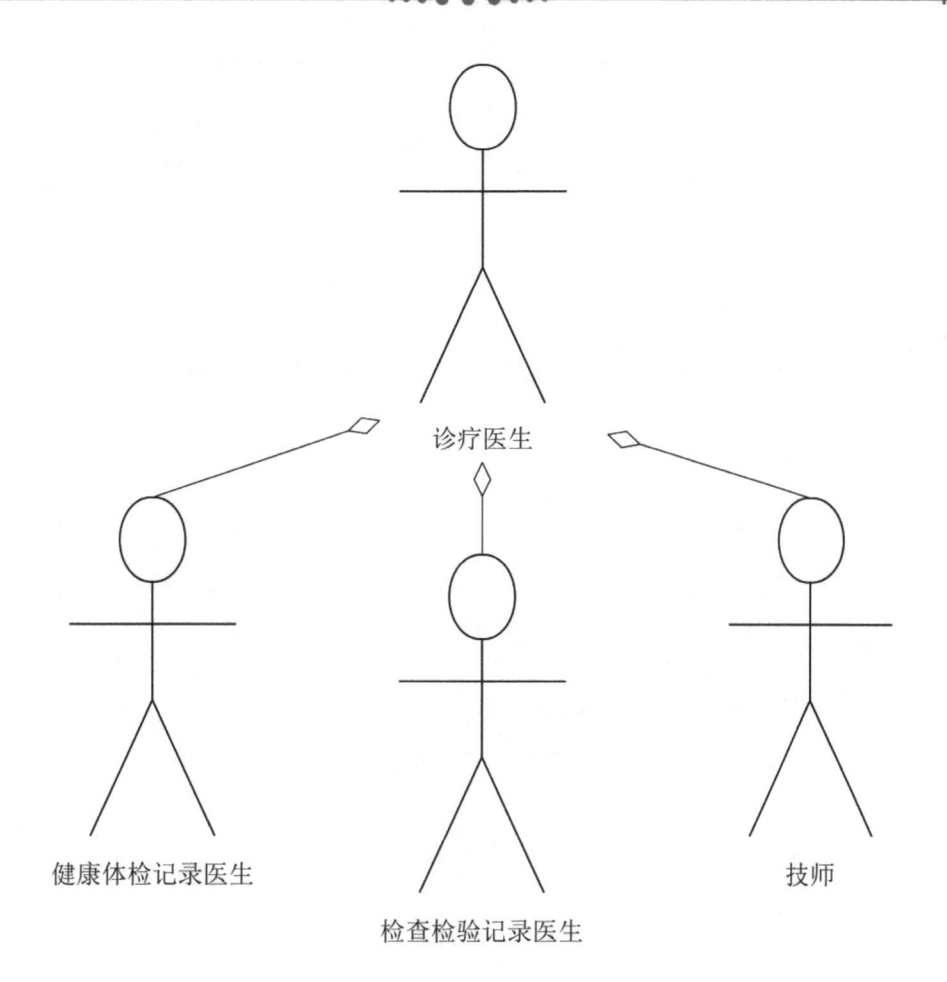

图 2-9　诊疗医生用例图

3.获取业务用例

（1）获取业务用例

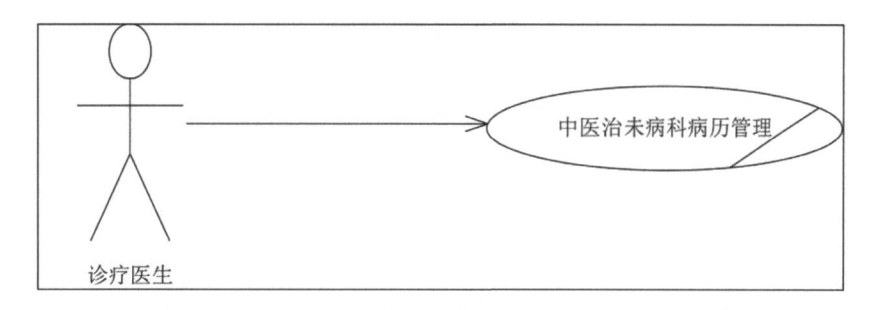

图 2-10　诊疗医生"中医治未病科病历管理"业务用例图

图 2-11　健康体检记录医生"健康体检记录管理"业务用例图

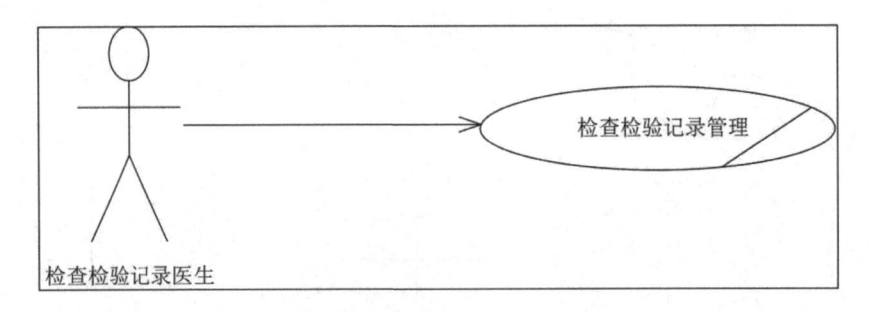

图 2-12　检查检验记录医生"检查检验记录管理"业务用例图

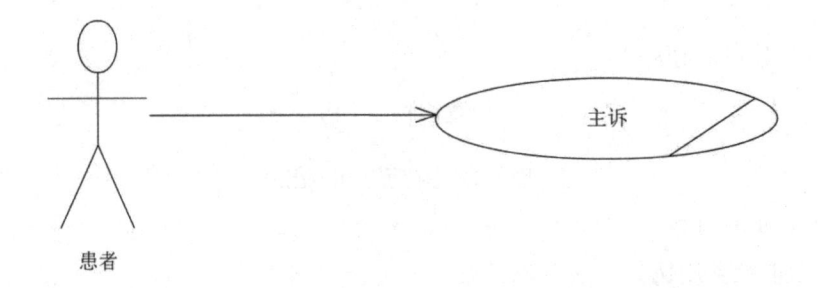

图 2-13　患者"主诉"业务用例图

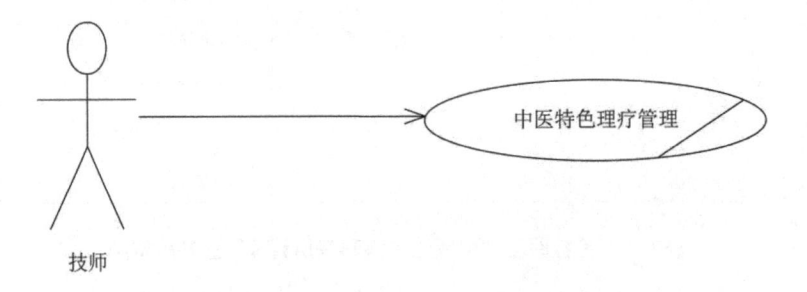

图 2-14　技师"中医特色理疗管理"业务用例图

（2）业务用例的用例视角

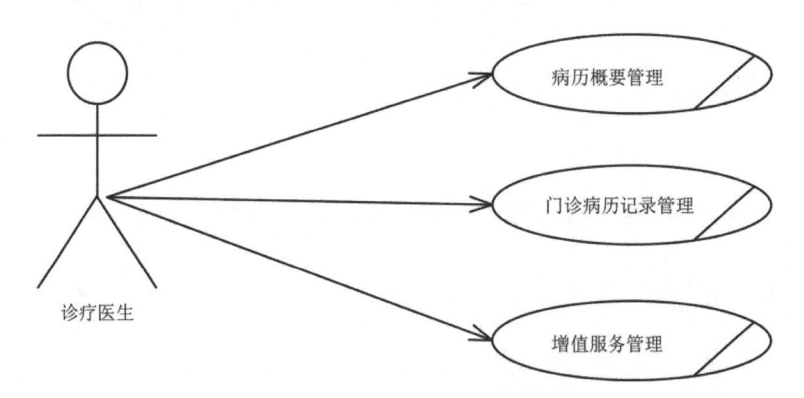

图 2-15　诊疗医生"中医治未病"视角业务用例图

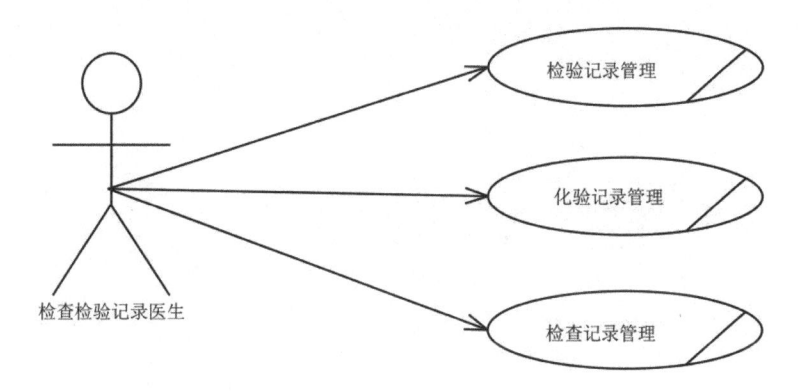

图 2-16　检查检验记录医生"中医治未病"视角业务用例图

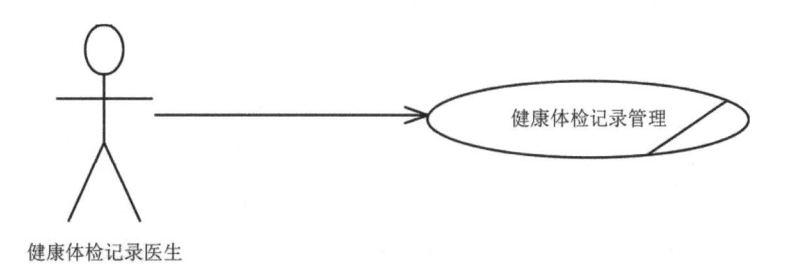

图 2-17　健康检验记录医生"中医治未病"视角业务用例图

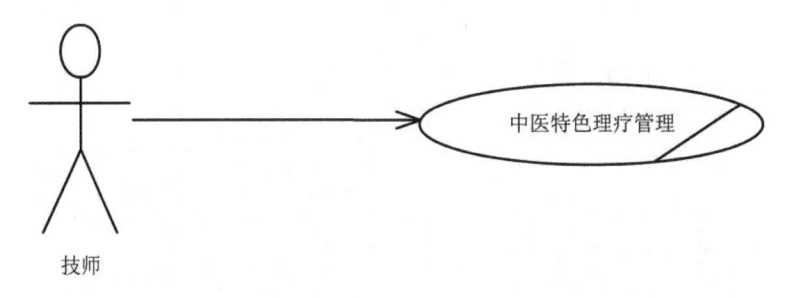

图 2-18　技师"中医治未病"视角业务用例图

（3）业务用例的业务视角

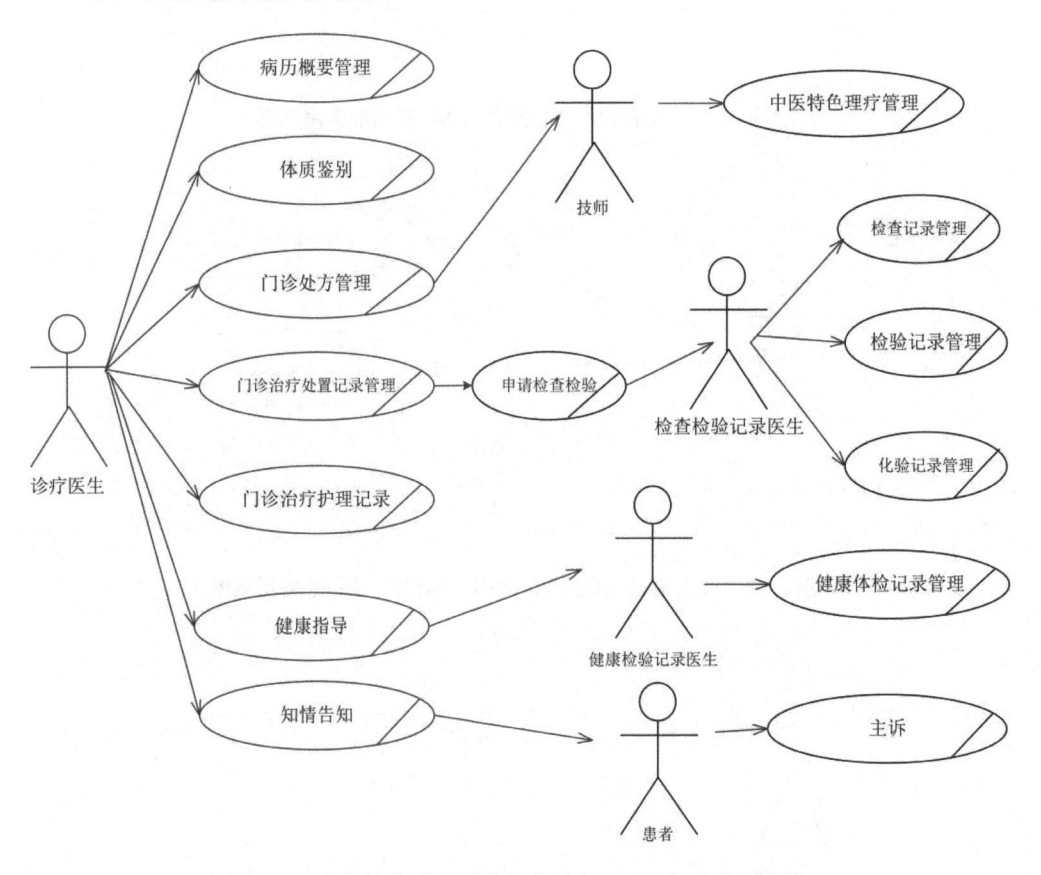

图 2-19　业务视角"中医治未病科电子病历"业务用例图

4.业务建模

(1) 业务用例场景图

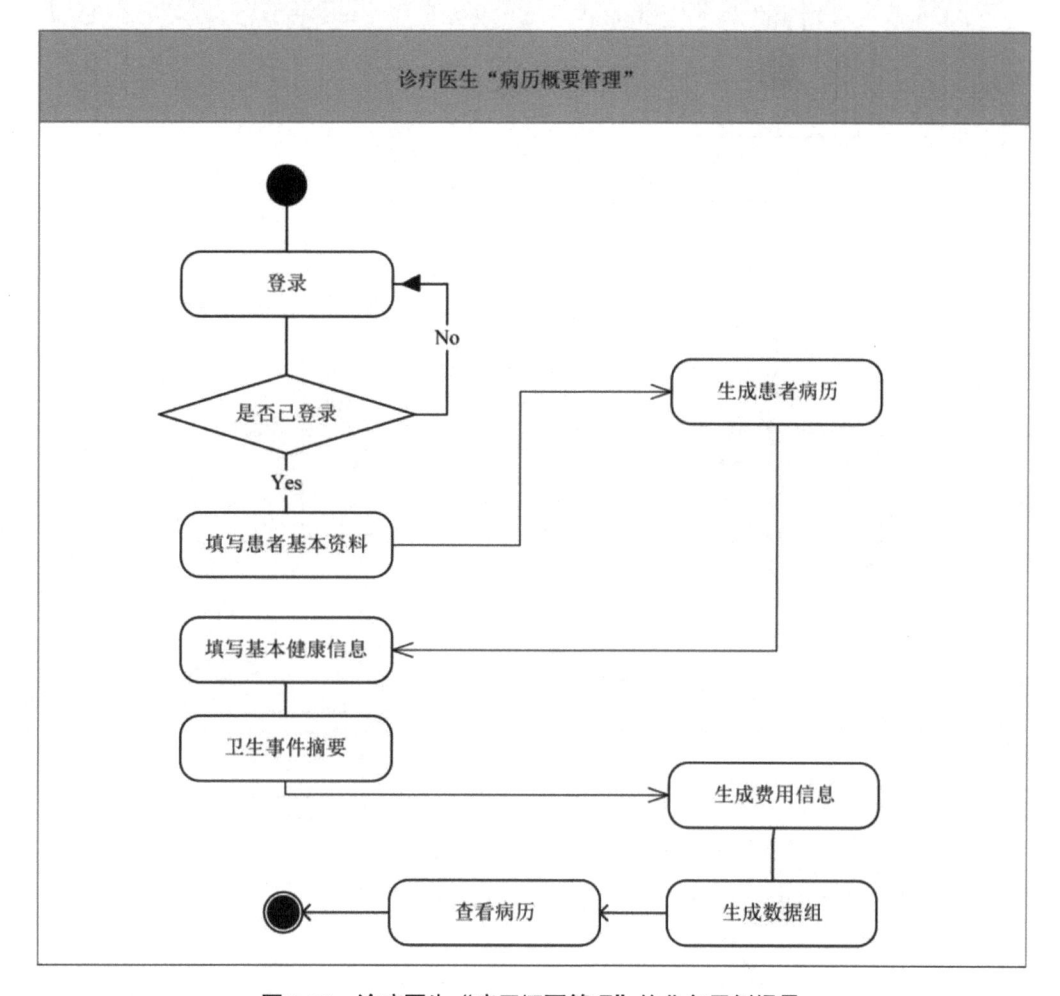

图 2-20　诊疗医生"病历概要管理"的业务用例场景

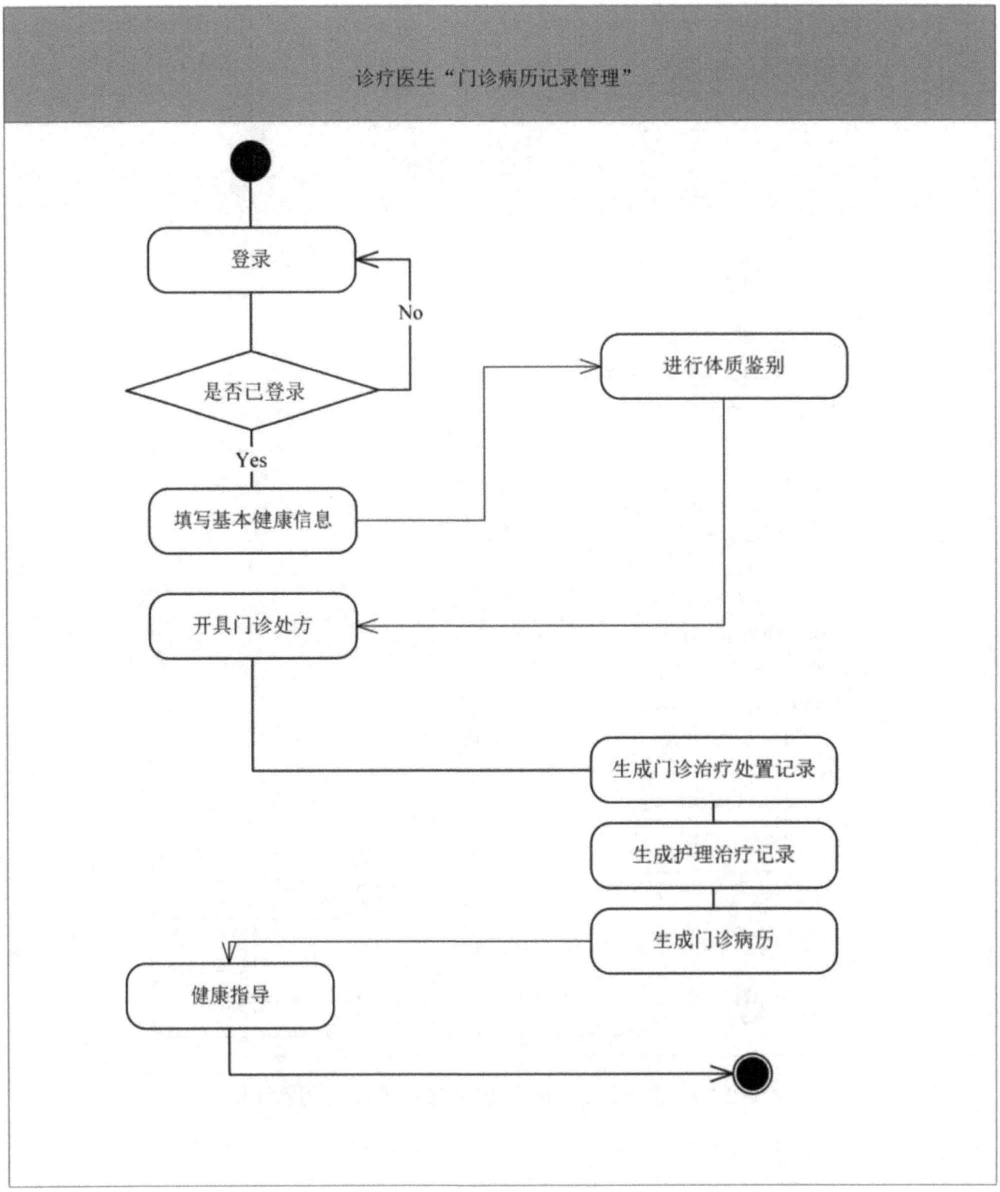

图 2-21 诊疗医生"门诊病历记录管理"的业务用例场景

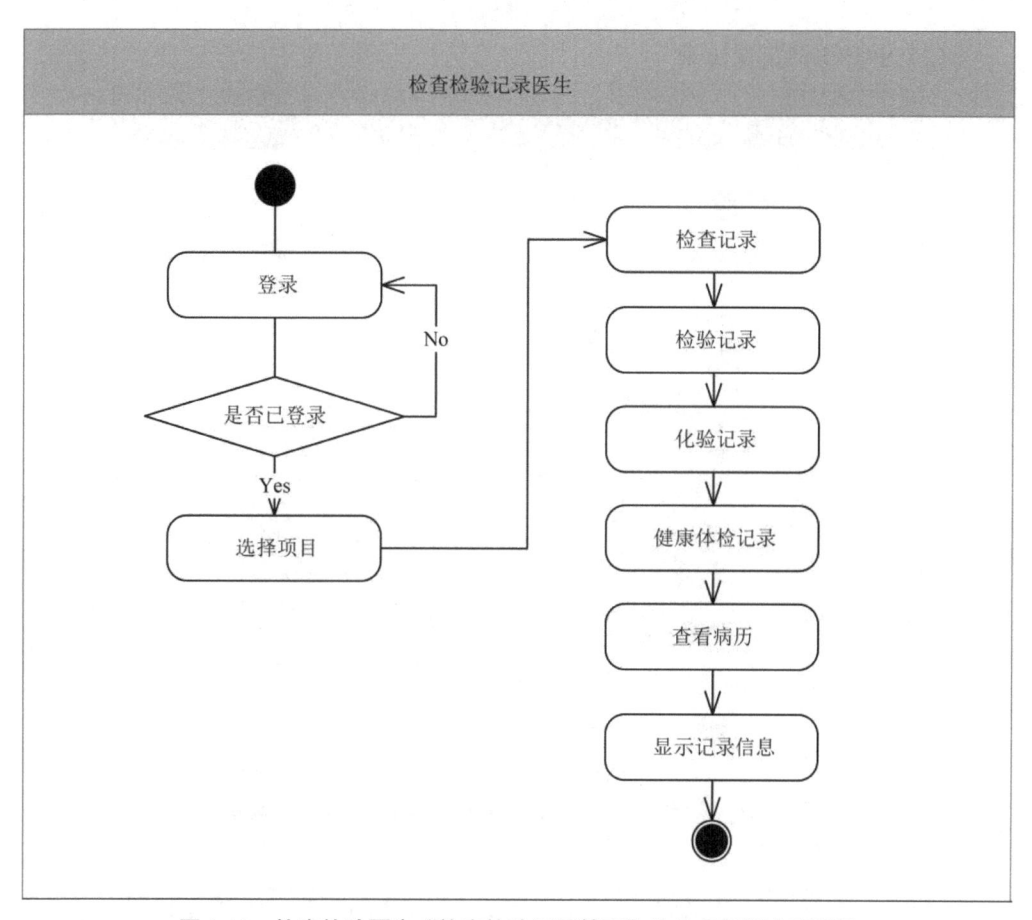

图 2-22 检查检验医生"检查检验记录管理"的业务用例实现场景

（2）用例实现视图

每个业务主角其各自业务用例实现如图2-23—2-26所示。

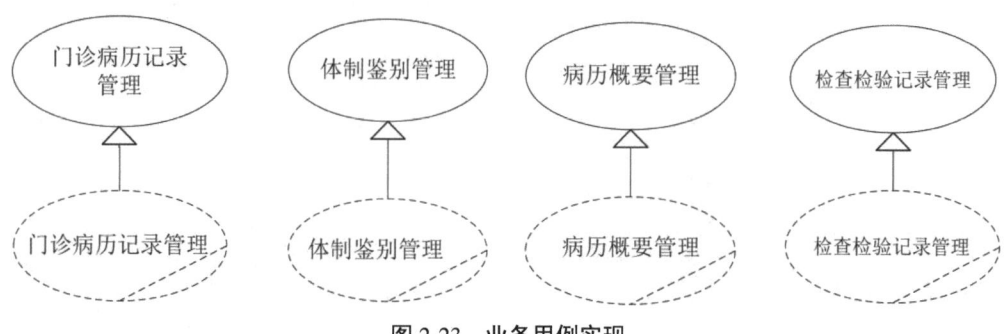

图 2-23 业务用例实现

（3）业务用例实现场景

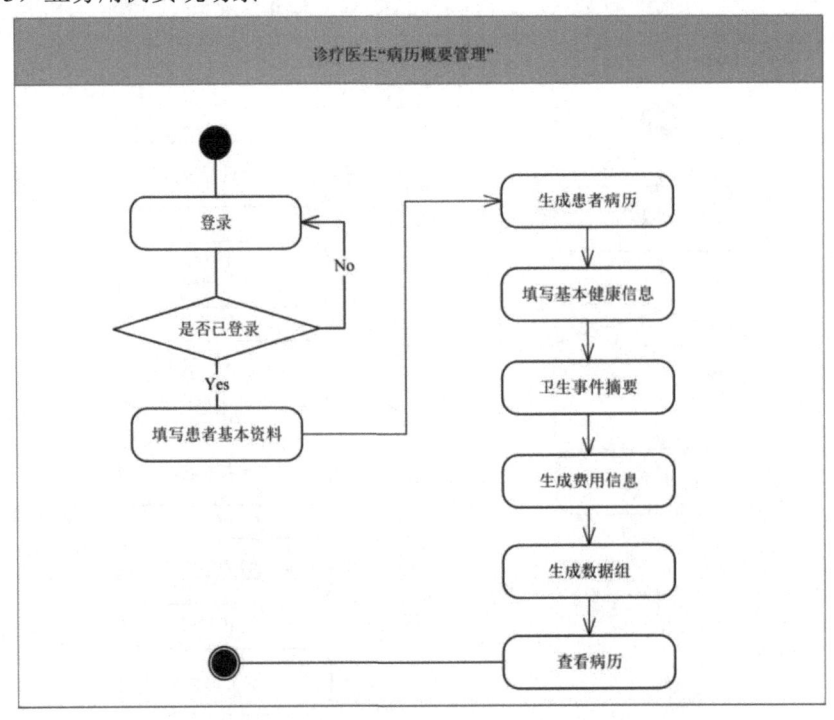

图 2-24 诊疗医生"病历概要管理"的业务用例实现场景

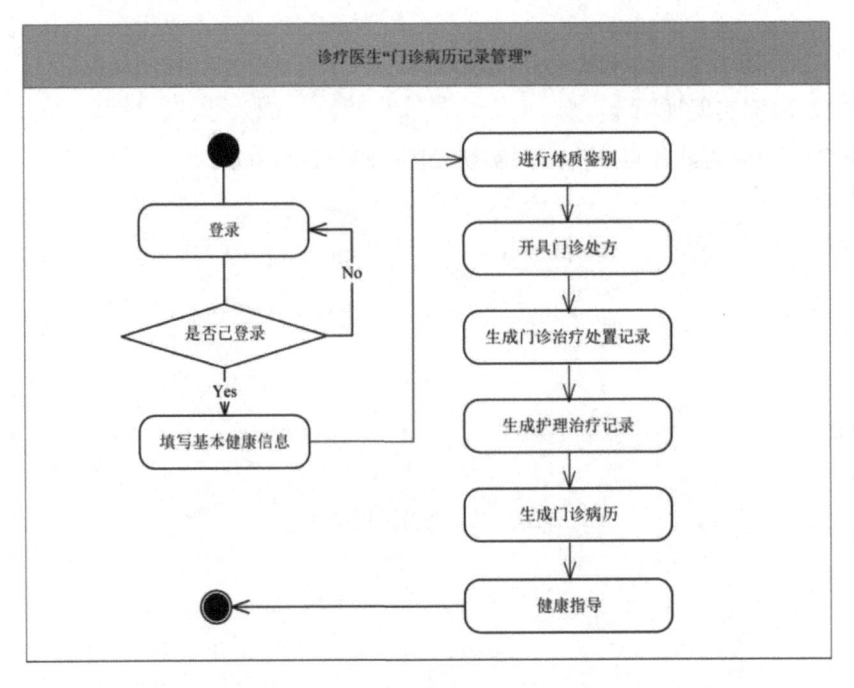

图 2-25 诊疗医生"门诊病历记录管理"的业务用例实现场景

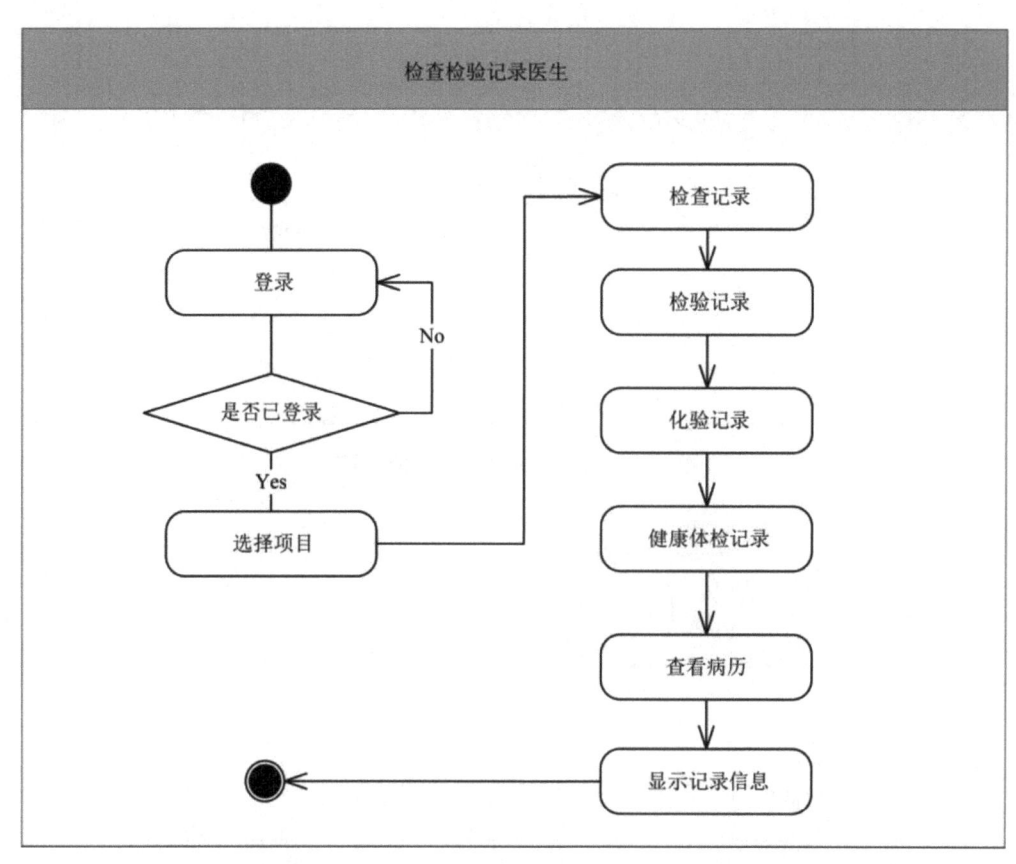

图 2-26　检查检验记录医生"检查检验记录管理"的业务用例实现场景

5.领域建模

（1）业务实体ER模型

业务实体ER模型如图2-27—2-31所示。

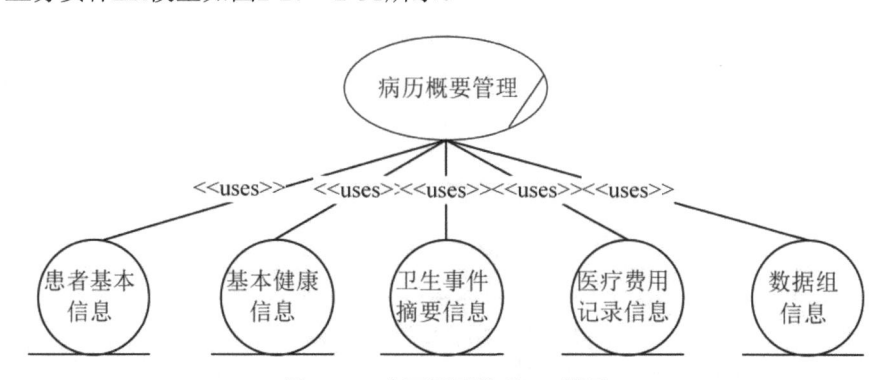

图 2-27　病历概要管理 ER 模型

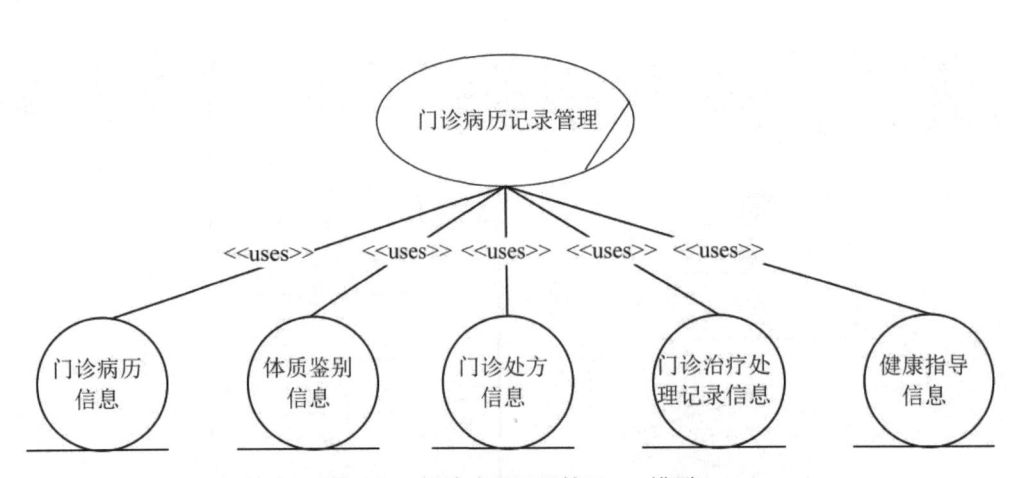

图 2-28 门诊病历记录管理 ER 模型

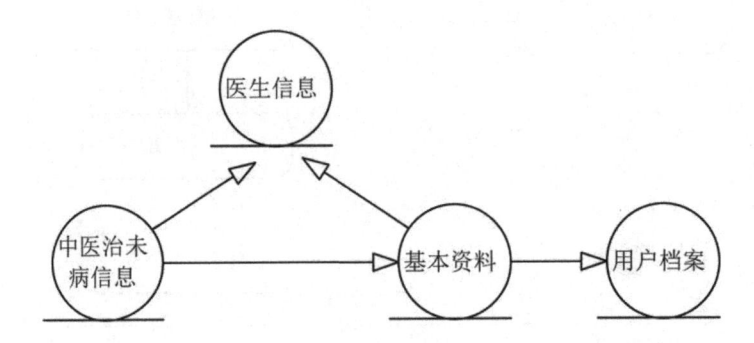

图 2-29 诊疗医生 ER 模型

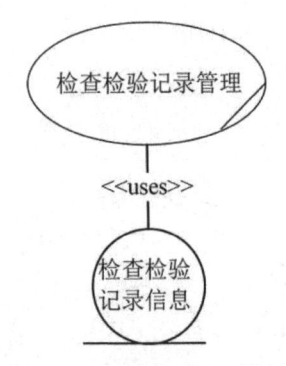

图 2-30 检查检验 ER 模型

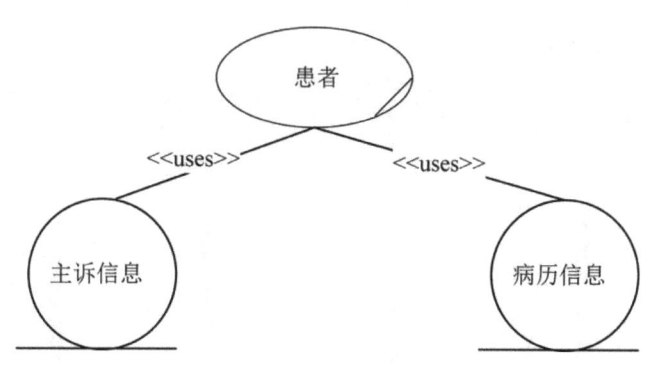

图 2-31　患者 ER 模型

（2）领域模型

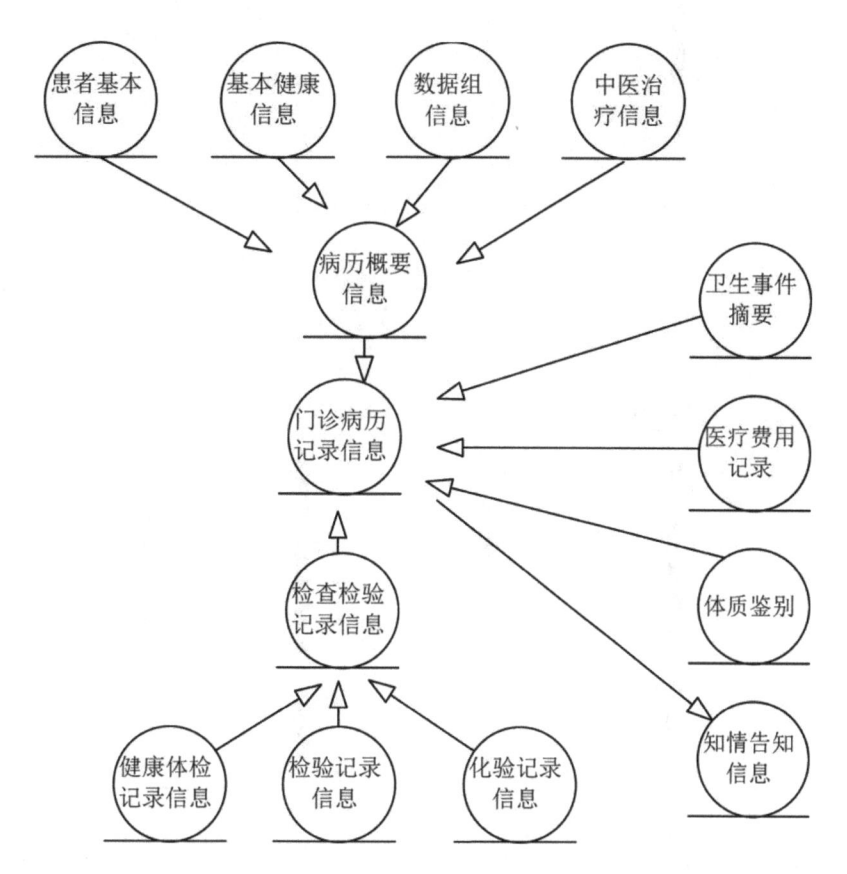

图 2-32　领域模型

（3）领域模型场景

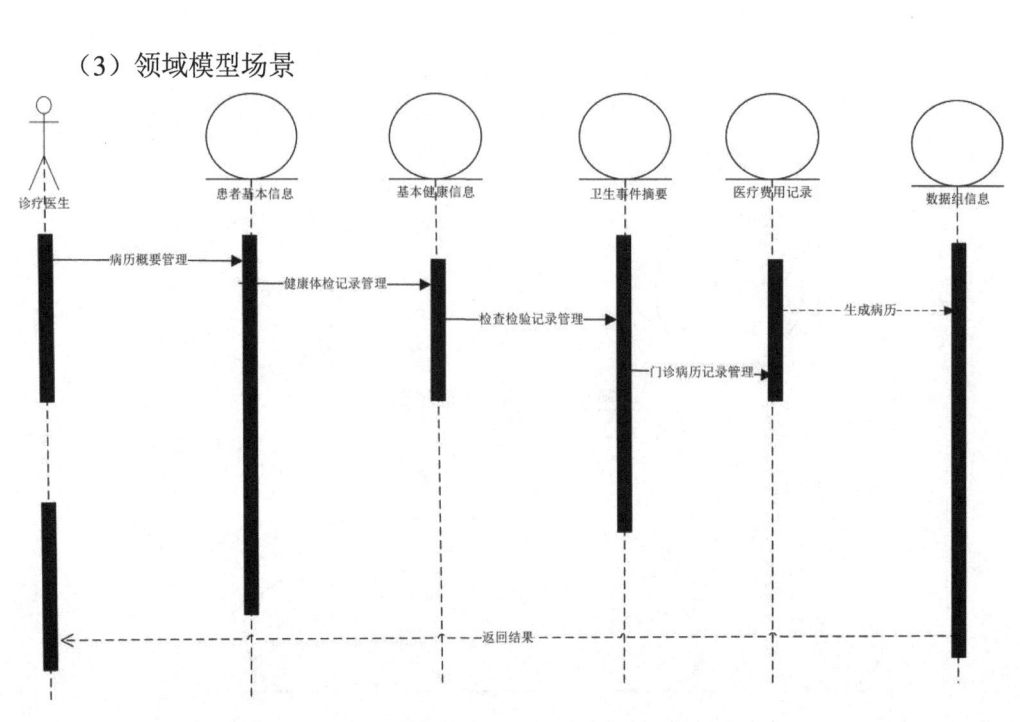

图 2-33　诊疗医生"病历概要管理"领域模型场景

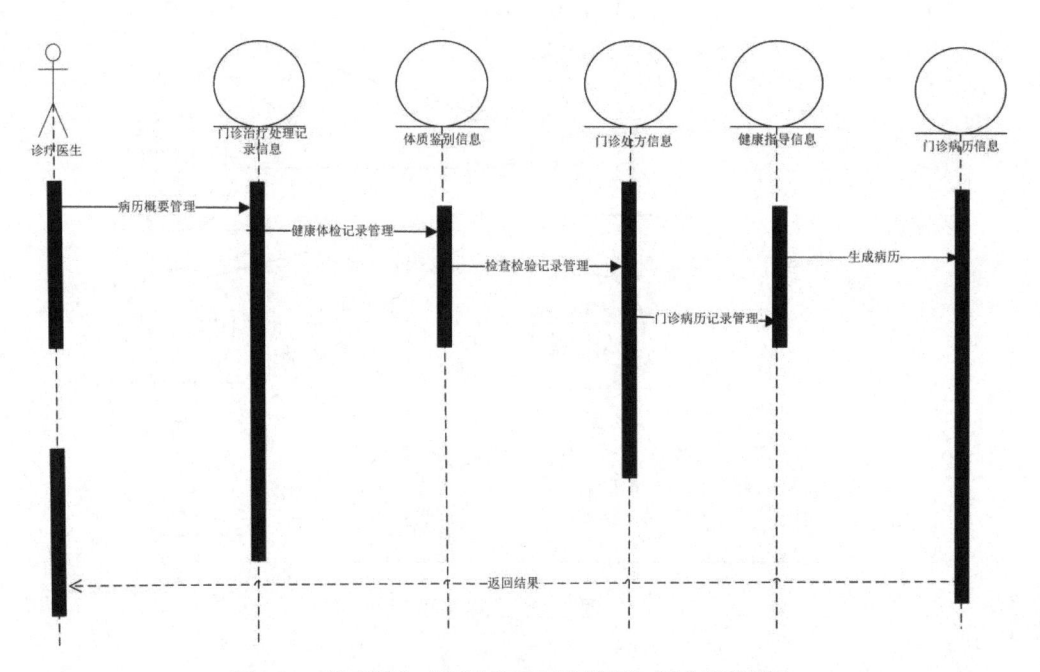

图 2-34　诊疗医生"门诊病历记录管理"领域模型场景

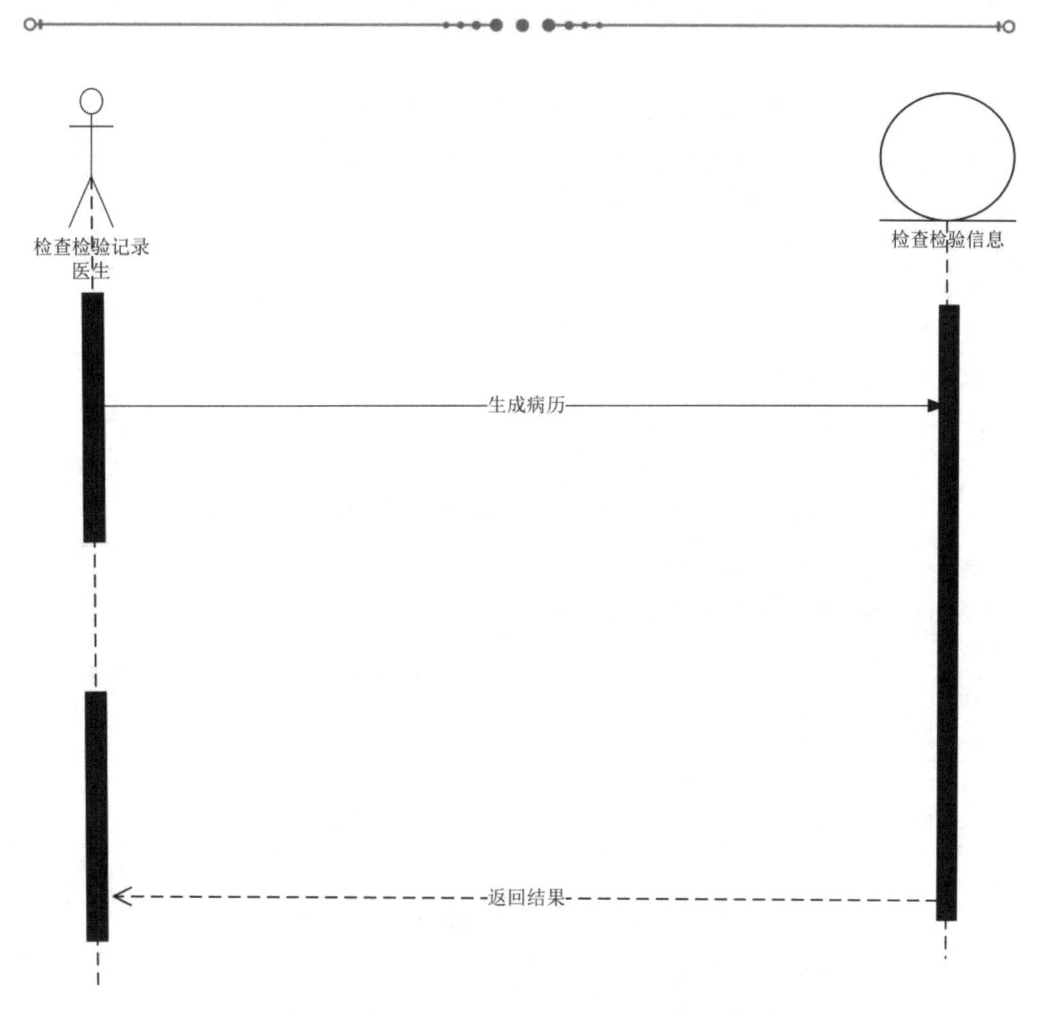

图 2-35　检查检验记录医生"检查检验记录管理"领域模型场景

6.提炼核心业务

业务用例模型帮助我们获得了功能性需求，业务场景帮助我们获得了面对业务的执行过程描述和概念模型，让我们知道业务将如何运作，业务执行过程如表2-2—2-5所示。

表 2-2　诊疗医生"病历概要管理"的业务用例

用例名	诊疗医生"病历概要管理"的业务用例
简要描述	为患者建立中医治未病电子病历
参与者	患者、医生
涉众	医院
前置条件	用户体质辨别
后置条件	将用户的中医治未病电子病历记录到系统中
基本事件流	患者基本信息、基本健康信息、卫生事件摘要、医疗费用记录、数据组

表 2-3 诊疗医生"门诊病历记录管理"的业务用例

用例名	诊疗医生"门诊病历记录管理"的业务用例
简要描述	为患者建立中医治未病电子病历
参与者	患者、医生
涉众	医院
前置条件	用户体质辨别
后置条件	将用户的中医治未病电子病历记录到系统中
基本事件流	门诊病历、体质鉴别、门诊处方、门诊治疗处置记录、门诊治疗护理记录、健康指导

表 2-4 检查检验记录医生"检查检验记录管理"的业务用例

用例名	检查检验记录医生"检查检验记录管理"的业务用例
简要描述	为患者建立中医治未病电子病历
参与者	患者、医生
涉众	医院
前置条件	用户体质辨别
后置条件	将用户的中医治未病电子病历记录到系统中
基本事件流	检查记录、检验记录、化验记录、为患者建立中医治未病档案

表 2-5 诊疗医生"体质鉴别管理"的业务用例

用例名	诊疗医生"体质鉴别管理"的业务用例
简要描述	为患者建立中医治未病电子病历
参与者	患者、医生
涉众	医院
前置条件	将用户体质辨别
后置条件	将用户的中医治未病电子病历记录到系统中
基本事件流	阴虚体质、阳虚体质、气虚体质、阳盛体质、血虚体质、血瘀体质、痰湿体质、气郁体质

2.2.3 软件需求

1.建立概念模型（用例场景/事件流）

（1）业务主线

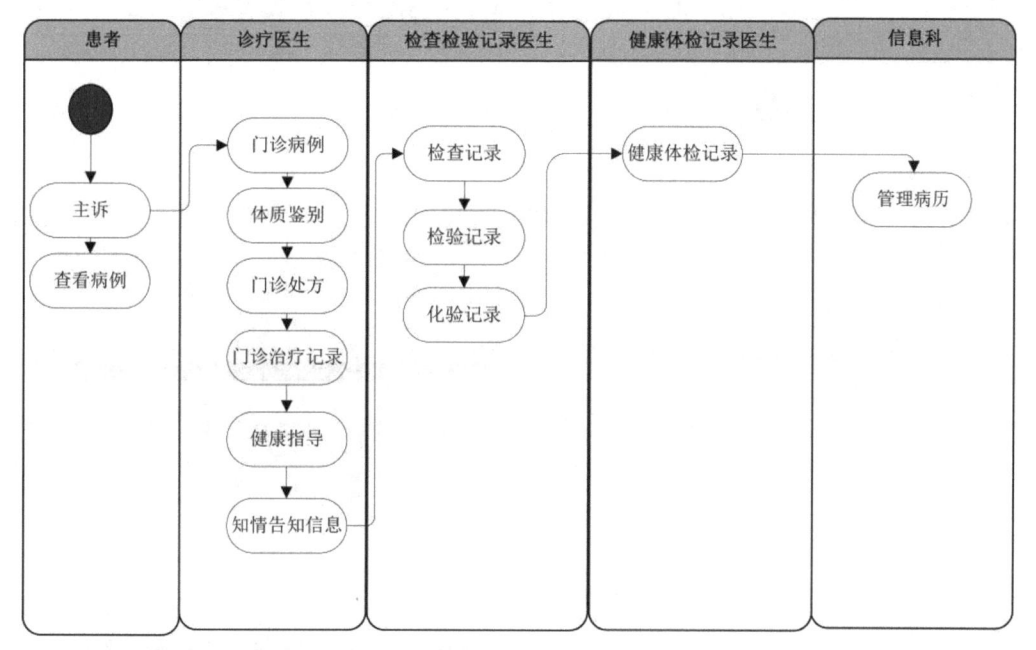

图 2-36　业务主线

（2）关键业务用例

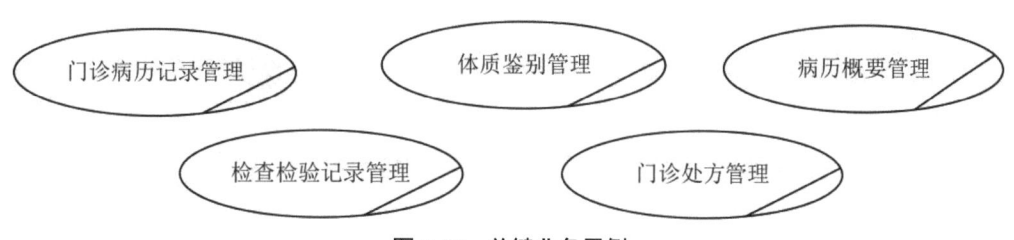

图 2-37　关键业务用例

（3）概念用例场景

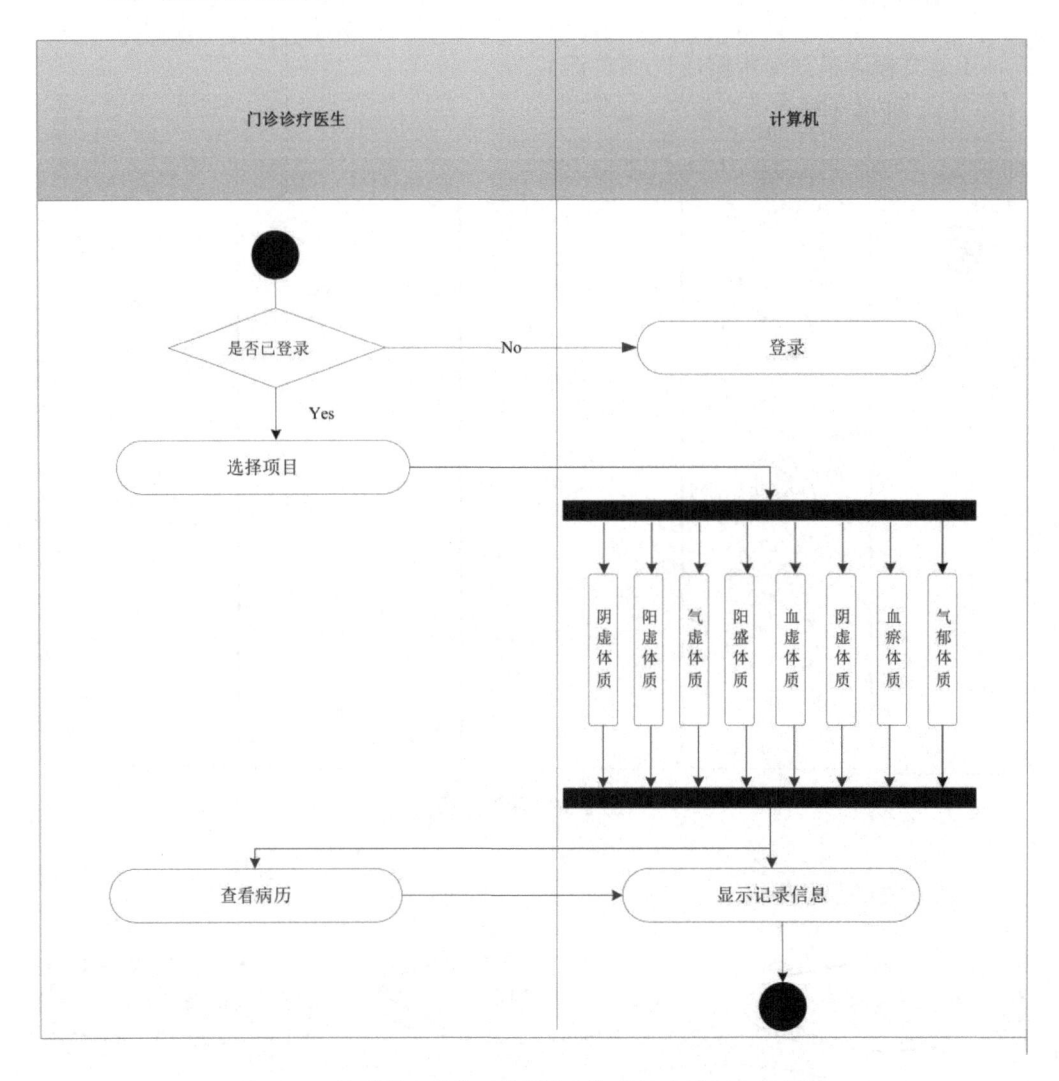

图 2-38 诊疗医生"体质鉴别管理"的概念用例实现场景

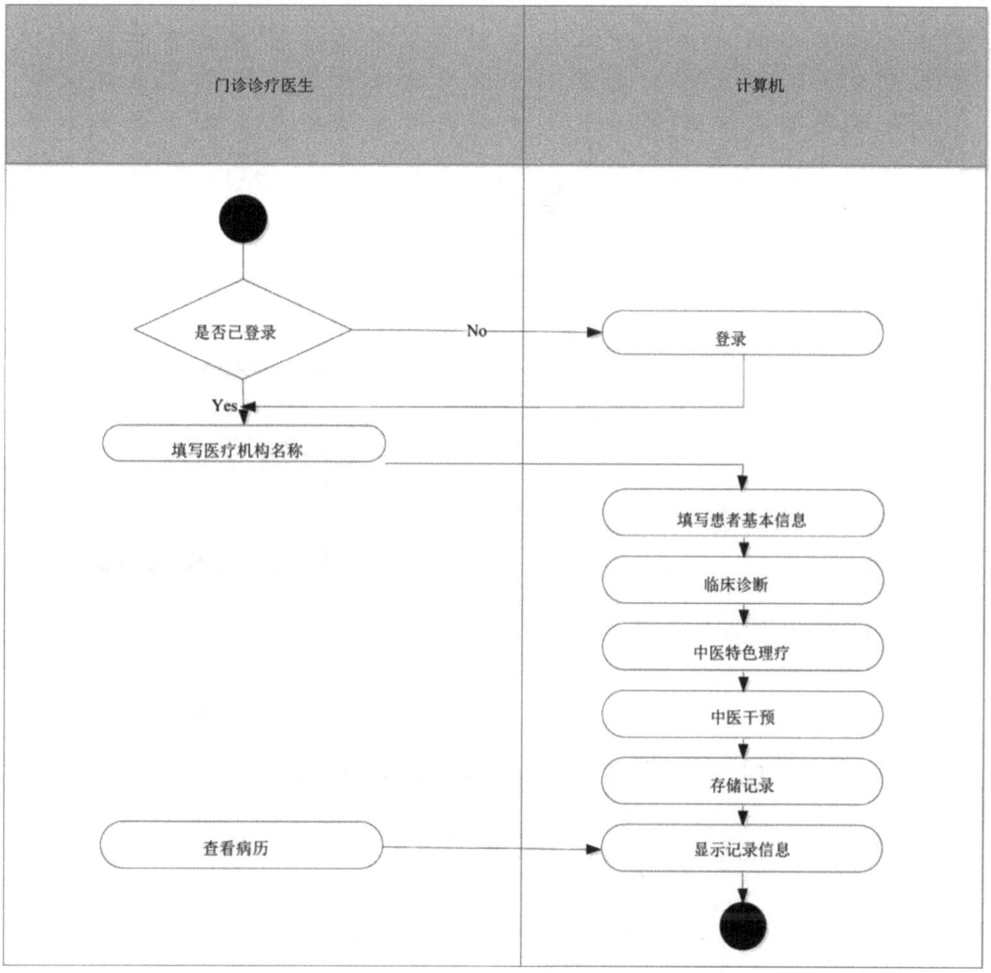

图 2-39 诊疗医生"门诊处方管理"的概念用例实现场景

（4）业务用例场景

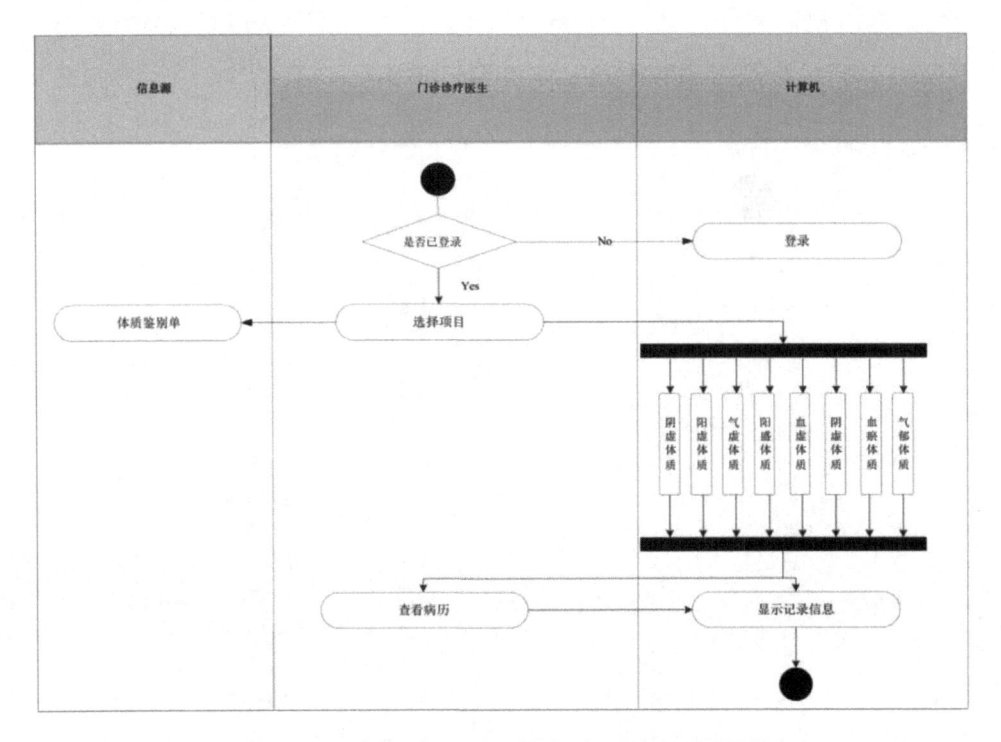

图 2-40 诊疗医生"体质鉴别管理"的业务用例场景

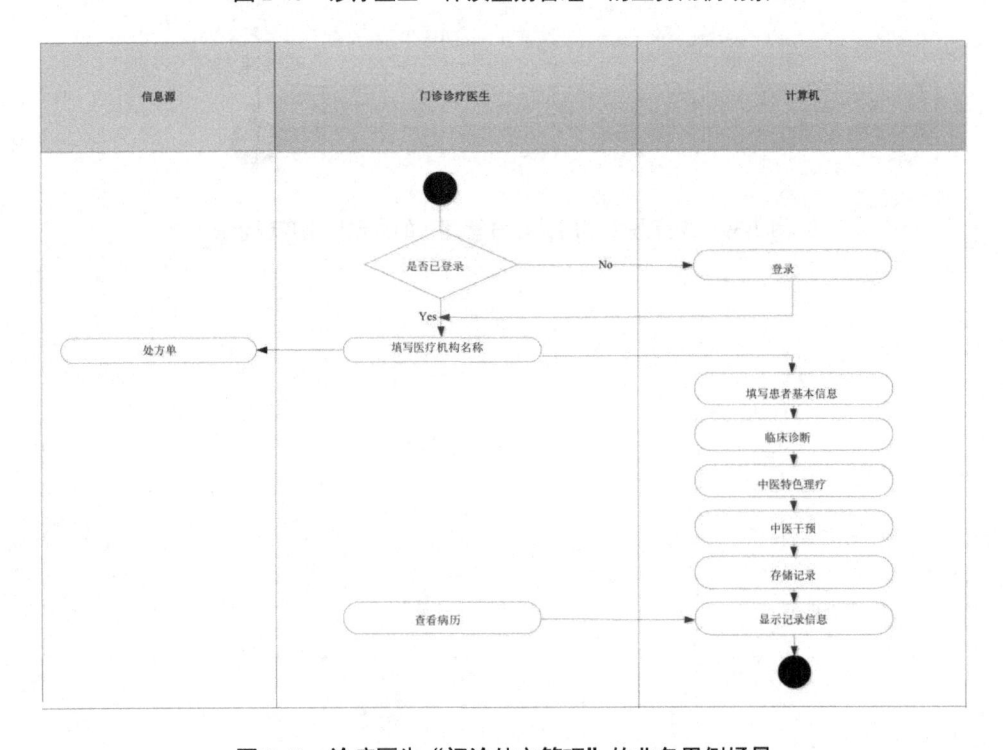

图 2-41 诊疗医生"门诊处方管理"的业务用例场景

2.建立业务架构（获取用例场景中的实体及其关系）
（1）业务对象模型／业务实体ER模型

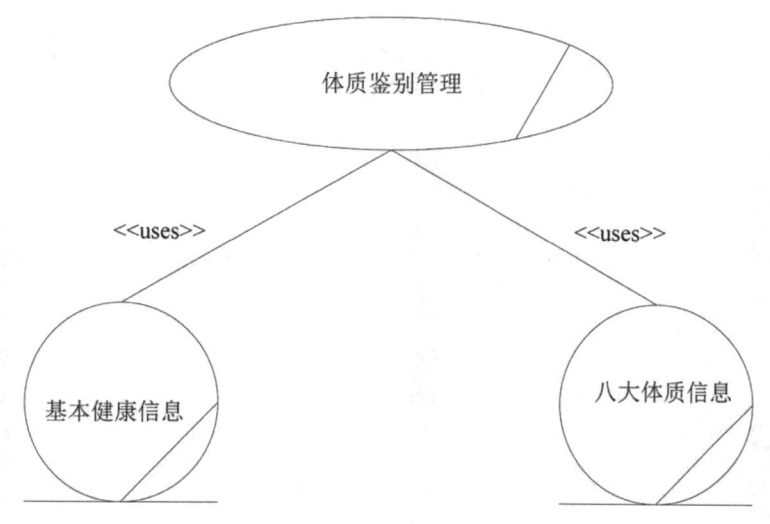

图 2-42　体质鉴别 ER 模型

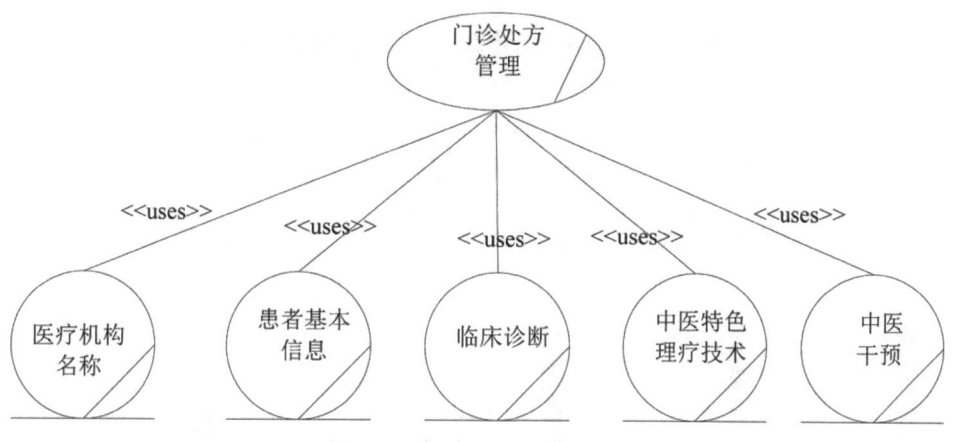

图 2-43　门诊处方 ER 模型

（2）领域模型场景

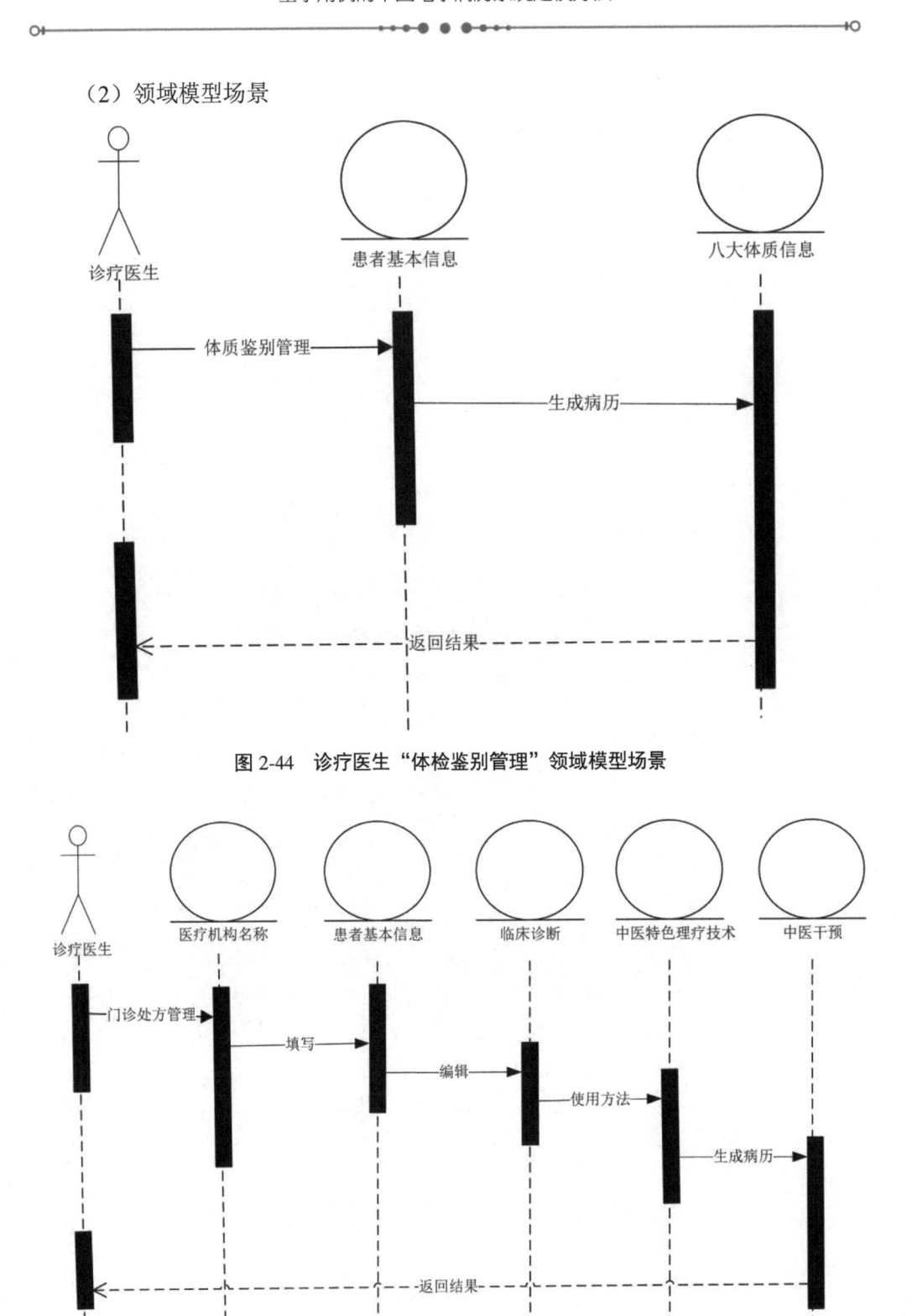

图 2-44　诊疗医生"体检鉴别管理"领域模型场景

图 2-45　诊疗医生"门诊处方管理"领域模型场景

2.3 系统分析

2.3.1 建立系统用例

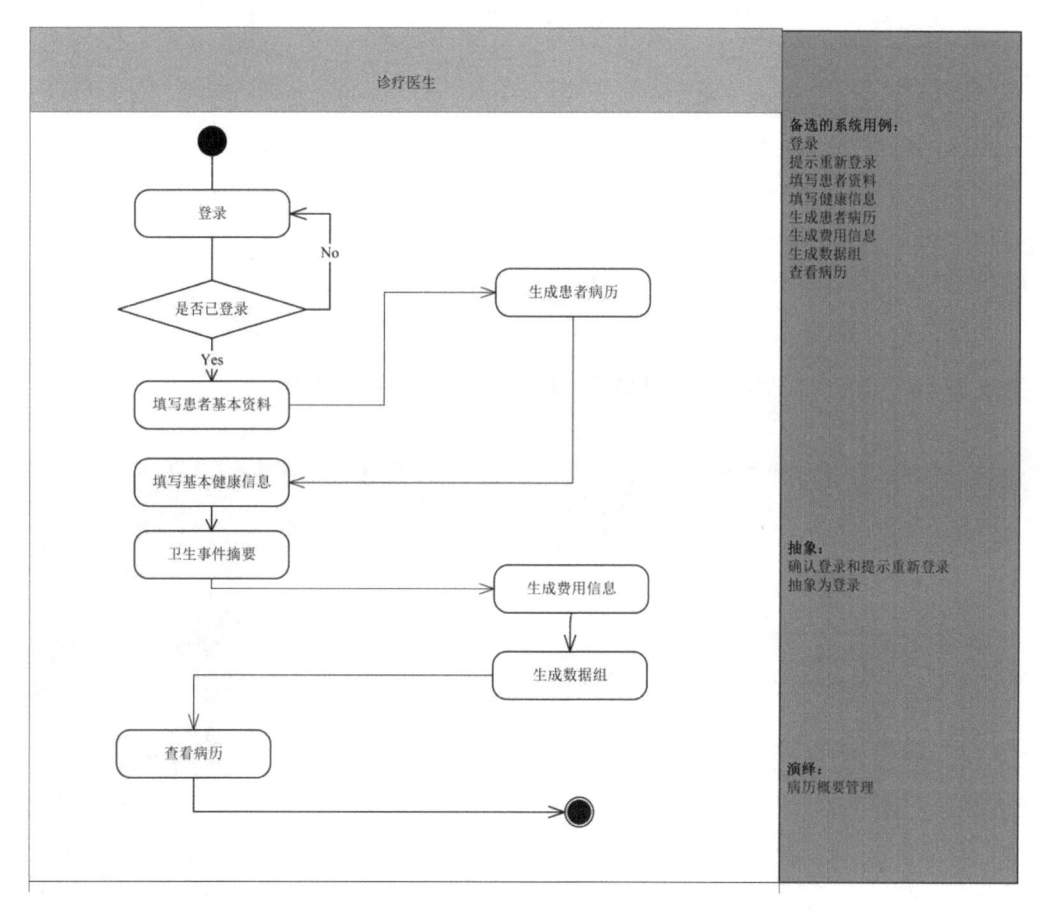

图 2-46 诊疗医生"病历概要管理"系统用例的获取过程

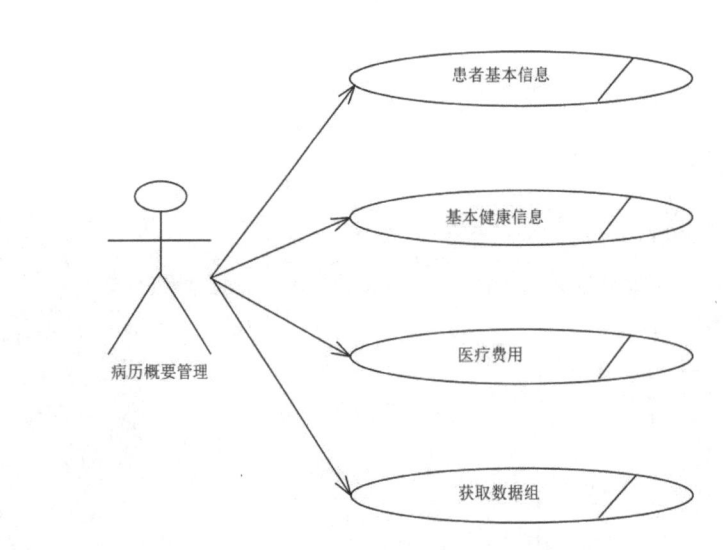

图 2-47　诊疗医生"病历概要管理"的系统用例

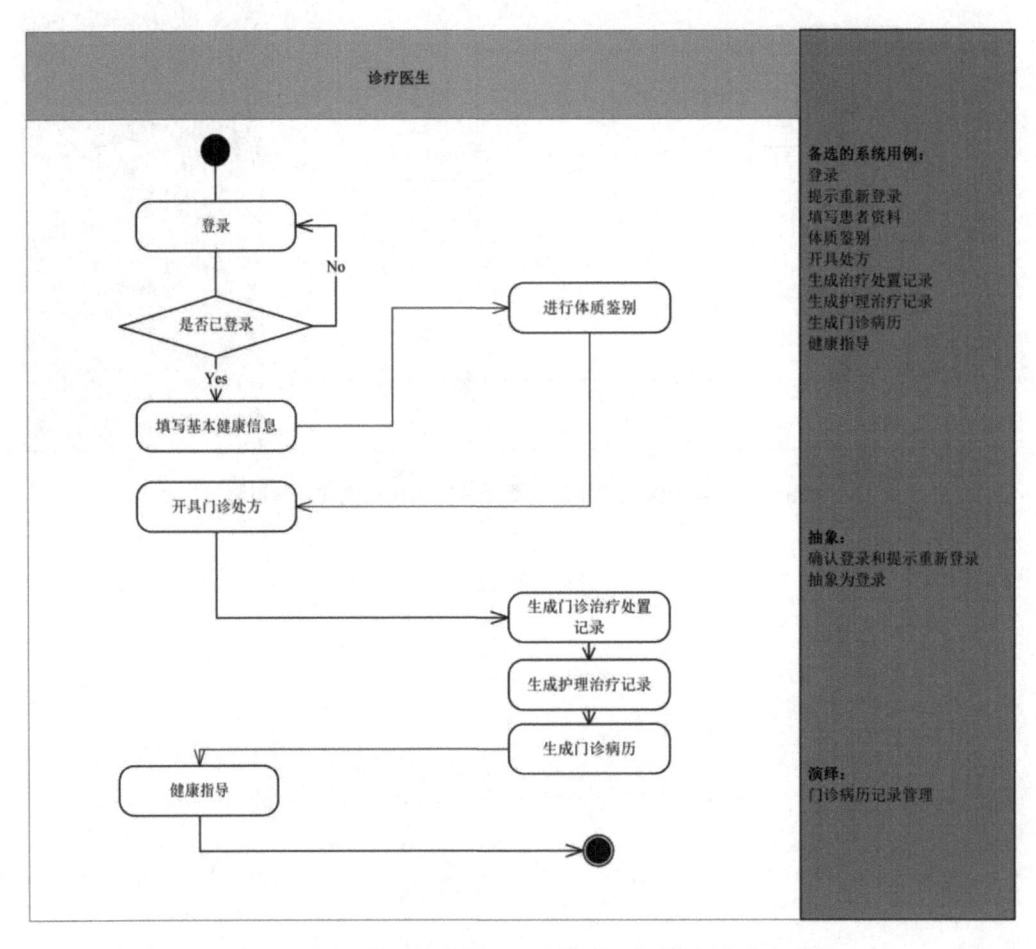

图 2-48　诊疗医生"门诊病历记录管理"系统用例的获取过程

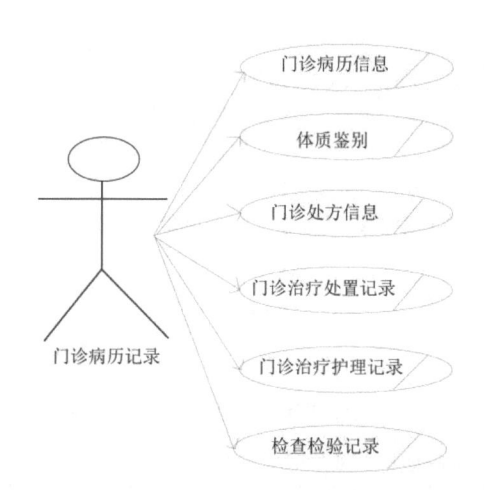

图 2-49 诊疗医生"门诊病历记录管理"的系统用例

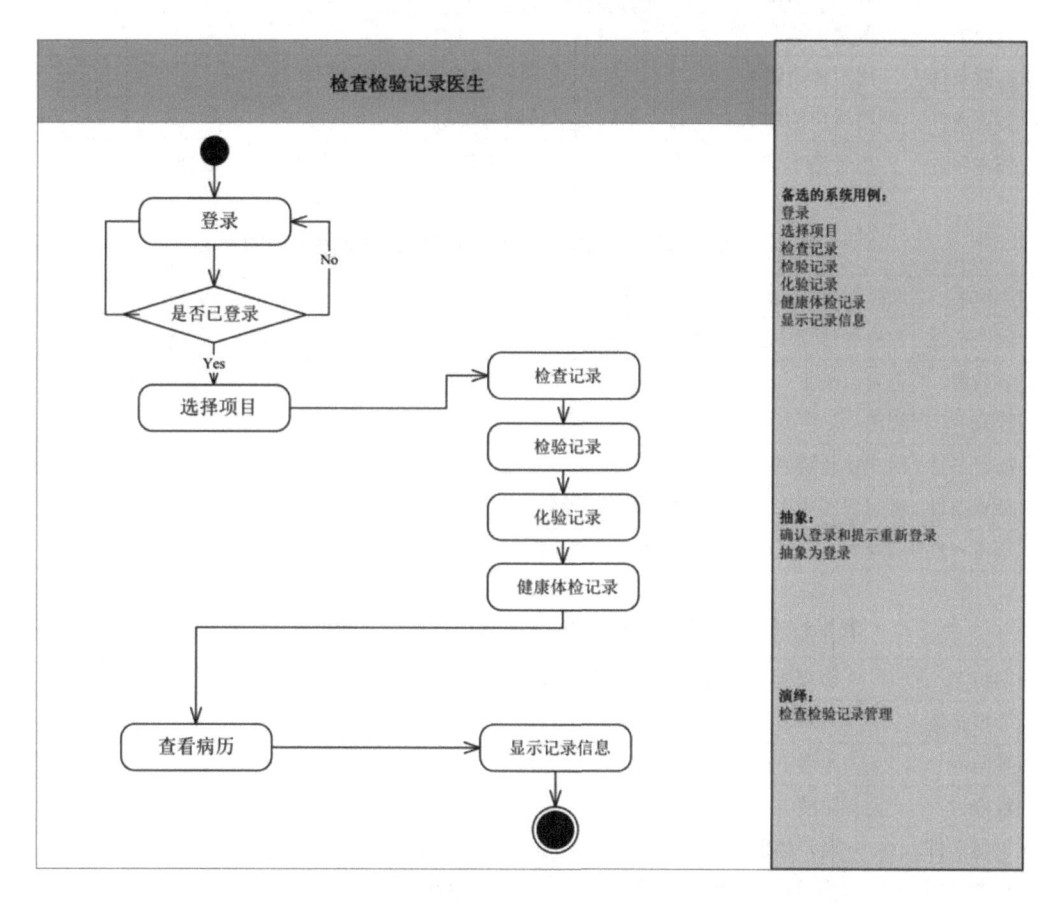

图 2-50 检查检验记录医生"检查检验记录管理"系统用例的获取过程

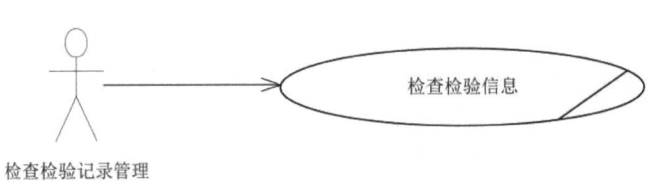

图 2-51 检查检验记录医生"检查检验记录管理"的系统用例

2.3.2 分析业务规则

表2-6—2-8是核心业务——中医治未病科电子病历系统管理的用例规约。

表 2-6 诊疗医生"病历概要管理"的系统用例规约

用例名	诊疗医生"病历概要管理"的系统用例
简要描述	为患者建立中医治未病电子病历
参与者	患者、医生
涉众	医院
前置条件	用户体质辨别
后置条件	将用户的中医治未病电子病历记录到系统中
基本事件	患者基本信息、基本健康信息、卫生事件摘要、医疗费用记录、数据组

表 2-7 诊疗医生"门诊病历记录管理"的系统用例规约

用例名	诊疗医生"门诊病历记录管理"的系统
简要描述	为患者建立中医治未病电子病历
参与者	患者、医生
涉众	医院
前置条件	用户体质辨别
后置条件	将用户的中医治未病电子病历记录到系统中
基本事件	门诊病历、体质鉴别、门诊处方、门诊治疗处置记录、门诊治疗护理记录、健康指导

表 2-8 检查检验记录医生"检查检验记录管理"的系统用例规约

用例名	检查检验记录医生"检查检验记录管理"的系统用例
简要描述	为患者建立中医治未病电子病历
参与者	患者、医生
涉众	医院
前置条件	用户体质辨别
后置条件	将用户的中医治未病电子病历记录到系统中
基本事件	检查记录、检验记录、化验记录

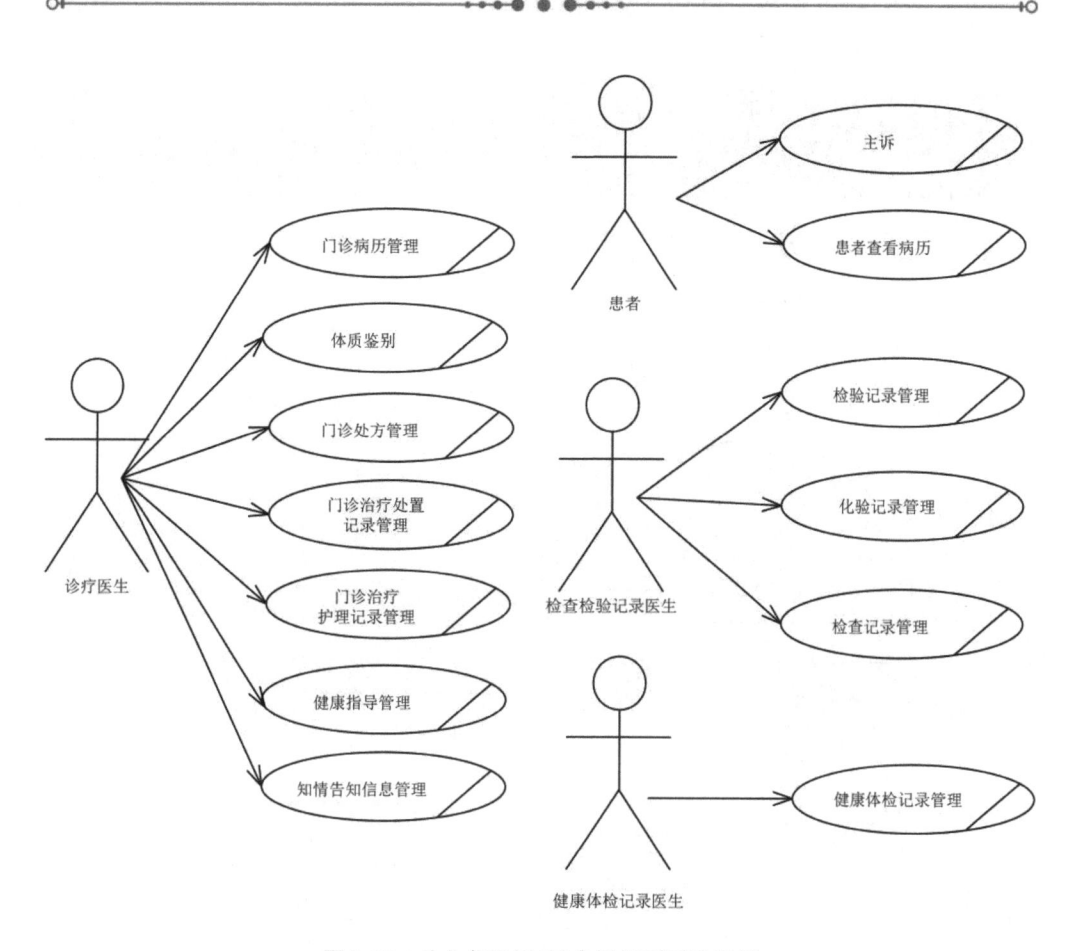

图 2-52　从业务用例/概念用例到系统用例

2.3.3　用例实现

该系统中用户使用系统前先登录验证，如果系统验证成功，系统读取个人信息，并获取用户的权限信息，确定后进行页面的重定向，最后转到用户个人首页。如果系统验证失败，返回出错信息，提醒用户重新登录。该系统中系统用例实现如图2-53—2-59所示。

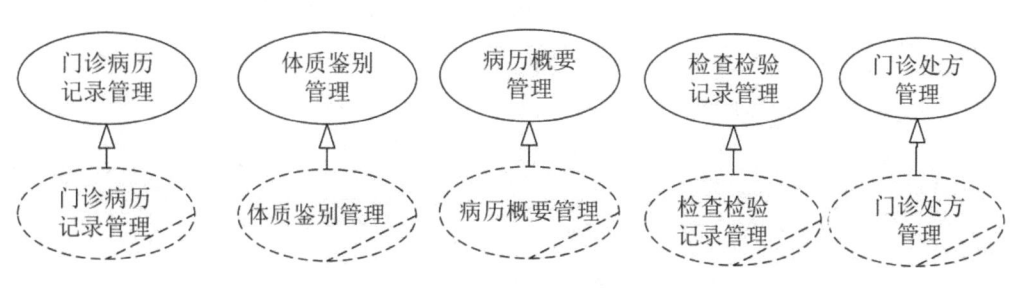

图 2-53　系统用例的实现关系图

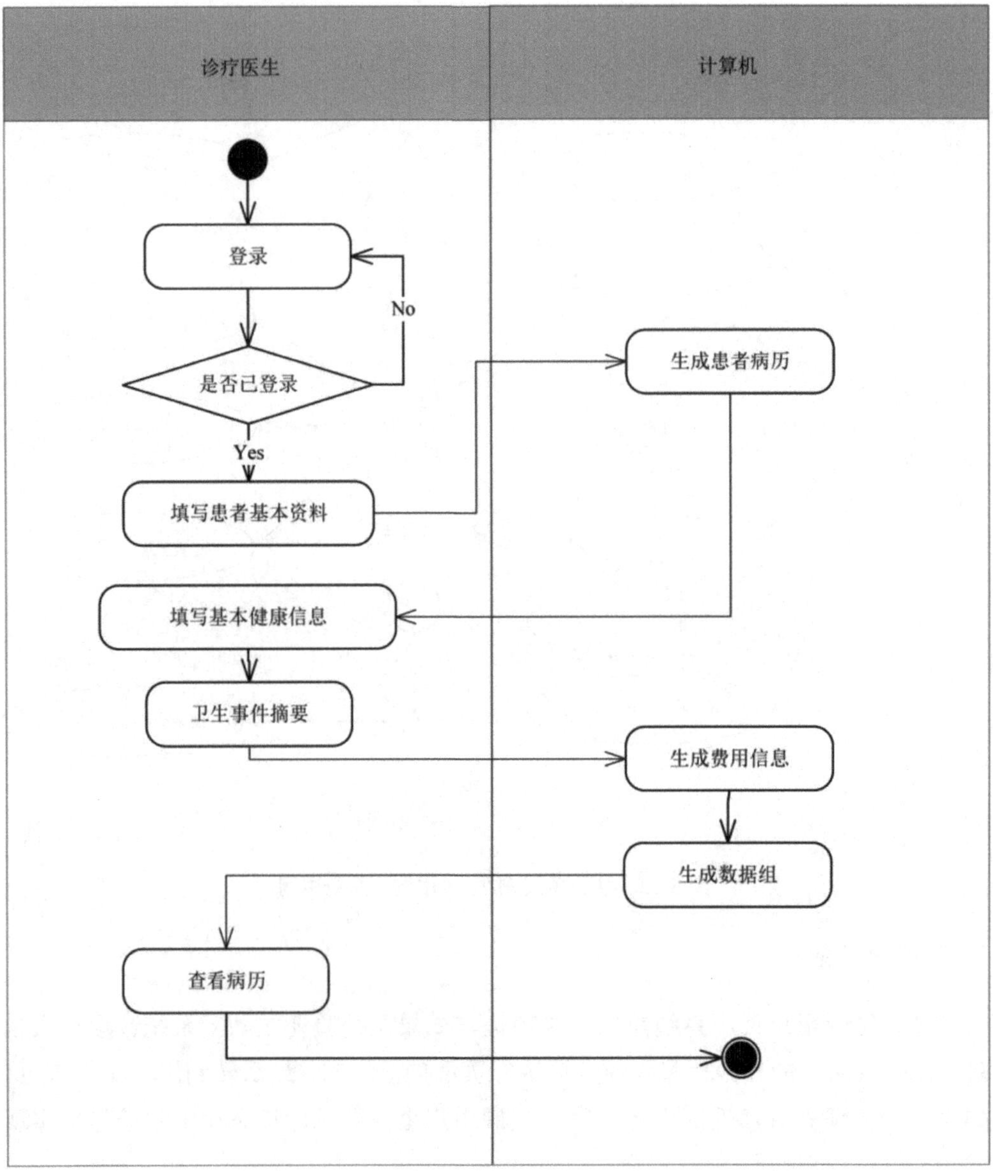

图 2-54　诊疗医生"病历概要管理"的分析类识别

第 2 章　中医治未病科电子病历系统设计与实现

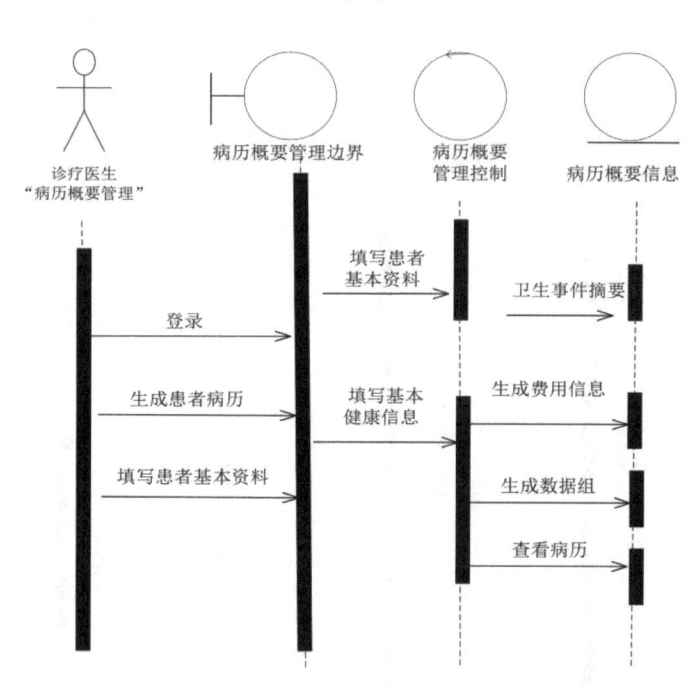

图 2-55　诊疗医生"病历概要管理"的用例实现

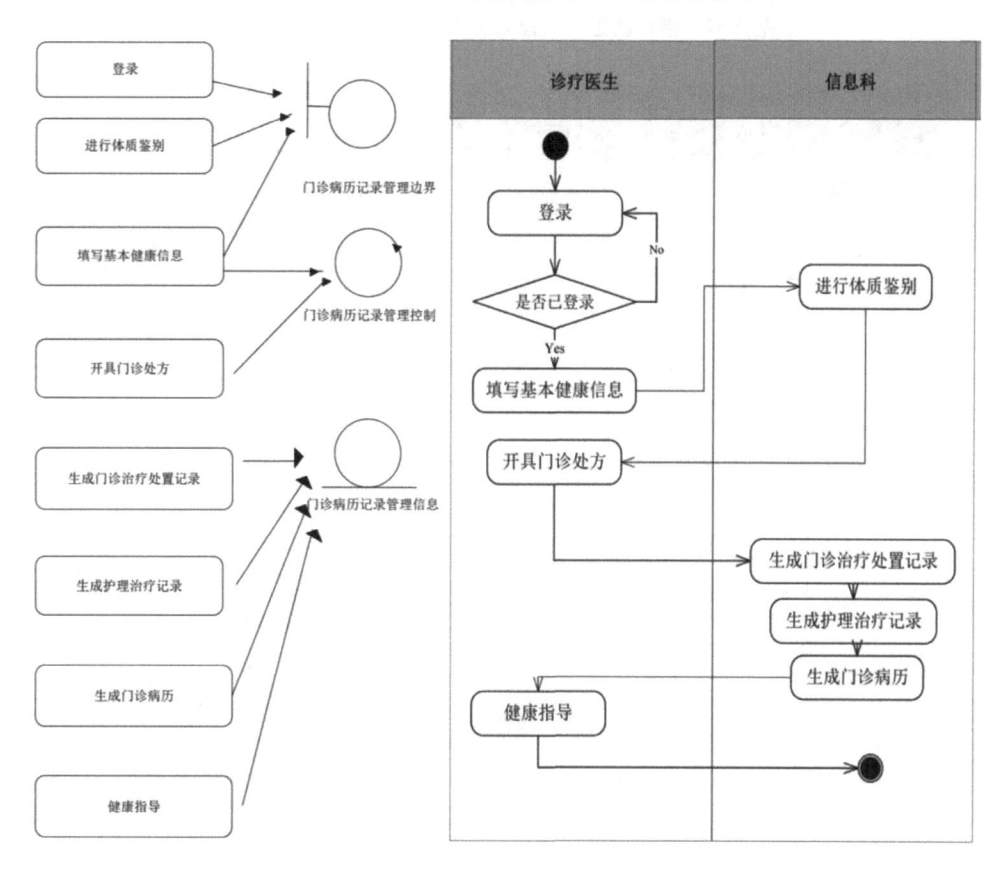

图 2-56　诊疗医生"门诊病历记录管理"的分析类识别

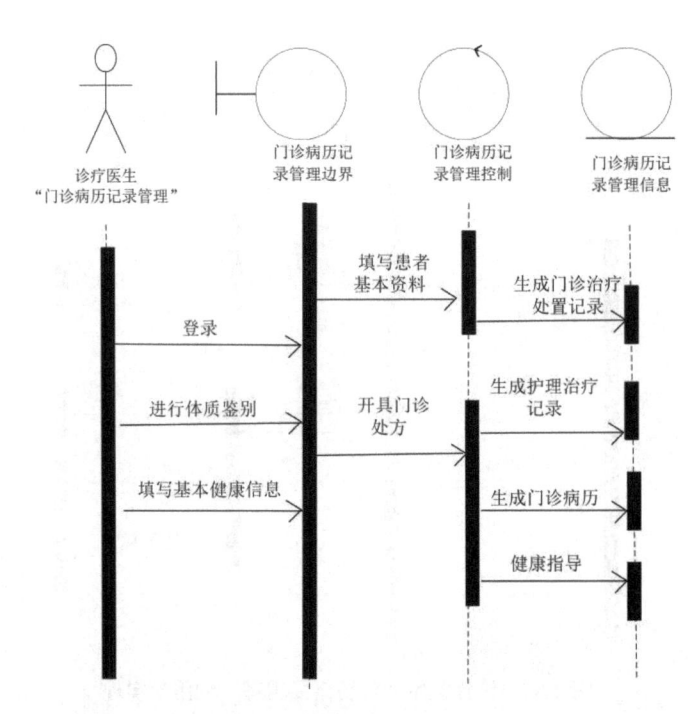

图 2-57 诊疗医生"门诊病历记录管理"的用例实现

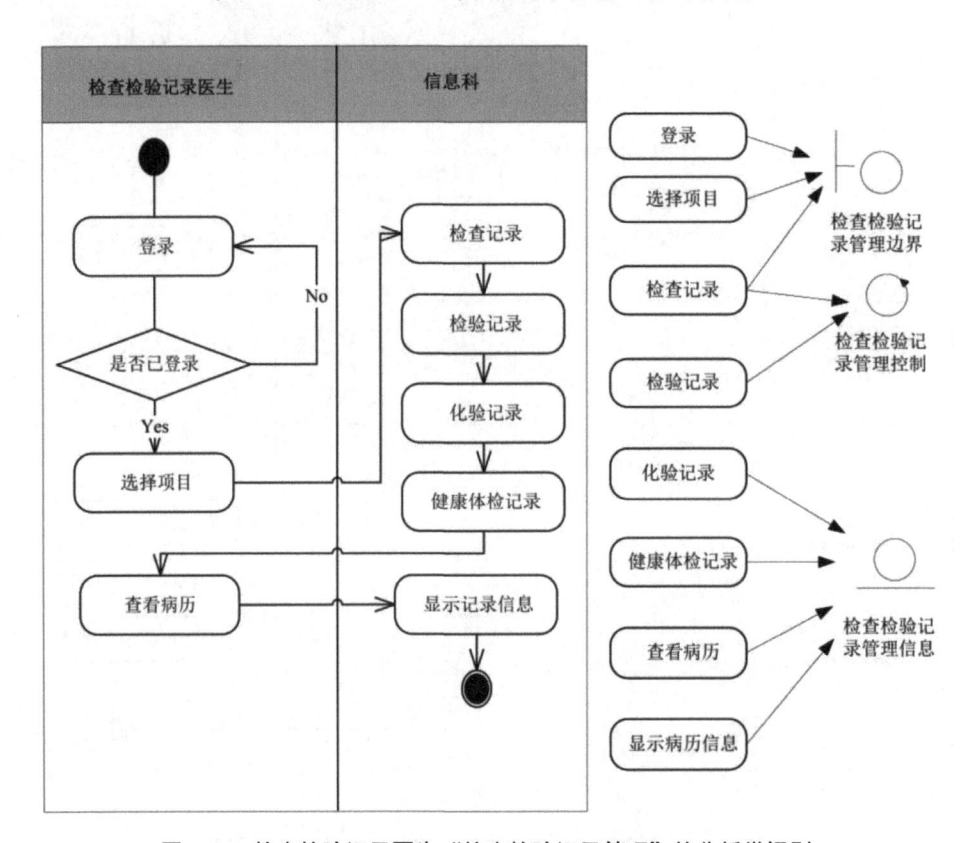

图 2-58 检查检验记录医生"检查检验记录管理"的分析类识别

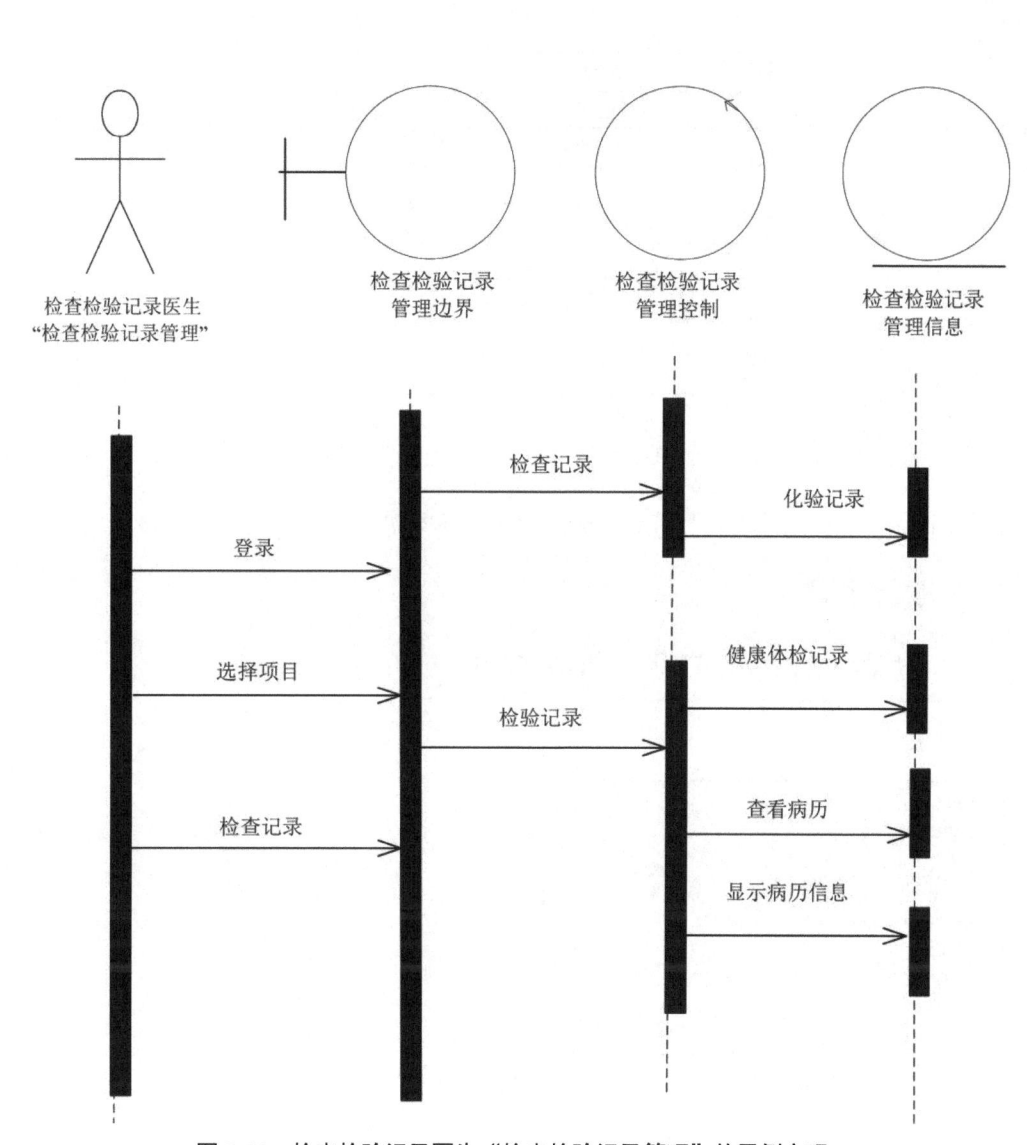

图 2-59 检查检验记录医生"检查检验记录管理"的用例实现

2.3.4 软件架构和框架

中医治未病科电子病历系统的软件框架如图2-60所示。

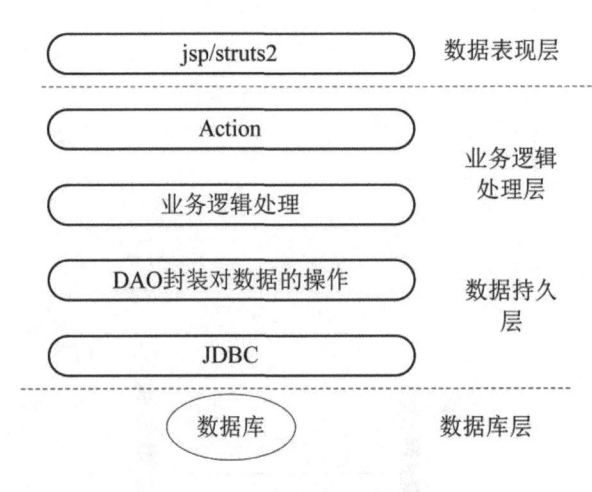

```
         ┌─────────────┐
         │ jsp/struts2 │         数据表现层
         └─────────────┘
         ─ ─ ─ ─ ─ ─ ─ ─ ─ ─ ─ ─
         ┌─────────────┐
         │   Action    │
         └─────────────┘         业务逻辑
         ┌─────────────┐         处理层
         │  业务逻辑处理  │
         └─────────────┘
         ┌─────────────┐
         │DAO封装对数据的操作│     数据持久
         └─────────────┘         层
         ┌─────────────┐
         │    JDBC     │
         └─────────────┘
         ─ ─ ─ ─ ─ ─ ─ ─ ─ ─ ─ ─
           ╭───────╮
           │ 数据库 │              数据库层
           ╰───────╯
```

图 2-60　软件架构和框架

2.3.5 建立分析模型

1. 诊疗医生"病历概要管理"的分析模型

病历概要
relationship name ID
getAtrribrue() setAtrribrue() getList() setList() add() remove()

工作引擎

诊疗医生
ListFactory name ID
getList()

病历概要管理
生成患者病历()
生成费用信息()
生成数据组()

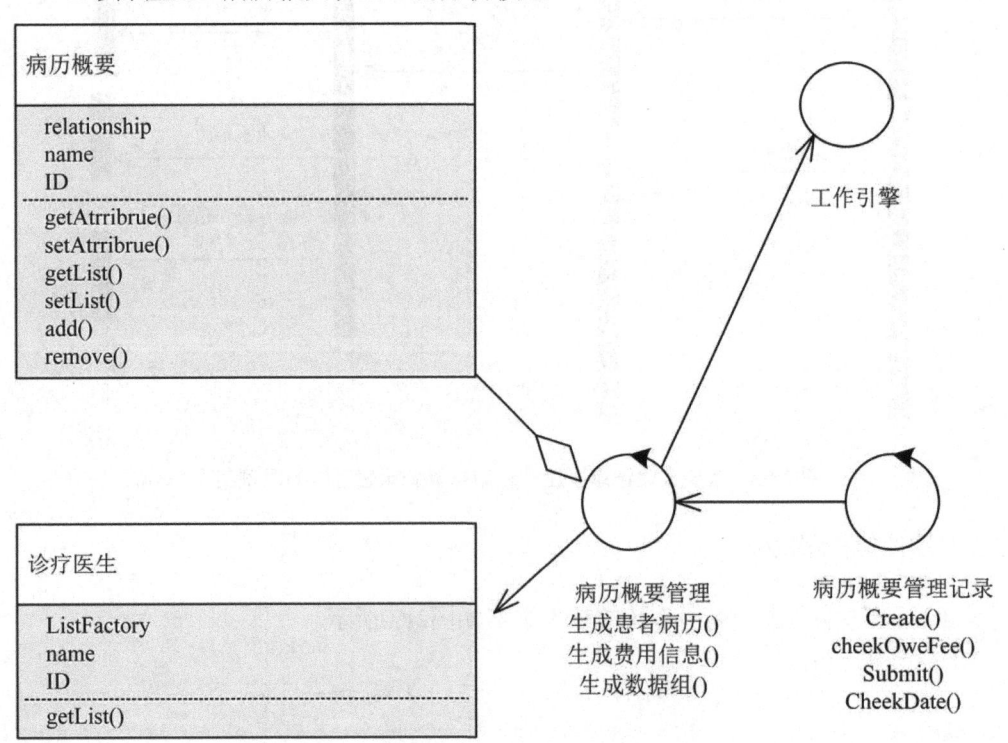

病历概要管理记录
Create()
cheekOweFee()
Submit()
CheekDate()

图 2-61　诊疗医生"病历概要管理"的分析类图

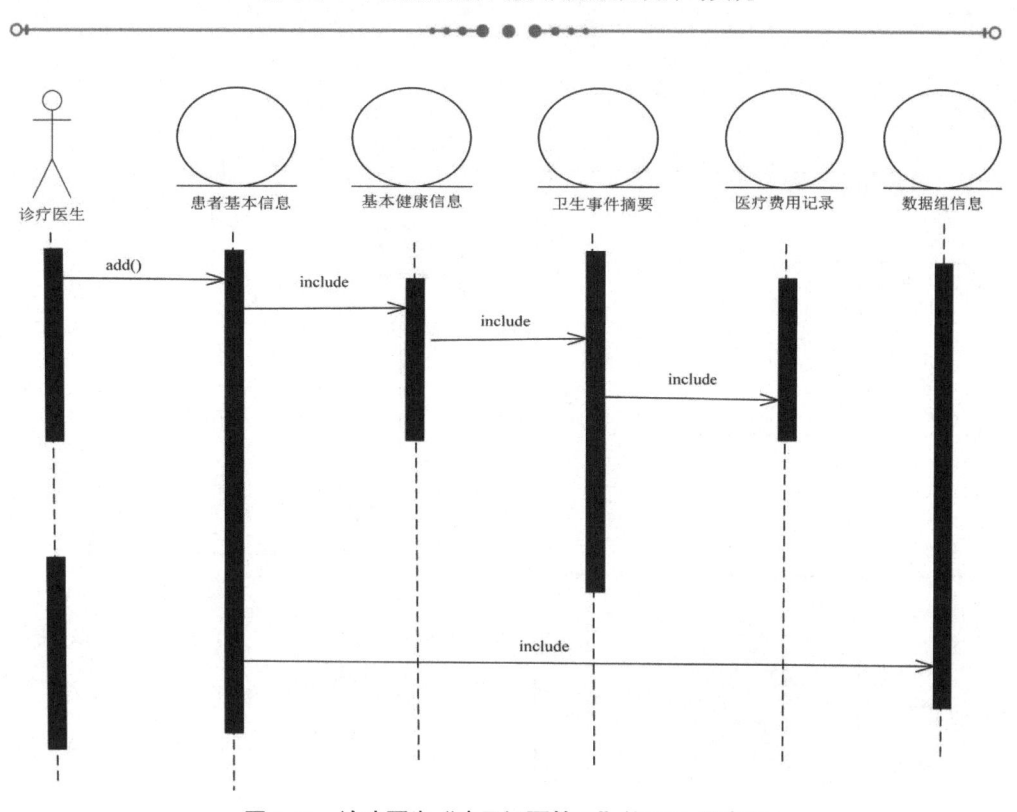

图 2-62　诊疗医生"病历概要管理"的 Web 层实现

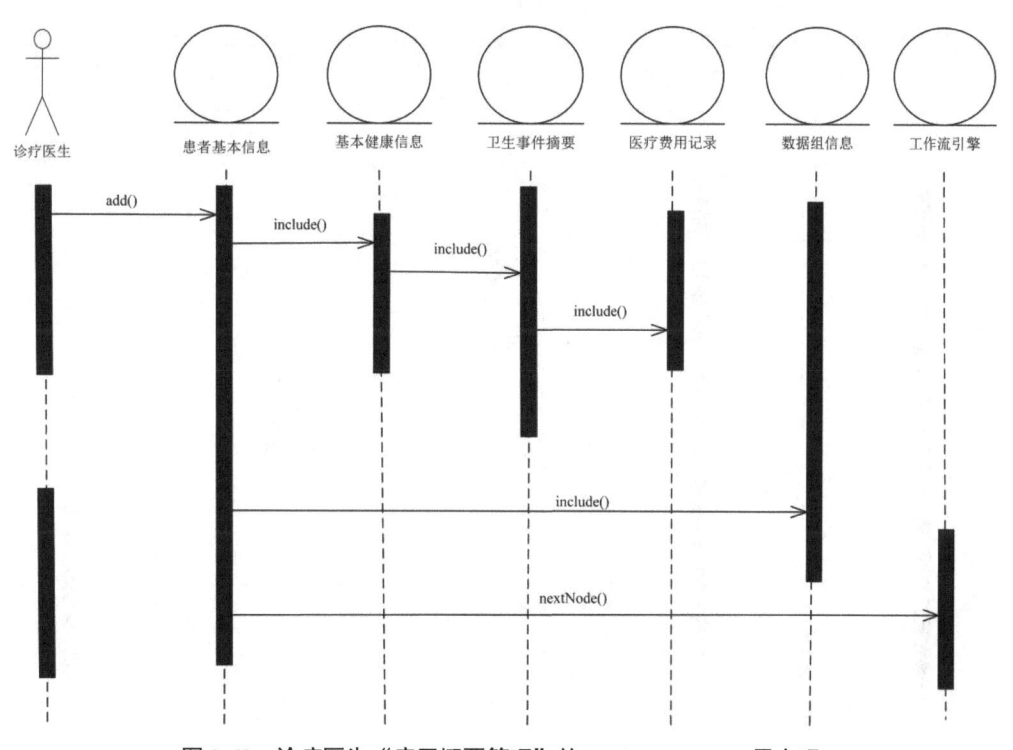

图 2-63　诊疗医生"病历概要管理"的 Business Control 层实现

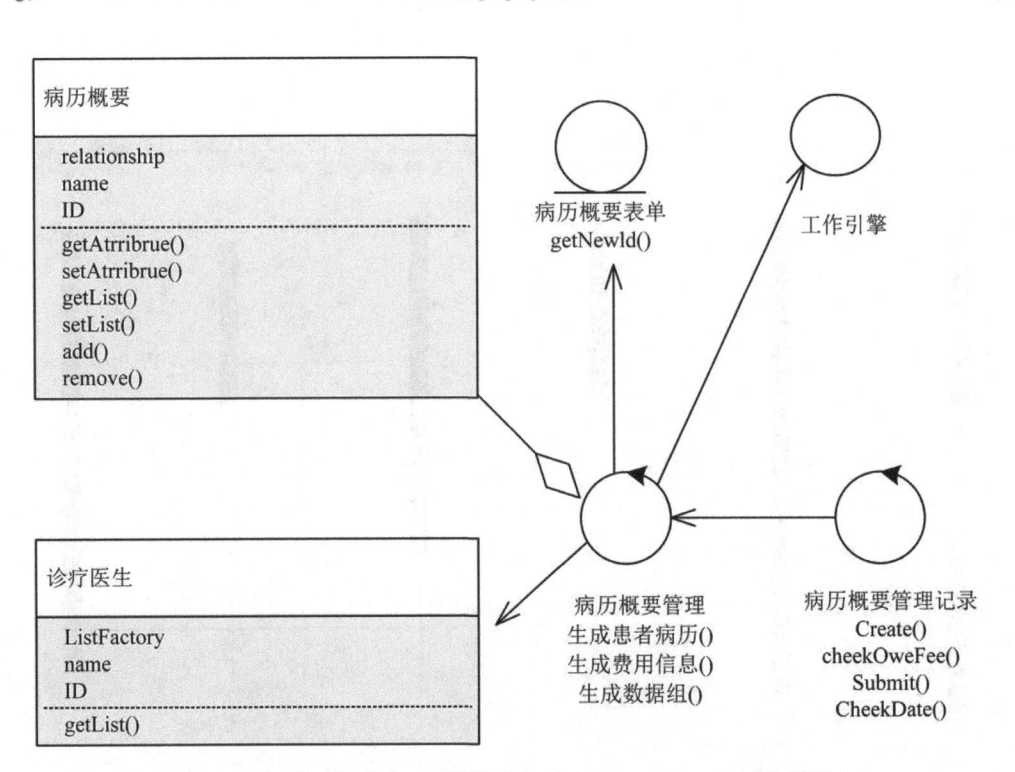

图 2-64 诊疗医生"病历概要管理"的 Business Control 层分析类图

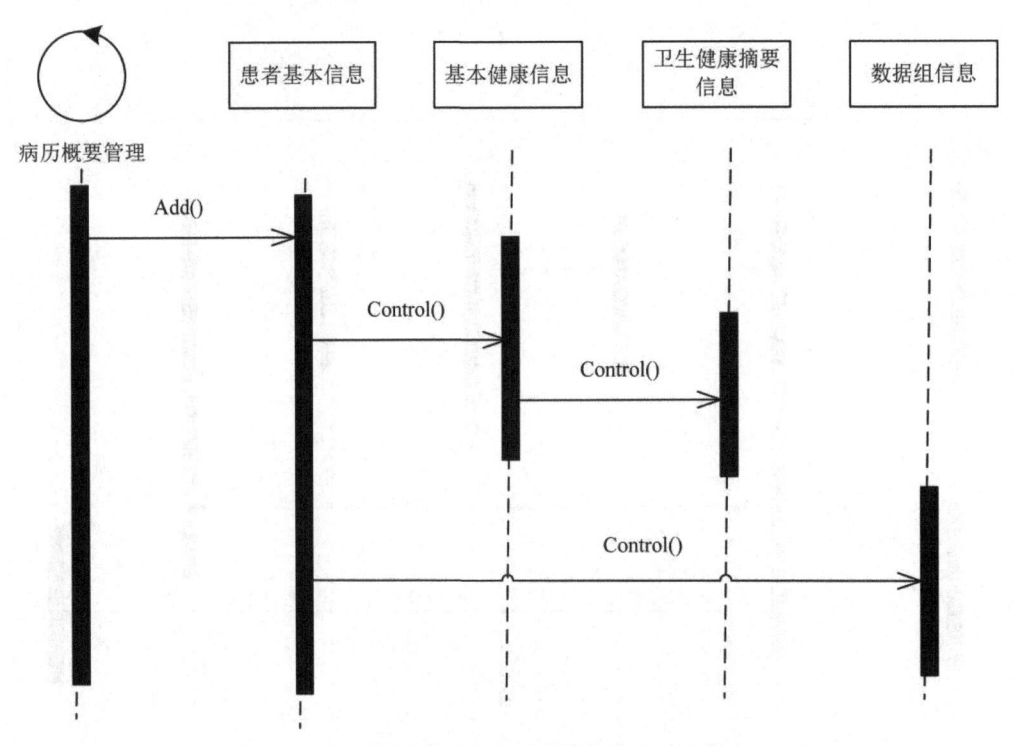

图 2-65 诊疗医生"病历概要管理"的 Entity 层实现

第 2 章　中医治未病科电子病历系统设计与实现

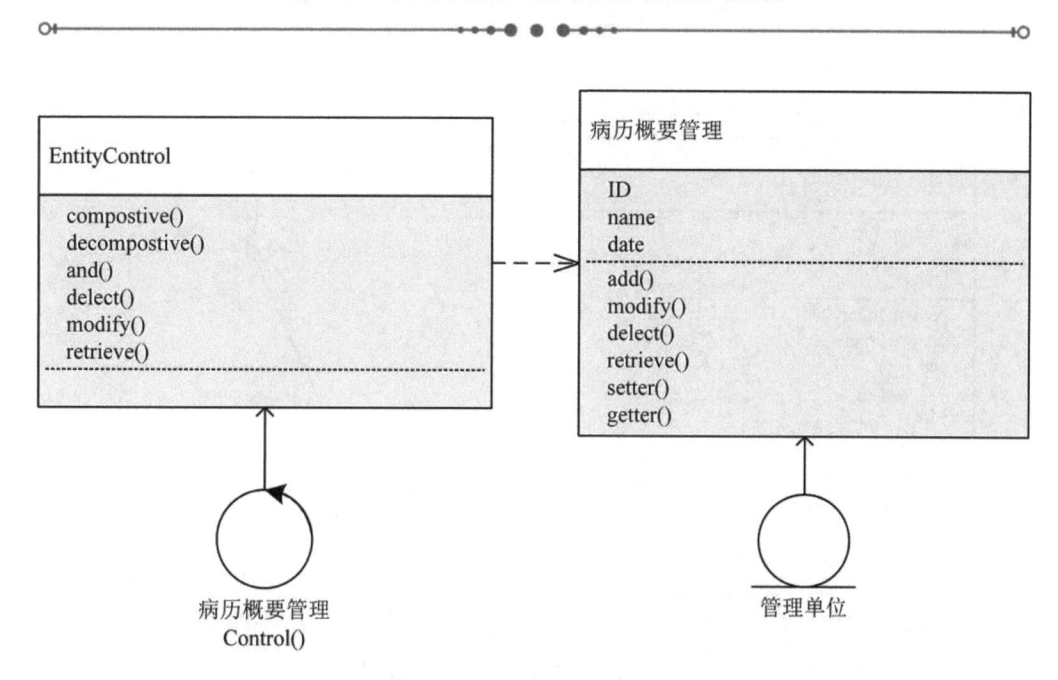

图 2-66　诊疗医生"病历概要管理"的 Entity 层分析类图

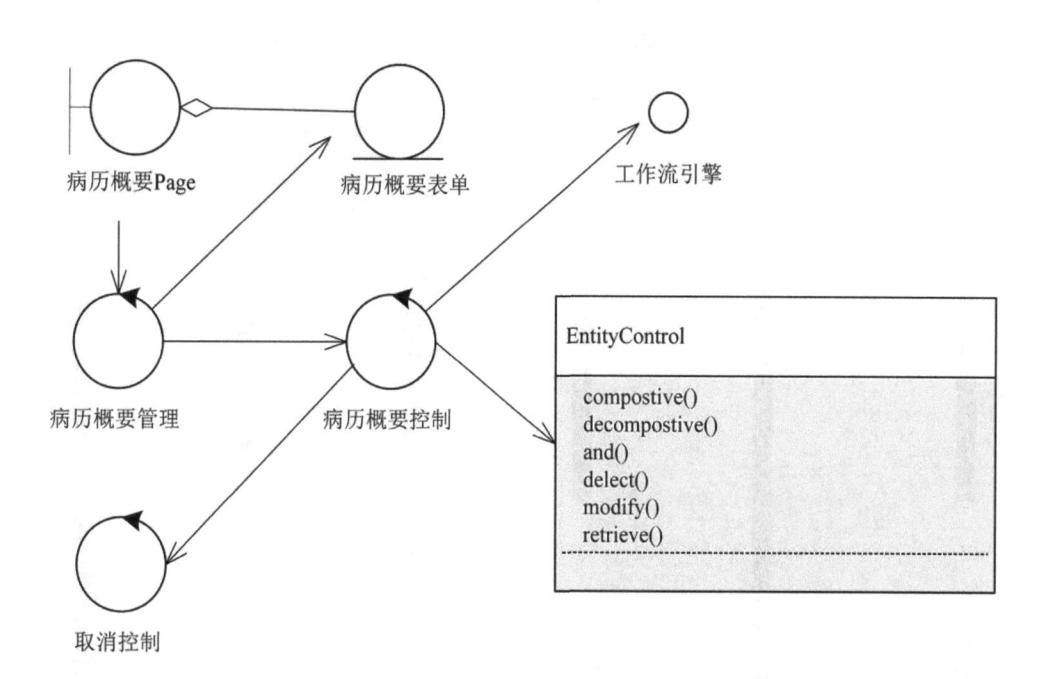

图 2-67　诊疗医生"病历概要管理"的最终分析模型

2. 诊疗医生"门诊病历记录管理"的分析模型

门诊病历记录

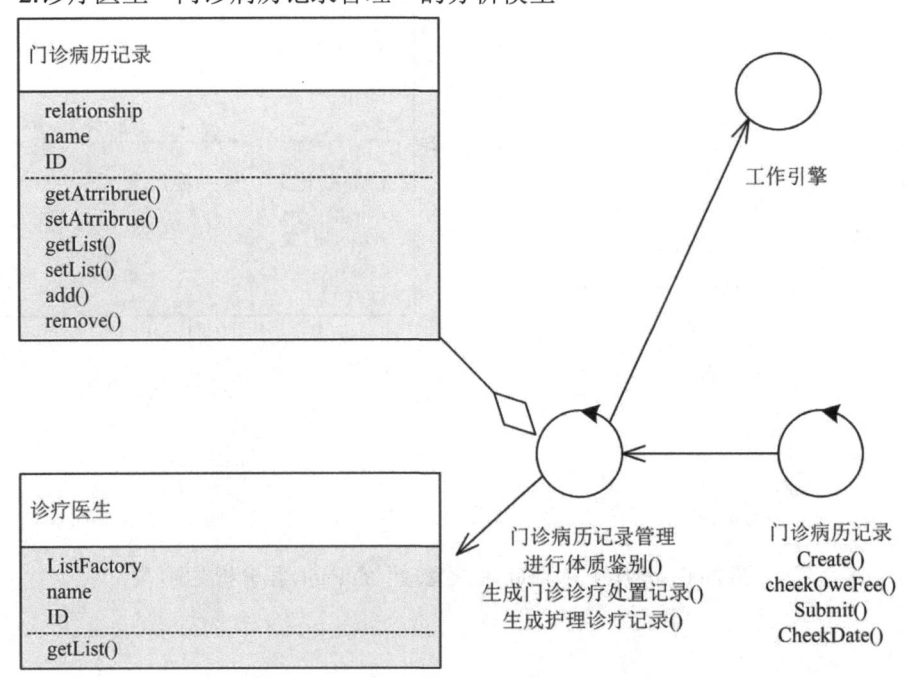

relationship
name
ID

getAtrribrue()
setAtrribrue()
getList()
setList()
add()
remove()

工作引擎

诊疗医生

ListFactory
name
ID

getList()

门诊病历记录管理
进行体质鉴别()
生成门诊诊疗处置记录()
生成护理诊疗记录()

门诊病历记录
Create()
cheekOweFee()
Submit()
CheekDate()

图 2-68　诊疗医生"门诊病历记录管理"的分析类图

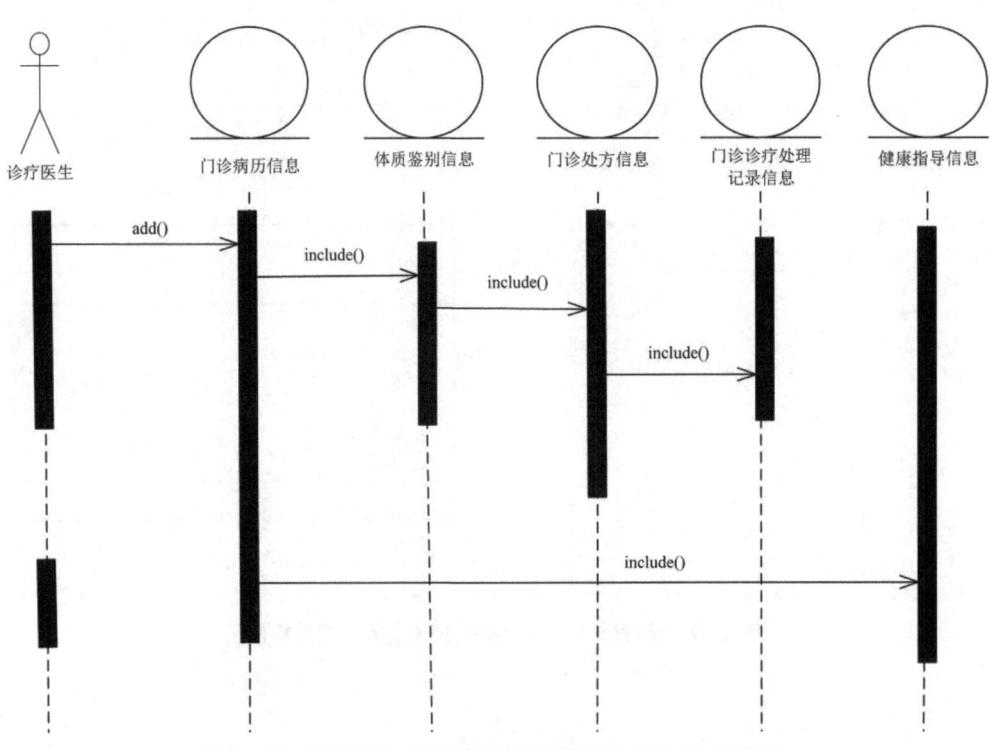

图 2-69　诊疗医生"门诊病历记录管理"的 Web 层实现

第 2 章　中医治未病科电子病历系统设计与实现

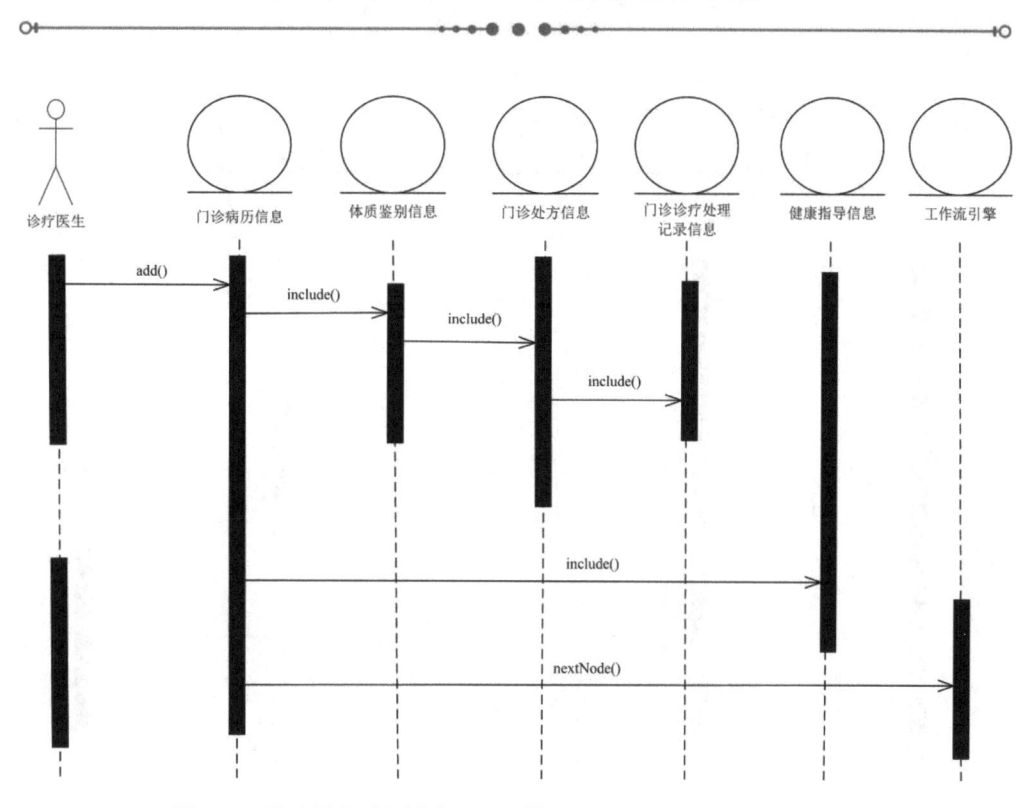

图 2-70　诊疗医生"门诊病历记录管理"的 Business Control 层实现

门诊病历记录
- relationship
- name
- ID

- getAtrribrue()
- setAtrribrue()
- getList()
- setList()
- add()
- remove()

门诊病历记录表单
getNewld()

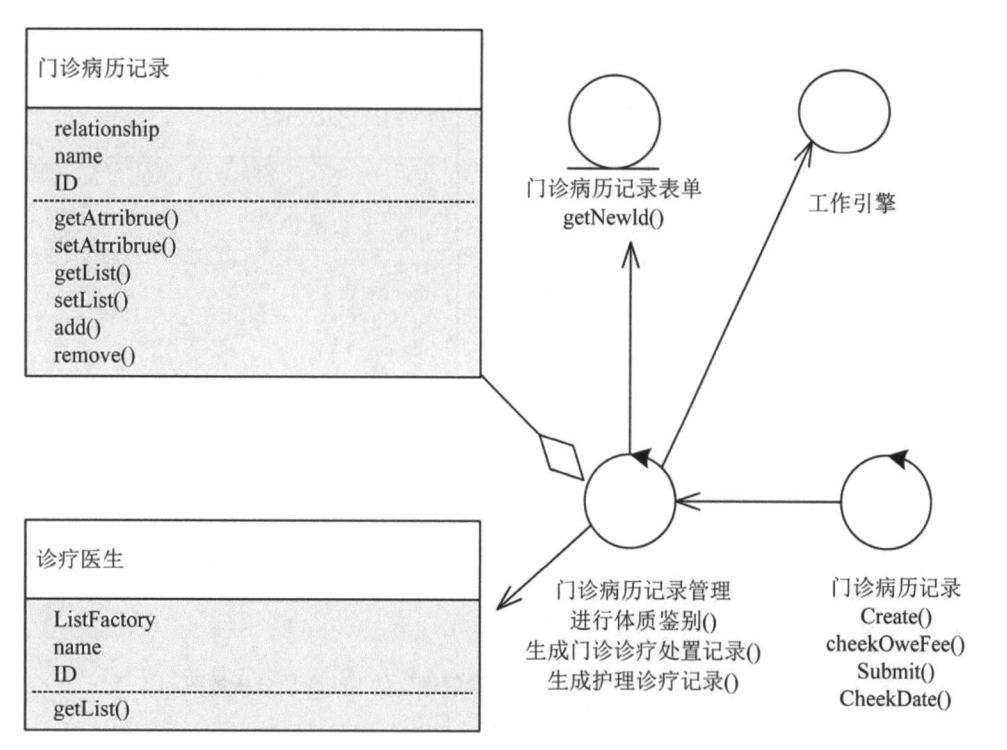

工作引擎

诊疗医生
- ListFactory
- name
- ID

- getList()

门诊病历记录管理
进行体质鉴别()
生成门诊诊疗处置记录()
生成护理诊疗记录()

门诊病历记录
Create()
cheekOweFee()
Submit()
CheekDate()

图 2-71　诊疗医生"门诊病历记录管理"的 Business Control 层分析类图

75

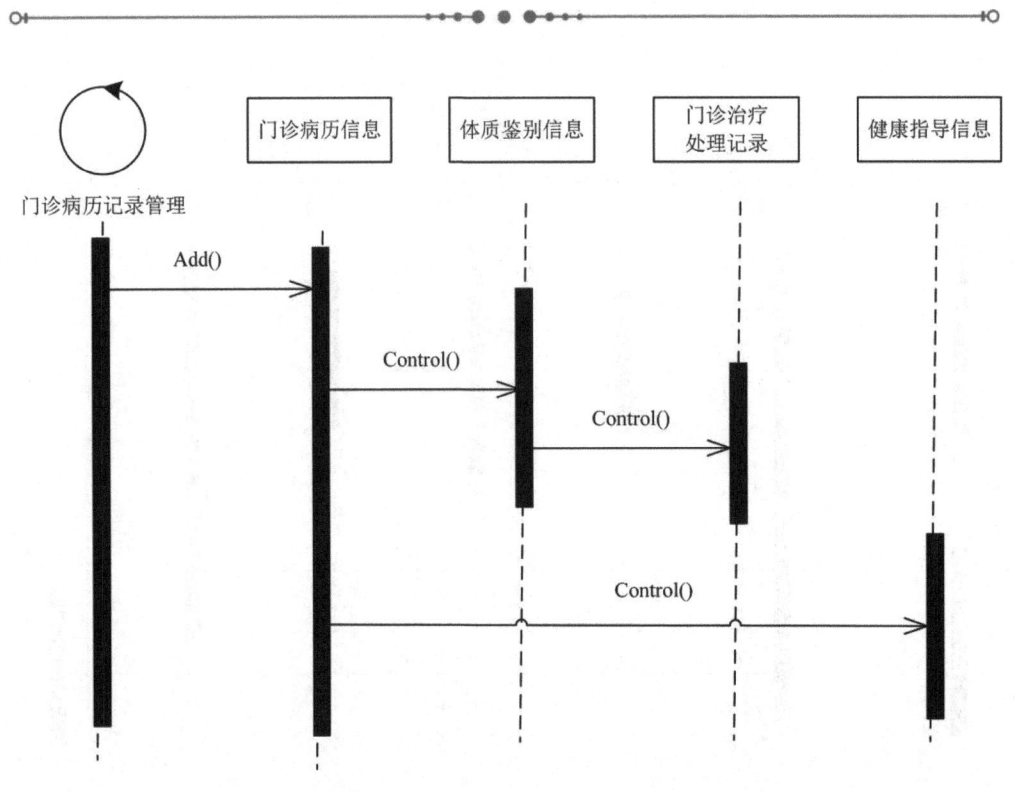

图 2-72 诊疗医生"门诊病历记录管理"的 Entity 层实现

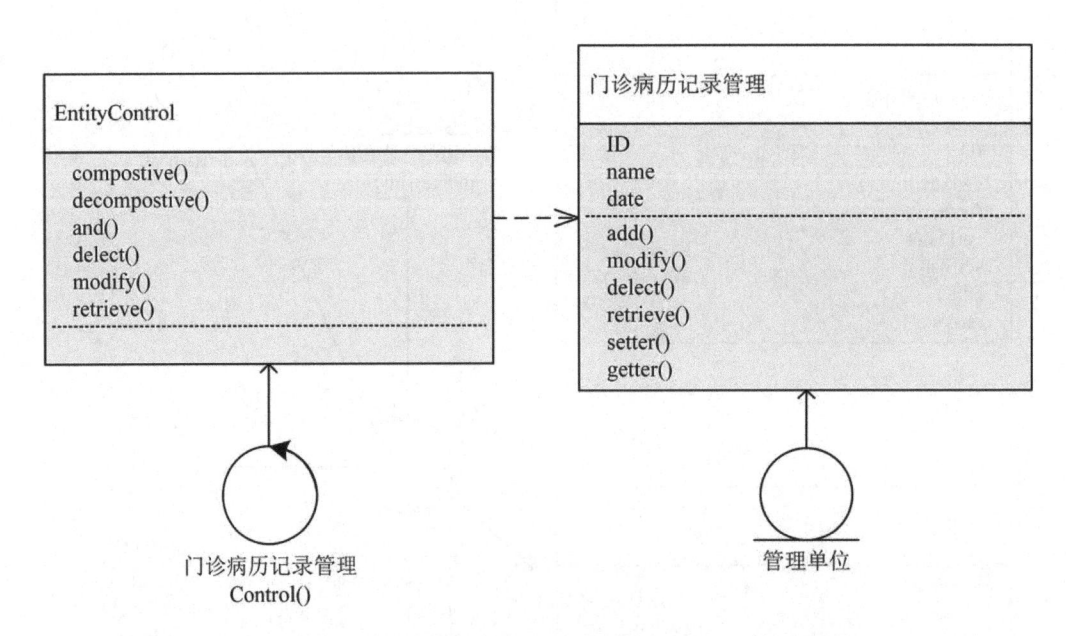

图 2-73 诊疗医生"门诊病历记录管理"的 Entity 层分析类图

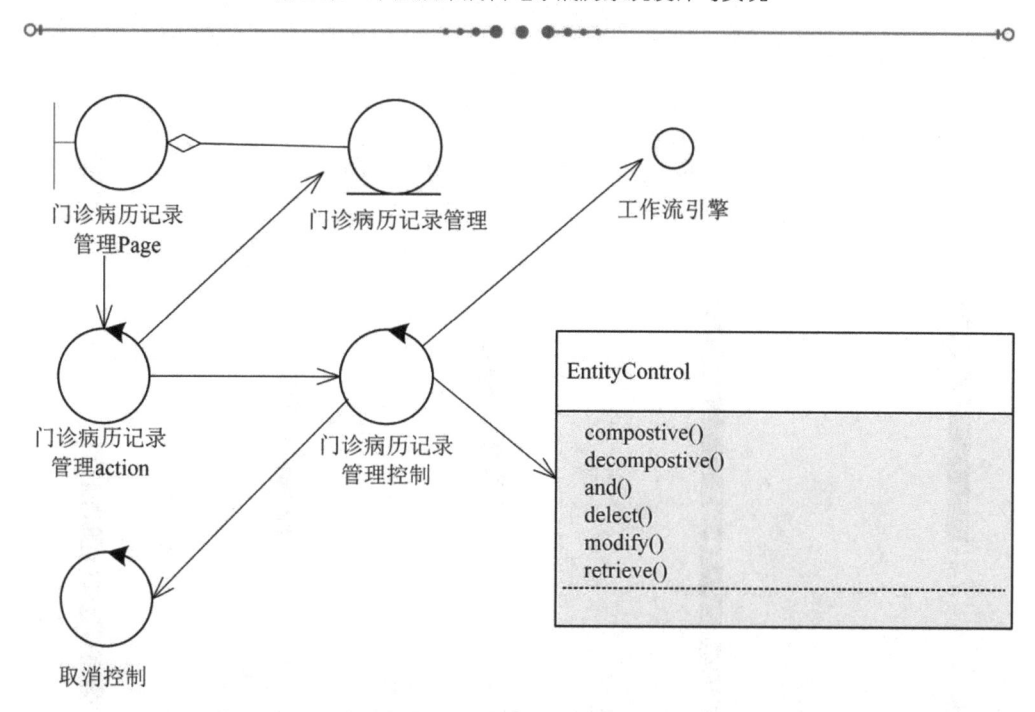

图 2-74　诊疗医生"门诊病历记录管理"的最终分析模型

3.检查检验记录医生"检查检验记录管理"的分析模型

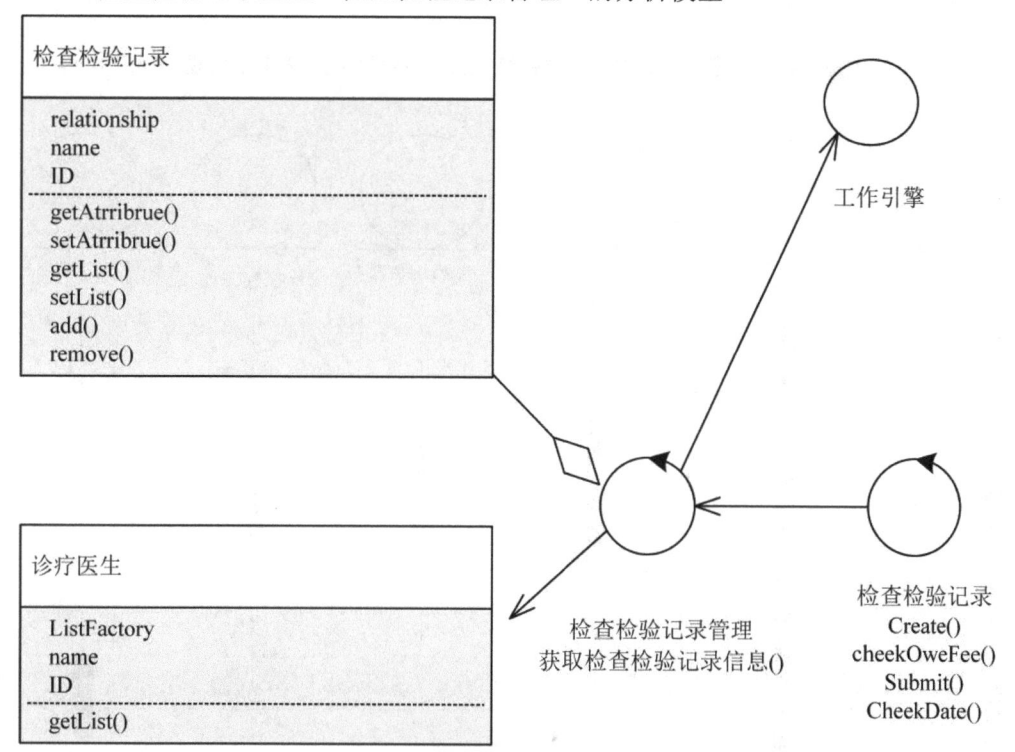

图 2-75　检查检验记录医生"检查检验记录管理"的分析类图

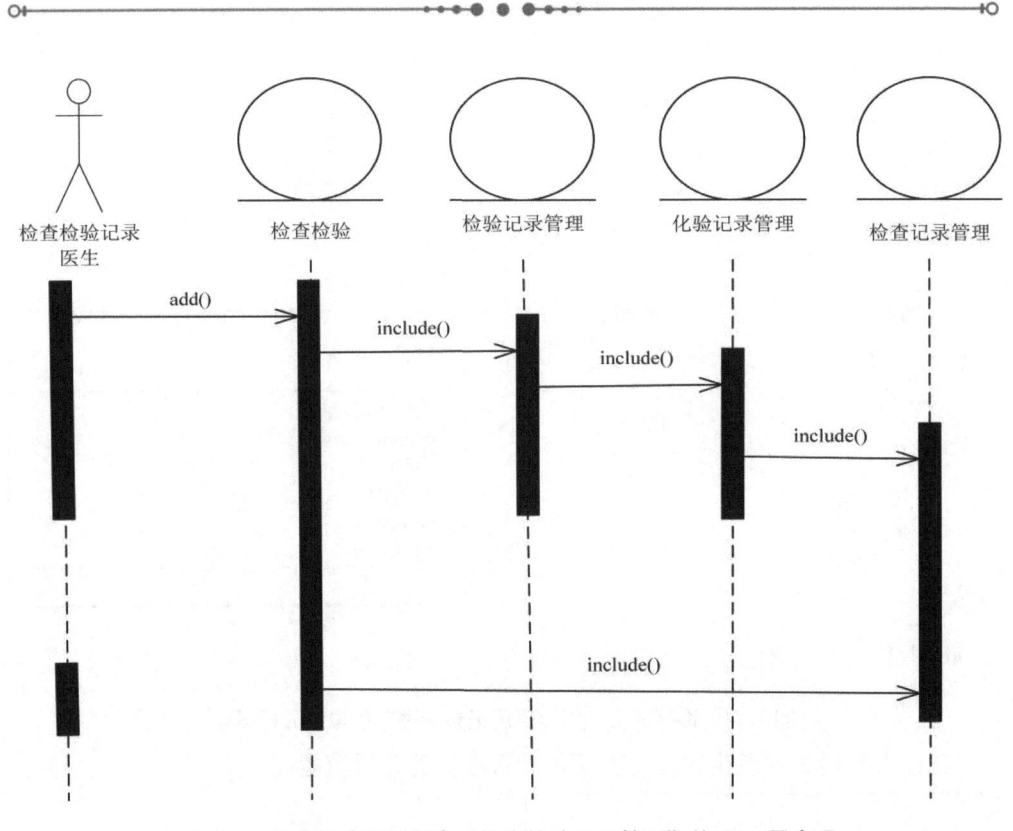

图 2-76　检查检验记录医生"检查检验记录管理"的 Web 层实现

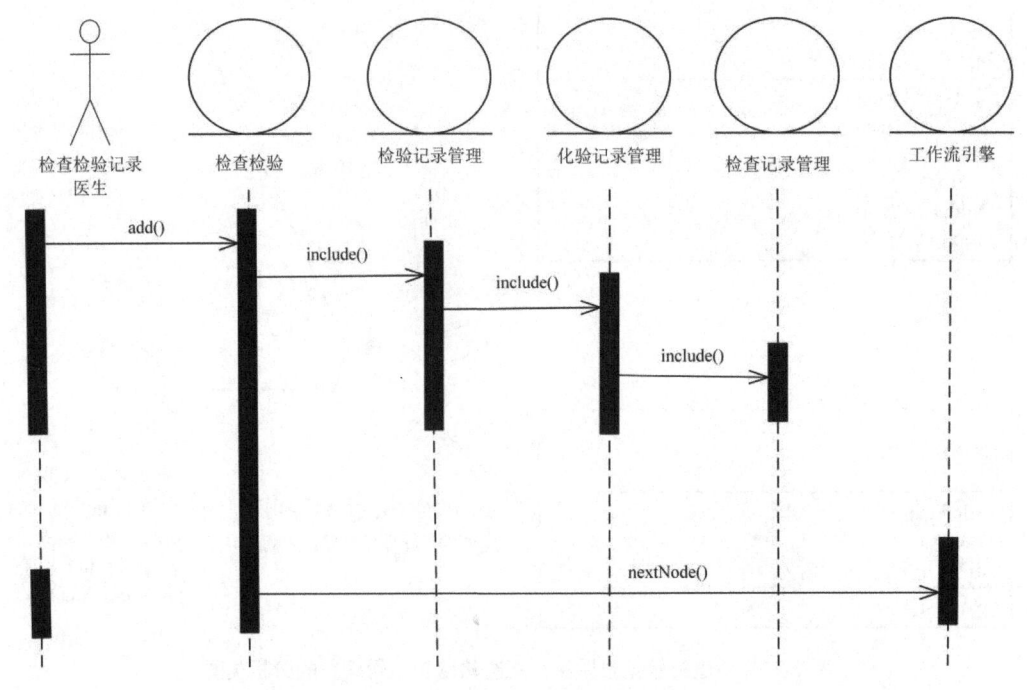

图 2-77　检查检验记录医生"检查检验记录管理"的 Business Control 层实现

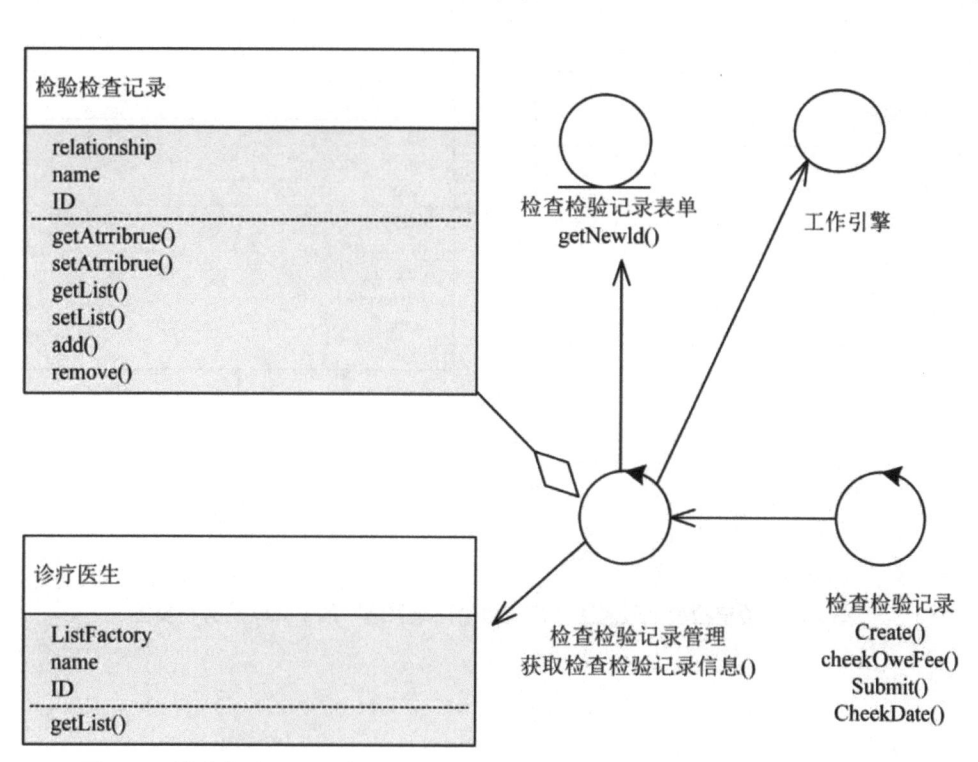

图 2-78 检查检验记录医生"检查检验记录管理"的 Business Control 层分析类图

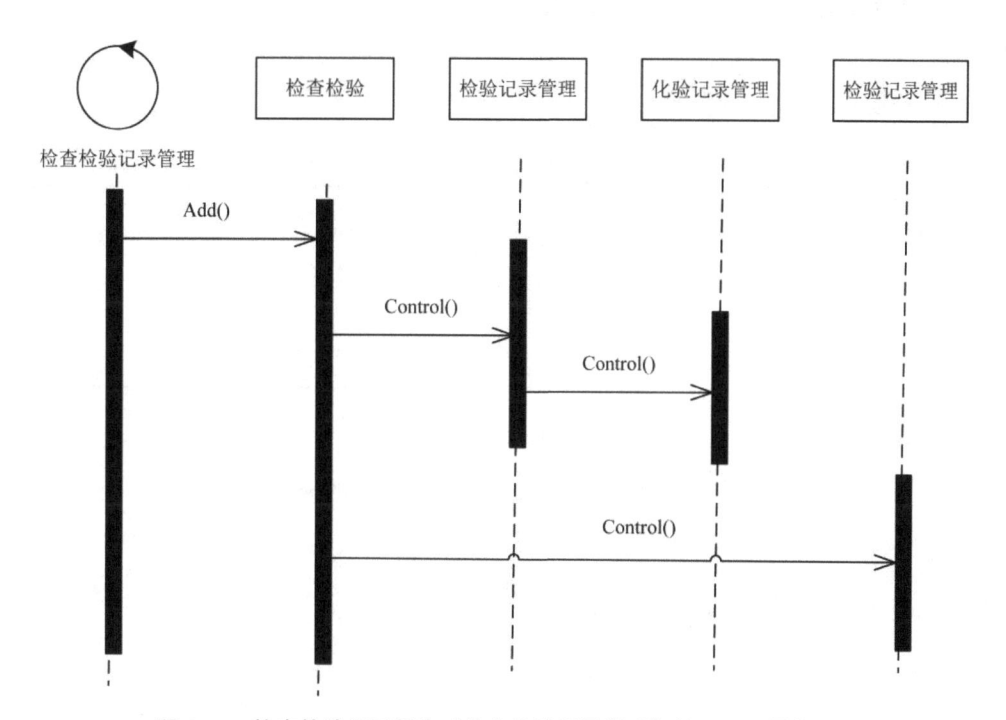

图 2-79 检查检验记录医生"检查检验记录管理"的 Entity 层实现

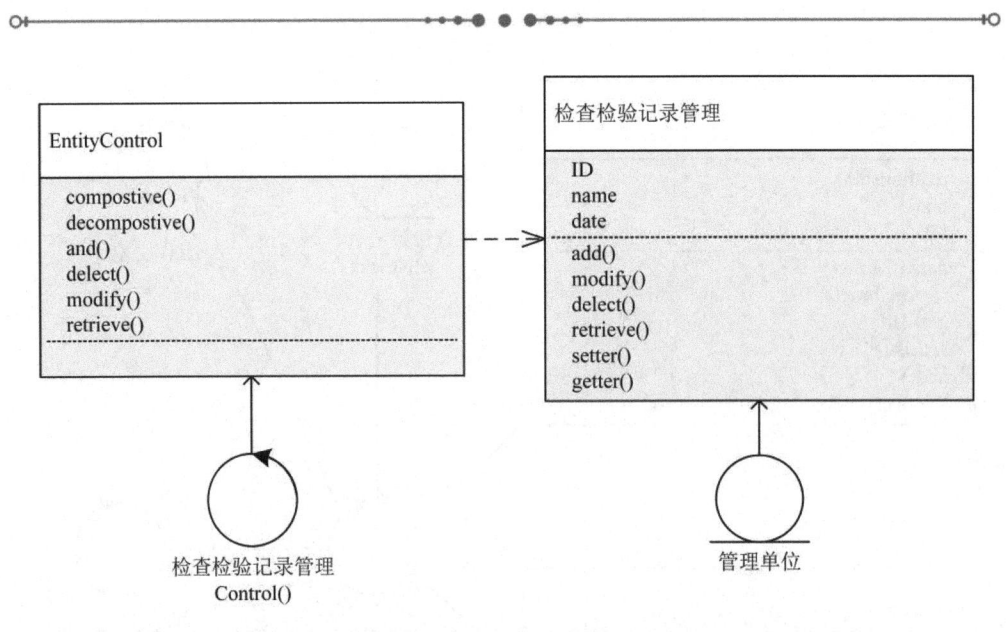

图 2-80　检查检验记录医生"检查检验记录管理"的 Entity 层分析类图

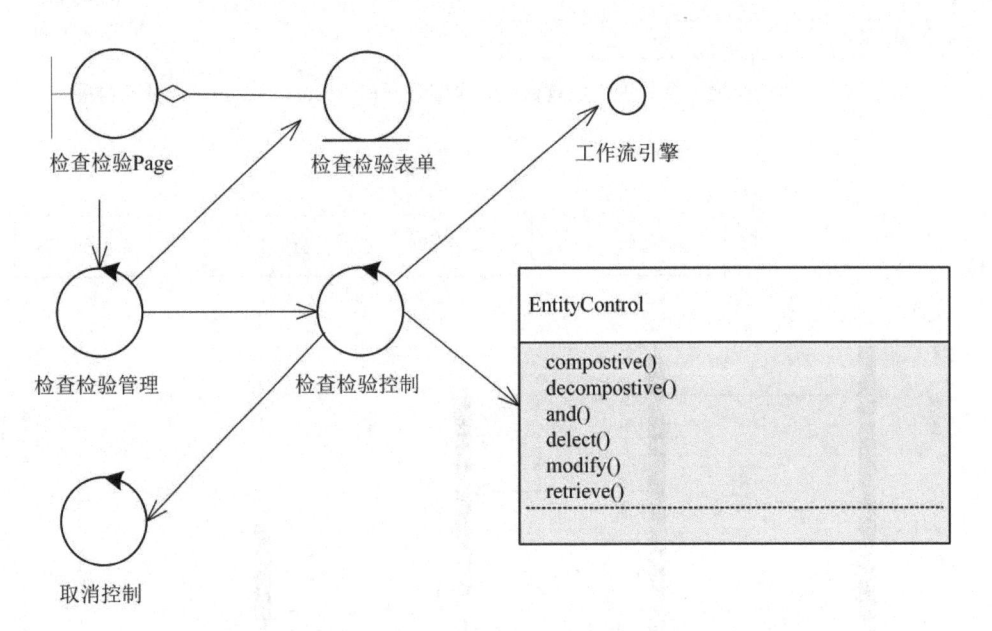

图 2-81　检查检验记录医生"检查检验记录管理"的最终分析模型

2.4 系统设计

2.4.1 设计模型

1.实体分析类映射到设计类

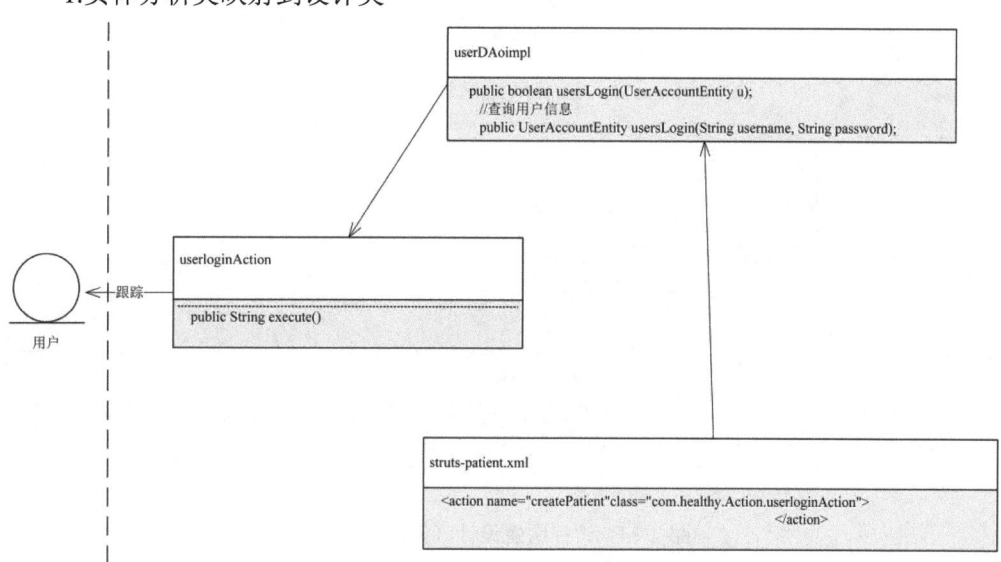

图 2-82 诊疗医生设计（登录）类图

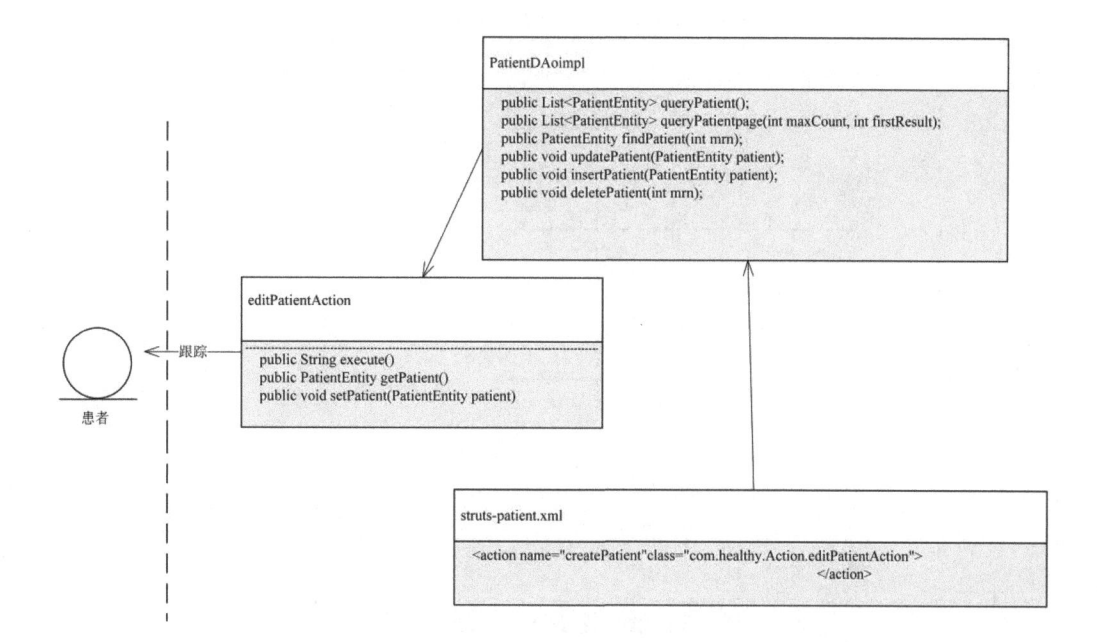

图 2-83 诊疗医生设计（编辑）类图

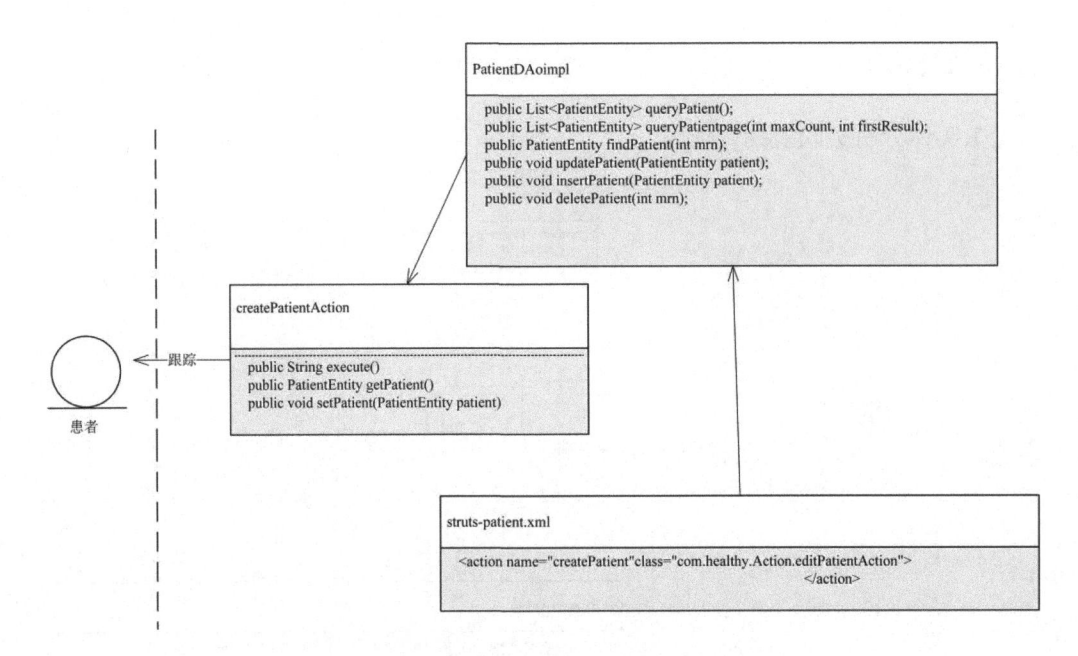

图 2-84　诊疗医生设计（创建）类图

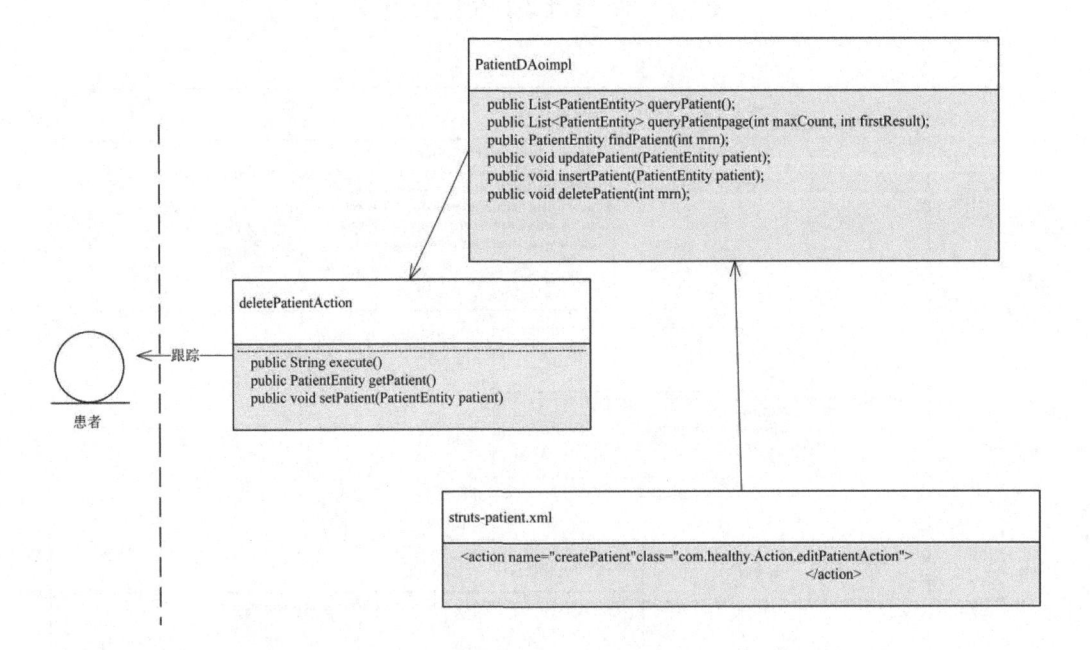

图 2-85　诊疗医生设计（删除）类图

82

2.控制分析类映射到设计类

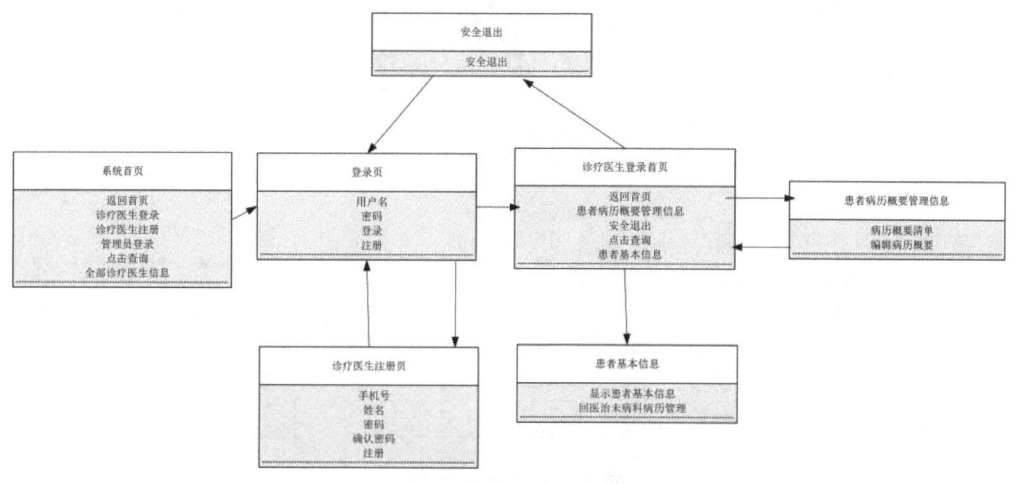

图 2-86 诊疗医生界面图

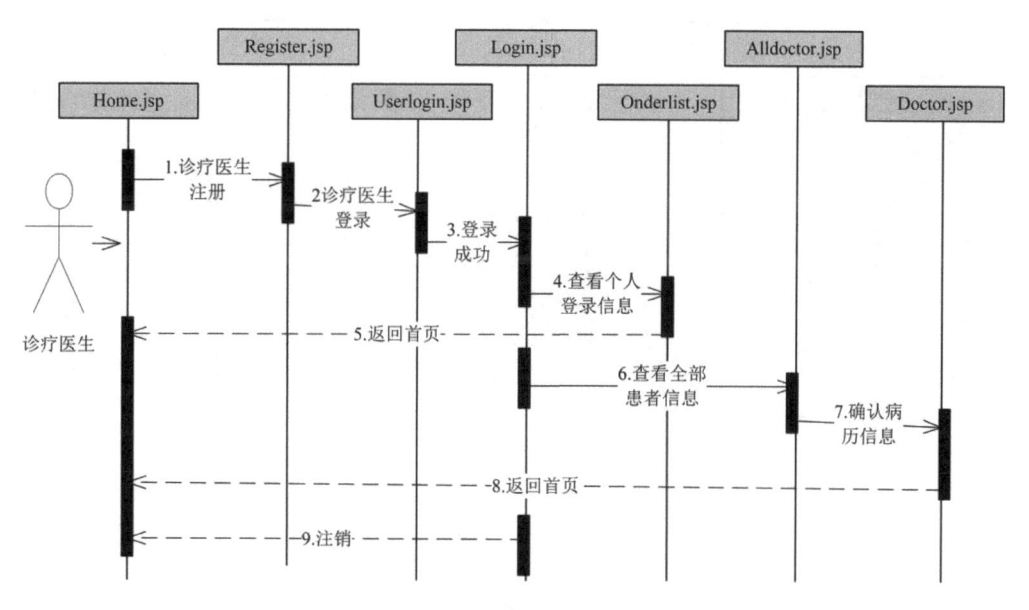

图 2-87 诊疗医生"中医治未病科电子病历"界面跳转关系

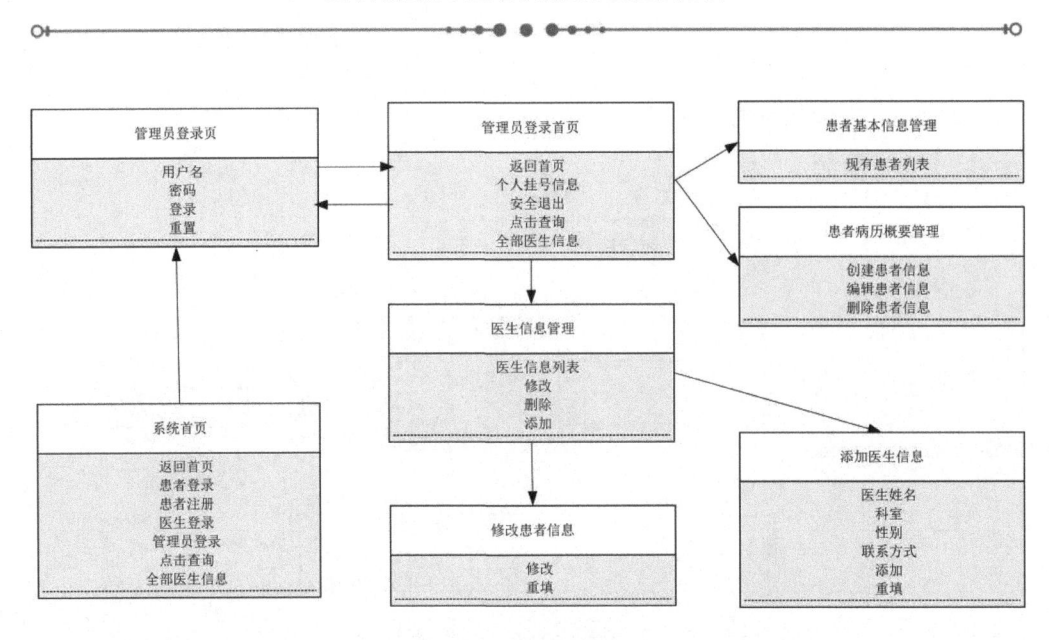

图 2-88　管理员界面图

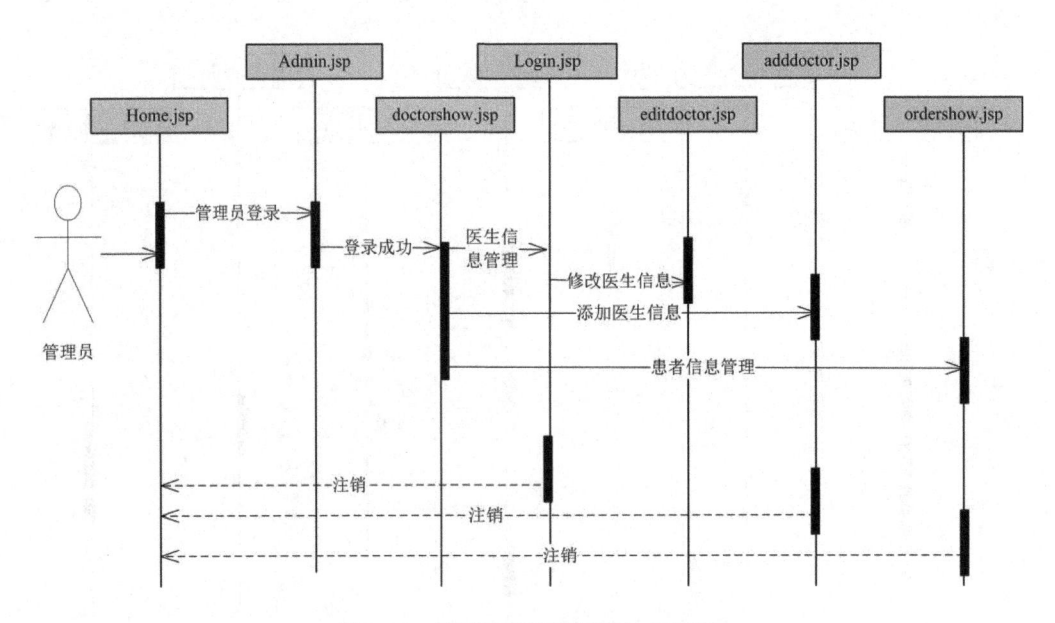

图 2-89　管理员管理界面跳转关系图

3.边界分析类映射到设计类

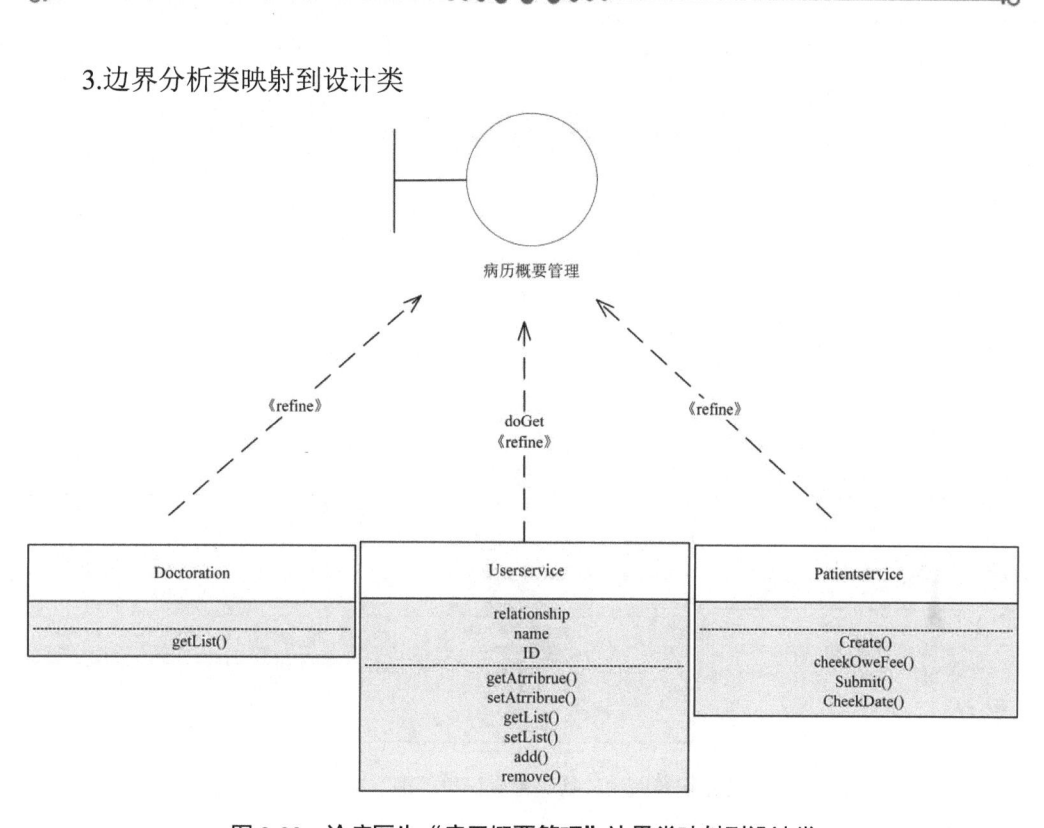

图 2-90 诊疗医生"病历概要管理"边界类映射到设计类

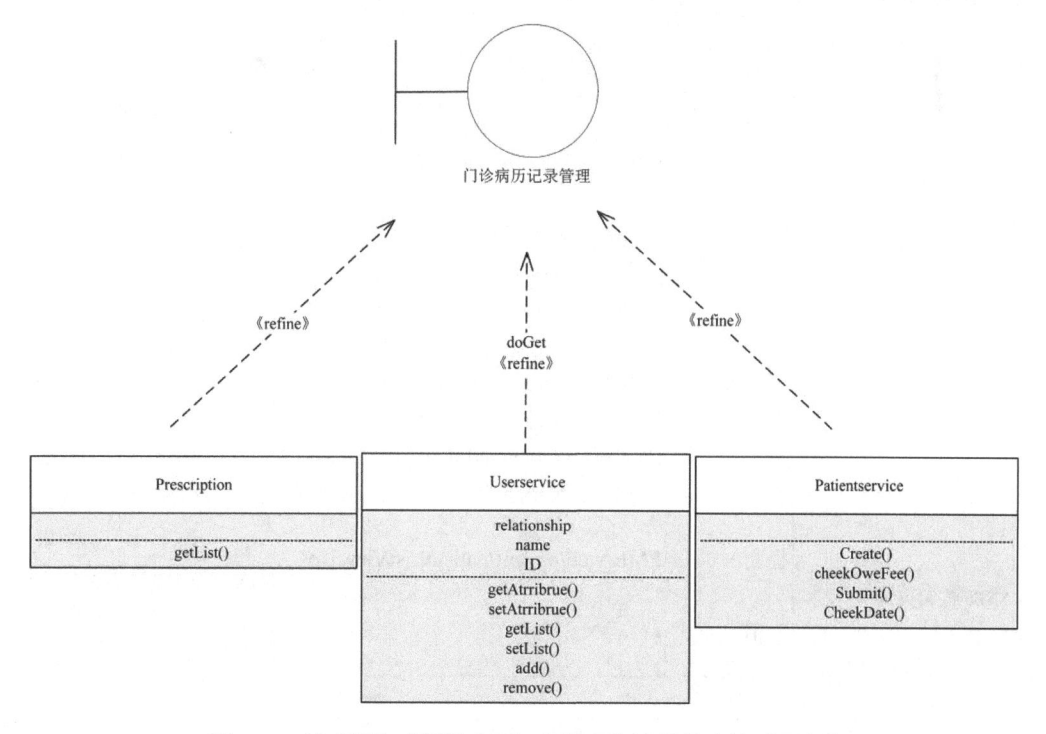

图 2-91 诊疗医生"门诊病历记录管理"边界类映射到设计类

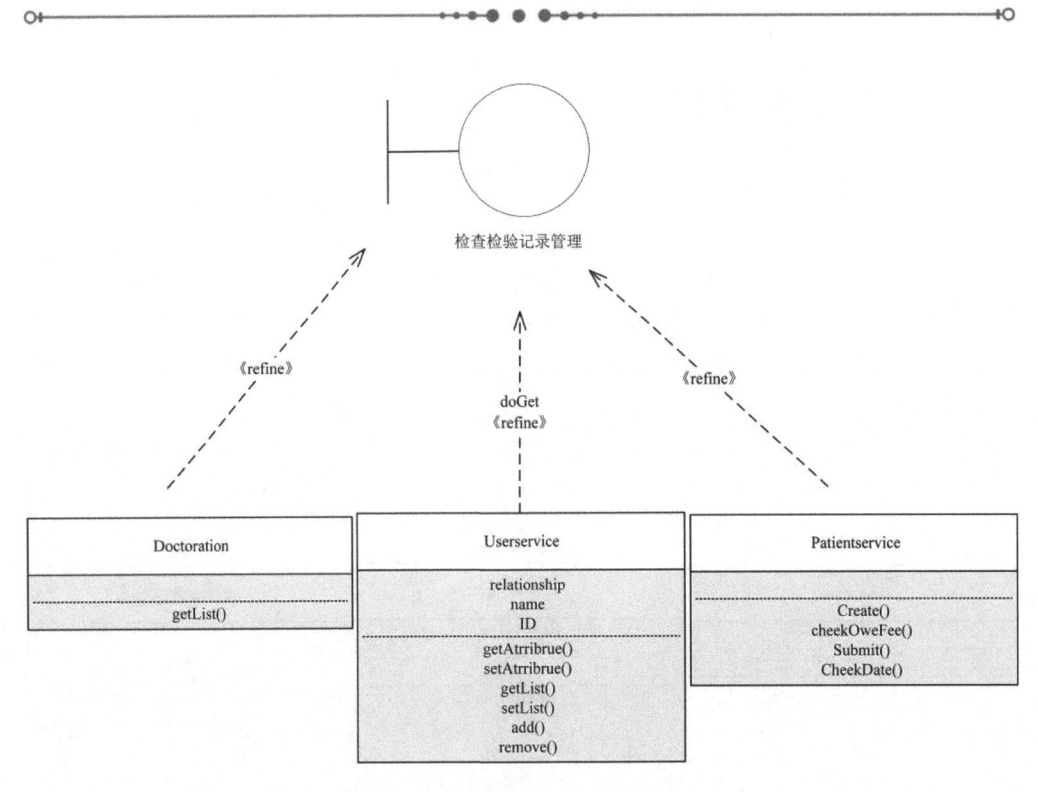

图 2-92 检查检验记录医生"检验检查记录管理"边界类映射到设计类

2.4.2 接口设计

表 2-9 中医治未病模块内部接口设计（页面跳转）表

页面名词	元素名称	跳转页面	备注
医生登录页面	登录 取消	EMR/users/ loginView.jsp /	登录成功 登录失败
我的账户信息页面	信息展示	EMR/users/userInfoView.jsp	当前页面
中医治未病首页	功能介绍	EMR/web/home/homeView.jsp	当前页面
患者名单页面	首页 上一页 下一页 末页 编辑 删除	EMR/web/home/homeView.jsp EMR/web/patient/patientListView.jsp EMR/web/patient/patientListView.jsp EMR/web/patient/patientListView.jsp EMR/web/patient/editPatientView.jsp EMR/web/patient/deletePatientErrorView.jsp	返回到首页 返回到上一页 返回到下一页 返回到末页 跳转到患者病历信息页面
添加病人页面	提交 取消	EMR/web/patient/patientListView.jsp /	跳转到患者病历信息页面 当前添加病人页面

2.4.3 包设计

表 2-10　中医治未病模块内部功能设计表

页面名词	主要功能和名称	功能描述	校验	异常
医生登录页面	登录	医生在此可登录自己的账号对患者进行治未病管理	用户名和密码与数据库中的用户信息一致	用户名或密码错误，登录失败
我的账户信息页面	医生信息管理	医生在此可查看自己的账户信息	数据库存在与之对应的信息	操作失败后刷新重试
中医治未病首页	中医治未病信息管理	导航栏		操作失败后刷新重试
患者名单页面	患者信息管理	医生在此可对患者信息进行编辑和删除及诊疗管理	患者已存在	操作失败后刷新重试
添加病人页面	患者信息管理	医生在此可对病人进行添加与诊疗管理	添加患者完成	操作失败后刷新重试

2.4.4 数据库设计

本系统构建的数据表模型如表2-11—2-13所示。

表 2-11　医生用户表

字段名称	数据类型	长度	说明
Userp_name	varchar	10	医生用户名
Password	char	6	密码
Gender	char	2	职位

表 2-12　患者用户表

字段名称	数据类型	长度	说明
MRN	int	11	患者编号
first_name	varchar	5	姓
last_name	varchar	5	名
DOB	varchar	12	出生日期
gender	char	2	性别
address	varchar	50	地址
phone	char	13	电话号码
info_id	int	11	外键

表 2-13 患者病历信息表

字段名称	数据类型	长度	说明
Id	int	11	患者编号
Gt	varchar	20	体温
Gp	varchar	20	脉率
Gr	varchar	20	呼吸频率
Gbp	varchar	20	收缩压
Gh	varchar	20	身高
Gw	varchar	20	体重
Tian	varchar	20	锻炼
Eat	varchar	20	饮食
smoke	varchar	20	吸烟
drink	varchar	20	饮酒
profession	varchar	20	职业疾病
Lips	varchar	20	口唇检查
tooth	varchar	20	牙齿检查
throat	varchar	20	咽部
eyesight	varchar	20	视力
Skin	varchar	20	皮肤
sclera	varchar	20	巩膜
lymphaden	varchar	20	淋巴结
barrel	varchar	20	桶状胸
rhyth	varchar	20	心律
Aglu	varchar	20	血糖
Rbc	varchar	20	血常规——红细胞
Plt	varchar	20	血常规——血小板
Wbc	varchar	20	血常规——白细胞
pro	varchar	20	尿常规——尿蛋白
glu	varchar	20	尿常规——尿糖
Ket	varchar	20	尿常规——尿酮体
Bu	varchar	20	尿常规——尿潜血
bf_tch	varchar	20	血脂——总胆固醇
bf_tg	varchar	20	血脂——甘油三酯
bf_ldl	varchar	20	血脂——血清低密度脂蛋白胆固醇
wBf_hdl	varchar	20	血脂——血清高密度脂蛋白胆固醇
Hbv	varchar	20	乙肝
Ecg	varchar	20	心电图

2.5 系统实现

2.5.1 SSH 框架的整合

1.Struts 2 配置

在struts.xml的核心配置中，配置了所有的Action的名字、所对应的类以及处理的方法名。以下代码片段以指定全局国际化资源文件、允许动态调用、开发者模式等为例显示Struts2配置文件。

```xml
    <struts>
<!--指定全局国际化资源文件-->
<constant name="struts.custom.i18n.resources" value="mess"/>
<constant name="struts.enable.DynamicMethodInvocation" value="false"/>
<constant name="struts.devMode" value="true" />
<!--允许动态调用-->
<constant name="struts.enable.DynamicMethodInvocation" value="true"/>
<!--开发者模式--><constant name="struts.devMode" value="true"/>
<!-- 所有的Action定义都应该放在package下   -->
<package name="home" namespace="/home" extends="struts-default">
<default-action-ref name="home" />
<action name="home" class="homeAction">
<result name="success">homeView.jsp</result>
</action>
</package>
<package name="users" namespace="/users" extends="struts-default">
<action name="Usersiofn" class="usersiofnAction">
<result name="success" >userInfoView.jsp</result>
<result name="error" >loginView.jsp</result>
</action>
<action name="login" class="loginAction">
<result name="error" >loginView.jsp</result>
<result name="success" type= "redirectAction">Usersiofn.action</result>
</action>
</package>
<package name="Patient" namespace="/Patient" extends="struts-default">
<action name="Patient" class="patientAction">
<result name="success" >patientListView.jsp</result>
</action>
<action name="editPatient" class="editPatientAction" >
```

```xml
<result name="success" type="redirectAction">Patient.action</result>
<result name="error" type="redirectAction">Patient.action</result>
</action>
<action name="editPatientfind" class="editPatientAction" method="find">
<result name="login" type="redirectAction">
<param name="namespace" >/users</param>
<param name="actionName" >login</param>
</result>
<result name="success" >editPatientView.jsp</result>
<result name="error" type="redirectAction">Patient.action</result>
</action>
<action name="createPatient" class="createPatientAction">
<result name="login" type="redirectAction">
<param name="namespace" >/users</param>
<param name="actionName" >login</param>
</result>
<result name="error">createPatientView.jsp</result>
<result name="success" type="redirectAction">Patient.action</result>
</action>
<action name="delectPactient" class="dellectPatientAction">
<result name="login" type="redirectAction">
<param name="namespace" >/users</param>
<param name="actionName" >login</param>
</result>
<result name="success">deletePatientErrorView.jsp</result>
<result name="error" type="redirectAction">Patient.action</result>
</action>
</package>
</struts>
```

2.Spring 整合 Hibernate 配置

以下代码实现了Spring的自动扫描类包、数据源的生成、Session Factory初始化、Hibernate自动建表和Hibernate事务管理声明。

（1）Hibernate.cfg.xml 代码

```xml
<session-factory>
<property name="connection.driver_class">com.mysql.jdbc.Driver</property>
<property name="connection.url">jdbc:mysql://localhost/test</property>
<property name="connection.username">root</property>
```

```xml
<property name="connection.password">root</property>
<property name="hibernate.show_sql">true</property>
<property name="hibernate.format_sql">true</property>
<property name="hbm2ddl.auto">update</property>
<property name="hibernate.dialect">org.hibernate.dialect.MySQLDialect
</property>
<mapping resource="com/phar/model/User.hbm.xml"/>
<mapping resource="com/phar/model/Drug.hbm.xml"/>
<mapping resource="com/phar/model/InStore.hbm.xml"/>
<mapping resource="com/phar/model/OutStore.hbm.xml"/>
<mapping resource="com/phar/model/Report.hbm.xml"/>
<mapping resource="com/phar/model/Category.hbm.xml"/>
</session-factory>
```

（2）applicationContext.xml 配置文件代码

```xml
<?xml version="1.0" encoding="UTF-8"?>
<beans xmlns="http://www.springframework.org/schema/beans"
    xmlns:xsi="http://www.w3.org/2001/XMLSchema-instance"
    xmlns:context="http://www.springframework.org/schema/context"
    xmlns:tx="http://www.springframework.org/schema/tx"
    xsi:schemaLocation="http://www.springframework.org/schema/beans
    http://www.springframework.org/schema/beans/spring-beans.xsd
    http://www.springframework.org/schema/context
    http://www.springframework.org/schema/context/spring-context.xsd
    http://www.springframework.org/schema/tx
    http://www.springframework.org/schema/tx/spring-tx.xsd">
<!-- B:配置数据源 -->
<!-- B:导入数据源配置的资源文件 -->
<context:property-placeholder location="classpath:db.properties"/>
<bean id="dataSource" class="com.mchange.v2.c3p0.ComboPooledDataSource">
    <property name="user" value="${jdbc.user}"/>
    <property name="password" value="${jdbc.password}"/>
    <property name="driverClass" value="${jdbc.driverClass}"/>
    <property name="jdbcUrl" value="${jdbc.jdbcUrl}"/>
        <property name="initialPoolSize" value="${jdbc.initPoolSize}"/>
    <property name="maxPoolSize" value="${jdbc.maxPoolSize}"/>
</bean>
```

```xml
<!-- E:配置数据源 -->
<!-- E:导入数据源配置的资源文件 -->
<!-- B:配置Hibernate的SessionFactory实例：通过spring提供LocalSessionFactoryBean 进行配置-->
<bean id="sessionFactory" class="org.springframework.orm.hibernate5.LocalSessionFactoryBean">
<!-- 配置数据源属性 -->
<property name="dataSource" ref="dataSource"/>
<!-- 配置hibernate配置文件的位置及名称 -->
<property name="configLocation" value="classpath:hibernate.cfg.xml"/>
<!-- 配置hibernate映射文件的位置及名称,可以使用通配符,有两种方式 -->
<!--方法1-->
   <property name="mappingLocations" value="classpath:com/healthy/Entity/*.hbm.xml"></property>
<!-- 方法2 -->
<property name="hibernateProperties">
<props>
  <prop key="hibernate.connection.url">jdbc:mysql://localhost:3306</prop>
<prop key="hibernate.connection.driver_class">com.mysql.jdbc.Driver</prop>
  </props>
</property>
</bean>
<!-- E:配置Hibernate的SessionFactory实例：通过spring提供的LocalSessionFactoryBean进行配置-->
<!-- B:配置spring事物式声明 -->
<!-- 1、配置事物管理器 -->
<bean id="transactionManager" class="org.springframework.orm.hibernate5.HibernateTransactionManager">
    <property name="sessionFactory" ref="sessionFactory"/>
</bean>
<!-- 2、启用事务注解 -->
<tx:annotation-driven transaction-manager="transactionManager"/>
<!-- D:配置spring事务式声明 -->
<!-- 启用注解 -->
<context:annotation-config />
<!-- dao层扫描器 -->
<context:component-scan base-package="com.healthy.daoImpl" />
```

```xml
<!-- service层扫描器 -->
<context:component-scan base-package="com.healthy.serviceImpl" />
<!-- action层扫描器  -->
<context:component-scan base-package="com.healthy.Action" />
</beans>
```

3.项目部署文件配置

本系统的项目部署文件是web.xml，其主要代码定义了过滤器。其关键代码如下：

```xml
<context-param>
    <param-name>contextConfigLocation</param-name>
    <param-value>
      classpath:applicationContext.xml
    </param-value>
</context-param>
<!-- E:配置Spring配置文件的名称和位置 -->
<!-- B:启动IOC容器的ServletContextListener -->
<listener>
<listener-class>org.springframework.web.context.ContextLoaderListener</listener-class>
</listener>
<!-- E:启动IOC容器的ServletContextListener -->
<!-- B:StrutsPrepareFilter -->
<filter>
<filter-name>strutsPrepareFilter</filter-name>
<filter-class>org.apache.struts2.dispatcher.ng.filter.StrutsPrepareFilter</filter-class>
</filter>
<filter-mapping>
    <filter-name>strutsPrepareFilter</filter-name>
    <url-pattern>/*</url-pattern>
    <dispatcher>REQUEST</dispatcher>
    <dispatcher>FORWARD</dispatcher>
    <dispatcher>INCLUDE</dispatcher>
</filter-mapping>
<!-- E:StrutsPrepareFilter -->
```

```xml
<!--这里可以放一些自己的过滤器-->
<!-- B:StrutsExecuteFilter -->
<filter>
    <filter-name>strutsExecuteFilter</filter-name>
    <filter-class>org.apache.struts2.dispatcher.ng.filter.StrutsExecuteFilter</filter-class>
</filter>
<filter-mapping>
    <filter-name>strutsExecuteFilter</filter-name>
    <url-pattern>/*</url-pattern>
    <dispatcher>REQUEST</dispatcher>
    <dispatcher>FORWARD</dispatcher>
    <dispatcher>INCLUDE</dispatcher>
</filter-mapping>
<!-- E:StrutsExecuteFilter -->
<welcome-file-list>
    <welcome-file>/users/loginView.jsp</welcome-file>
</welcome-file-list>
```

2.5.2 功能模块的实现

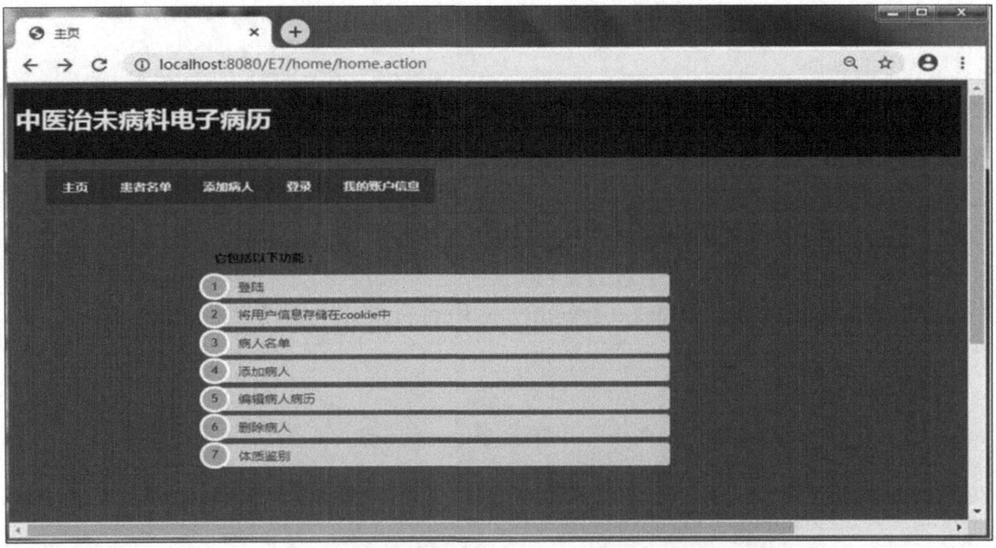

图 2-93 中医治未病科电子病历系统首页

第2章 中医治未病科电子病历系统设计与实现

1.用户账号管理功能模块的实现

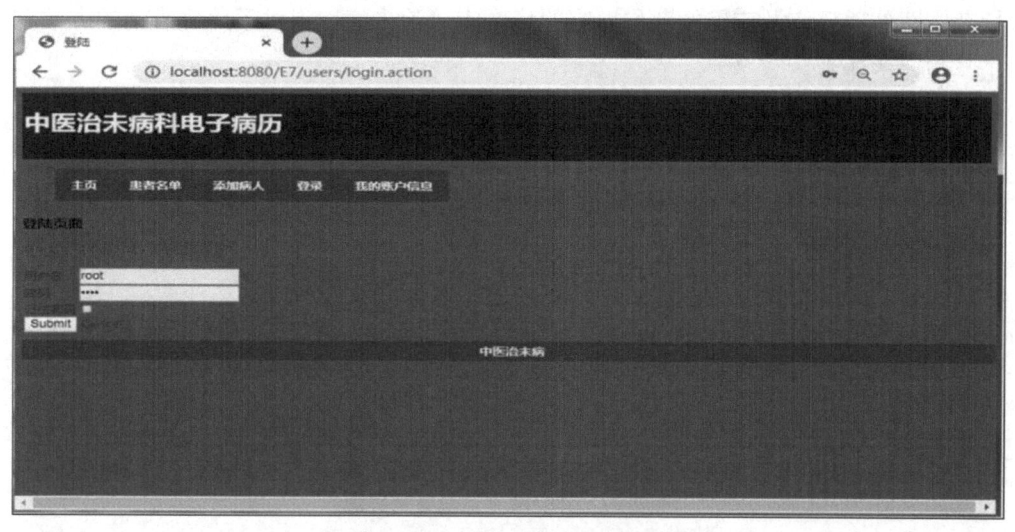

图 2-94　诊疗医生用户账号管理界面

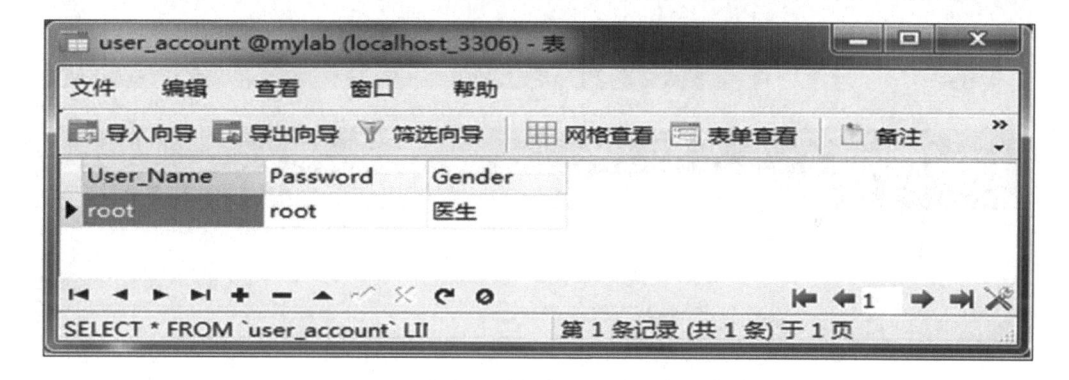

图 2-95　诊疗医生数据库账号管理界面

2.诊疗医生体质鉴别功能模块的实现

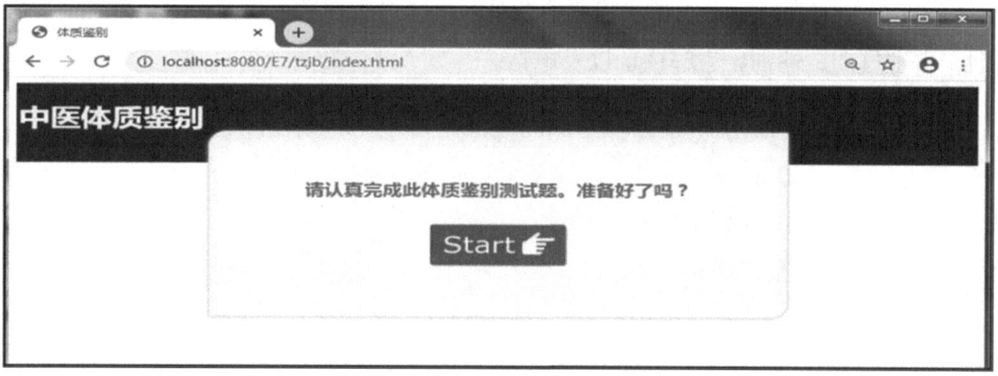

图 2-96　诊疗医生体质鉴别首页

此图内的题库皆来自《中医体质分类与判定》一书，该书是我国第一部指导和规范中医体质研究及应用的著作。它的标准为"治未病"提供了体质辨别的方法、工具与评估体系。

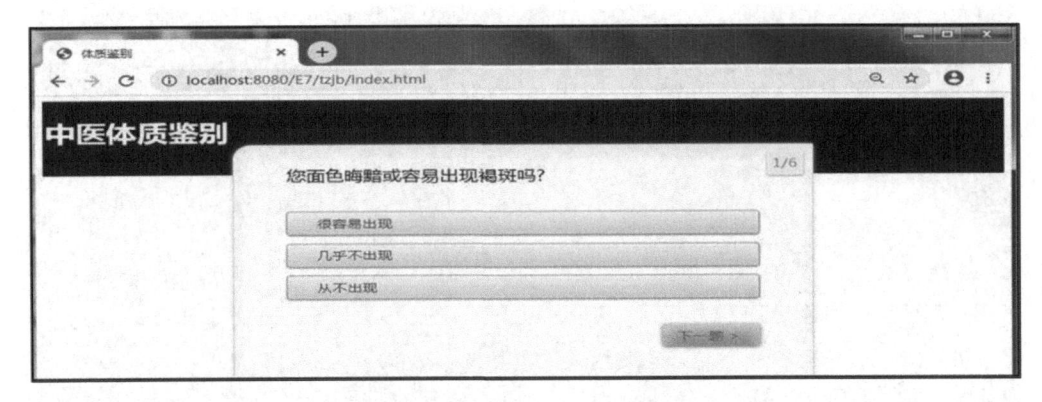

图 2-97　诊疗医生体质鉴别界面

测试结果的页面如图2-98所示。

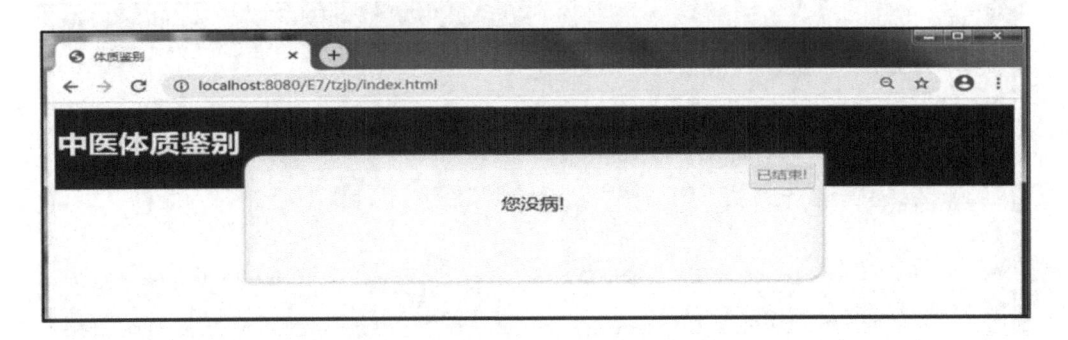

图 2-98　诊疗医生体质鉴别结论界面

3.诊疗医生查看患者名单功能模块的实现

图2-99为系统内患者名单界面。患者名单包括患者的基本信息，即患者编号、姓名、出生日期、性别、家庭住址以及电话。

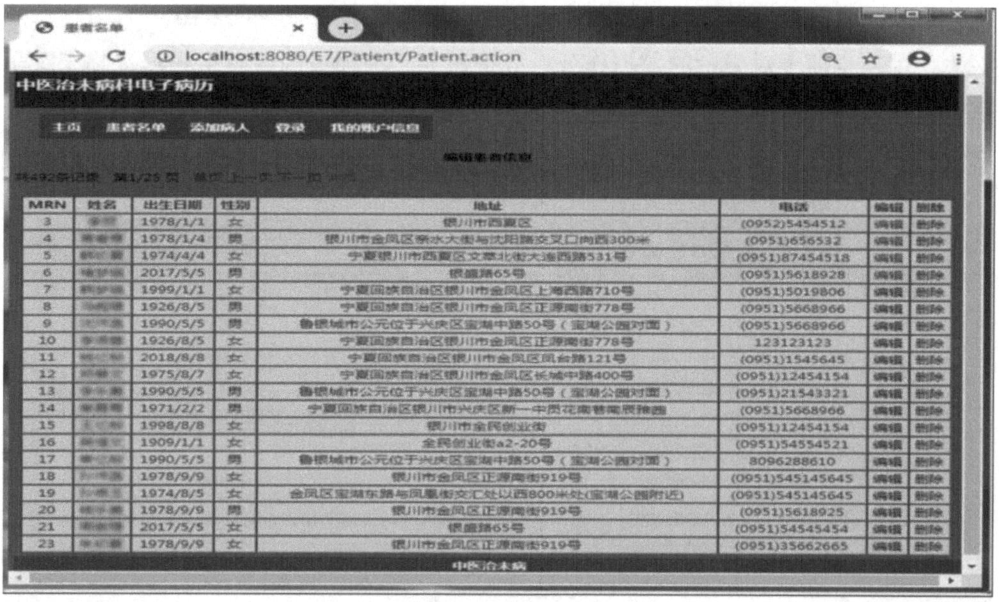

第 2 章　中医治未病科电子病历系统设计与实现

图 2-99　诊疗医生查看患者名单界面

图2-100为对应系统患者名单内的患者信息，对系统中患者信息进行增删改操作时，都可在此图的数据库表中看到实时的更新信息。

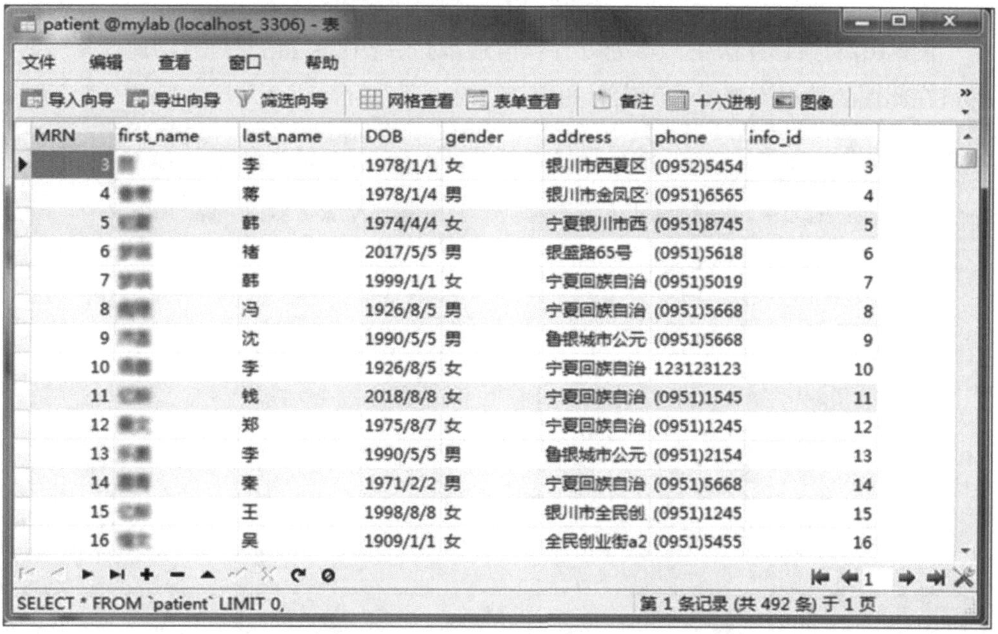

图 2-100　诊疗医生查看患者名单数据库表界面

4.诊疗医生门诊处方管理功能模块的实现

诊疗医生门诊处方管理页面多使用下拉select标签设计（见图2-101），方便诊疗医生使用，也便于对患者的数据作分析处理研究。选项里的内容多根据《临床医学概论》一书中的体格检查内容设定。

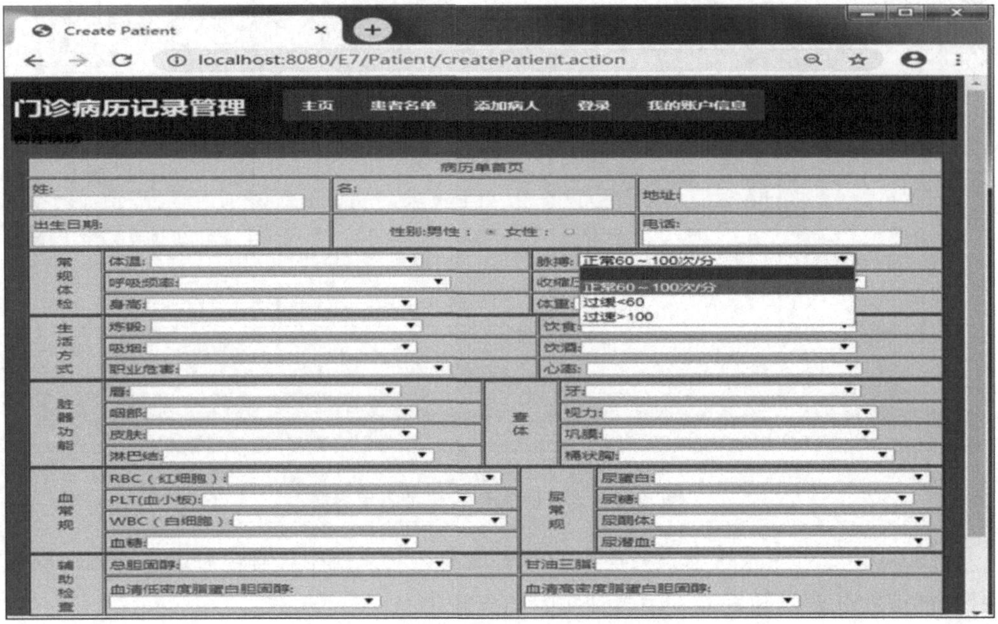

图 2-101　诊疗医生门诊处方管理界面

图2-102对应诊疗医生门诊处方管理信息，对系统中患者信息进行增删改操作时，都可在此图的数据库表中看到实时的更新信息。

id	gt	gp	gr	gbp	gh	gw	tian	eat	smoke	drink	profession
3	37	80	60	170		50	????	??	????		
4	40	101	45	180	(Null)	60	一月一次	清淡	一天一包	(Null)	(Null)
5	40	101	45	180	(Null)	60	一月一次	油腻	一月一包	(Null)	(Null)
6	40	101	45	180	(Null)	60	一月一次	清淡	一天一包	(Null)	(Null)
7	37	80	60	170	(Null)	50	一周一次	油腻	一月一包	(Null)	(Null)
8	40	101	45	180	(Null)	60	一月一次	清淡	一天一包	(Null)	(Null)
9	40	101	45	180	(Null)	60	一月一次	清淡	一天一包	(Null)	(Null)
10	40	101	45	180	(Null)	60	一月一次	油腻	一月一包	(Null)	(Null)
11	40	101	45	180	(Null)	60	一月一次	油腻	一月一包	(Null)	(Null)
12	37	80	60	170	(Null)	50	一周一次	油腻	一月一包	(Null)	(Null)
13	40	101	45	180	(Null)	60	一月一次	清淡	一天一包	(Null)	(Null)
14	37	80	60	170	(Null)	50	一周一次	清淡	一天一包	(Null)	(Null)

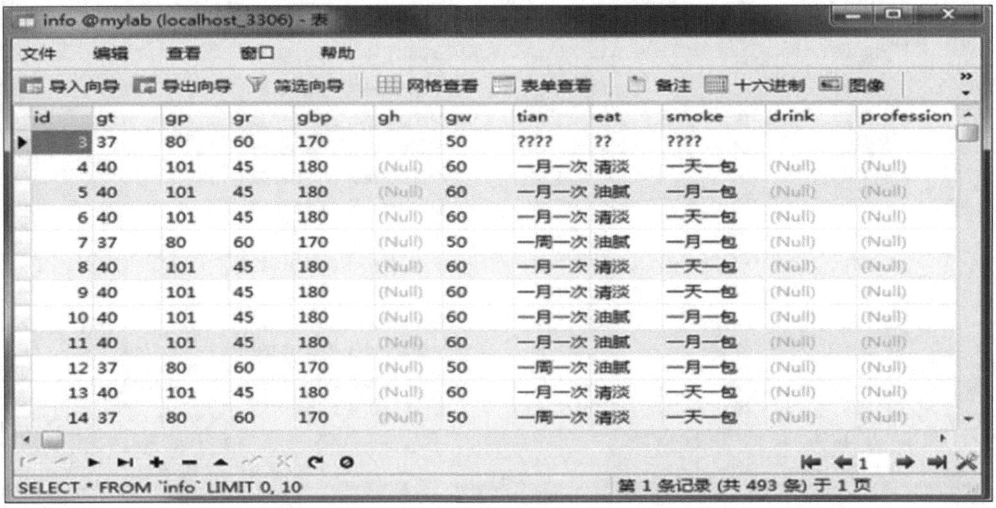

图 2-102　诊疗医生门诊处方管理数据库界面

2.6 本章小结

本章以基于SSH的中医治未病科电子病历系统的设计与实现为主要研究对象，深入细致地剖析了中医治未病科的业务用例与业务流程，设计开发了基于MVC模式的在线学习平台，主要研究工作和研究成果包括：首先，分析了中医治未病科电子病历研究的背景以及国内外的发展现状，对该系统涉及的关键技术进行了概述。其次，通过对中医治未病科电子病历的流程进行分析，获得几种不同角色：诊疗医生、健康体检记录医生、检查检验记录医生和技师的业务需求；画出具体的系统用例图、系统用例规约、顺序图以及设计类图等；对数据库表进行设计等。再次，整合SSH框架，采用MySQL作为后台数据库，最终实现了系统各个功能模块，包括中医体质鉴别，医生对已挂号人员进行编辑，并可通过相应的页面实现添加、修改、删除、查询等功能。最后，将实现的具体功能通过系统界面展示并给出系统实现的关键代码。

中医治未病科电子病历系统的设计与实现涉及多方面的理论、方法和技术，本系统还有许多新的问题需要解决，需要在实际应用中不断积累和完善，在以下几个方面，还需要作进一步的研究和开发：1）电子病历使用的术语、编码、模板和数据应当符合相关行业标准和规范的要求，在保障信息安全的前提下，促进电子病历信息有效共享。2）有条件的医疗机构电子病历系统可以使用电子签名进行身份认证，可靠的电子签名与手写签名或盖章具有同等的法律效力。

参考文献

[1] 李娜.国外电子病历档案发展现状[J].档案学通讯，2010（5）：87-90.

[2] 刘保真,刘志国.电子病历的发展现状和发展趋势[J].医疗卫生装备,2014,35(6)：105-108.

[3] 陈丽欣,张荣霞,刘燕超.电子病历的现状及发展[J].中国误诊学杂志,2009,9(10)：2285-2286.

[4] 穆芳洁.国内外电子病历的发展概况及思考[J].中国病案，2014，15（9）：40-42.

[5] 杨孝光,李运明,张虎军,等.发达国家及地区电子病历发展现状与启示[J].西南军医，2013，15（3）：345-346.

[6] 冯佳洁.电子病历及其发展现状与发展方向[J].医学情报工作,2005（4）：255-257.

[7] 李彬.电子病历的应用现状及发展对策初探[J].医学与社会,2005（6）：46-49.

[8] 袁雪莉.电子病历的现状与难点分析[J].计算机与现代化,2010（10）：198-200,

204.

[9] 许锋波，冯翠贞，薛峰.电子病历的现状及发展方向[J].河南科技大学学报（医学版），2008，26（4）：318-320.

[10] 尤德军.电子病历的现状及发展方向[J].哈尔滨医药，2010，30（6）：36-37.

[11] 李鹏，李昕.浅析我国电子病历的发展现状[J].中国病案，2013，14（5）：46-47.

[12] 马锡坤，杨国斌，于京杰.国内电子病历发展与应用现状分析[J].计算机应用与软件，2015，32（1）：10-12，38.

[13] 张晓雅，肖宝菊.电子病历的现状与发展趋势[J].电子技术与软件工程，2018（8）：176.

[14] 池玲聪.电子病历的现状与发展趋势[J].电子技术与软件工程，2017（4）：108.

[15] 刘海一.电子病历发展的一些关键节点[J].科技新时代，2019（1）：37-38.

[16] 戴赢，邱永进，陈维敏.浅析医院门诊电子病历的应用与发展[J].医院管理论坛，2019，36（5）：64-65.

[17] 傅小玲，李仁歌.电子病历在病案管理中的优势与发展趋势[J].世界最新医学信息文摘，2019，19（12）：187.

[18] 陆世芬.电子病历档案管理在某院的发展现状和改善措施[J].中国卫生产业，2019，16（4）：168-170.

[19] 吴扬.医院电子病历档案优势分析及发展对策[J].档案时空，2018（8）：32-33.

[20] 朋礼青.大数据驱动下电子病历档案的发展[J].办公自动化，2018，23（11）：60-61.

[21] 张俊全，苏红艳，邢维荣，等.电子病历在病案管理中的优势与发展趋势[J].医疗装备，2018，31（6）：190-191.

[22] 王秀玲.中医电子病历发展的思考[J].江西中医学院学报，2012，24（5）：86-88.

[23] 李昊."冬病夏治"：中医"治未病"的理论与实践[D].武汉：湖北中医药大学，2011.

[24] 杜续.中医"治未病"思想在糖尿病足防治中的运用[D].成都：成都中医药大学，2012.

[25] 李笋.变应性鼻炎中医治未病实验与临床初步研究[D].广州：广州中医药大学，2011.

[26] 陈扬，苏同生，宋琴琴.新型冠状病毒肺炎非药物干预方案汇总分析[J].陕西中医药大学学报，2020，43（4）：19-25，34.

[27] 贡雯韵，曹洪欣.电子病历研究现状和趋势探析[J].医学信息学杂志，2017，38（11）：49-52，59.

[28] 赵坚.电子病历运行现状及对其认知的研究[D].遵义：遵义医学院，2017.

[29] 底涛.电子病历的现状、问题与对策研究[J].产业与科技论坛，2014，13（14）：218-220.

[30] 朱杰.电子病历的市场现状与发展方向[J].中国信息界（e医疗），2011（2）：14-15，24.

[31] 龚箭，衣琳琳.浅谈电子病历管理的现状与发展[J].吉林医学，2011，32（4）：816.

[32] 易应萍.我国当前电子病历发展之现状[J].中国医疗器械信息，2008（2）：7-9，12.

[33] 孟尹，金卫.中医电子病历技术的特色及发展[J].西部中医药，2013，26（5）：52-54.

第3章　中医康复科电子病历系统设计与实现

本章运用软件工程的开发方法对业务流程进行描述，分析出业务需求模型和系统分析及设计模型，主要包括需求分析、系统分析、系统设计、系统实现等模块。本系统采用基于Struts2+Hibernate+Spring的框架结构，使用MySQL数据库实现对数据的基本操作。本系统为康复科医生、药房管理员、财务管理员提供不同的管理模块，满足不同角色的业务需求。其中：康复科医生可对患者进行诊断，查看患者信息，录入处方等，实现对患者诊断信息和处方信息的录入和管理；药房管理员可实现药品管理、药品加工等业务；财务管理员可对患者处方单进行核对，实现收费业务。

3.1 绪论

3.1.1 研究背景与意义

中国传统医学历经数千年的发展，形成"整体康复理论""功能康复理论""辨证康复理论""康复评定理论"等，同时《黄帝内经》《伤寒杂病论》《备急千金要方》等医学著作从各个方面丰富了中医康复理论。中医康复的优势也主要来自由中华数千年的中医文化和丰富的病例实践形成的较为成熟的中医医技、中草药及各种药方等。目前，中医康复治疗涵盖内、外、妇、儿、神经等科室，各级医疗机构医师纷纷学习中医康复治疗手法，也有不少科室医生本身有中医基础，直接将治疗及研究方向转向中医特色康复。其中：内科主要以老年慢性疾病，如慢性阻塞性肺疾病、肝硬化、肾病综合征等疾病为主；外科以骨科、脊柱外科疾病，如腰椎间盘突出、颈椎病、外伤骨折后功能恢复治疗为主；神经外科以中风、偏瘫及各种神经功能恢复为主。

计算机技术和网络技术已经逐渐深入社会的各个领域，信息化技术的研究与应用有了非常大的突破。随着我国社会主义现代化建设的不断推进，医疗制度改革已经成为社会热点，医疗机构的数量在不断增加，规模也越来越大，建设数字化医疗机构成为当代医疗发展的必然趋势。数字化医疗机构是将医院日常使用的相关软件、所有的医疗设备和相应的计算机网络平台组成三位一体的综合信息服务系统，有助于医院整合资源，优化流程，提高服务质量和工作效率。

目前，国家"五位一体"发展战略中着重强调弘扬中华传统文化，提升中国软实力。中医特色康复医疗得到国家、各级机构、政府部门等的大力支持。国家结合目前社会老龄化严重、残障人士较多、慢性疾病诊断率上升的背景，将中医行业纳入未来发展战略之中，以保障居民健康生活，有利于中医特色康复行业的积极发展。

3.1.2 研究现状和发展趋势

1.中医康复

崔梦晓通过查阅相关权威医学资料，分析研究中医护理的特色以及对临床应用的影响，得出中医学的护理思想和护理方式极具特色，在临床应用中，能有效减轻患者治疗过程中的痛苦，其临床疗效显著，有利于改善患者生活质量。

杨永光通过选取踝关节骨折患者作为研究对象，将其随机分为研究组和对照组，术后分别给予常规康复训练及舒筋活血汤联合中医康复治疗，探讨舒筋活血汤联合中医康复治疗对踝关节骨折术后的疗效，得出舒筋活血汤联合中医康复可降低踝关节骨折术后患者的炎性因子水平，缓解疼痛，改善骨折部位活动障碍。

韩墨洋通过选取在医院针灸科就诊的符合纳入条件的中风恢复期病人，将其随机分为观察组和对照组。对照组给予单纯康复治疗，观察组给予温针灸足三里、关元等穴位配合康复治疗，探讨温针灸联合康复治疗对中风恢复期病人中医证候、肌痉挛及神经功能缺损的影响，得出温针灸联合康复治疗对中风恢复期病人具有较好的疗效，能有效改善病人中医证候，减轻肌痉挛，改善神经功能缺损，增强运动功能及日常活动能力。

李丹通过选取医院收治的脑梗死恢复期患者作为研究对象，随机将其分为甲组与乙组。在常规治疗基础上分别给予常规护理与穴位敷贴中医护理干预，观察两组患者康复效果与肢体功能恢复情况，探讨中医穴位敷贴护理干预在临床脑梗死恢复期患者护理中的应用与效果，得出针对临床脑梗死恢复期患者，根据情况给予其穴位敷贴中医护理干预，可明显改善患者肢体功能，康复效果显著，值得推广。

张兵洁等通过选取医院收治的自闭症儿童作为研究对象，将其随机分成对照组和观察组。对照组采用传统结构化教育治疗模式，观察组在此基础上采用针灸推拿配合中医五行调理模式，得出在自闭症儿童的治疗中，采取针灸推拿配合中医五行调理的方法，能够缓解患儿自闭症的症状，并且对于患儿心理行为康复也有积极的作用。

刘岩通过选取膝骨关节炎患者作为研究对象，将其随机分为对照组和观察组。对照组采用扶他林缓释片及常规护理，观察组应用中药热敷及中医康复护理，比较疗效、膝关节功能评分及生活质量，研究探讨中药热敷联合中医康复护理治疗膝骨关节炎的效果，得出中药热敷联合中医康复护理可增强与提高膝骨关节炎患者的膝关节功能及生活质量。

姚璐等通过将医院收治的脑卒中偏瘫病人作为研究对象，将其随机分为对照组和观察组。对照组实施常规护理，观察组实施中医艾灸配合康复训练。对比两组病人临床疗效、干预前后肢体功能和生活能力变化，探讨中医艾灸联合康复训练应用于脑卒中偏瘫病人对肢体功能及生活能力的影响，得出中医艾灸配合康复训练应用于脑卒中偏瘫病人可显著提高临床疗效，促进肢体功能恢复，改善生活能力。

何少辉等通过选取医院收治的脑卒中恢复期偏瘫患者作为研究对象，将患者随机分为观察组和对照组。在护理的过程中对观察组采取常规护理和中医辨证康复护理，对照组采取常规护理，探究脑卒中恢复期偏瘫患者运用中医辨证康复护理后其运动功能所受到的影响，得出中医辨证康复护理在促进脑卒中恢复期偏瘫患者运动功能中的作用非常显著，值得推广应用。

李国燕通过选取医院收治的中风后遗症患者作为研究对象，将其随机分为对照组和观察组，两组患者均接受腹针疗法配合康复训练指导。对照组患者配合常规护理，观察组患者配合综合护理干预，得出在中风后遗症患者的治疗中，采取中医腹针疗法配合综合护理干预可以取得良好的临床效果，患者的生活质量得到了有效提高。

廖燕霞通过随机抽取医院收治的脑出血患者，根据随机信封法将其分为对照组和实验组。对照组实施常规治疗，实验组在常规治疗的基础上应用中医针灸配合康复理疗治疗，分析两组治疗总有效率、并发症发生率及生活质量。结论是在脑出血患者临床治疗中，应用中医针灸配合康复理疗治疗，既可提高治疗总有效率及患者生活质量，又可降低并发症发生率，临床应用价值较高，值得推广。

刘晓航通过介绍中医药膳的理论种类和方法学，运用食疗药膳对不同病期的患者辨证施"膳"，得出中医药膳对不同病期患者的治疗有很大的帮助。

张增瑞等通过查阅分析相关文献，临床研究显示80%的中风患者出现不同程度的功能缺陷，中医在偏瘫治疗中有显著优势，结果表明中医内外治法联合应用治疗中风偏瘫比单纯运用某种疗法更有优势。

程俊等将颅脑外伤康复期患者随机分为对照组与观察组。对照组患者给予传统护理，观察组患者则加施中医情志护理，比较两组患者心理状态、认知水平与康复效果。观察中医情志护理对颅脑外伤康复期患者心理状态的影响，得出中医情志护理对颅脑外伤康复期患者心理状态的影响效果显著，具有借鉴意义。

钟霞等通过总结近年来国内外相关文献，从中医运动康复源流，中医运动康复基本原则，常见中医心脏运动康复方式，中医运动康复的现状、不足、前景及展望四大方面进行综述分析，得出中医运动康复对心脏治疗有很大的帮助。

陈静等从医院选取中风偏瘫患者，研究分析在中风偏瘫患者中采用中医针刺与现代康复结合治疗的临床有效性，得出采用中医针刺与现代康复相结合治疗中风偏瘫，临床疗效较好，能更好地提高患者生活自理能力，可临床推广。

以上研究都表明，中医学的护理思想和护理方式极具特色。其中，针灸、推拿、理疗、药膳等中医特色治疗对中风、脑梗、偏瘫、脑出血、自闭症患者的康复有重要作用。总结如表3-1所示。

表 3-1 中医康复方式表

中医康复方式	康复疾病	康复疗效
温针灸+康复治疗	中风	有助于中风病人恢复
舒筋活血汤+中医康复治疗	踝关节骨折	改善骨折部位活动障碍
中医穴位敷贴护理	脑梗死	明显改善患者肢体功能
针灸推拿+中医五行调理	儿童自闭症	缓解患儿自闭症的症状
中药热敷+中医康复护理	膝骨关节炎	提高膝骨关节炎患者的膝关节功能
中医艾灸+康复训练	脑卒中偏瘫	促进肢体功能恢复
中医辨证康复护理	脑卒恢复	在偏瘫患者运动功能提升方面作用非常显著
中医腹针疗法+护理干预	中风后遗症	患者的生活质量得到有效提高
中医针灸+康复理疗	脑出血	降低并发症发生率，提高生活质量
中医药膳	不同病期的患者	治疗疗效突出
中医情志护理	颅脑外伤	患者心理状态的影响效果显著

2.中医电子病历标准与规范

郭仲华比较各个中医医院的电子病历，发现病历模板不统一，入院记录中的中医四诊内容各个医院有自己的理解，记录格式可谓五花八门。得出各中医院应严格执行《中医电子病历书写基本规范》，电子病历中医内容应规范统一。

肖丽等提出了质量量化控制、条件约束以及接口模式规范，并以中医临床电子病案数据为例，示范了在某一业务领域中中医数据在不同医疗信息系统之间的传输与共享，研究了基于ISO/TC249界定中医信息数据接口标准化范畴。结论是通过ISO中医数据接口标准化，可以提升中医信息通信水平和互操作性，为实现中国中医药信息标准国际化、中医药信息与知识资源国际化奠定基础。

张润顺等对老中医临床诊疗 CPR（中医临床诊疗心肺复苏 cardiopulmonary resuscitation）中病史的动态结构化数据录入进行了规范化研究。根据以症、证、治、效要素进行结构化录入的原则,制定了选择和增加病史结构化的重要元素——病历字段（临床诊疗术语）的规范，确定了选择字段名的原则和方法、字段的赋值方法。

杨睿等通过从中医药信息数据共享与互联互通，对中医电子病历基本数据集标准化的需求出发，分析中医电子病历基本数据集研究现状，阐述了中医电子病历基本数据集研究内容、研究思路和方法，包括数据集概念、编制原则、编制依据、研究方法以及研究步骤，得出以中医电子病历的信息采集、存储和管理为基础制定的中医药信息数据标准，有利于提高中医医院信息标准化水平，实现中医医院及相关单位间电子病历信息的互联互通和数据共享，减少"信息孤岛"，使中医医院宝贵的电子病历数据信息资源和中医临床信息资源得到深层次的挖掘和充分利用，为中医医院通过信息化建设实现自身的跨越式发展提供支撑。

李妍将医疗质量标准与计算机实用技术紧密结合，运用控制论和信息论的基本原理，以监测、分析、评价、控制、反馈等综合质控方式措施，对病历的时限性、病历的完整性、病历前后的逻辑合理性、病历的安全性等指标，将实时发现中医电子病历的质量问题并有效提示落到实处，缩短质量控制周期，在中医电子病历形成的全过程建立较为完善的质控模式。

刘保延等通过建立术语字典这个中间体，将《中医临床术语集》中的术语集成映射到术语字典，实现了术语字典与病历模板编辑器的有机衔接，构建了中医临床规范术语在结构化电子病历中应用的方法及技术体系。

中医电子病历的规范应该从建立术语字典、病历基本数据集标准化、病历质量量化控制、条件约束以及接口模式规范、严格执行《中医电子病历书写基本规范》等方面进行标准和规范的制定。

3.1.3 核心业务

中医康复科电子病历系统的核心业务如表 3-2 所示。

表 3-2 中医康复科电子病历系统的核心业务

基本内容	关键因素	观测点
医生"诊疗管理"	中药录入	中药使用方式、煎药方式、用药频次
	查看药品	查看药品库存，确定处方用药
	诊断记录	中医诊断，根据各种疾病的临床特点确定病种名称
		中医辨证论治，包含中医四诊、提出治疗方案

(续表)

基本内容	关键因素	观测点
医生"诊疗管理"	处方录入	根据患者情况开具对应处方
	患者信息	查看就诊患者基本信息
药房"药品管理"	药品加工	根据处方配药，显示处方包含药品
	药品配发	根据处方单给患者配发药，显示信息
财务"收费管理"	核对药单	核对处方单中的药品明细（药品名称、规格、数量）
	收取药费	根据医生开的处方单收取相应的医药费

3.1.4 研究内容和方法

1.研究的基本内容

（1）系统特点。中医康复科电子病历系统是一个具有中医特色的电子病历系统。另外，由于目前中医病历书写要求需要同时记录中医诊断和西医诊断内容，因此在中医电子病历系统中，就需要包含中、西医两套诊断名词库，提供给用户使用。还要增加理疗、针灸、推拿等具有中医康复特色的诊断方式。

（2）需求分析。首先根据业务需求的要求通过用例获取用户需求，接着通过这些用例获取相应的功能需求，最后再通过对获得的用户需求与功能需求的分析和验证来反馈修正的业务需求，这种循环迭代式的需求获取方法可以有效地获取正确、合理的软件需求，以开发出令用户满意的软件产品。

（3）系统分析。根据前面得到的业务用例、业务流程等，使用UML建模语言将系统的功能模块化，分别建立相应模块的系统用例图、活动图、类图、分析业务规则、用例实现和确定系统架构和框架，从而将现实世界中的需求转换到计算机中，进行可视化的描述。

（4）系统设计，包括中医康复科电子病历系统设计、接口设计、包设计、数据库设计、系统前端界面的设计与实现、后台管理系统模块的设计与实现、详细设计等。

（5）系统实现。中医康复科电子病历系统实现后，分别对各个系统功能模块进行单元测试，对系统进行整体测试，对出现的问题及时加以修改，以便逐步完善中医康复科电子病历系统的设计。该系统基于Struts2+Hibernate+Spring框架整合编程，实现和测试系统的功能。各系统功能模块实现包含实现数据库的添加、删除、修改和查询功能，前台界面处方添加、修改、查看和保存功能，后台管理员对普通用户权限的设置等。

2.拟解决的主要问题

（1）权限角色管理。中医康复科电子病历系统主要涉及的角色有康复科医师、药房管理员、财务管理员：康复科医师的职责是录入处方信息、患者信息、中药信息，作好诊断记录；药房管理员的职责是根据医生开出的处方单进行配药或者煎药；财务管理员的职责是根据处方单收取药费。

（2）前端框架选择。考虑到用户的体验，前端需要选择方便用户体验的前端框架。

（3）扩展性要求。系统会和多个系统进行信息共享，这就需要多个接口，便于完善系统的功能。

（4）病历下载功能。医生诊疗结束，患者可以取病历，查看病历信息。

3.研究方法及措施

中医康复科电子病历系统研究方法及措施如图3-1所示。

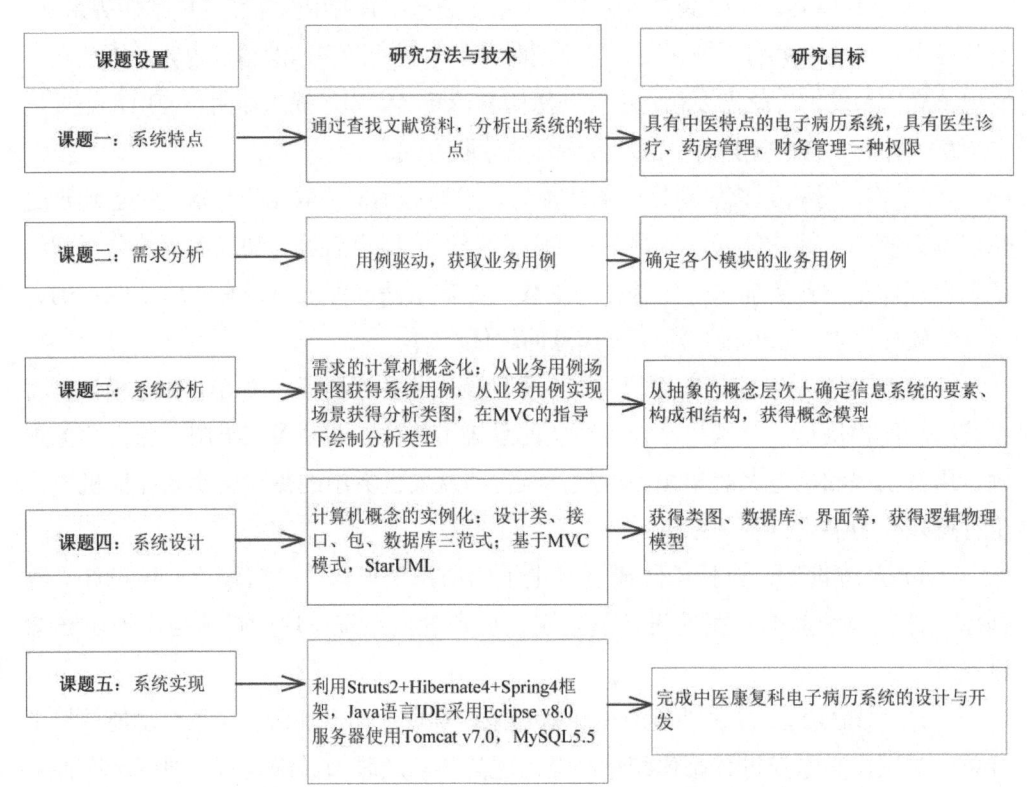

课题设置	研究方法与技术	研究目标
课题一：系统特点	通过查找文献资料，分析出系统的特点	具有中医特点的电子病历系统，具有医生诊疗、药房管理、财务管理三种权限
课题二：需求分析	用例驱动，获取业务用例	确定各个模块的业务用例
课题三：系统分析	需求的计算机概念化：从业务用例场景图获得系统用例，从业务用例实现场景获得分析类图，在MVC的指导下绘制分析类型	从抽象的概念层次上确定信息系统的要素、构成和结构，获得概念模型
课题四：系统设计	计算机概念的实例化：设计类、接口、包、数据库三范式；基于MVC模式，StarUML	获得类图、数据库、界面等，获得逻辑物理模型
课题五：系统实现	利用Struts2+Hibernate4+Spring4框架，Java语言IDE采用Eclipse v8.0 服务器使用Tomcat v7.0，MySQL5.5	完成中医康复科电子病历系统的设计与开发

图 3-1 中医康复科电子病历系统研究方法及措施图

3.2 需求分析

3.2.1 组织分析

1.组织目标分析

系统组织目标是为中医院的康复科医生提供巨大帮助，有利于高效率工作。方便康复科医生进行信息管理、病历管理、处方管理，而且可以对每个模块实行增加、删除、修改、查看等操作。

2.组织机构分析

中医康复科电子病历系统的主要服务对象组织机构如图3-2所示。

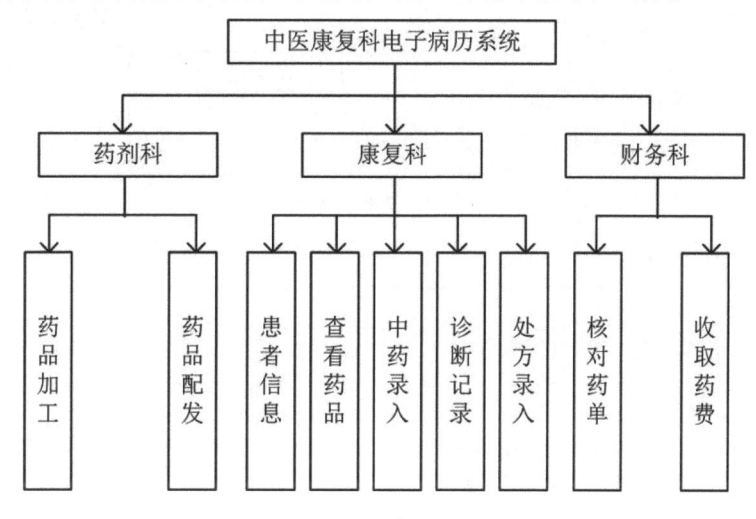

图 3-2 组织机构图

3.组织职能分析

中医康复科电子病历系统由康复科医师、药房管理员、财务管理员、后台管理员几个角色组成，每个角色的职能分别是：1）康复科医师：录入患者信息、录入医嘱、录入中药、作好诊断记录、录入康复处方；2）药房管理员：药品加工、药品配发；3）财务人员：核对药品账单、收取药费。

3.2.2 需求获取

1.定义边界

通过业务目标划分系统边界，每个业务目标都可以定义边界。根据前文所述组织目标，推导出如下边界（见图3-3—3-6）。

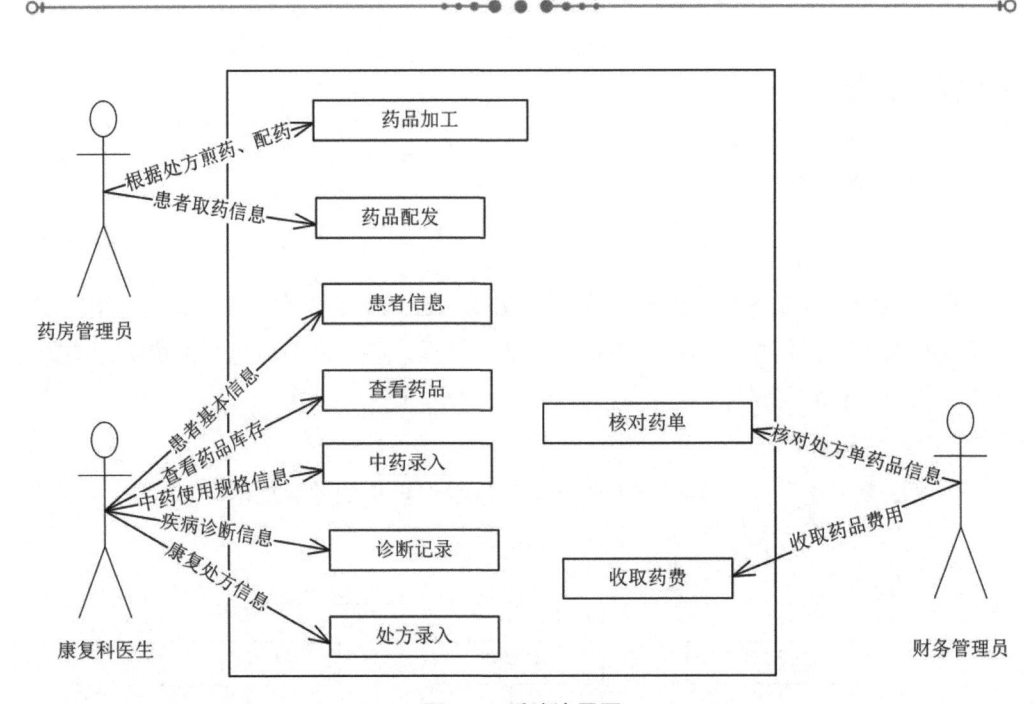

图 3-3　系统边界图

从以上分析得出，不同角色的服务边界如图3-4—3-6所示。

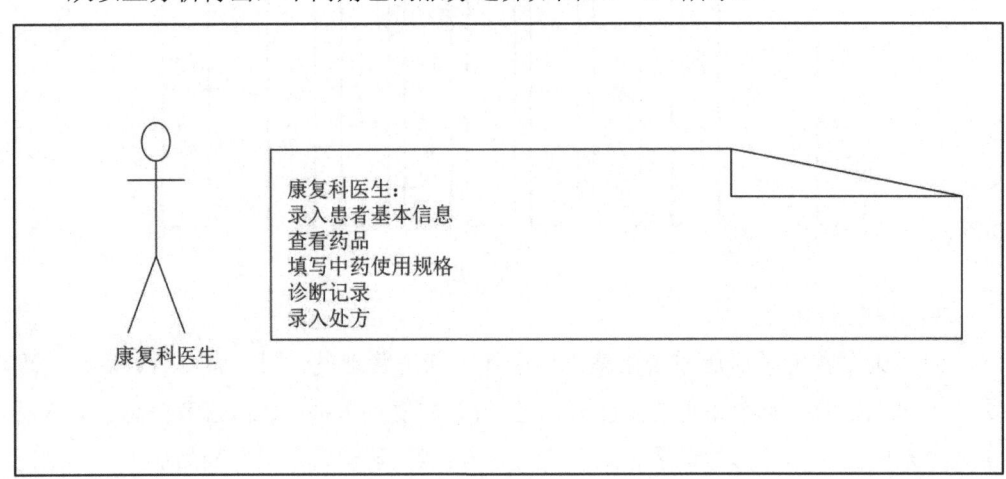

图 3-4　康复科医生服务边界图

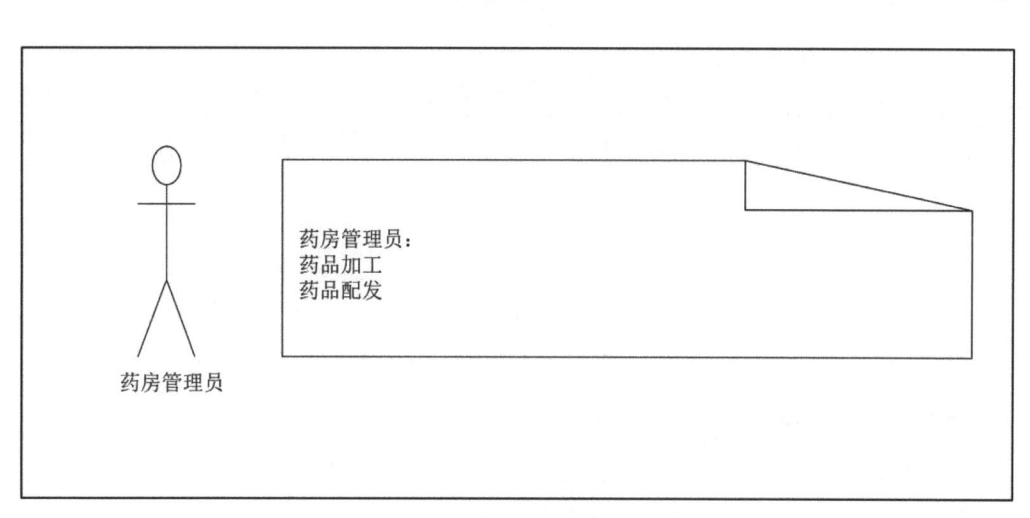

图 3-5　药房管理员服务边界图

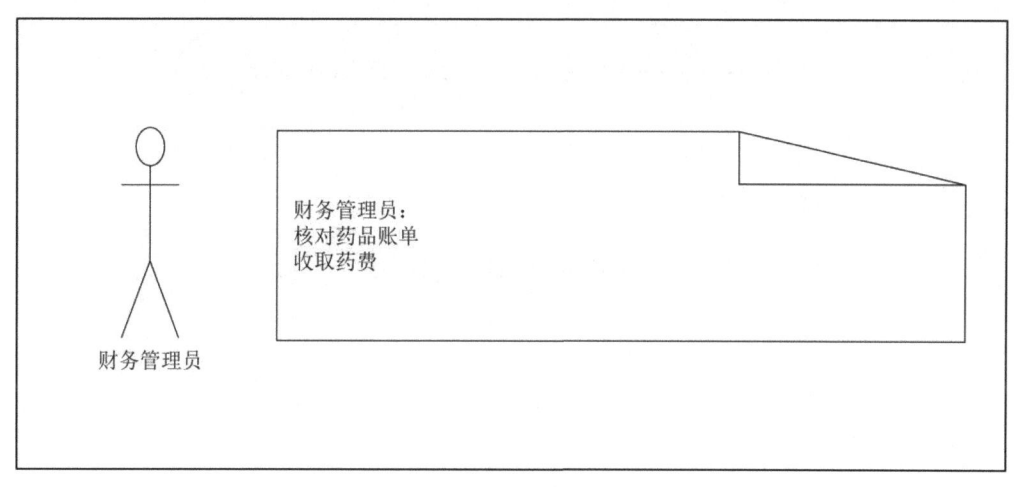

图 3-6　财务管理员服务边界图

2.发现主角

康复科医生主要负责患者信息、处方等的录入、查看、修改等操作，所以康复科医生可以作为业务主角。

药房管理员主要负责根据处方单进行药品的加工和配发等工作。药品加工数据主要从医生诊疗管理中发出共享请求，所以药房管理员可以作为业务主角。

财务管理员主要负责核对药品单，进行收费。核对药品单这部分数据主要从医生诊疗管理中发出共享请求，所以财务管理员可以作为业务主角。

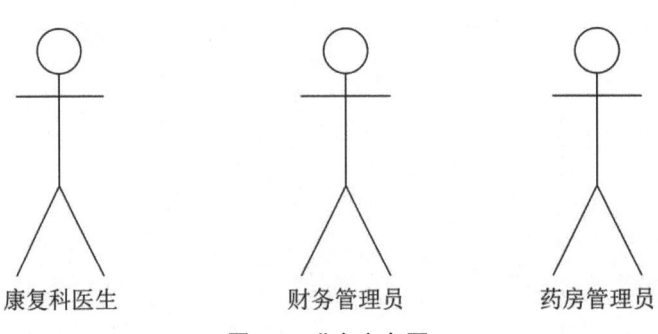

图 3-7 业务主角图

3.获取业务用例

（1）获取业务用例

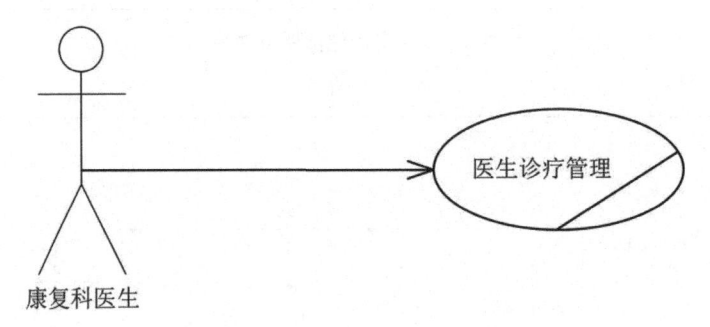

图 3-8 康复科医生业务用例

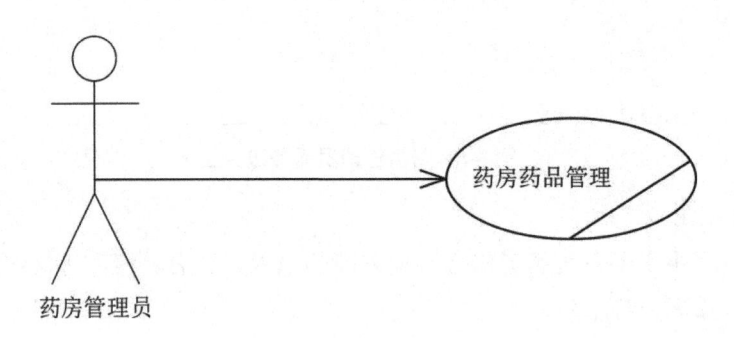

图 3-9 药房管理员业务用例

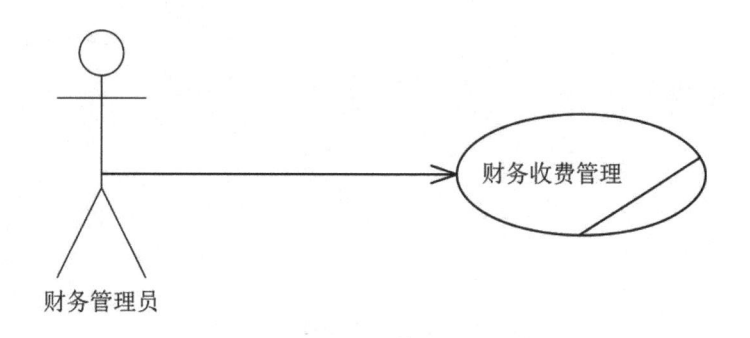

图 3-10　财务管理员业务用例

（2）用户用例的用例视角

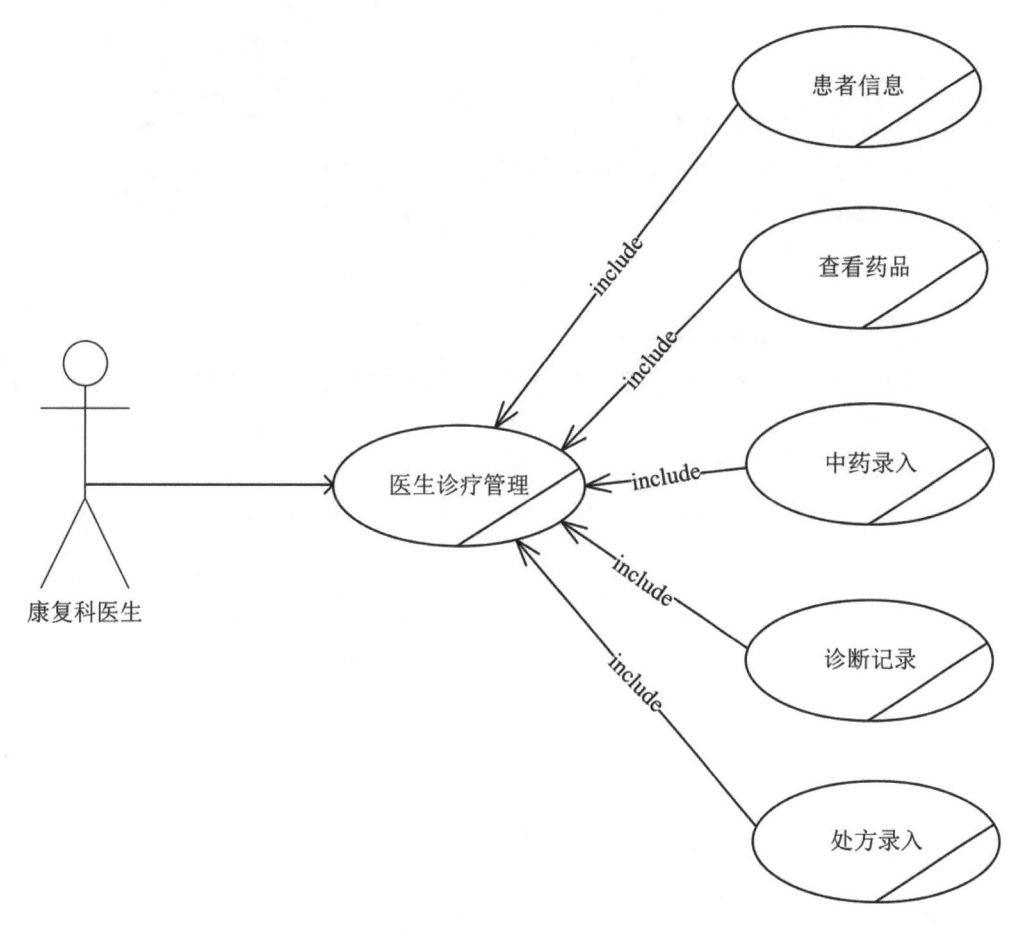

图 3-11　康复科医生业务用例图

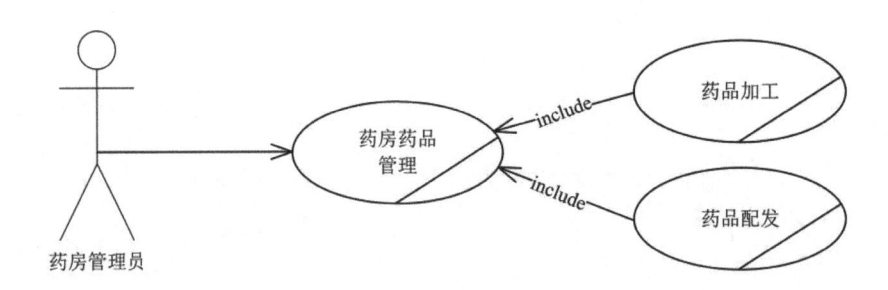

图 3-12 药房管理员业务用例图

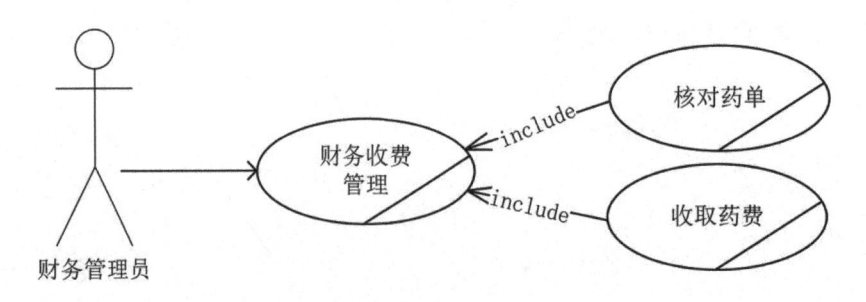

图 3-13 财务管理员业务用例图

（3）业务用例的业务视角

业务视角的业务用例中每项业务是由哪些用例和哪些角色参与完成的，如图3-14所示。

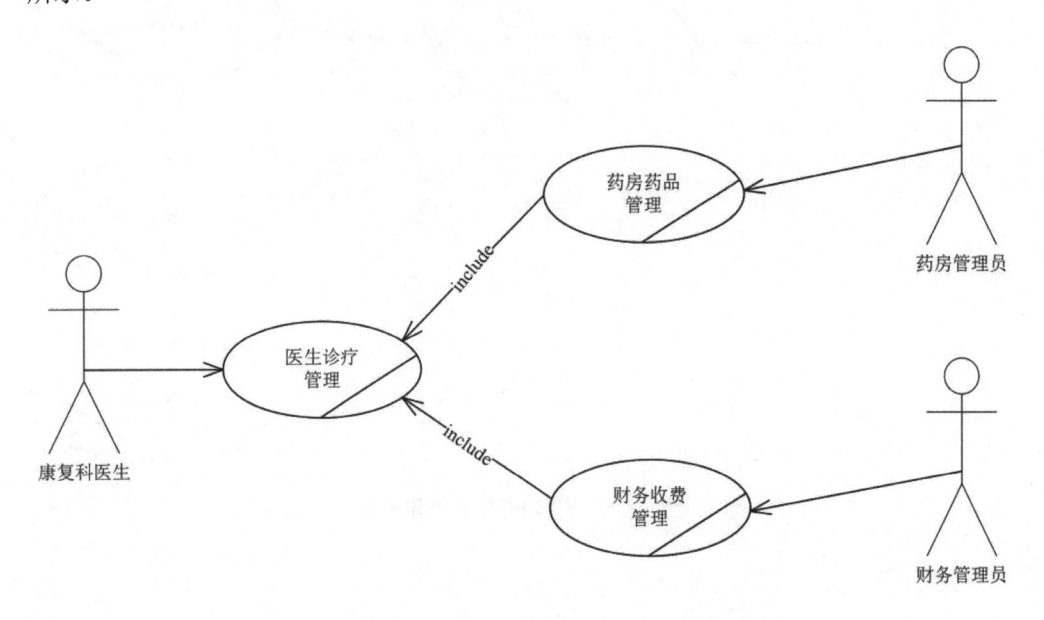

图 3-14 康复科医生"医生诊疗管理"业务用例图

4.业务建模
（1）业务用例场景图

康复科医生"医生诊疗管理"，药房管理员"药房药品管理"，财务管理员 "财务收费管理"的业务场景如图3-15—3-17所示。

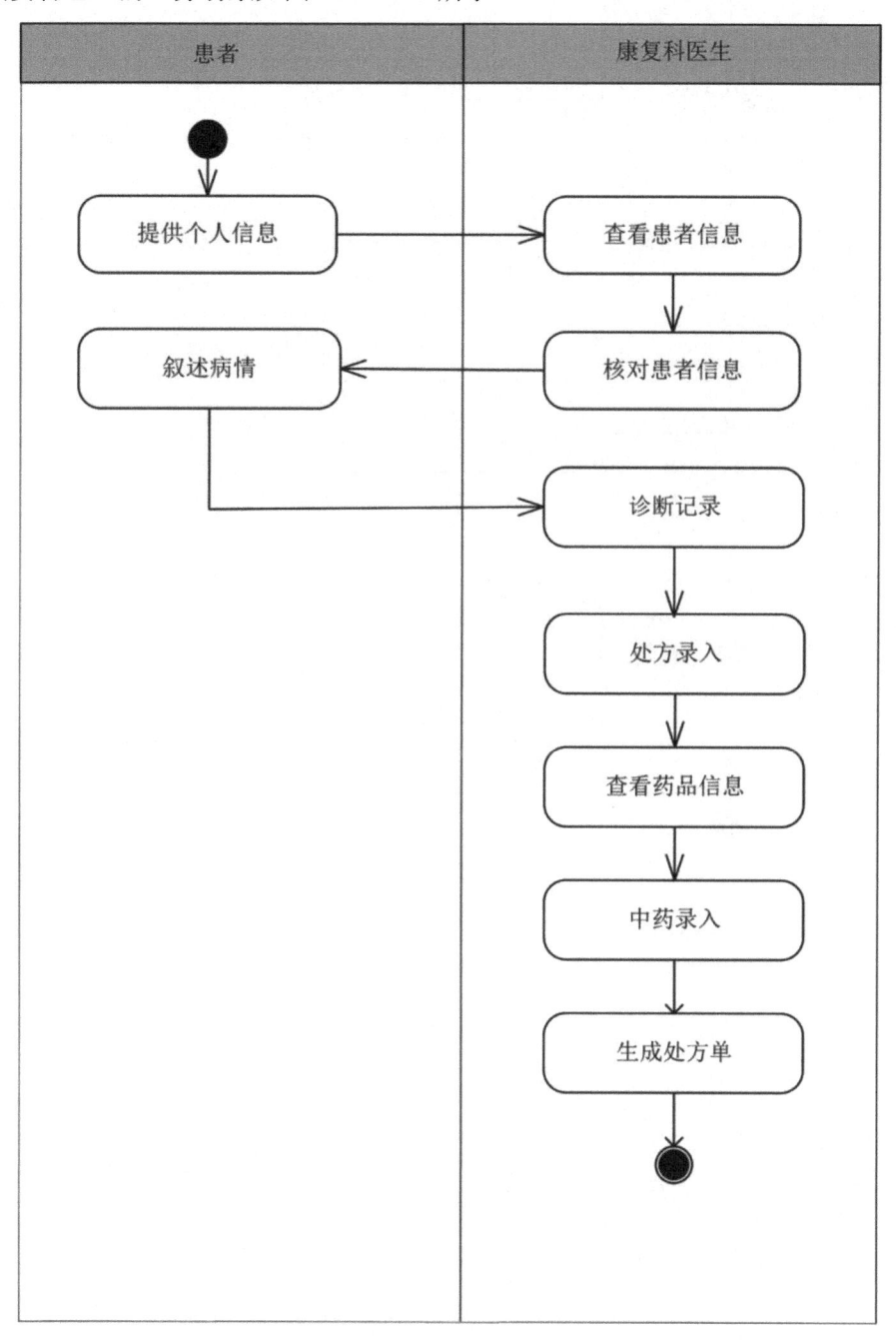

图 3-15 康复科医生"医生诊疗管理"业务用例场景

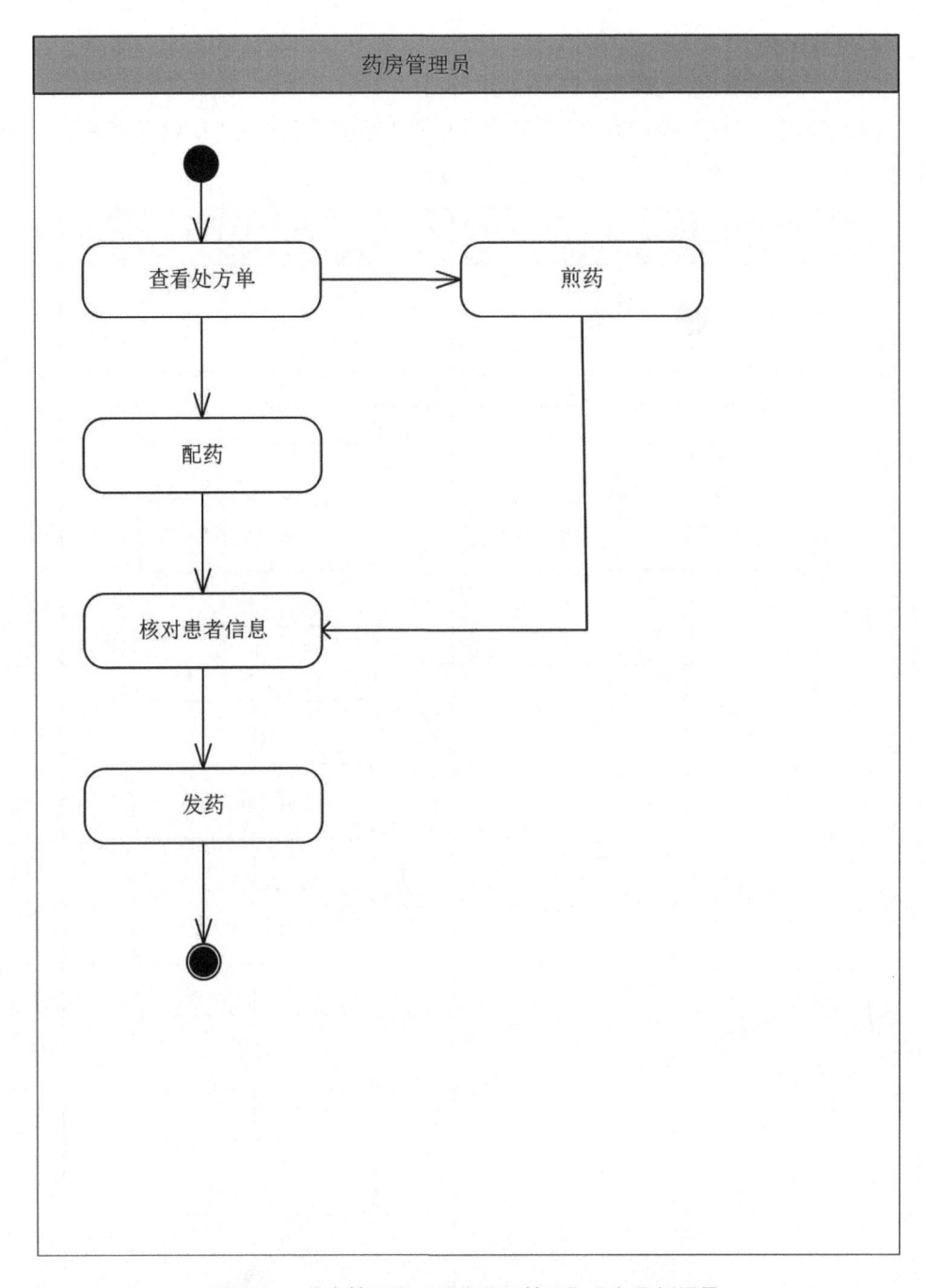

图 3-16 药房管理员"药房药品管理"业务用例场景

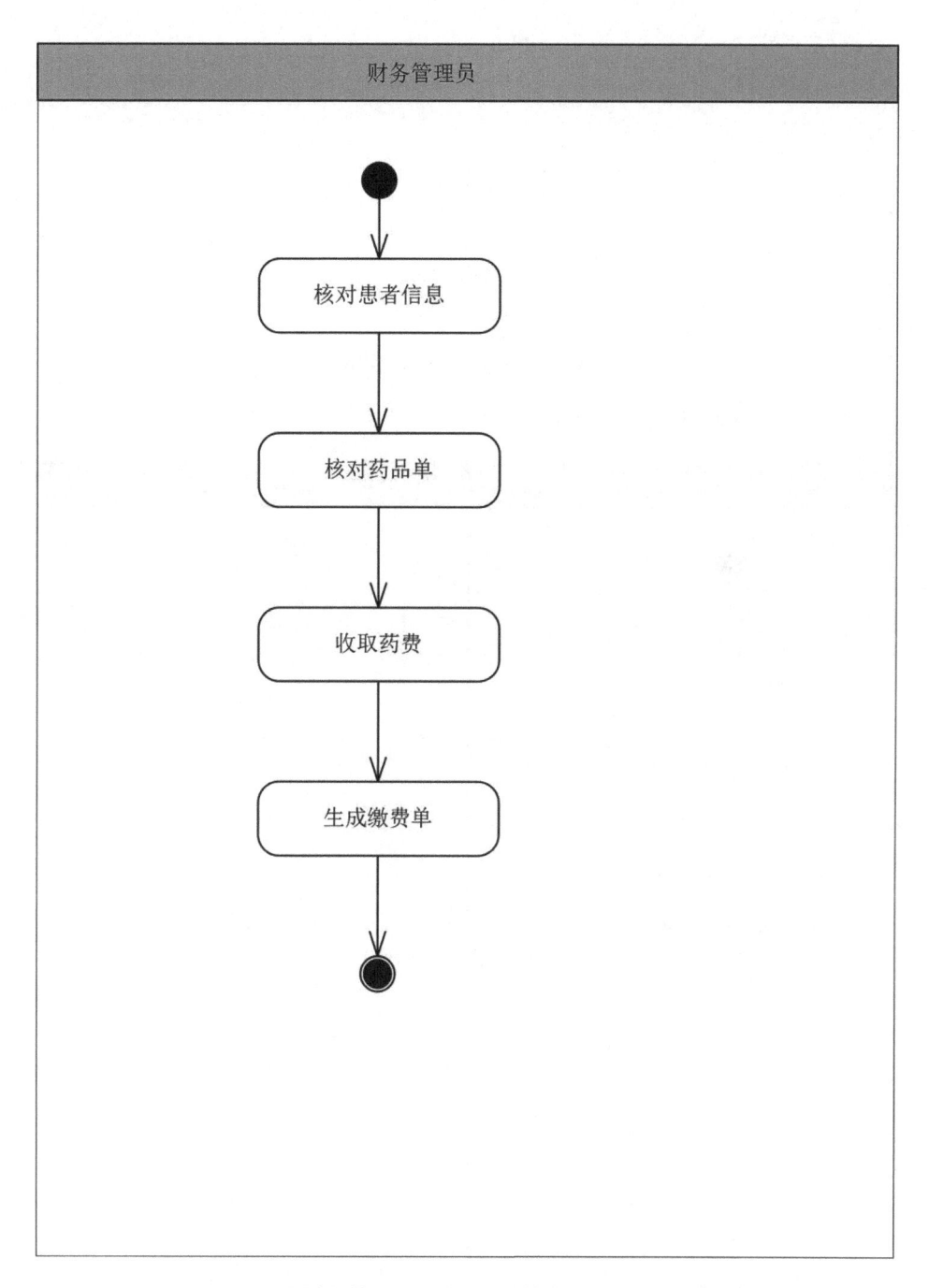

图 3-17　财务管理员"财务收费管理"业务用例场景

（2）用例实现视图

每个业务主角各自业务用例实现如图3-18—3-21所示。

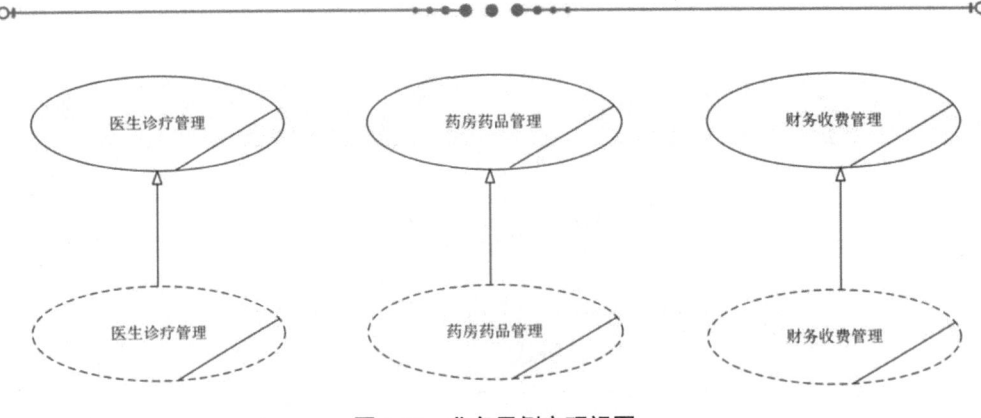

图 3-18 业务用例实现视图

（3）业务用例实现场景图

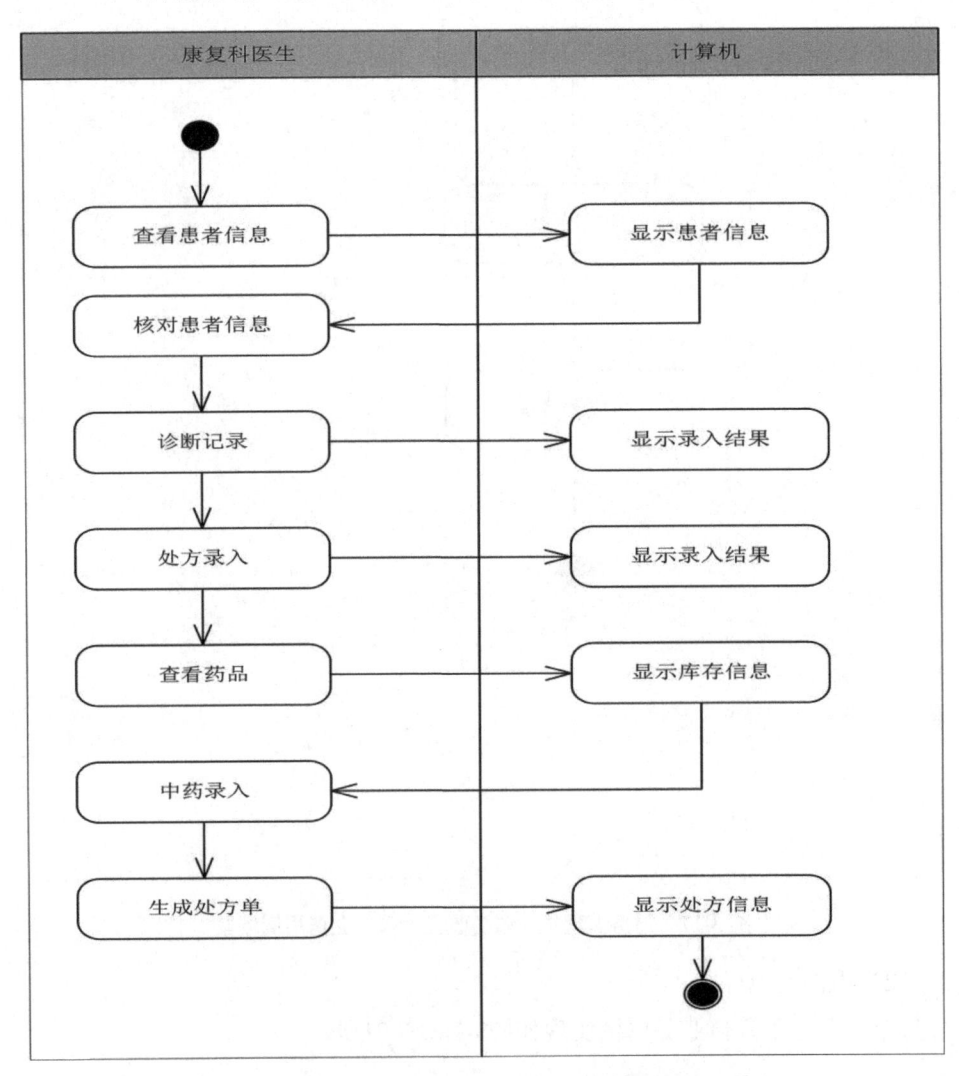

图 3-19 康复科医生"医生诊疗管理"业务用例实现场景图

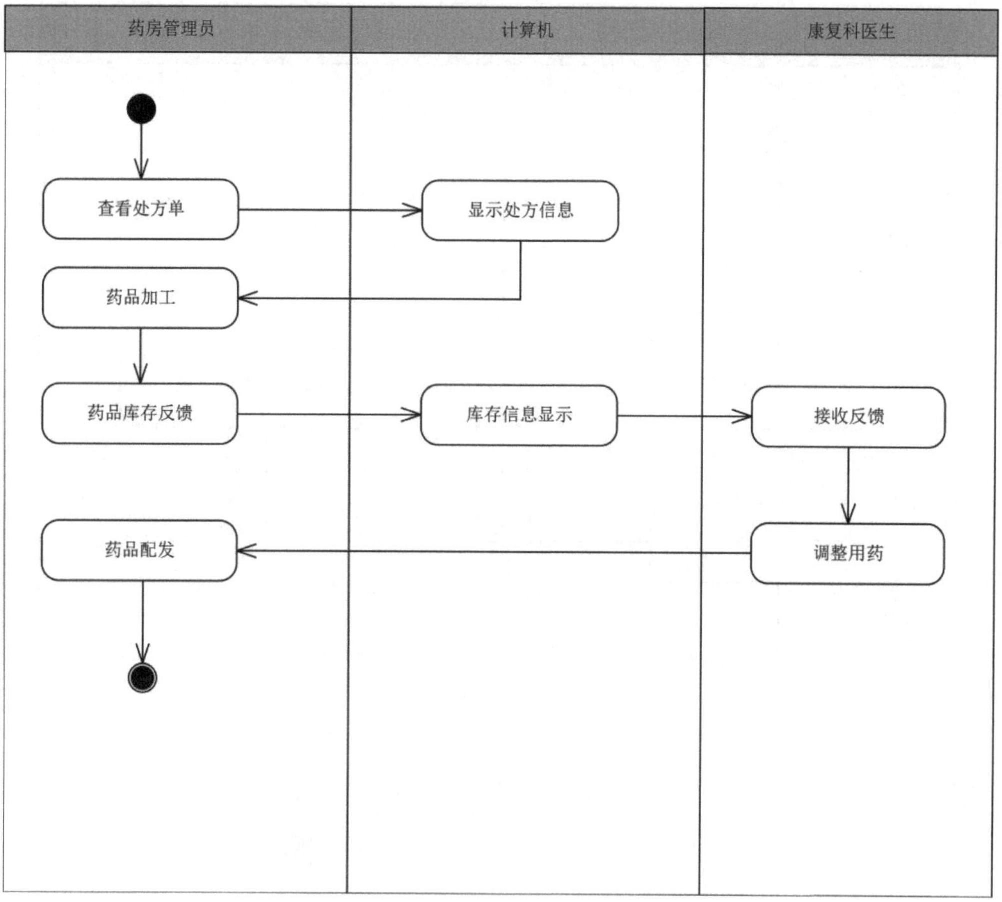

图 3-20 药房管理员"药房药品管理"业务用例实现场景图

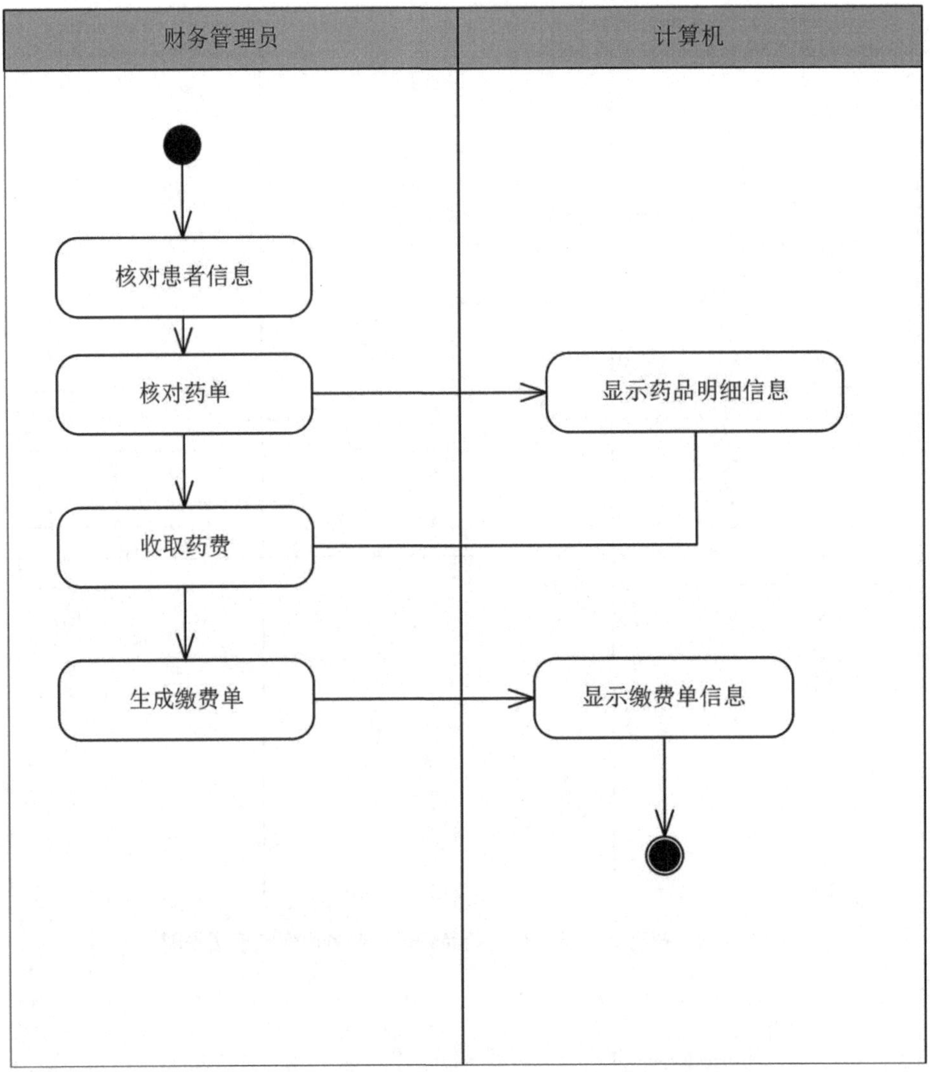

图 3-21　财务管理员"财务收费管理"业务用例实现场景图

5.领域建模

领域模型是描述业务用例实现的对象模型，它是对业务角色和业务实体之间应该如何联系和协作以执行业务的一种抽象。业务对象模型用业务角色内部的观点定义了业务用例。该模型为产生预期效果确定了业务人员以及他们处理和使用的对象（"业务类和对象"）之间应该具有的静态和动态关系。它注重业务中承担的角色及其当前职责。这些模型类的对象组合在一起可以执行所有的业务用例。

（1）业务实体ER模型

业务实体ER模型如图3-22—3-24所示。

第 3 章　中医康复科电子病历系统设计与实现

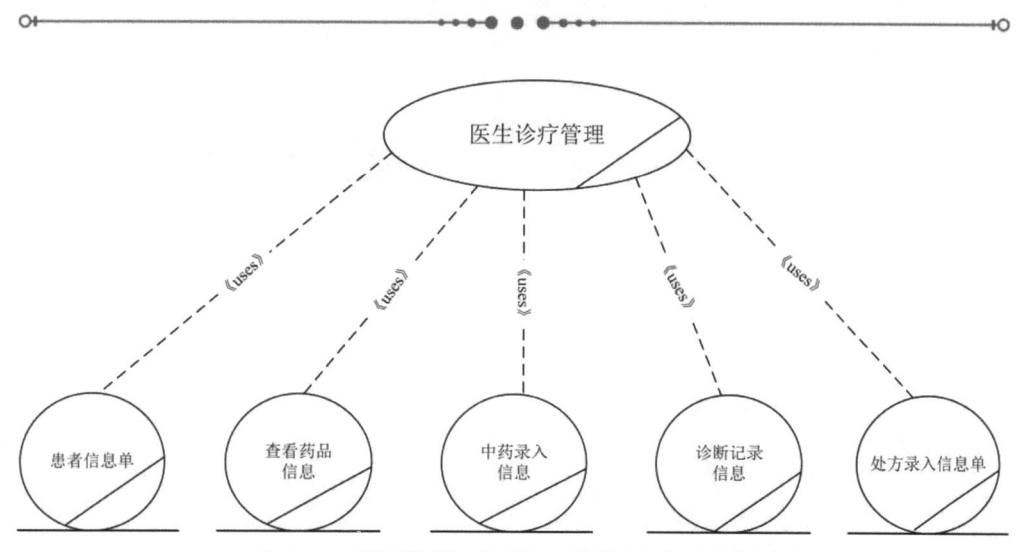

图 3-22　康复科医生"医生诊疗管理"业务对象图

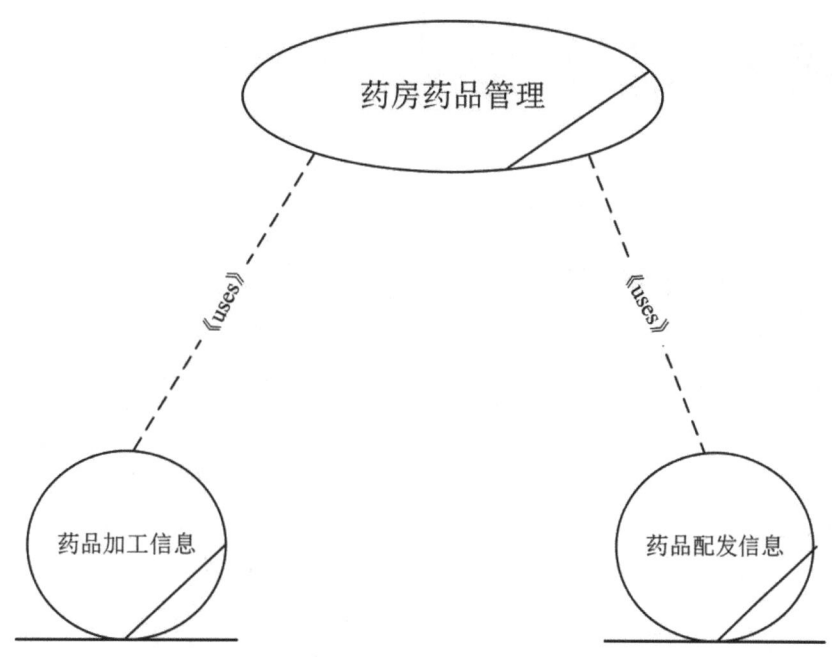

图 3-23　药房管理员"药房药品管理"业务对象图

121

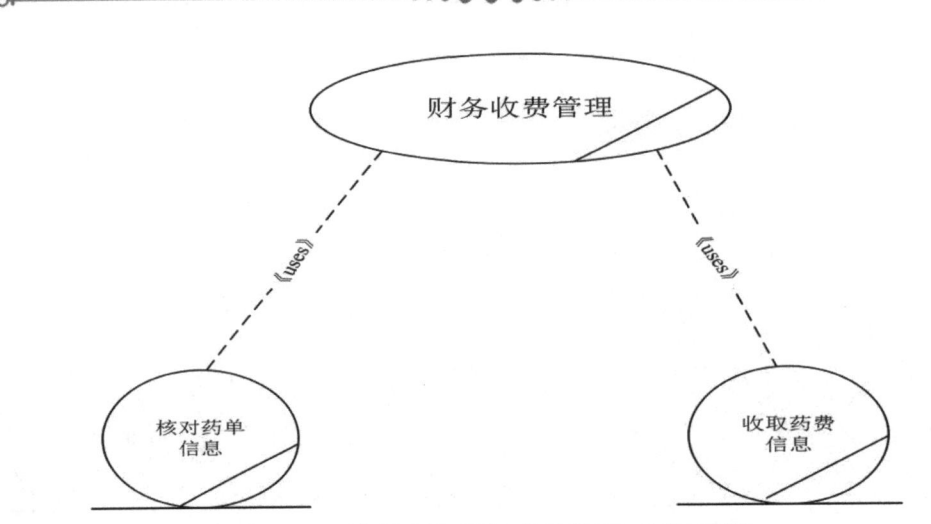

图 3-24　财务管理员"财务收费管理"业务对象图

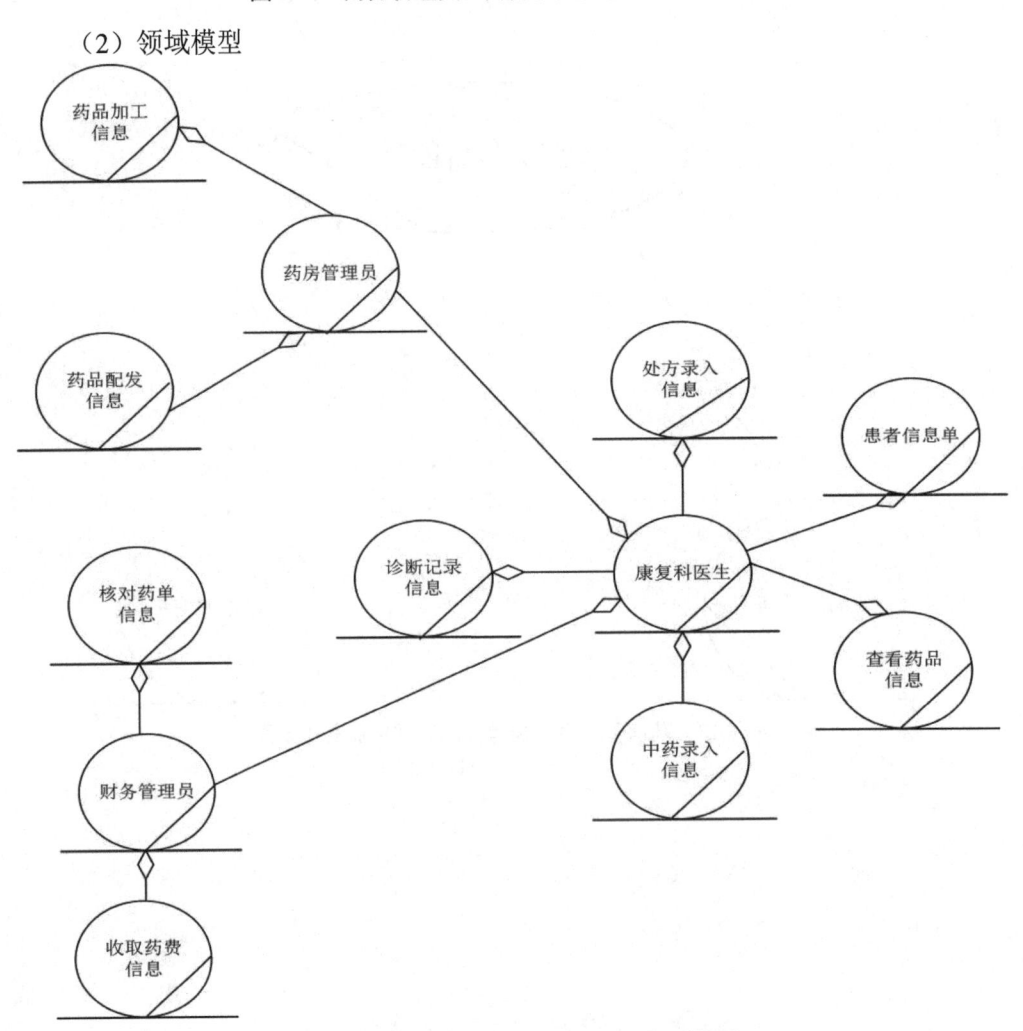

（2）领域模型

图 3-25　康复科电子病历管理档案领域模型

（3）领域模型场景

领域模型场景如图3-26—3-28所示。

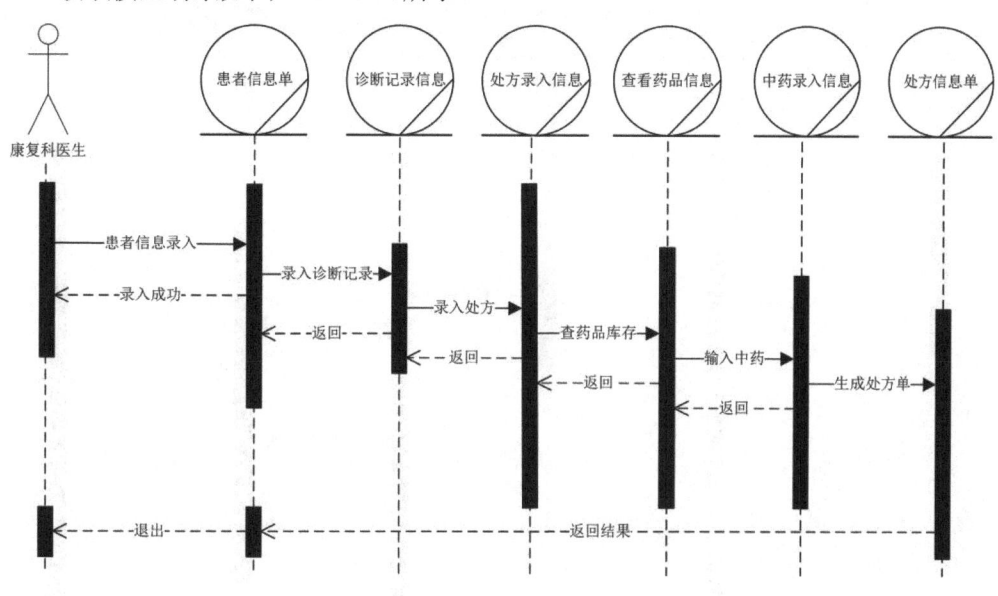

图 3-26　康复科医生"医生诊疗管理"领域模型场景

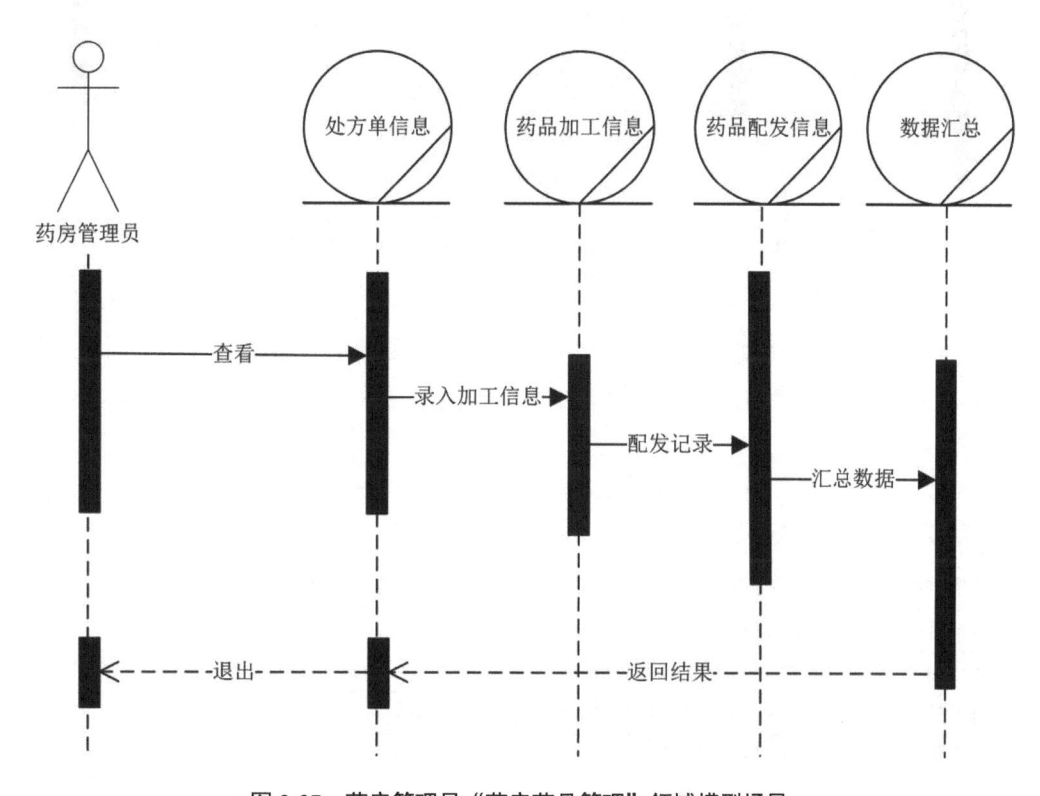

图 3-27　药房管理员"药房药品管理"领域模型场景

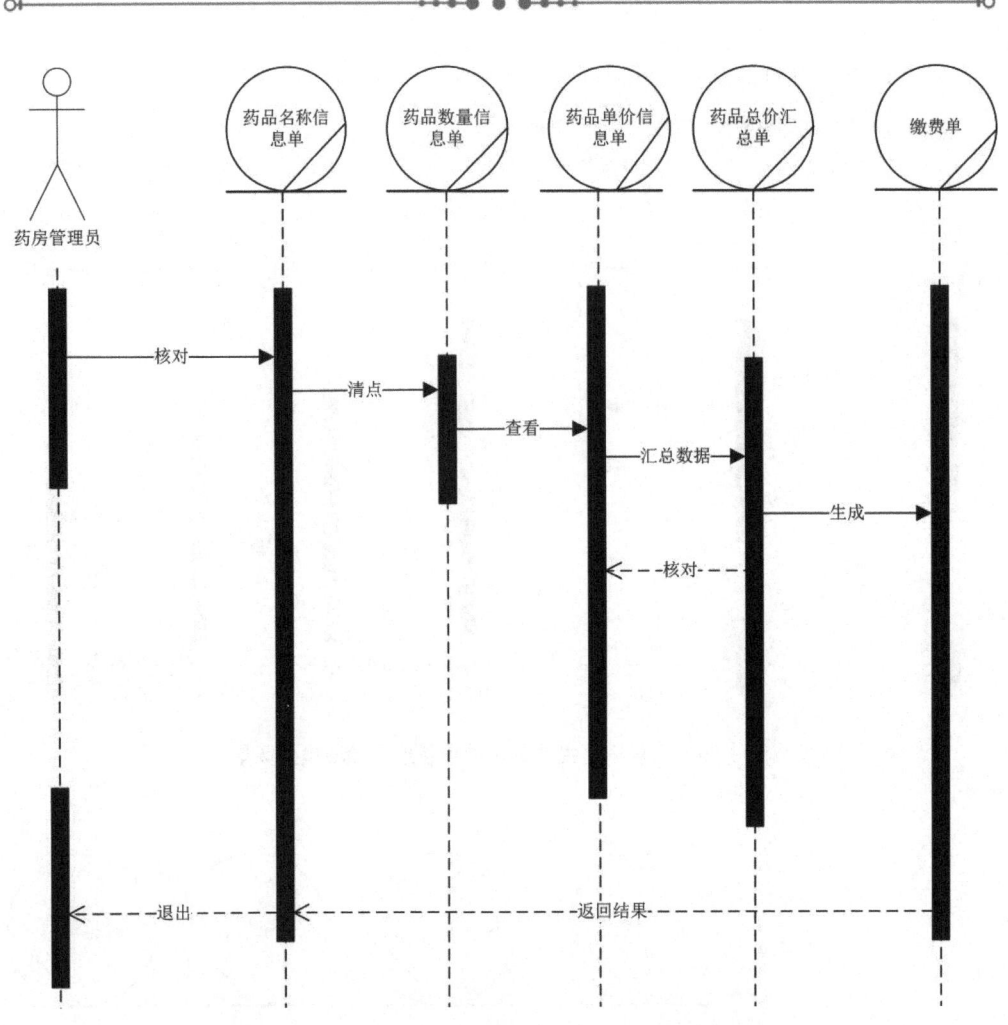

图 3-28 财务管理员"财务收费管理"领域模型场景

6.提炼业务规则

业务用例模型帮助我们获得了功能性需求,业务场景帮助我们获得了面对业务的执行过程描述和概念模型,让我们知道业务将如何运作,业务执行过程如表3-3—3-5所示。

表 3-3 康复科医生"医生诊疗管理"用例规约

用例名	康复科医生"医生诊疗管理"业务用例
简要描述	康复科医生进行患者信息、诊断记录、处方录入以及中药录入管理
参与者	康复科医生
涉众	患者
前置条件	康复科医生登录系统对信息进行录入、修改
后置条件	康复科医生对患者诊疗记录、处方、信息等进行管理
基本事件流	患者信息单、诊断记录信息单、处方录入信息单、查看药品、中药录入信息单

表 3-4 药房管理员"药房药品管理"用例规约

用例名	药房管理员"药房药品管理"业务用例
简要描述	药房管理员根据处方单进行药品加工以及药品配发
参与者	药房管理员
涉众	患者、康复科医生
前置条件	药房管理员查看处方单
后置条件	药房管理员根据处方单对患者进行药品配发
基本事件流	处方单、药品加工信息、药品配发信息

表 3-5 财务管理员"财务收费管理"用例规约

用例名	财务管理员"财务收费管理"业务用例
简要描述	财务管理员核对药单收取药费
参与者	财务管理员
涉众	患者
前置条件	财务管理员进行药单核对和药费收取
后置条件	财务管理员将缴费单给患者
基本事件流	药品明细、缴费单

3.2.3 软件需求

1.建立概念模型

（1）业务主线

本系统中业务主线就是医生诊疗管理，最后管理员可进行删除、查询及修改操作，如图3-29所示。

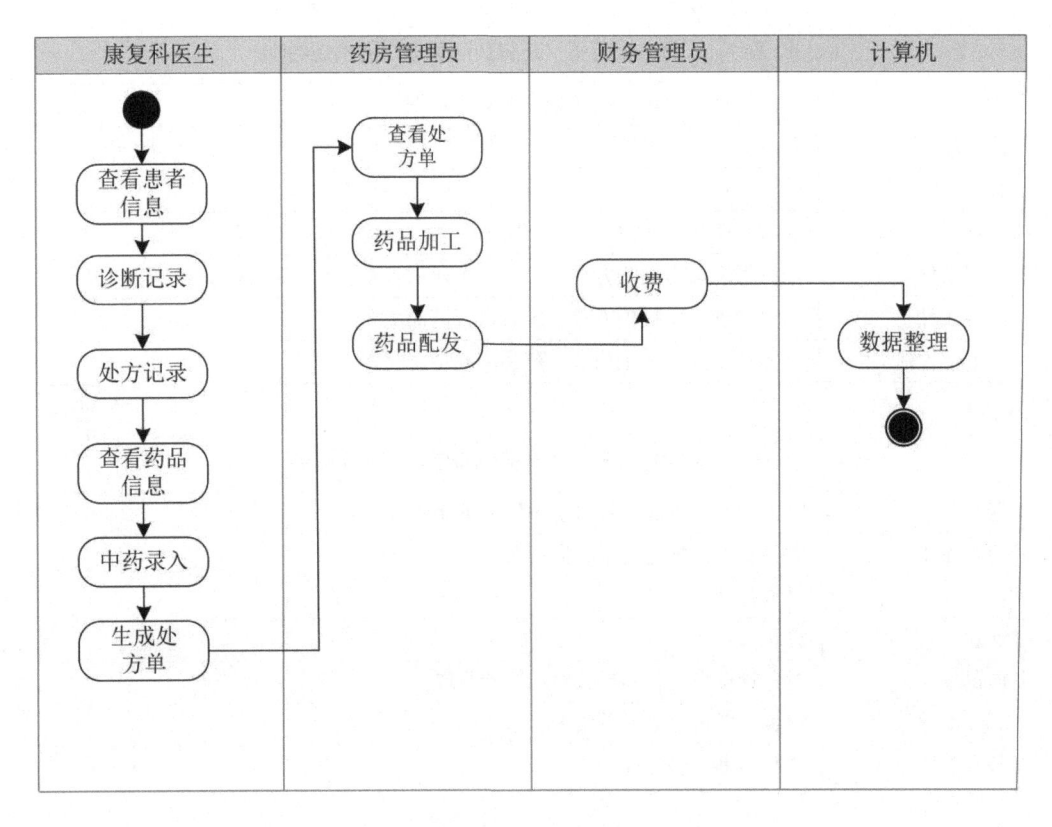

图 3-29　业务主线

（2）关键业务用例

面向对象概念建模针对每个业务实现，我们引入了计算机，将实际的业务从人机交互的角度模拟了执行过程。在概念建模阶段，用例的粒度以每个用例能描述一个完整的事件流为宜，理解为一个用例描述一个完整业务中的一个步骤，如图3-30所示。

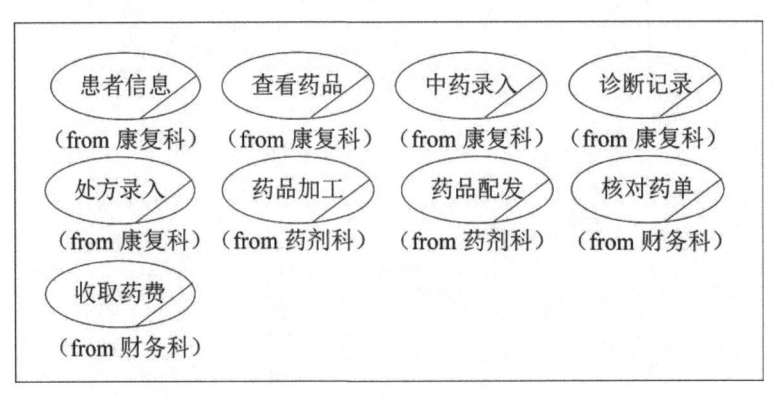

图 3-30　关键业务用例

（3）概念用例场景

每个关键业务概念用例场景图如图3-31—3-39所示。

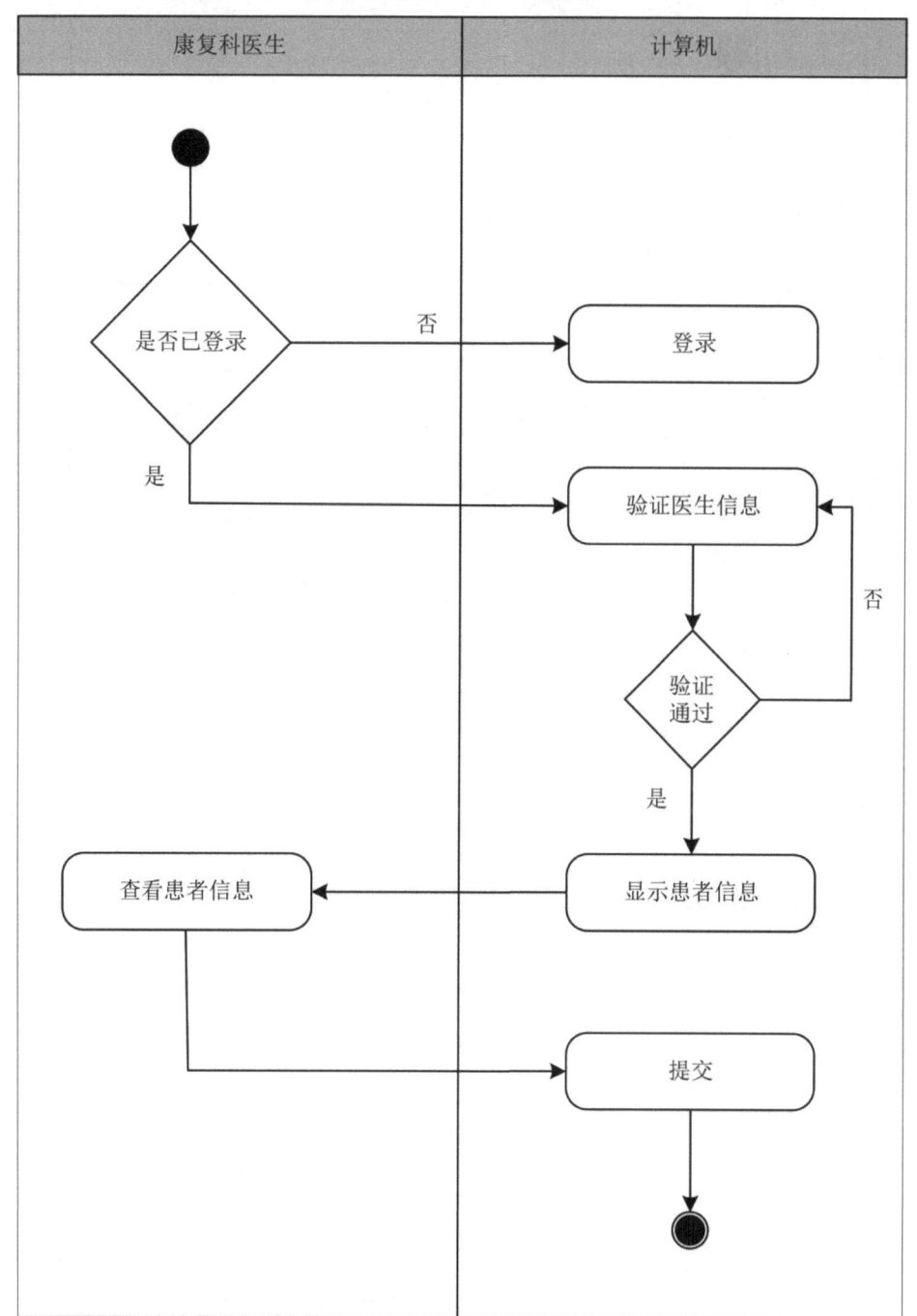

图 3-31　康复科医生"患者信息"概念用例实现场景

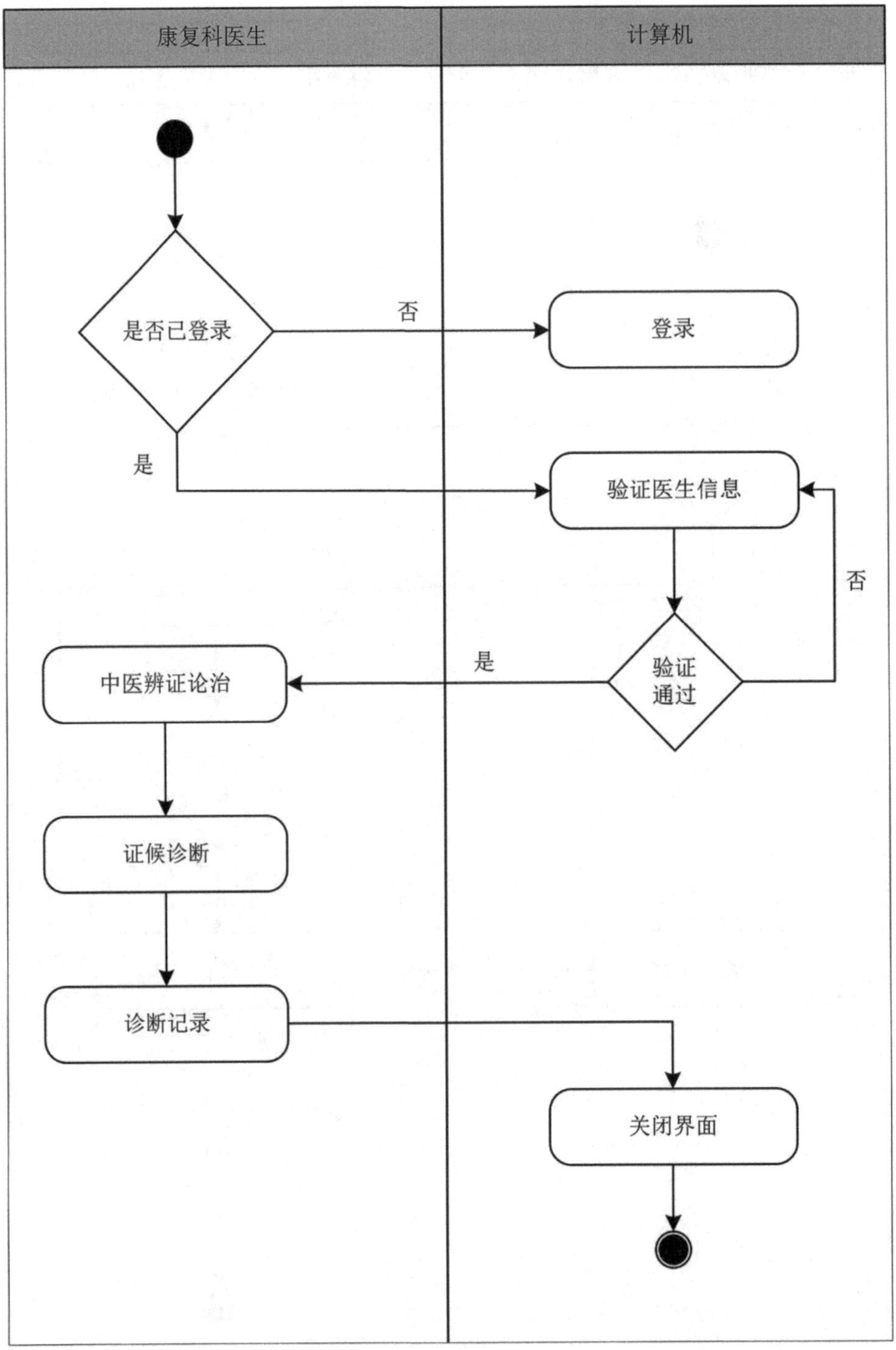

图 3-32 康复科医生"诊断记录"概念用例实现场景

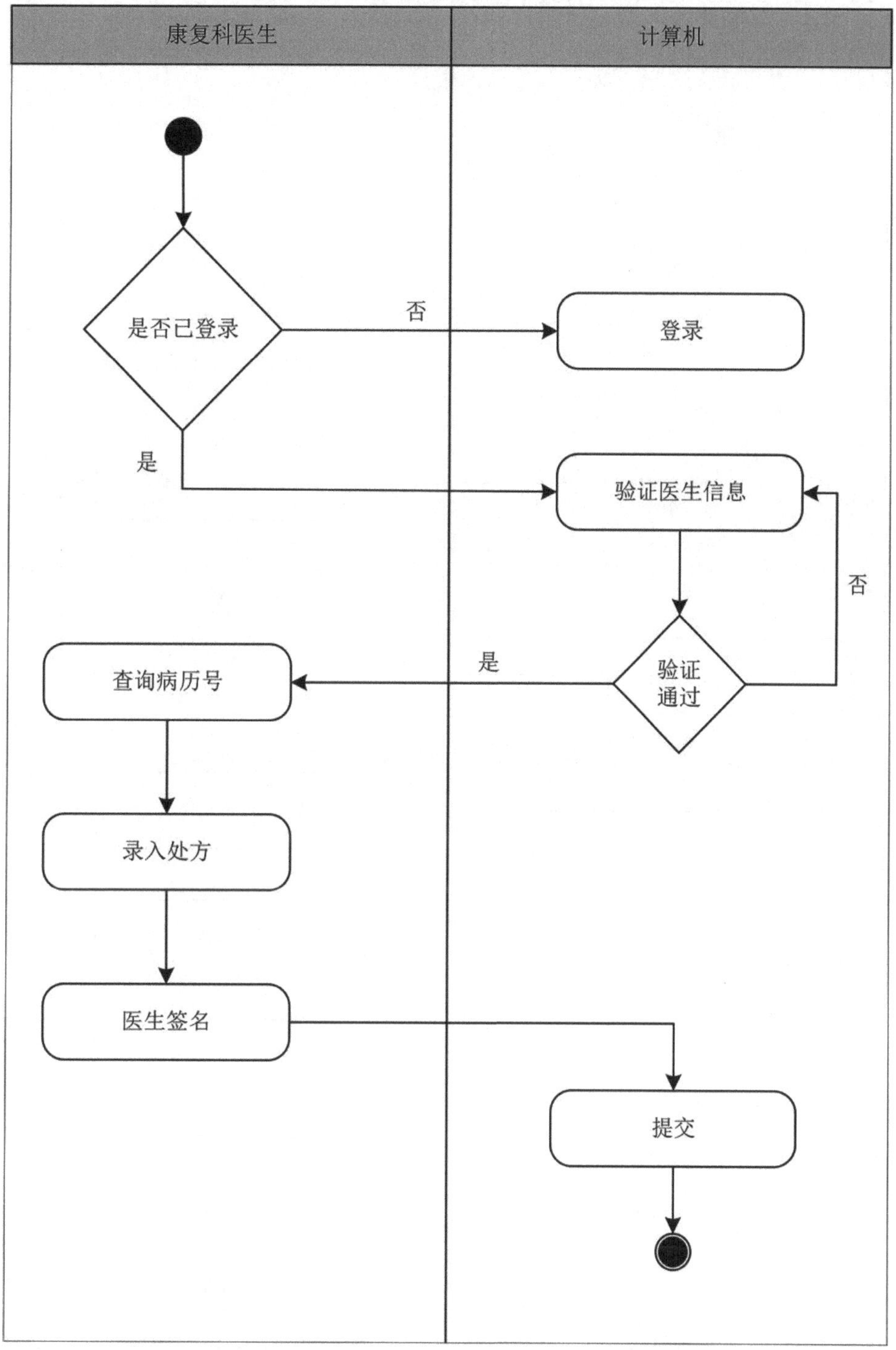

图 3-33　康复科医生"处方录入"概念用例实现场景

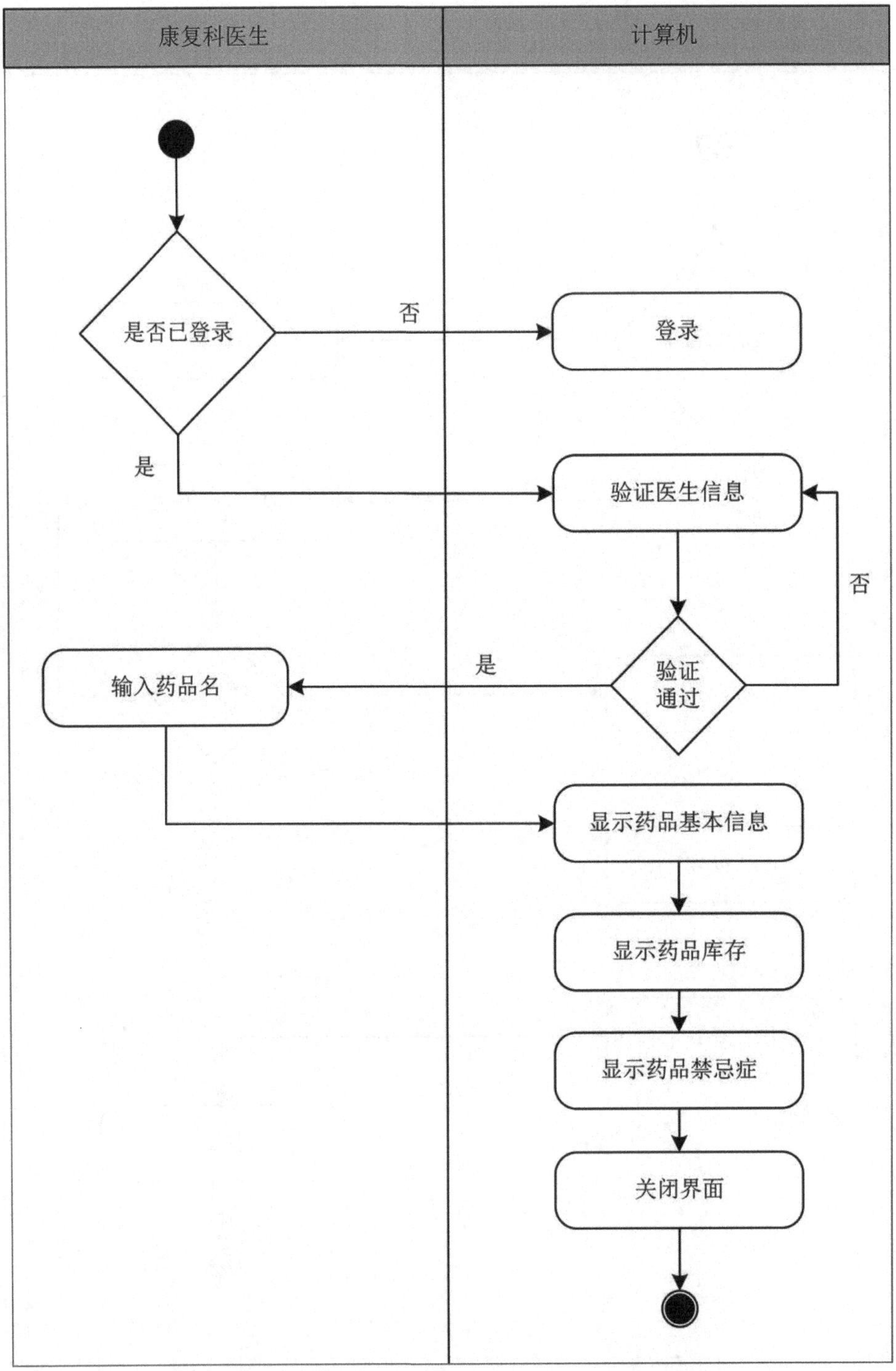

图 3-34　康复科医生"查看药品"概念用例实现场景

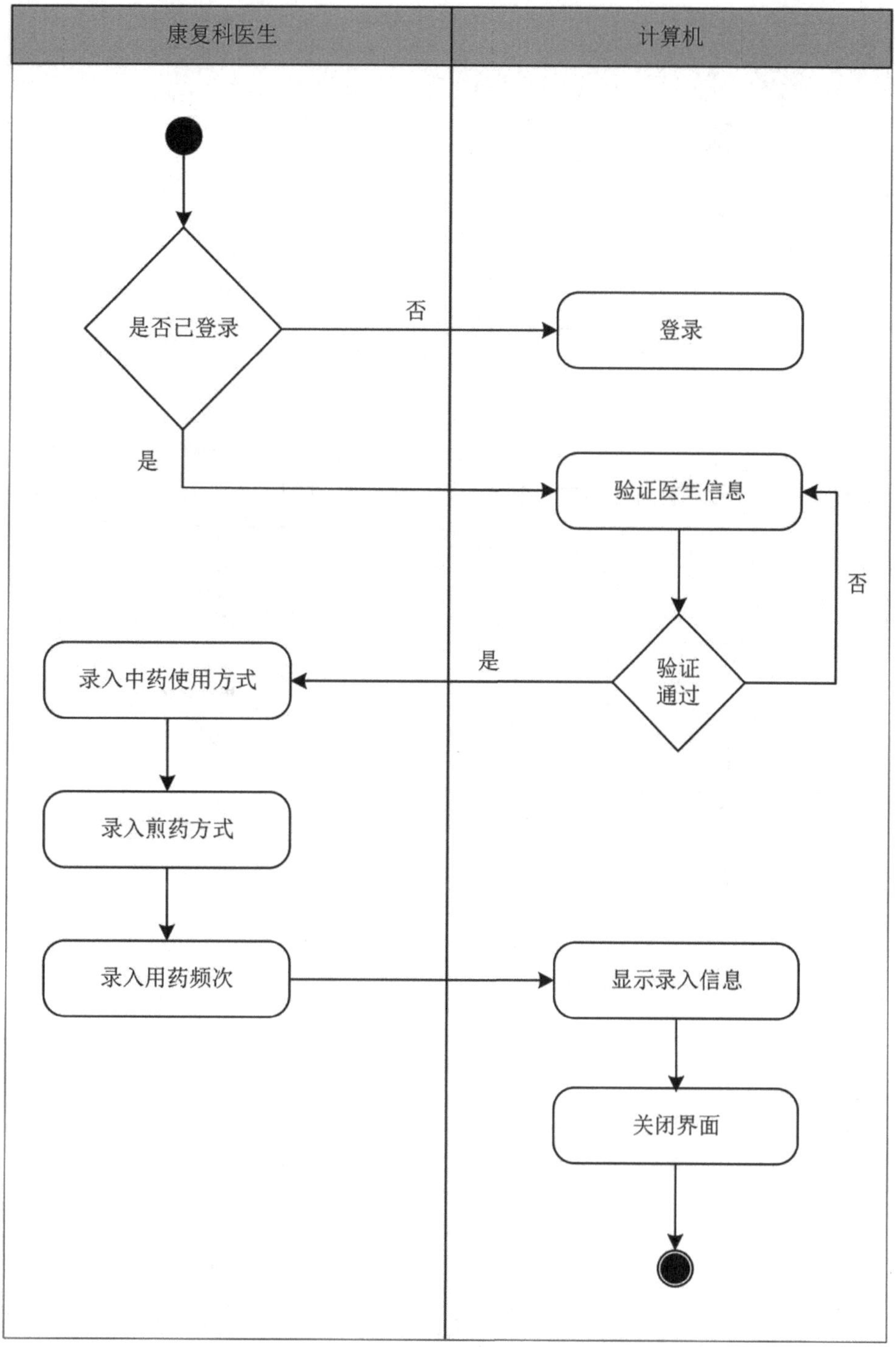

第 3 章　中医康复科电子病历系统设计与实现

图 3-35　康复科医生"中药录入"概念用例实现场景

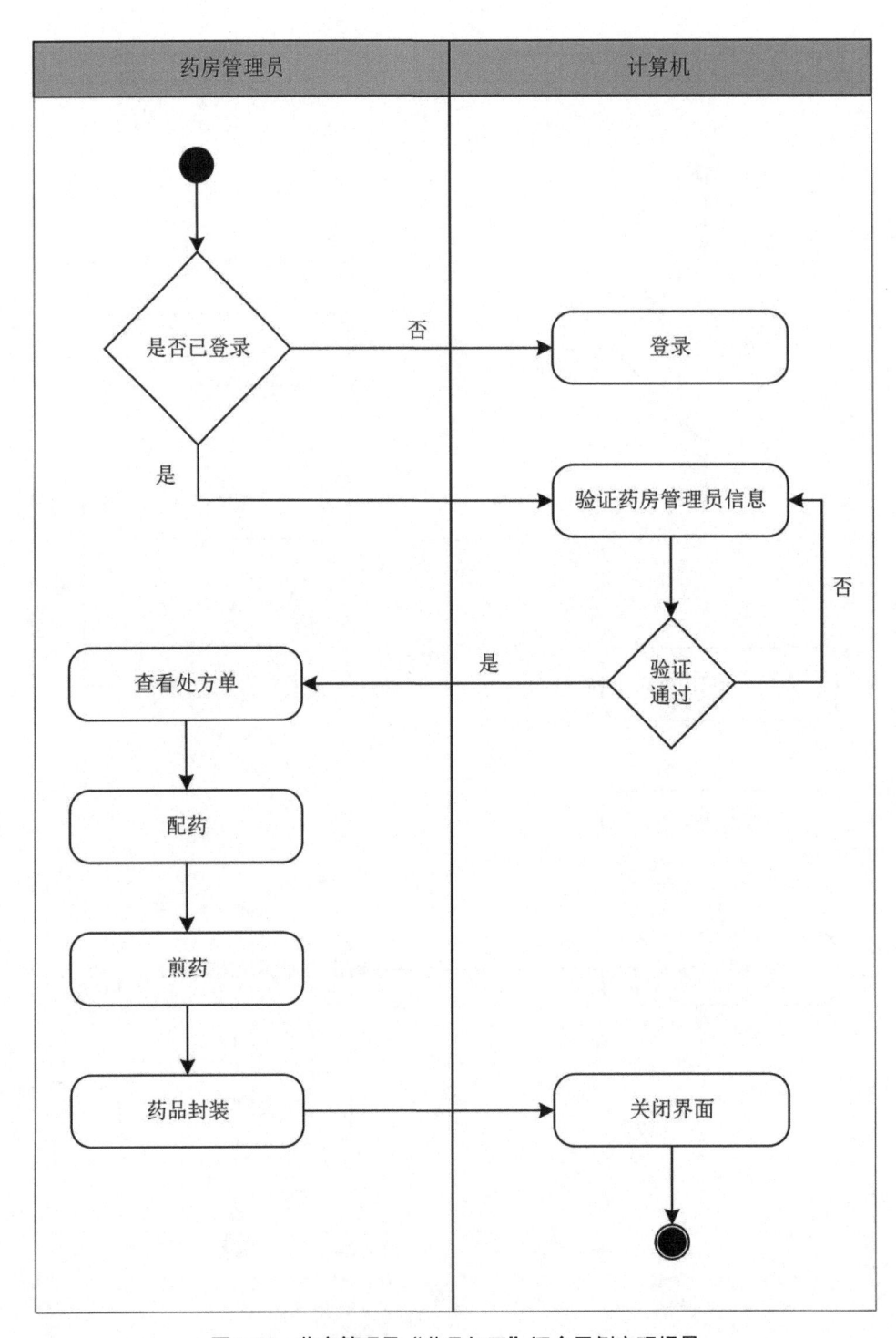

图 3-36 药房管理员"药品加工"概念用例实现场景

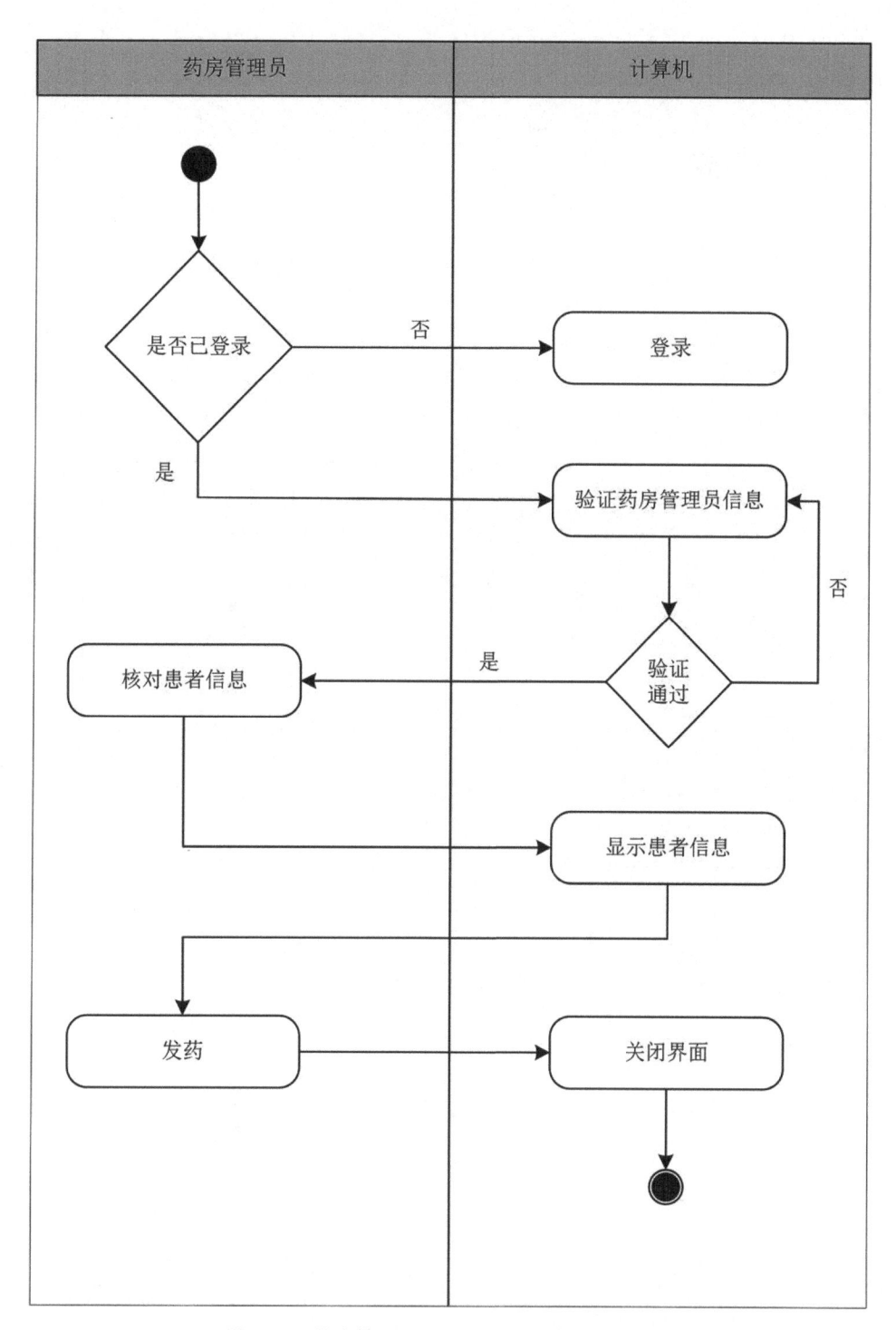

图 3-37　药房管理员"药品配发"概念用例场景

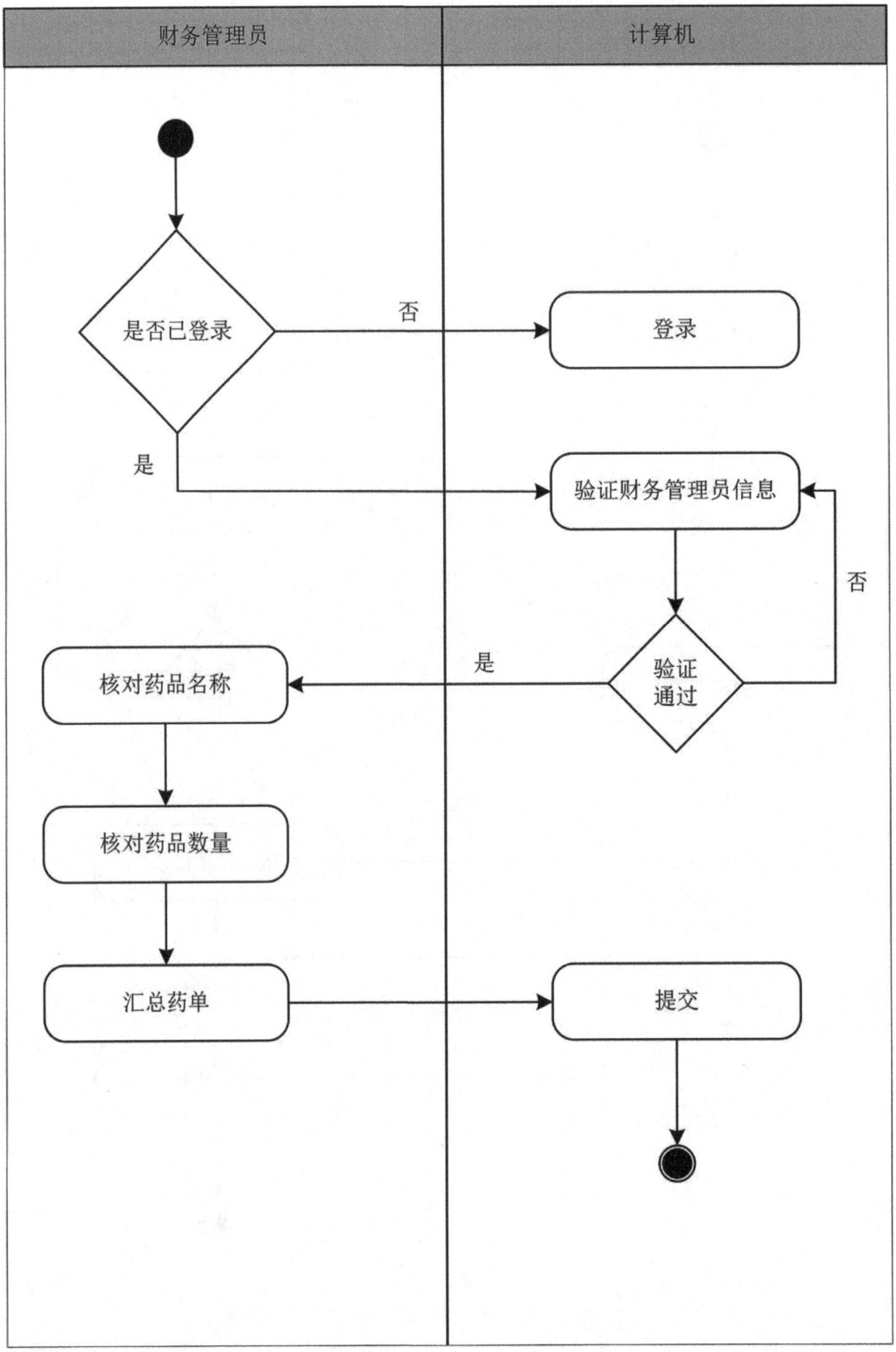

图 3-38 财务管理员"核对药单"概念用例场景

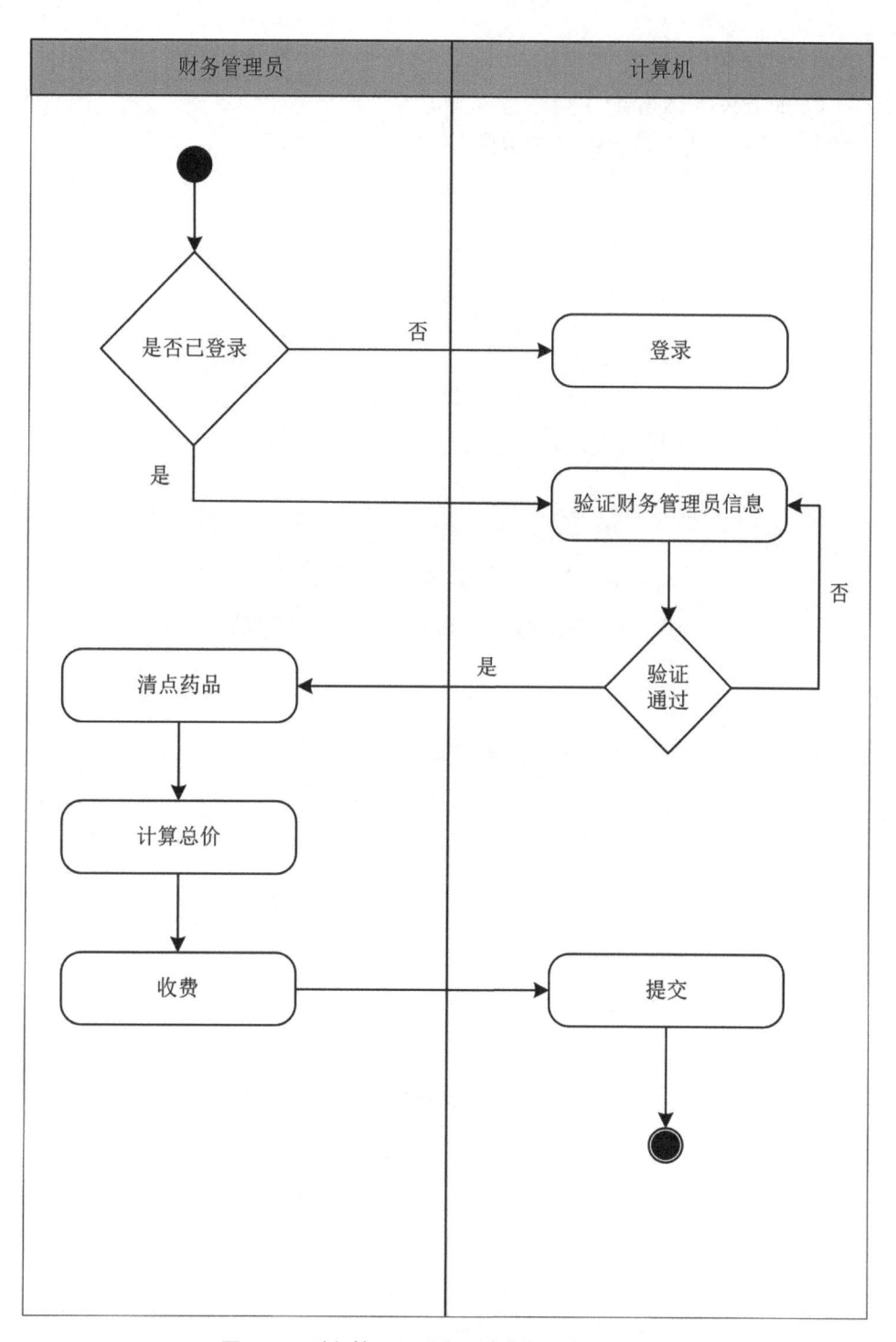

图 3-39 财务管理员"收取药费"概念用例场景

2.建立业务架构

（1）业务实体ER模型

每个关键业务用例的业务实体ER模型如图3-40—3-48所示。

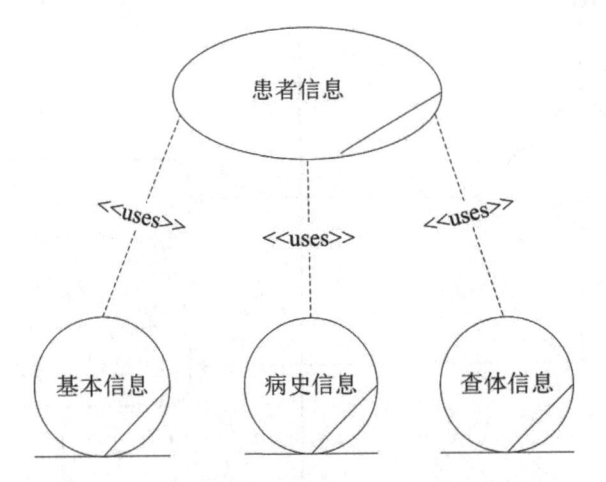

图 3-40　康复科医生"患者信息"业务对象模型

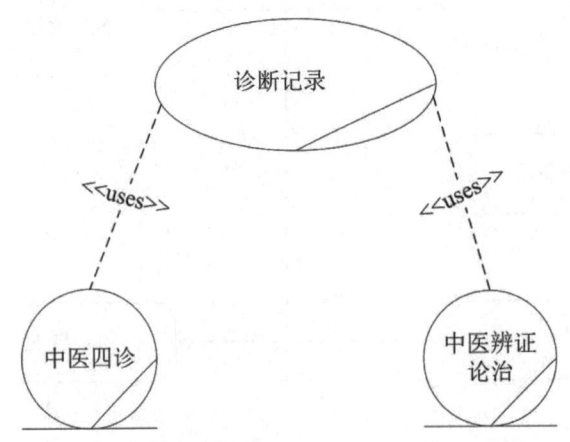

图 3-41　康复科医生"诊断记录"业务对象模型

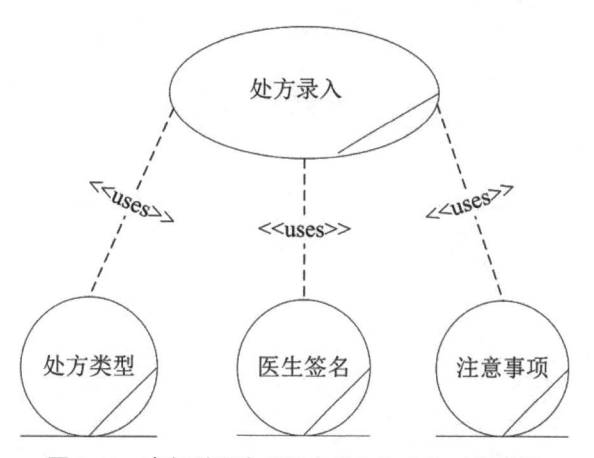

图 3-42 康复科医生"处方录入"业务对象模型

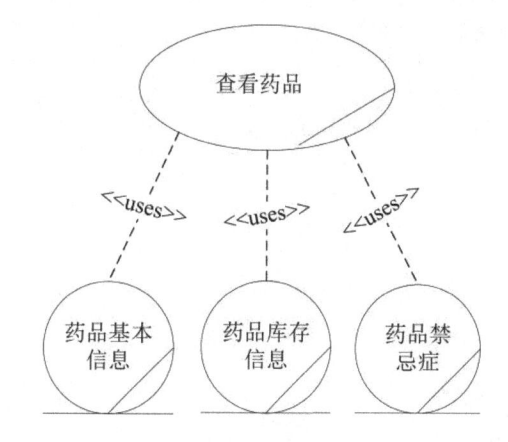

图 3-43 康复科医生"查看药品"业务对象模型

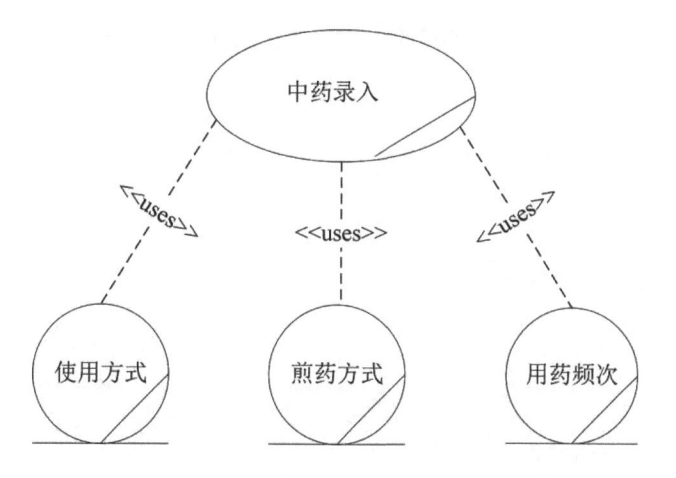

图 3-44 康复科医生"中药录入"业务对象模型

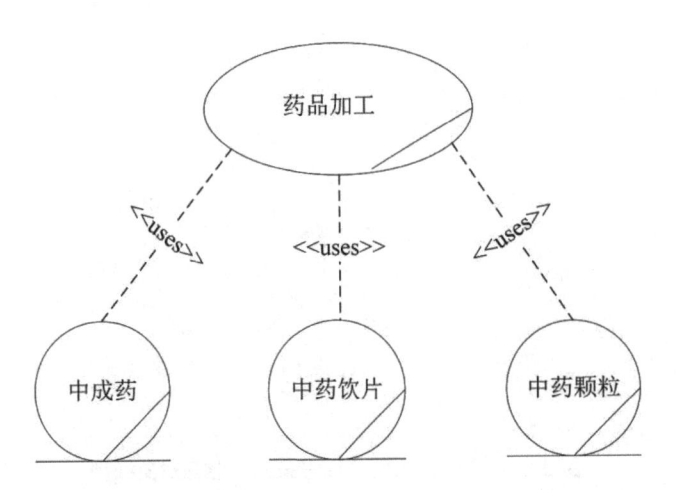

图 3-45 药房管理员"药品加工"业务对象模型

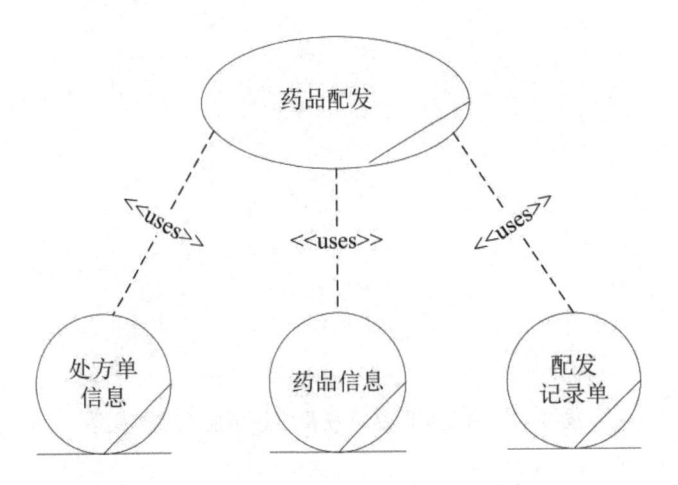

图 3-46 药房管理员"药品配发"业务对象模型

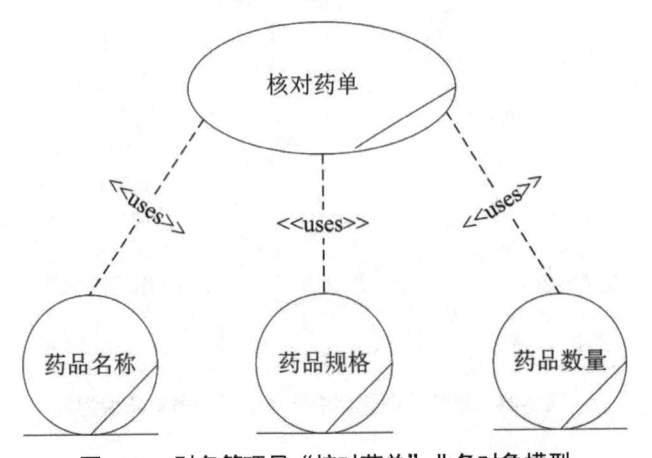

图 3-47 财务管理员"核对药单"业务对象模型

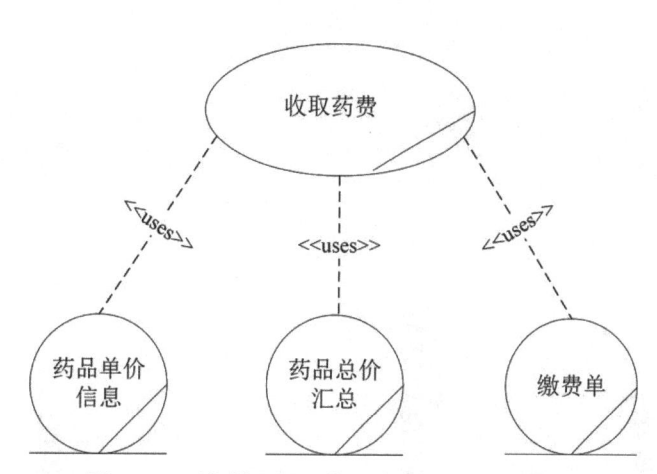

图 3-48 财务管理员"收取药费"业务对象模型

（2）领域模型场景

每个关键业务用例的领域模型场景如图3-49—3-57所示。

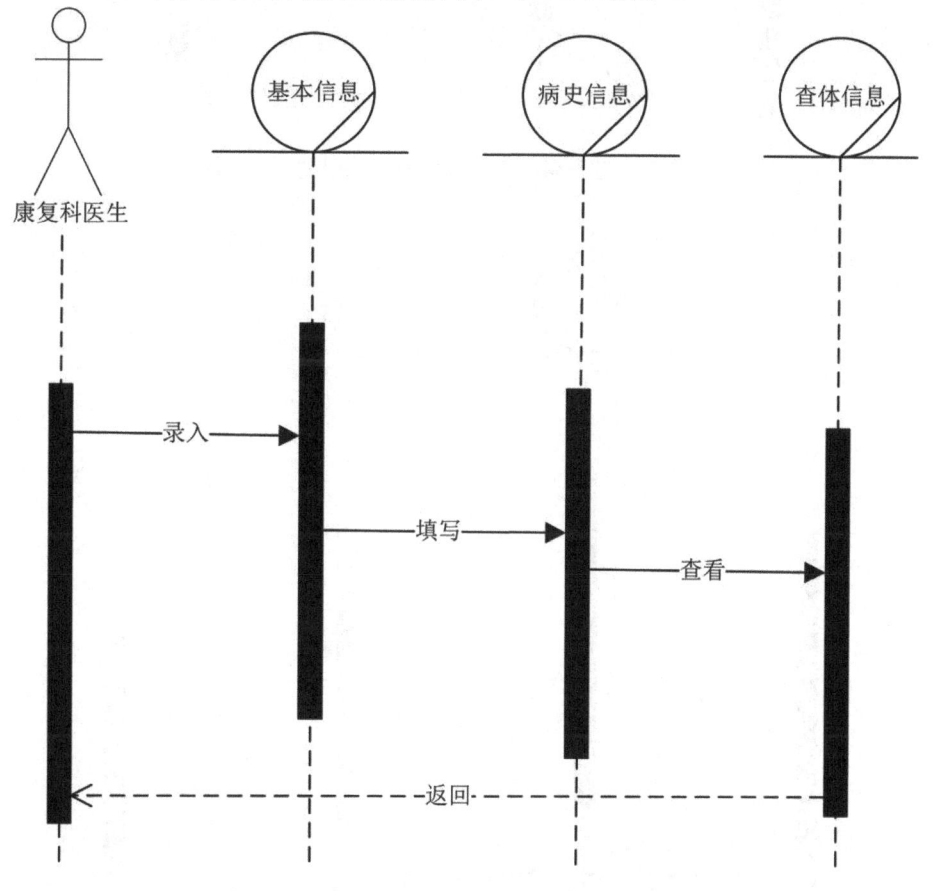

图 3-49 康复科医生"患者信息"领域模型场景

图 3-50　康复科医生"诊断记录"领域模型场景

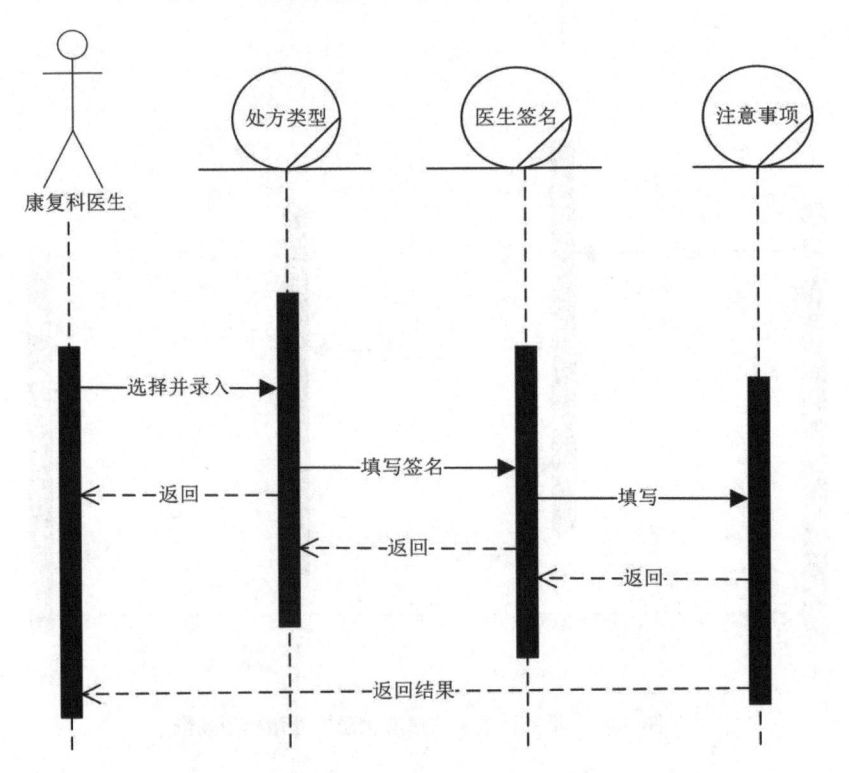

图 3-51　康复科医生"处方录入"领域模型场景

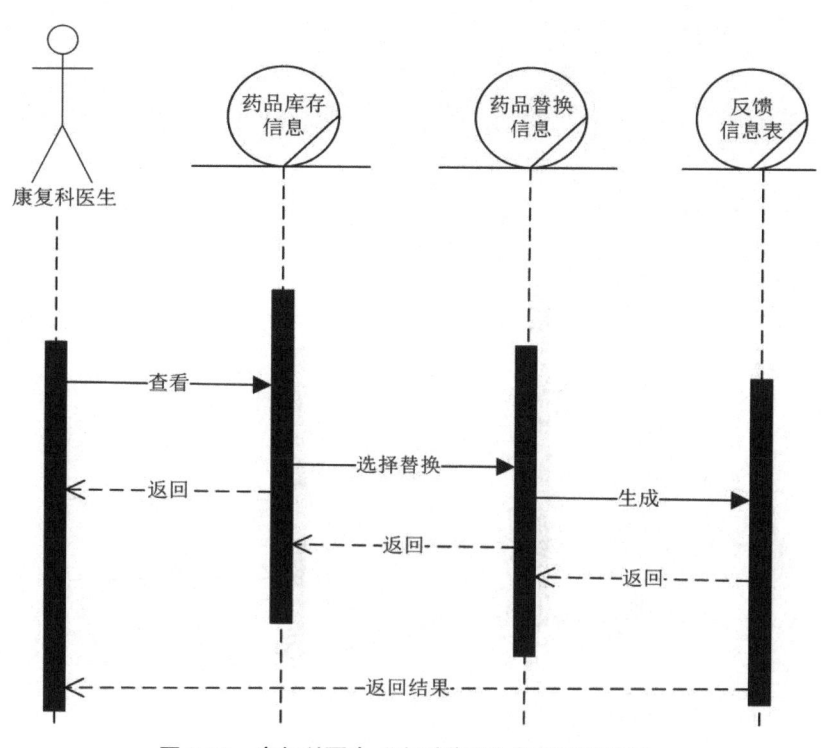

图 3-52 康复科医生"查看药品"领域模型场景

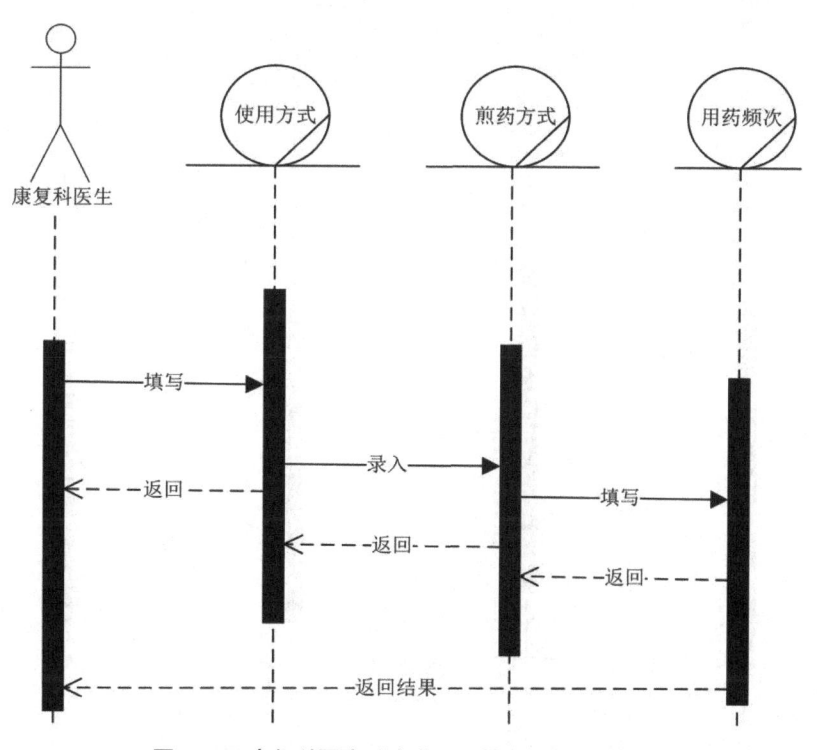

图 3-53 康复科医生"中药录入"领域模型场景

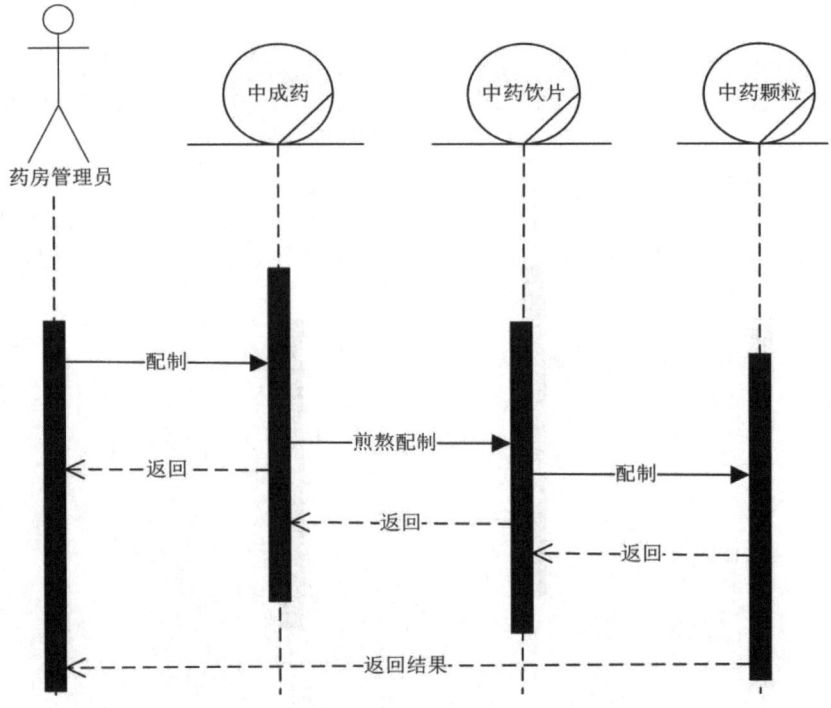

图 3-54 药房管理员"药品加工"领域模型场景

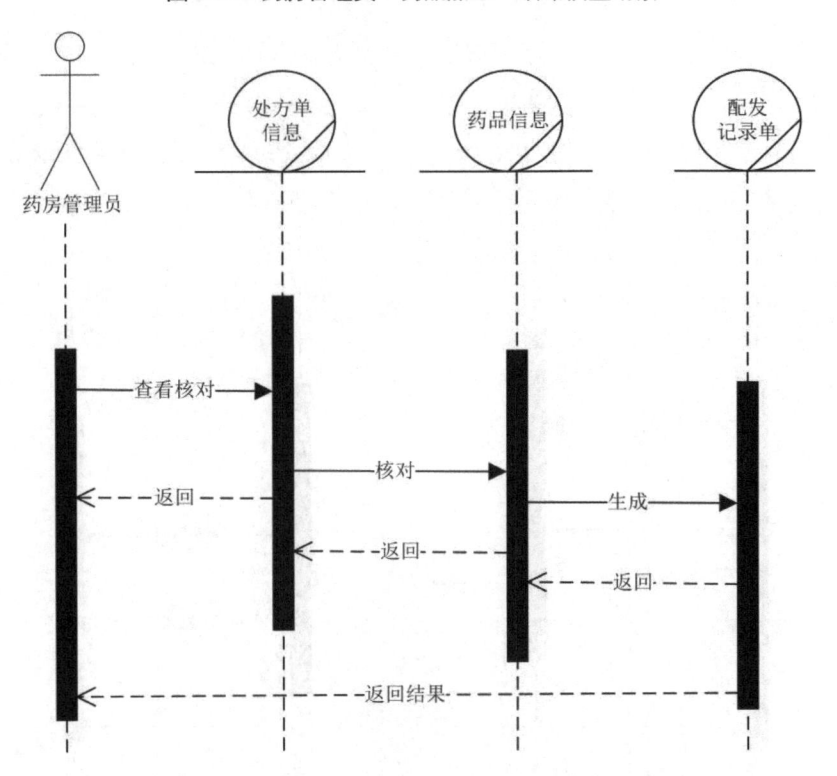

图 3-55 药房管理员"药品配发"领域模型场景

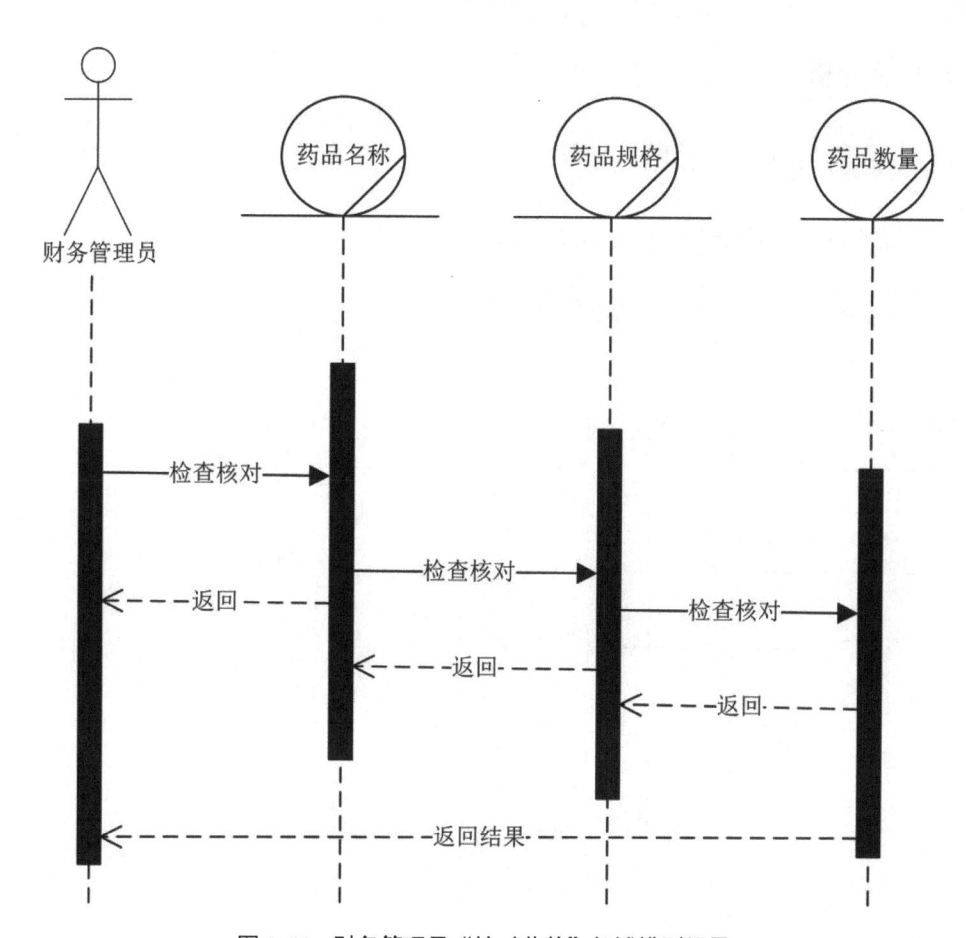

图 3-56 财务管理员"核对药单"领域模型场景

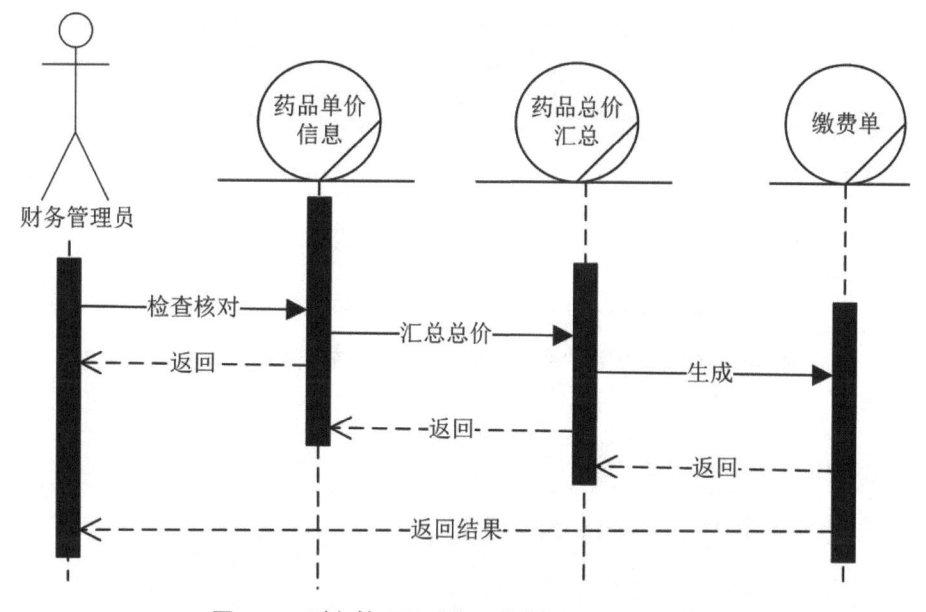

图 3-57 财务管理员"收取药费"领域模型场景

3.3 系统分析

3.3.1 建立系统用例

本系统的系统用例分析如图3-58—3-63所示。

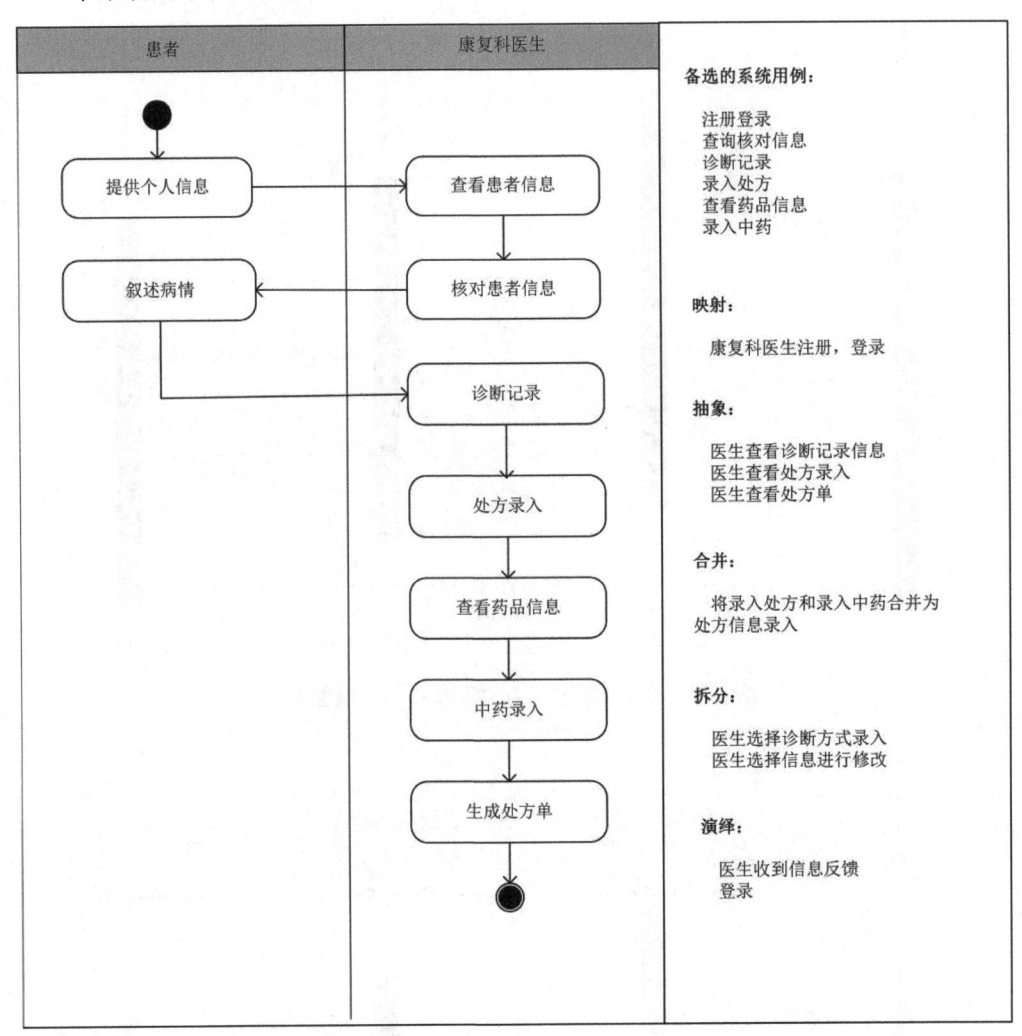

图 3-58 康复科医生"医生诊疗管理"的系统用例获取过程示意图

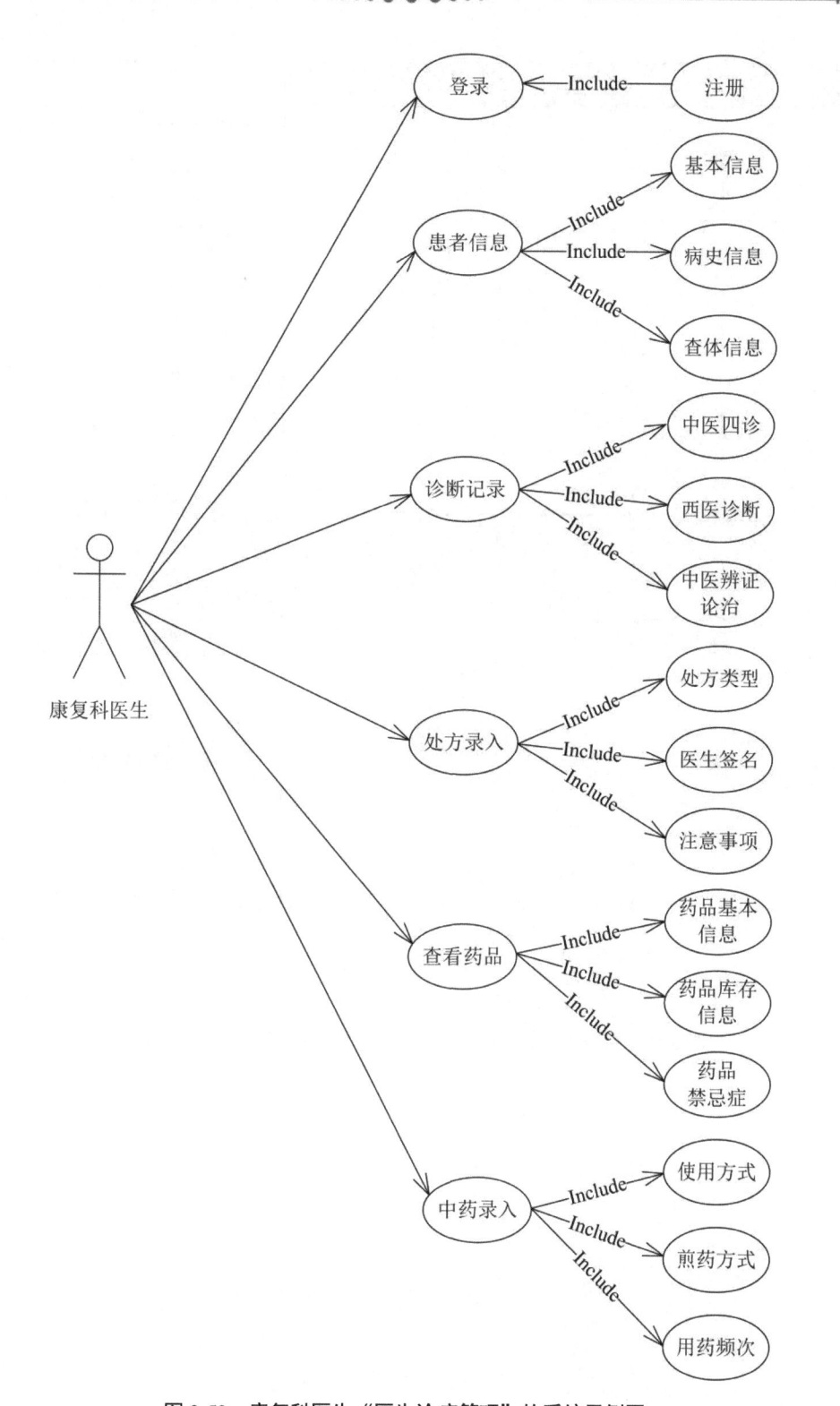

图 3-59 康复科医生"医生诊疗管理"的系统用例图

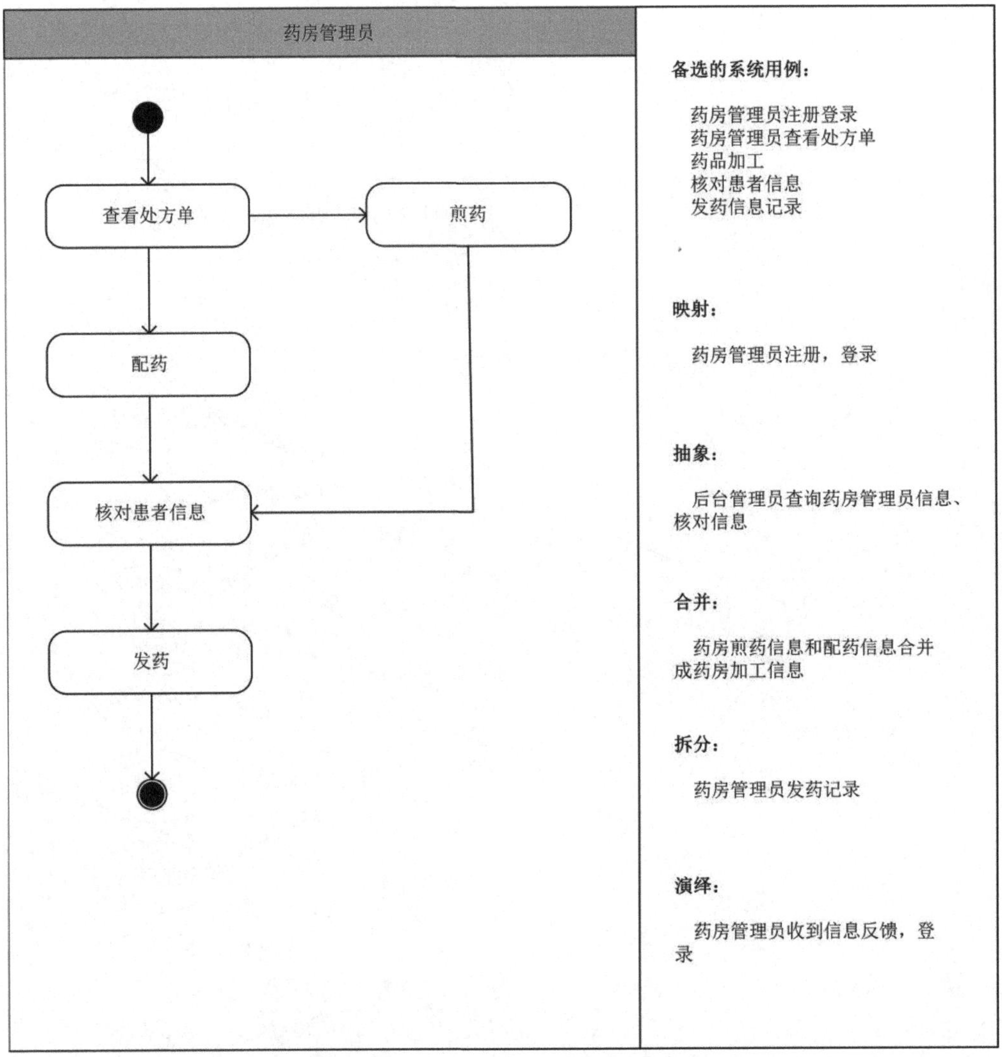

图 3-60　药房管理员"药房药品管理"的系统用例获取过程示意图

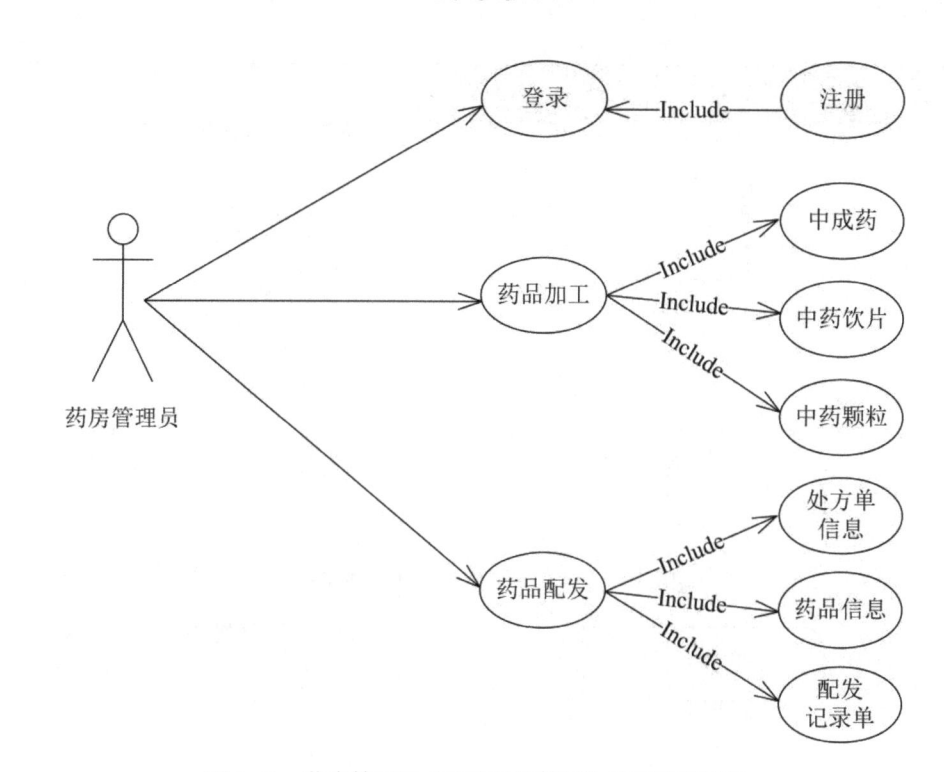

图 3-61 药房管理员"药房药品管理"的系统用例图

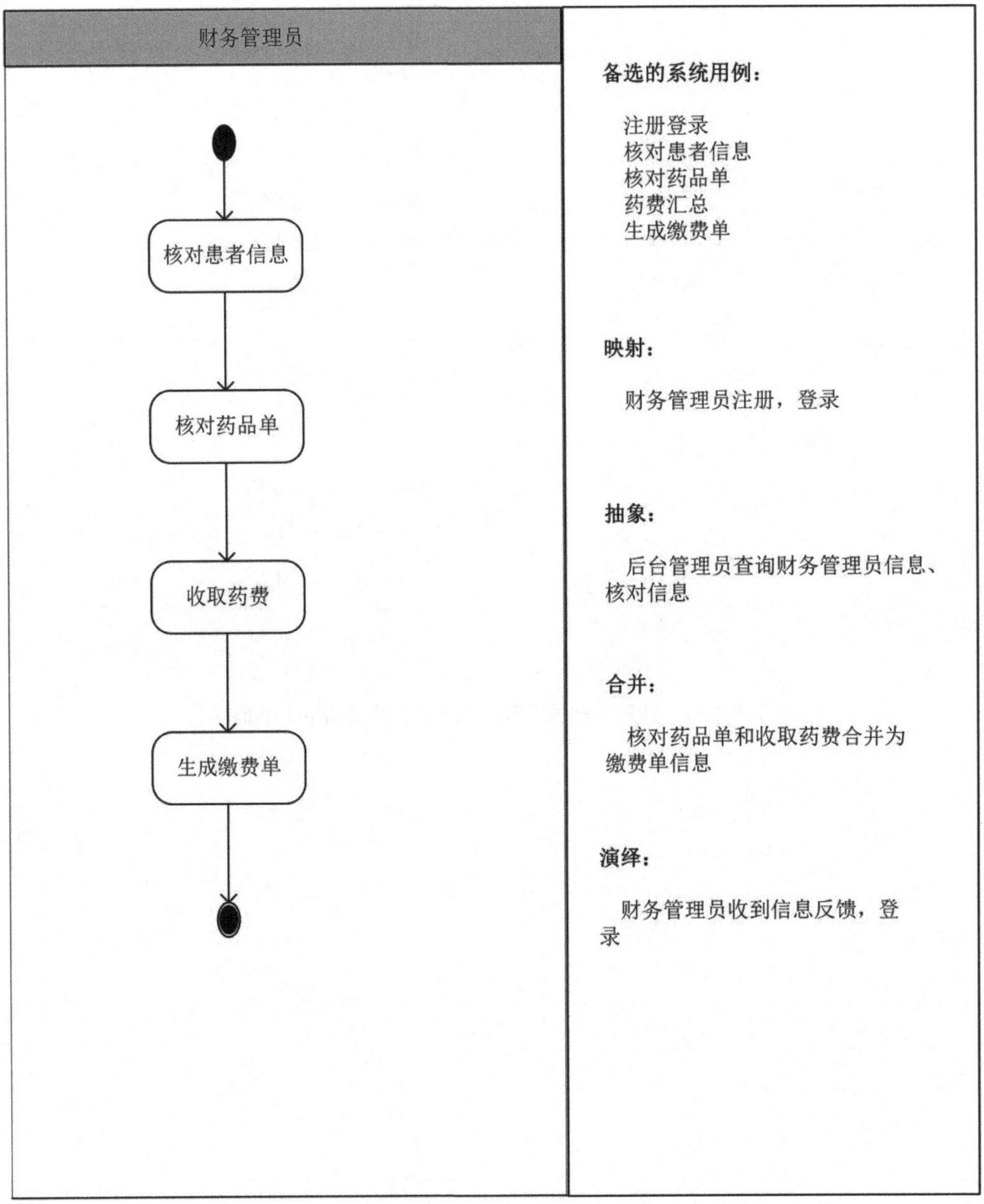

财务管理员	备选的系统用例：
○ ↓ 核对患者信息 ↓ 核对药品单 ↓ 收取药费 ↓ 生成缴费单 ↓ ●	注册登录 　核对患者信息 　核对药品单 　药费汇总 　生成缴费单 **映射：** 　财务管理员注册，登录 **抽象：** 　后台管理员查询财务管理员信息、核对信息 **合并：** 　核对药品单和收取药费合并为缴费单信息 **演绎：** 　财务管理员收到信息反馈，登录

图 3-62　财务管理员"财务收费管理"的系统用例获取过程示意图

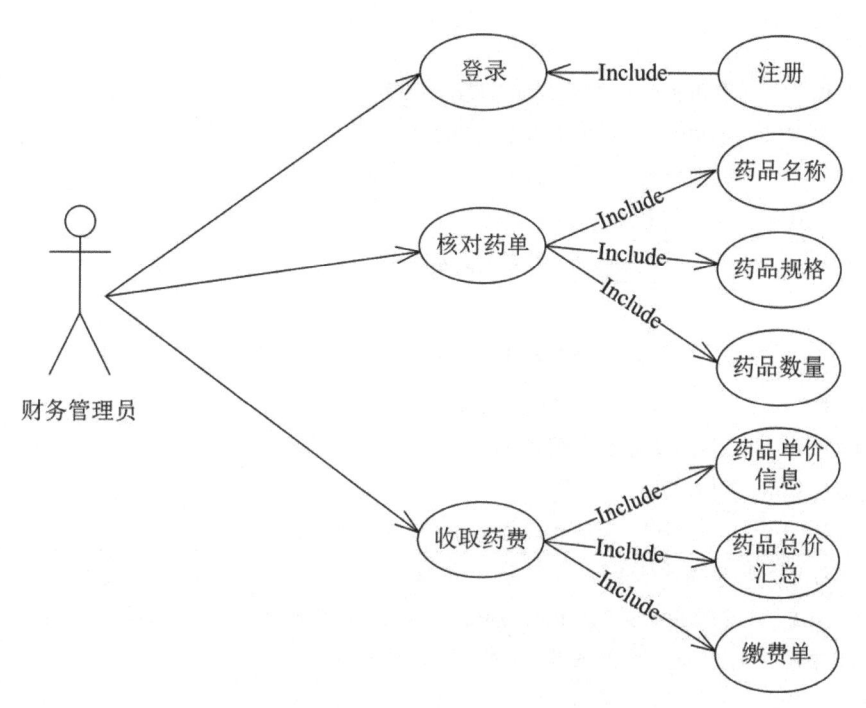

第 3 章 中医康复科电子病历系统设计与实现

图 3-63 财务管理员"财务收费管理"的系统用例图

3.3.2 分析业务规则

表 3-6 康复科医生"医生诊疗管理"用例规约表

用例名称	康复科医生"医生诊疗管理"业务用例
用例描述	医生核对患者信息、查看药品信息、录入中药信息、诊断记录、录入处方
执行者	康复科医生
前置条件	注册登录,将患者信息、药品信息、诊断记录录入数据库
后置条件	生成处方单
主事件描述	医生根据患者描述信息为患者作诊疗管理
分支事件流	录入查看患者信息,录入中药信息,诊断记录,处方录入
异常事件描述	系统给出错误提示
业务规则	数据库连接成功,数据表正常

表 3-7 药房管理员"药房药品管理"用例规约表

用例名称	药房管理员"药房药品管理"业务用例
用例描述	药房管理员进行药品加工配置和药品配发
执行者	药房管理员
前置条件	注册登录,药房管理员接收到处方单进行药品配置和药品配发
后置条件	药品配发成功

149

(续表)

用例名称	药房管理员"药房药品管理"业务用例
主事件描述	药房管理员接收处方单配药并发药
分支事件流	注册登录,查看处方单,作好配发记录
异常事件描述	系统给出错误提示
业务规则	数据库连接成功,数据表正常

表 3-8 财务管理员"财务收费管理"用例规约表

用例名称	财务管理员"财务收费管理"业务用例
用例描述	财务管理员核对药单并收取药费
执行者	财务管理员
前置条件	注册登录,财务管理员核对药单并收取药费
后置条件	生成缴费单
主事件描述	财务管理员检查核对药单,收取药费,作好记录
分支事件流	注册登录,核对药品明细单,收取药费
异常事件描述	系统给出错误提示
业务规则	数据库连接成功,数据表正常

3.3.3 用例实现

该系统中用户(康复科医生、药房管理员、财务管理员)使用系统前先登录验证,如果系统验证成功,系统读取个人信息,并获取用户的权限信息,以确定该用户是康复科医生、药房管理员或是财务管理员;确定后进行页面的重定向;最后转到用户个人首页。如果系统验证失败,返回出错信息,提醒用户重新登录。该系统用例实现关系如图3-64—3-72所示。

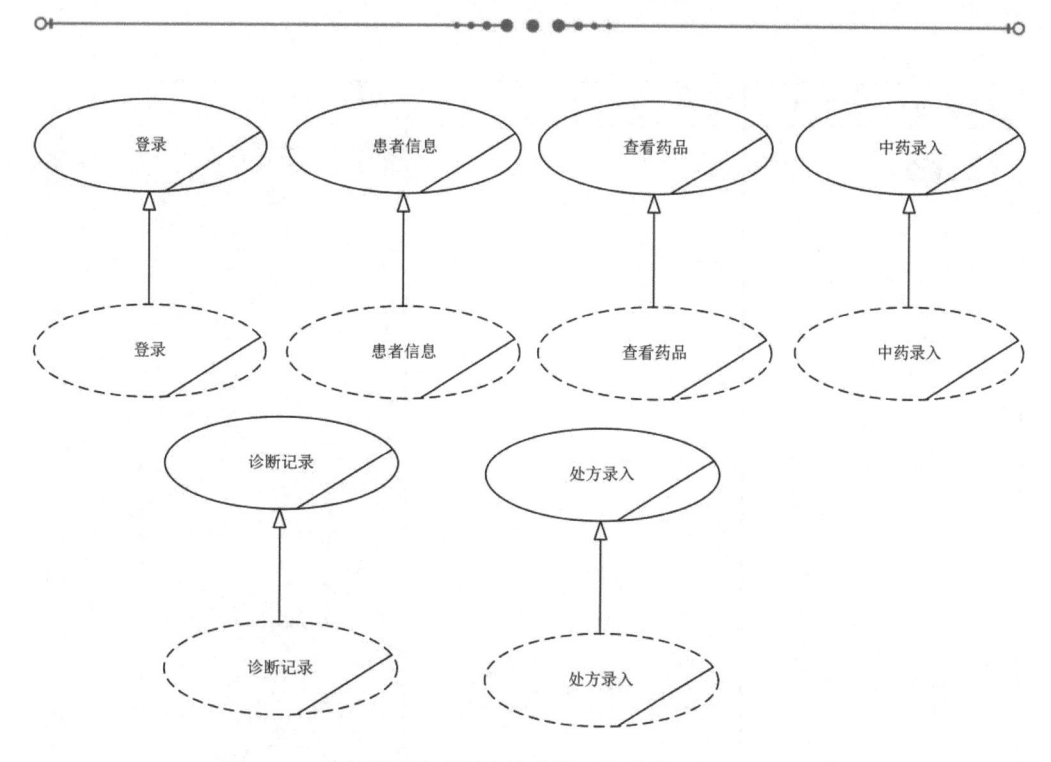

图 3-64 康复科医生"医生诊疗管理"系统用例实现关系图

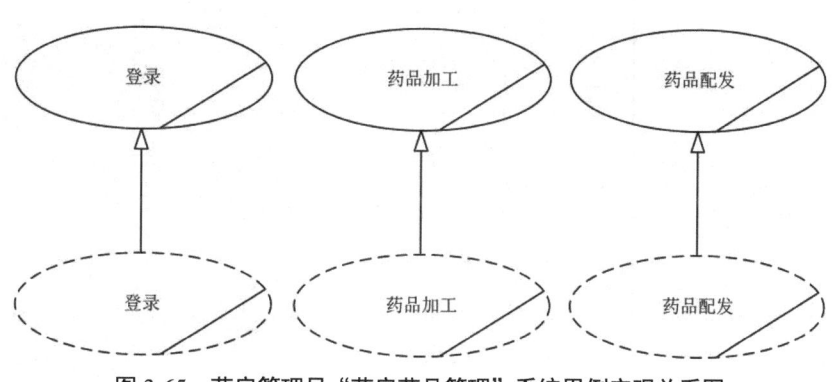

图 3-65 药房管理员"药房药品管理"系统用例实现关系图

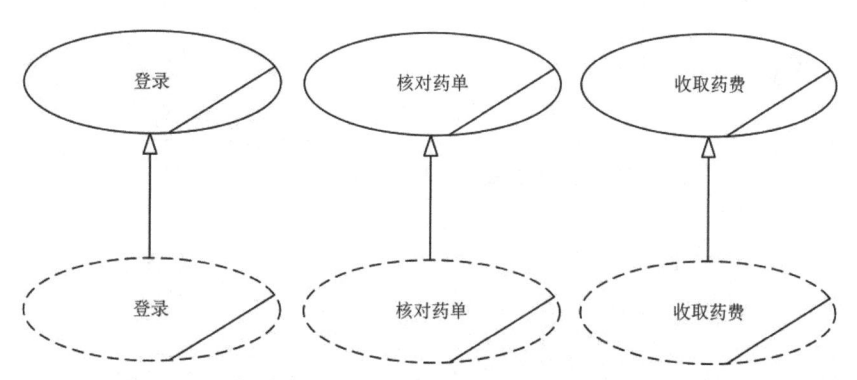

图 3-66 财务管理员"财务收费管理"系统用例实现关系图

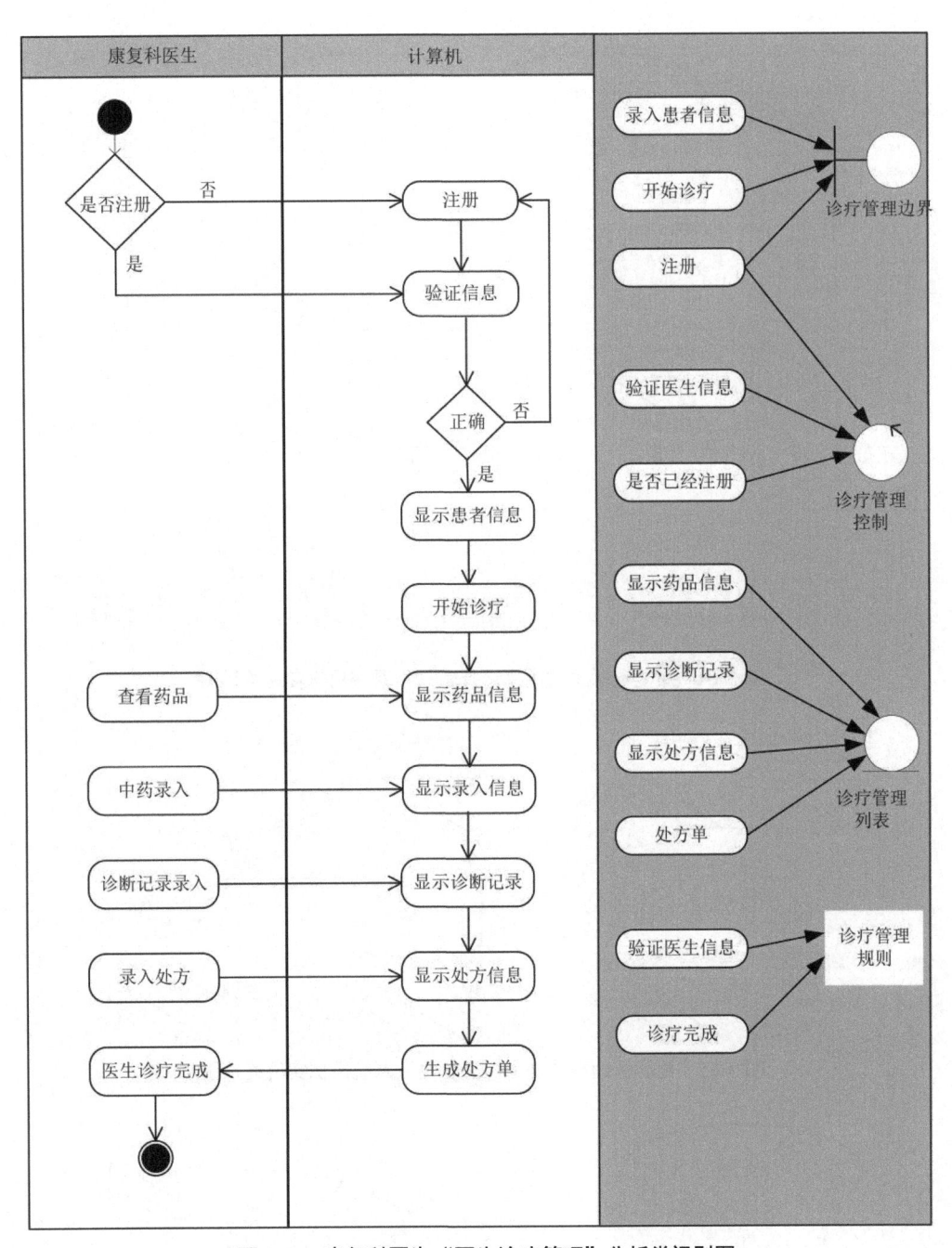

图 3-67 康复科医生"医生诊疗管理"分析类识别图

第 3 章　中医康复科电子病历系统设计与实现

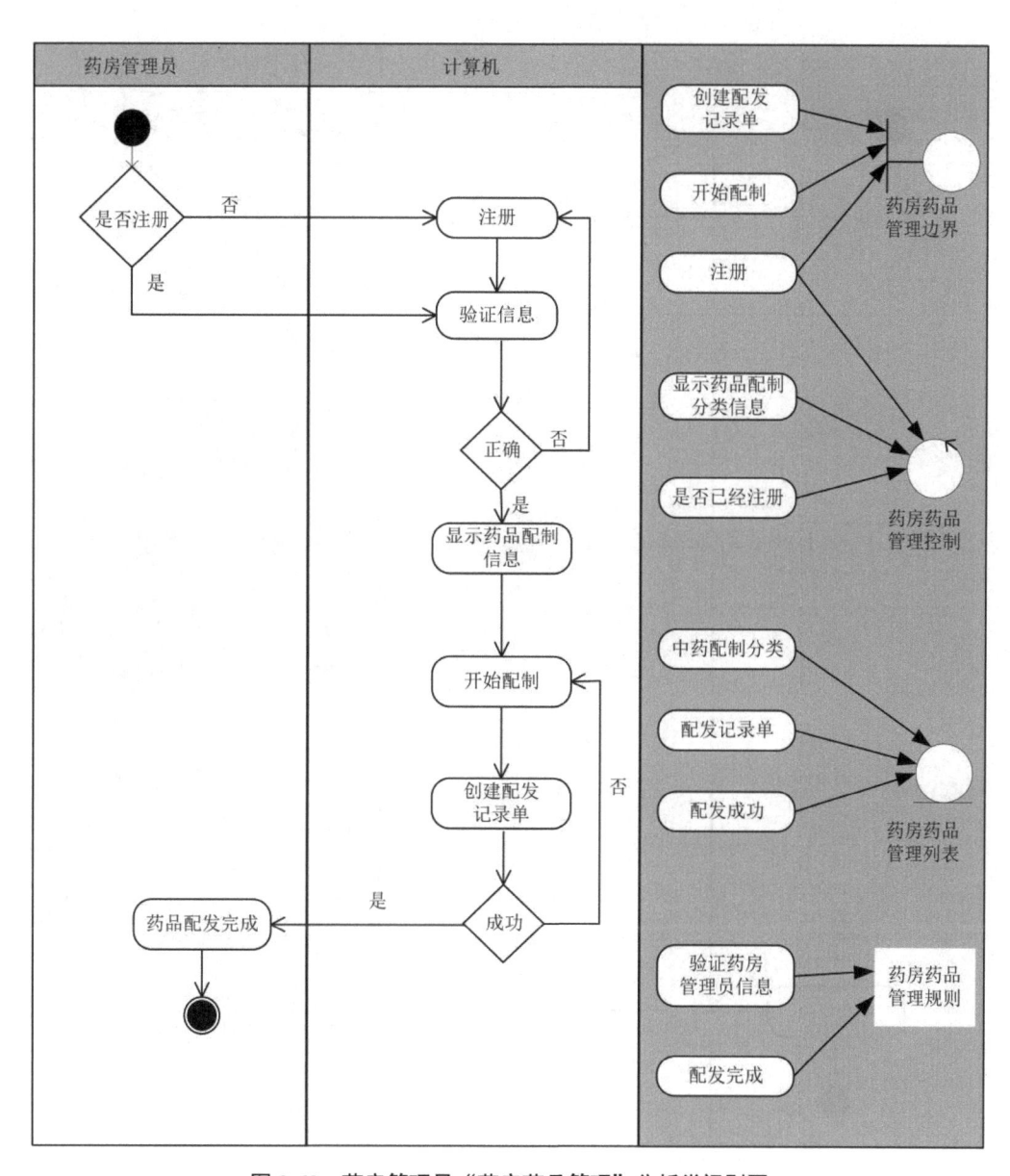

图 3-68　药房管理员"药房药品管理"分析类识别图

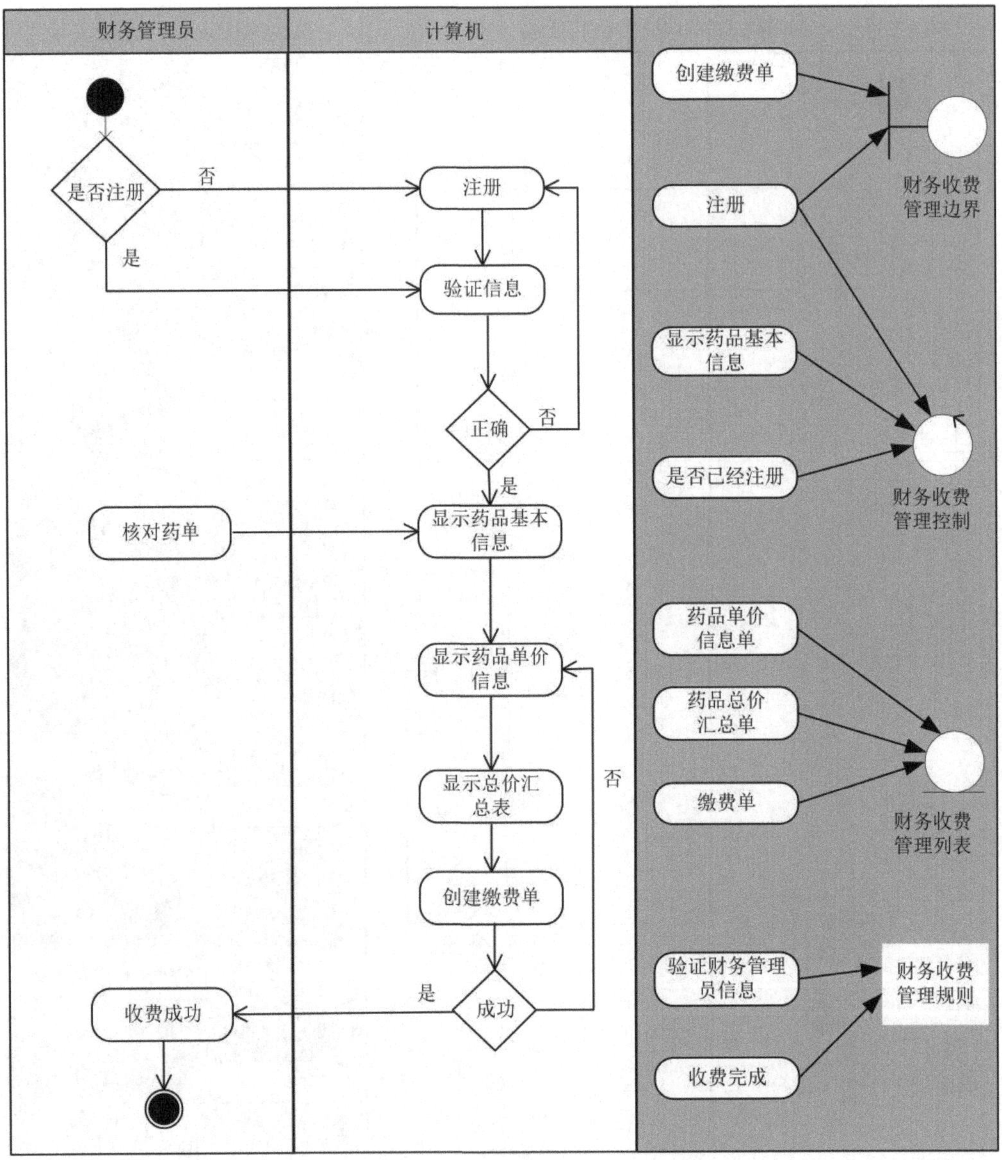

图 3-69 财务管理员"财务收费管理"分析类识别图

第 3 章 中医康复科电子病历系统设计与实现

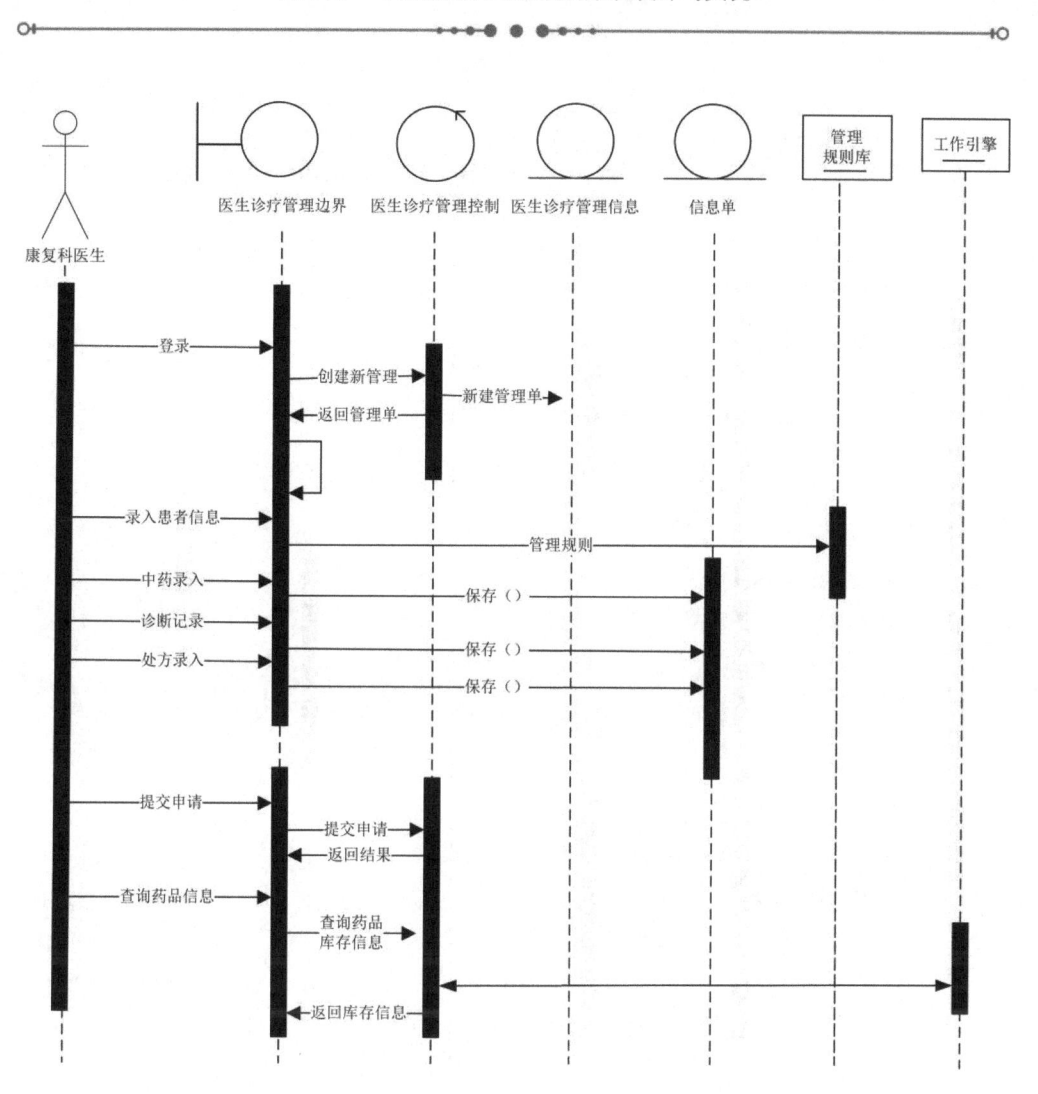

图 3-70 康复科医生"医生诊疗管理"用例实现图

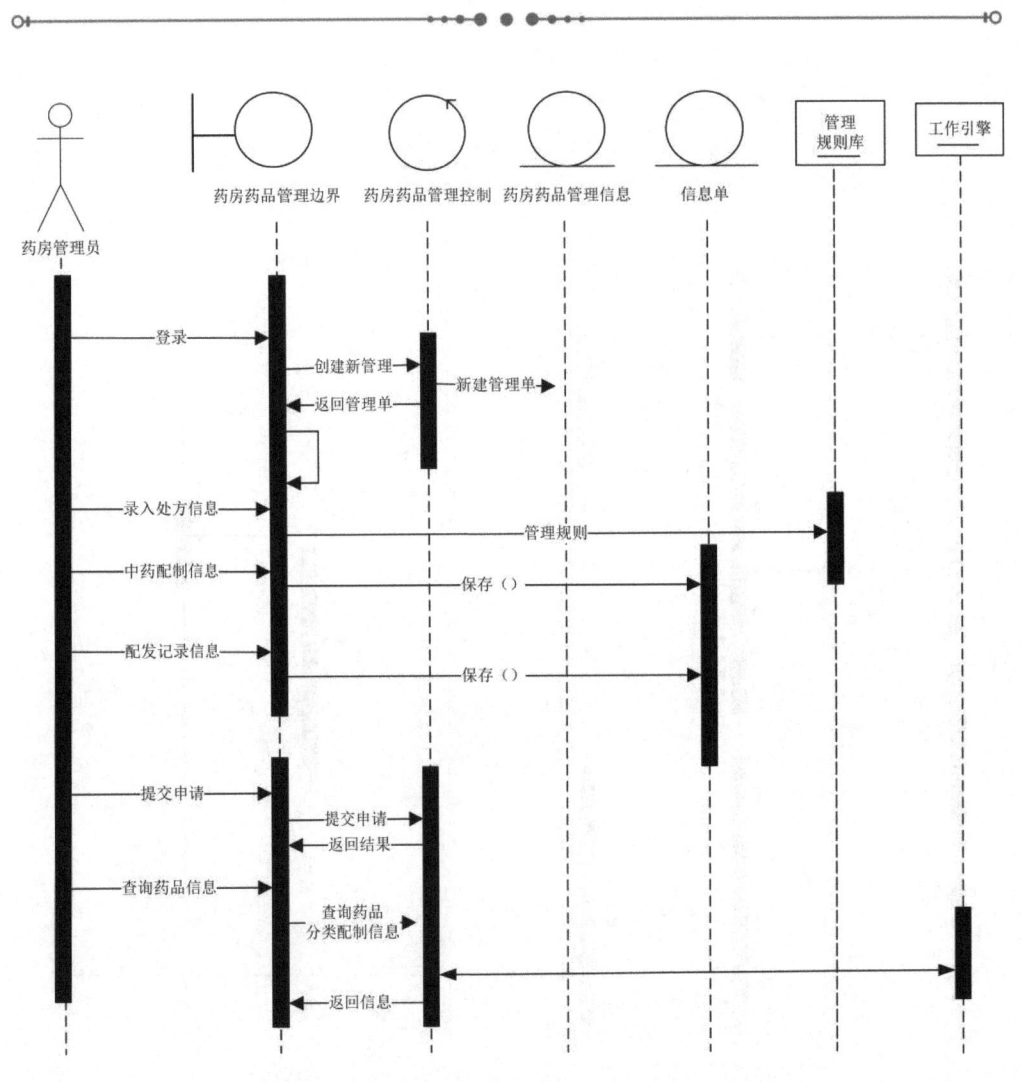

图 3-71 药房管理员"药房药品管理"用例实现图

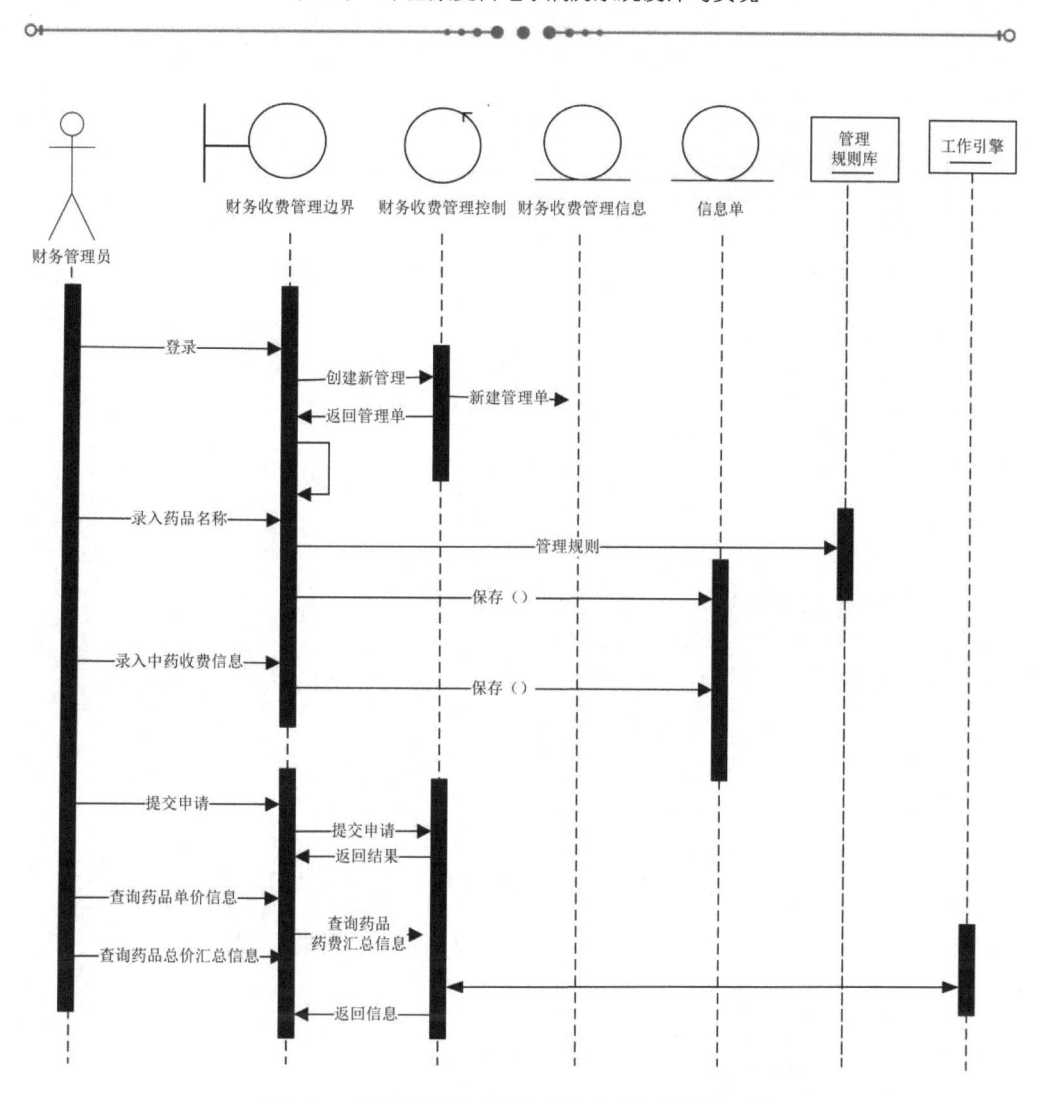

图 3-72 财务管理员"财务收费管理"用例实现图

3.3.4 软件架构和框架

中医康复科电子病历系统的软件框架如图3-73所示。

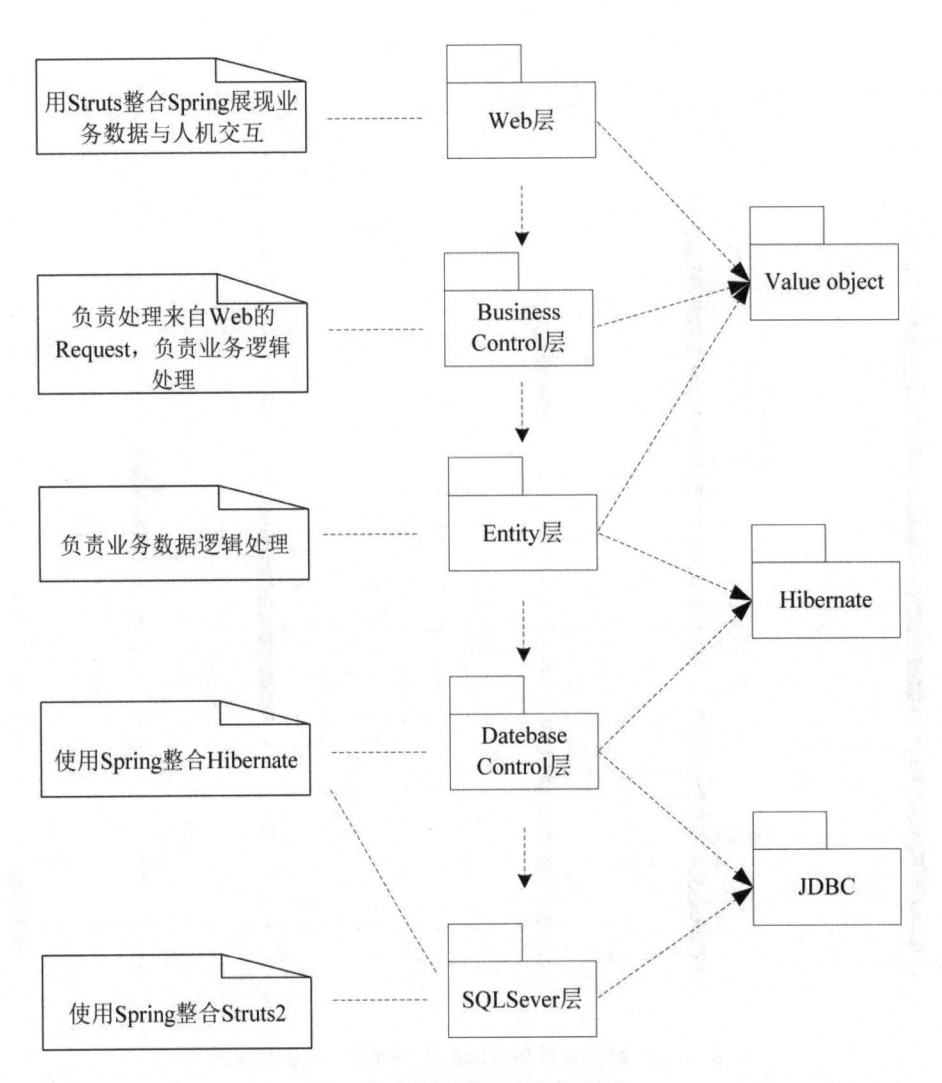

图 3-73 软件架构与框架示意图

3.3.5 建立分析模型

1. 康复科医生"医生诊疗管理"的分析模型

图 3-74 康复科医生"医生诊疗管理"分析类图

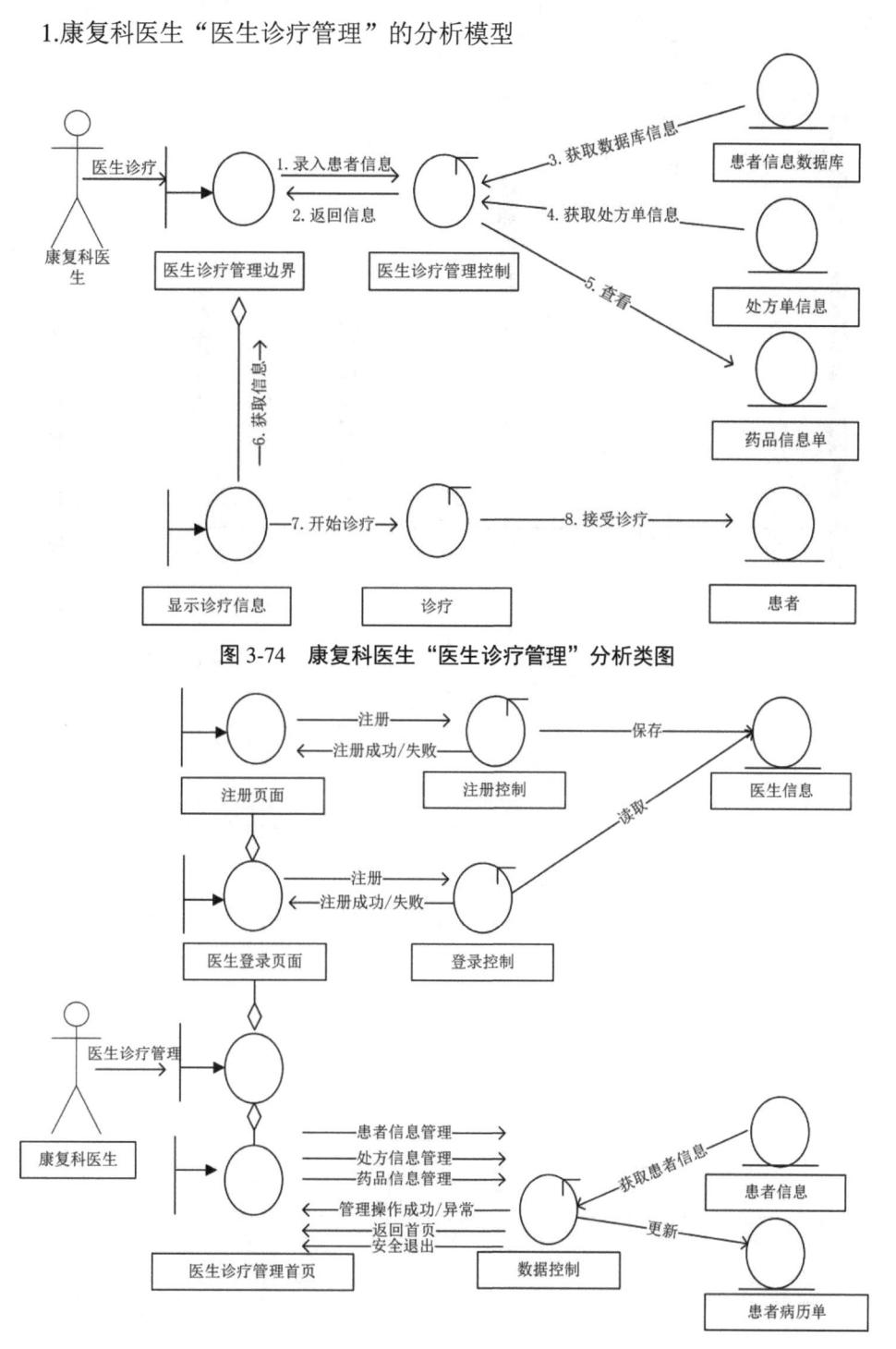

图 3-75 康复科医生"医生诊疗管理"的 Web 层实现

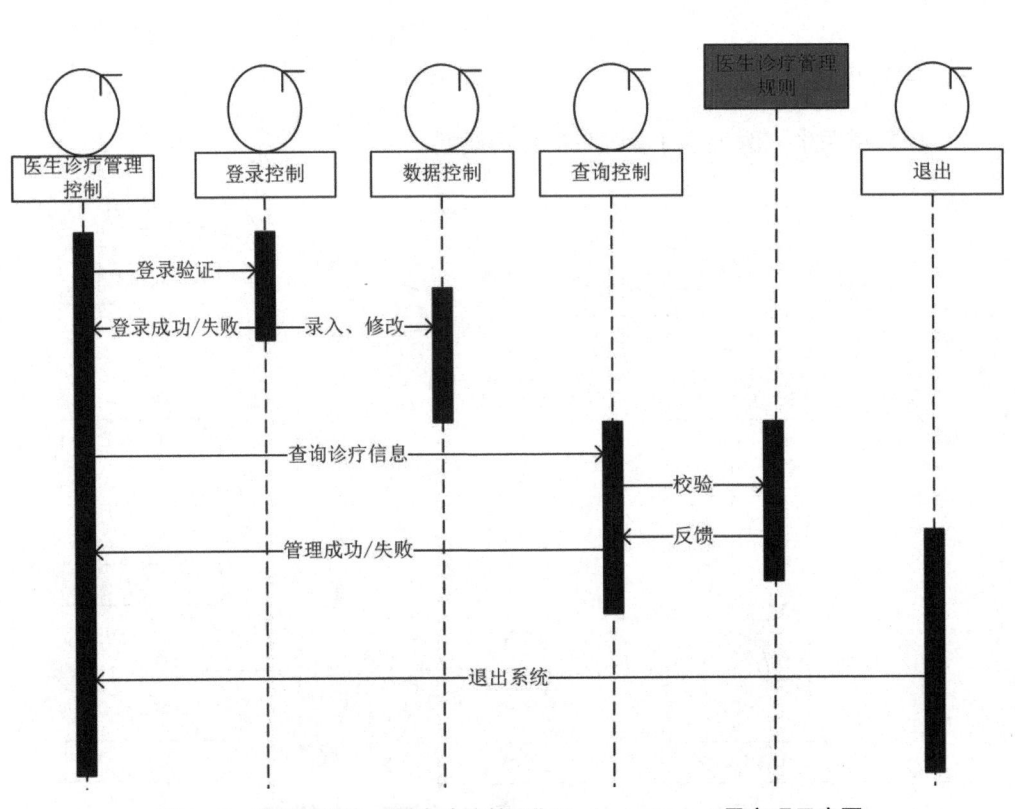

图 3-76　康复科医生"医生诊疗管理"Business Control 层实现示意图

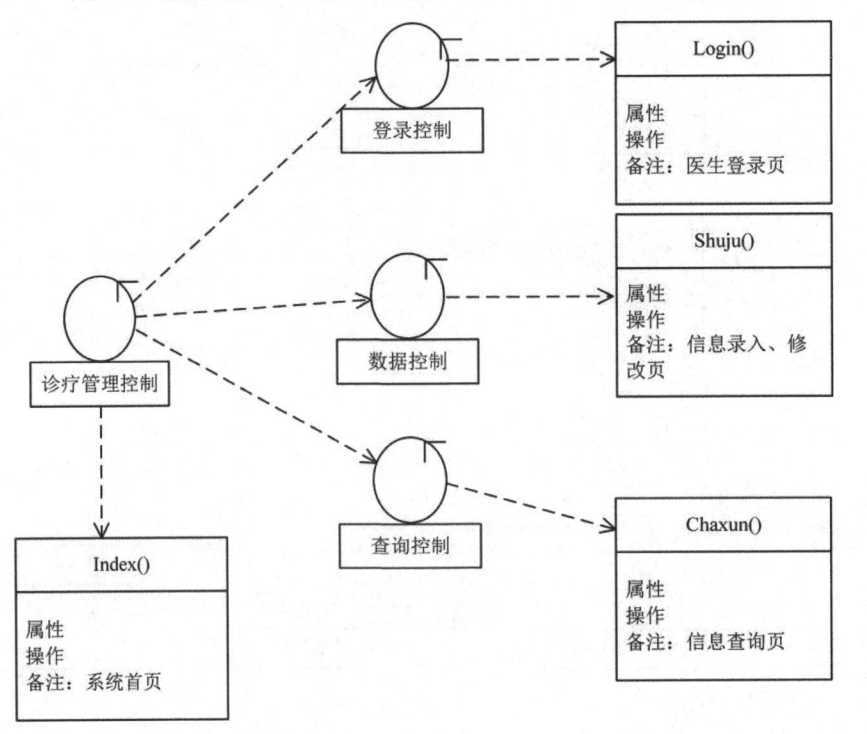

图 3-77　康复科医生"医生诊疗管理"Business Control 层分析类图

160

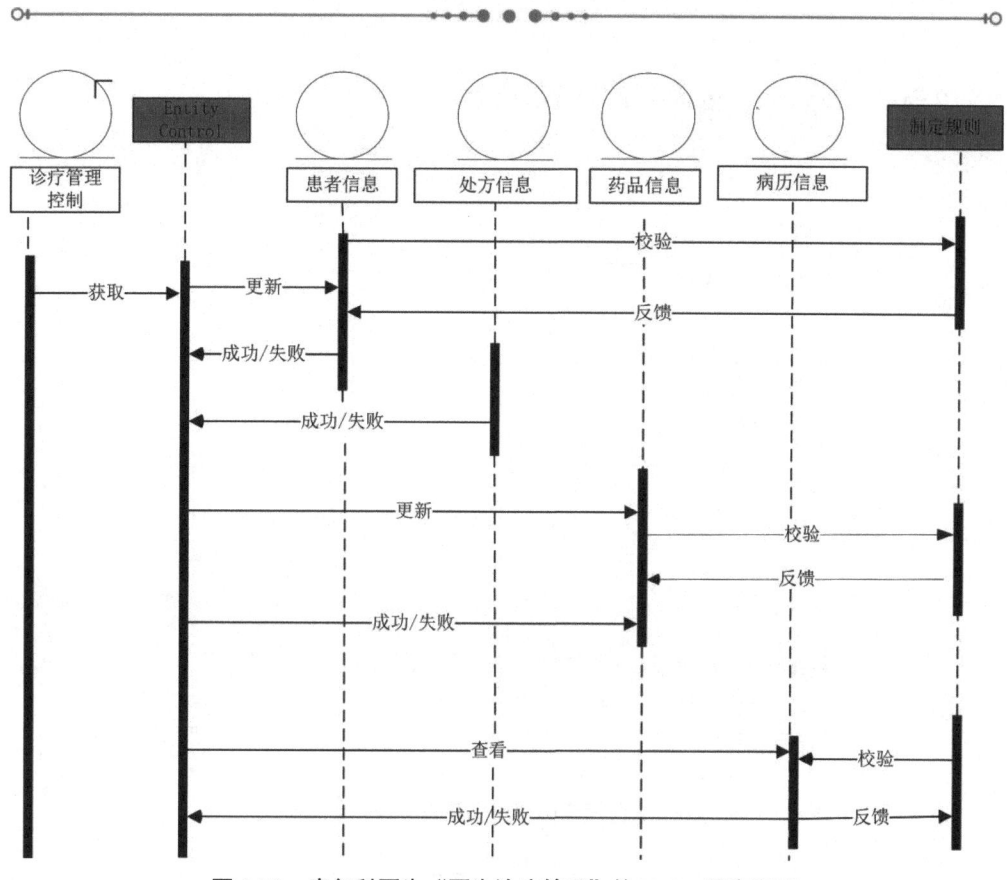

图 3-78　康复科医生"医生诊疗管理"的 Entity 层实现图

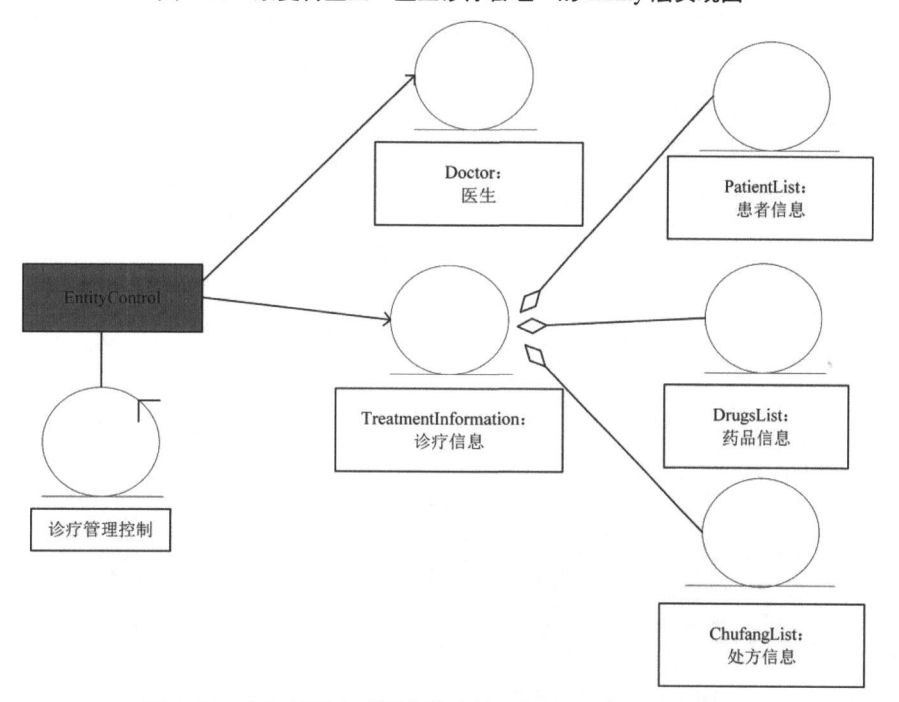

图 3-79　康复科医生"医生诊疗管理"的 Entity 层分析类图

2.药房管理员"药房药品管理"的分析模型

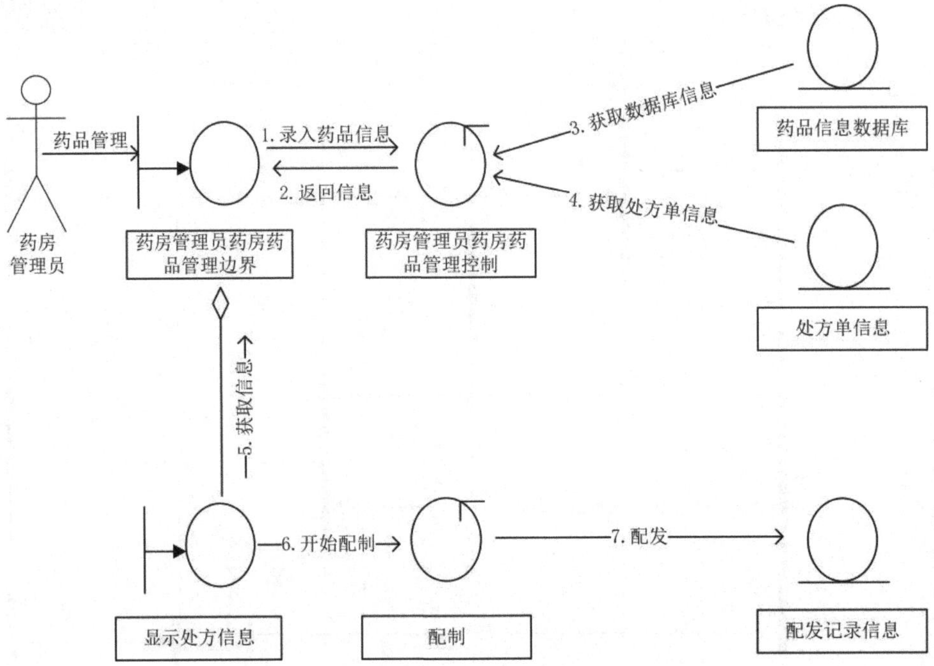

图 3-80 药房管理员"药房药品管理"分析类图

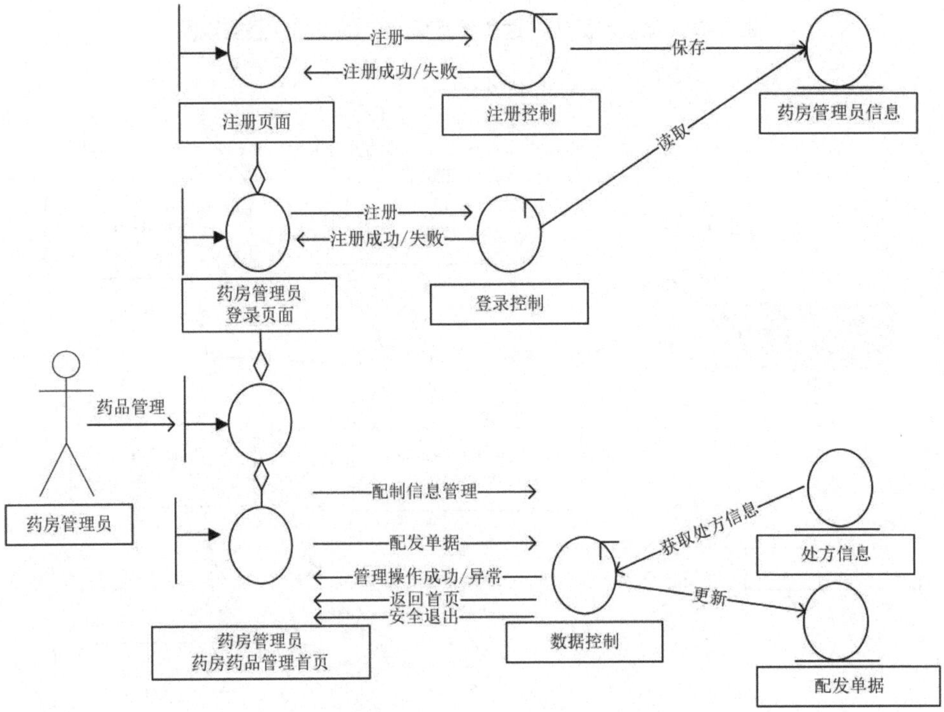

图 3-81 药房管理员"药房药品管理"的 Web 层实现

第 3 章　中医康复科电子病历系统设计与实现

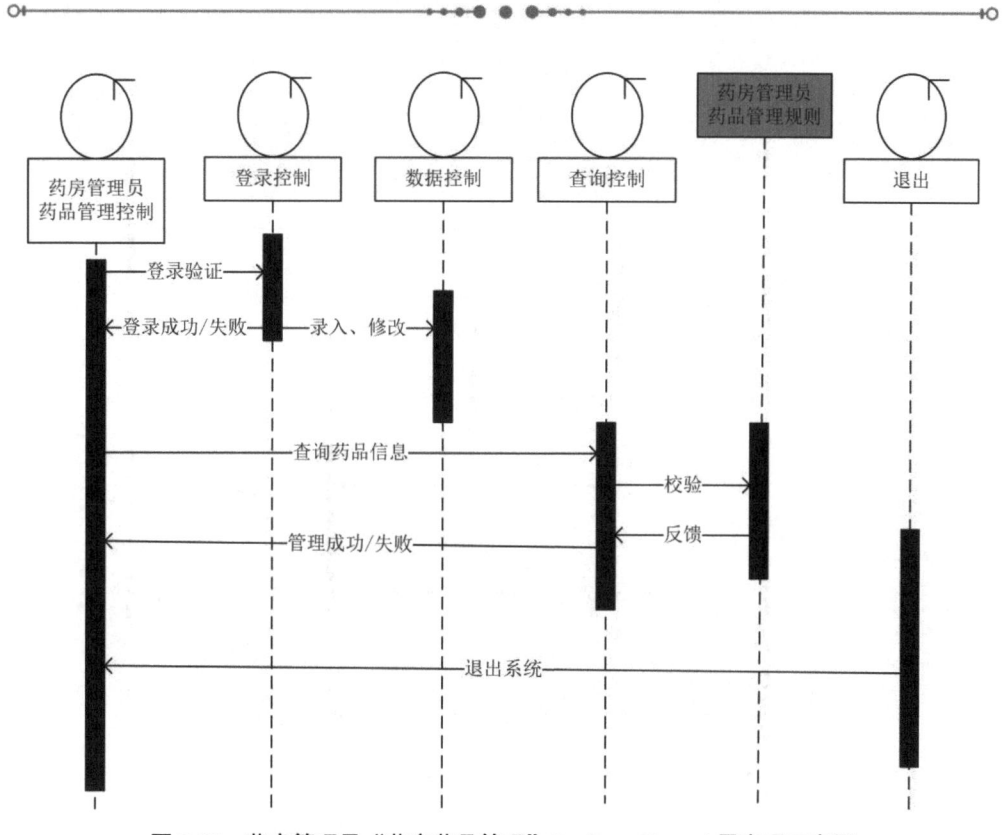

图 3-82　药房管理员"药房药品管理"Business Control 层实现示意图

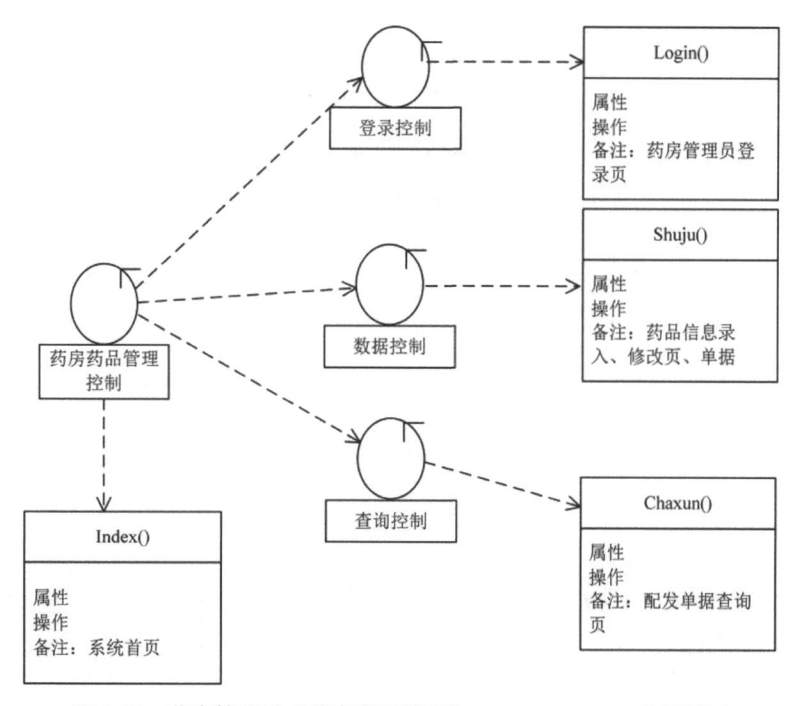

图 3-83　药房管理员"药房药品管理"Business Control 分析类图

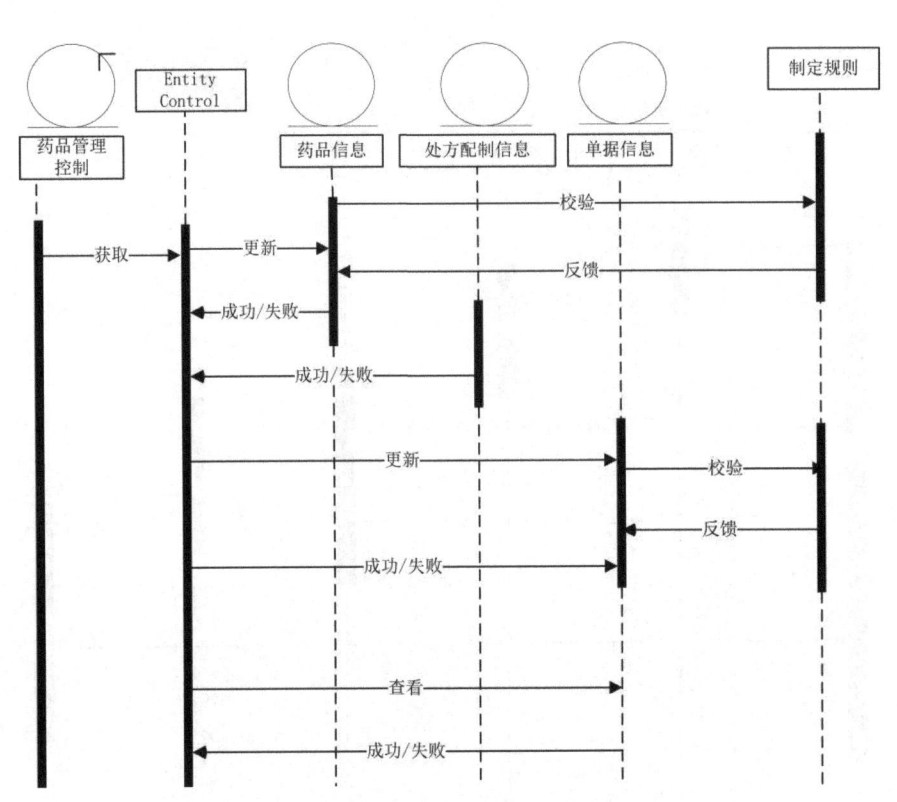

图 3-84 药房管理员"药房药品管理"的 Entity 层实现图

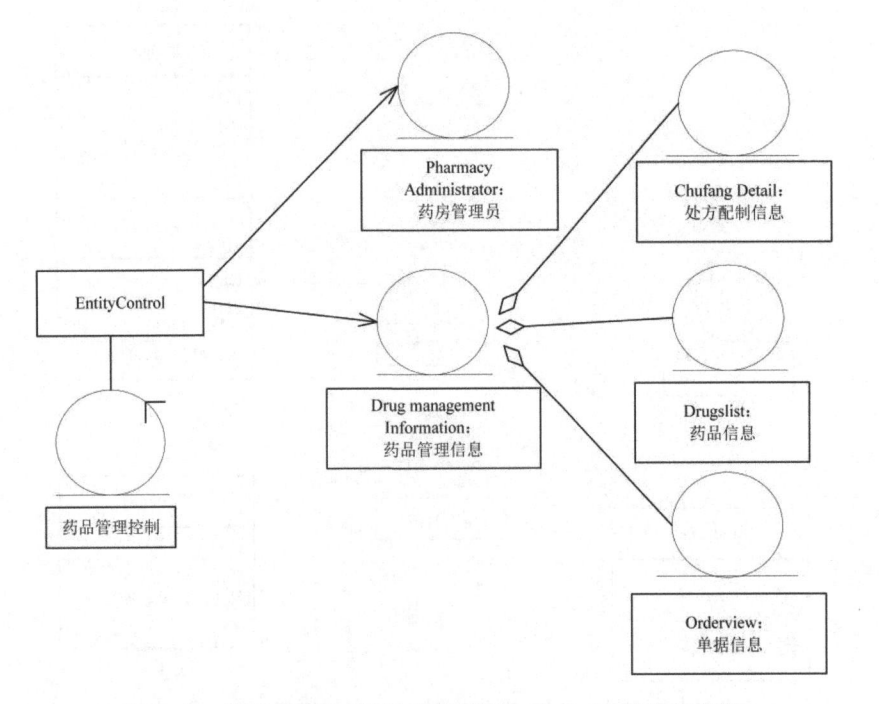

图 3-85 药房管理员"药房药品管理"的 Entity 层分析类图

3.财务管理员"财务收费管理"的分析模型

图 3-86　财务管理员"财务收费管理"的分析类图

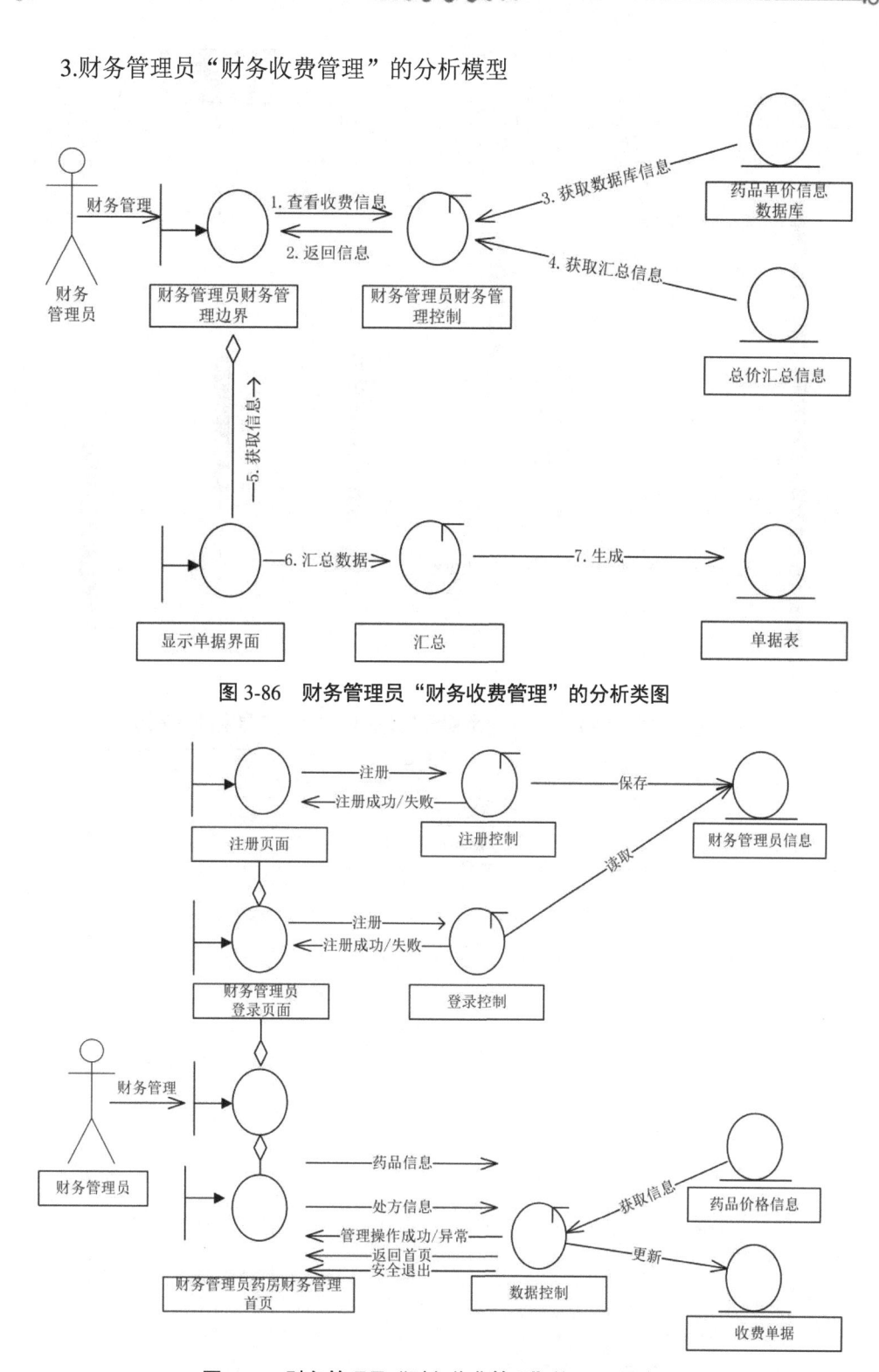

图 3-87　财务管理员"财务收费管理"的 Web 层实现

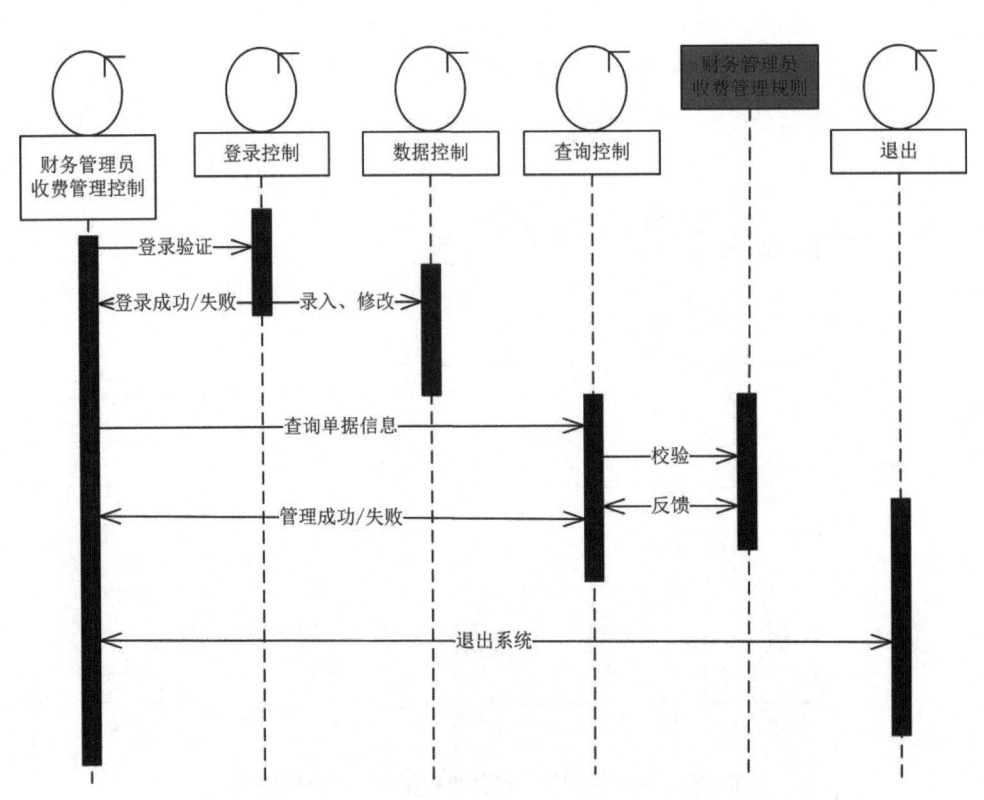

图 3-88　财务管理员"财务收费管理"Business Control 层实现示意图

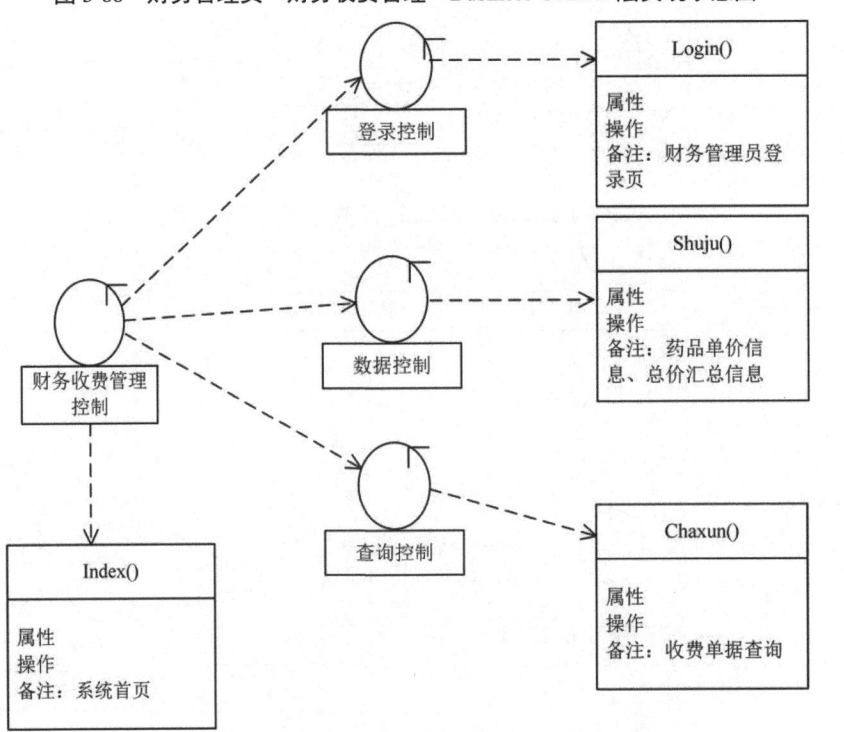

图 3-89　财务管理员"财务收费管理"Business Control 分析类图

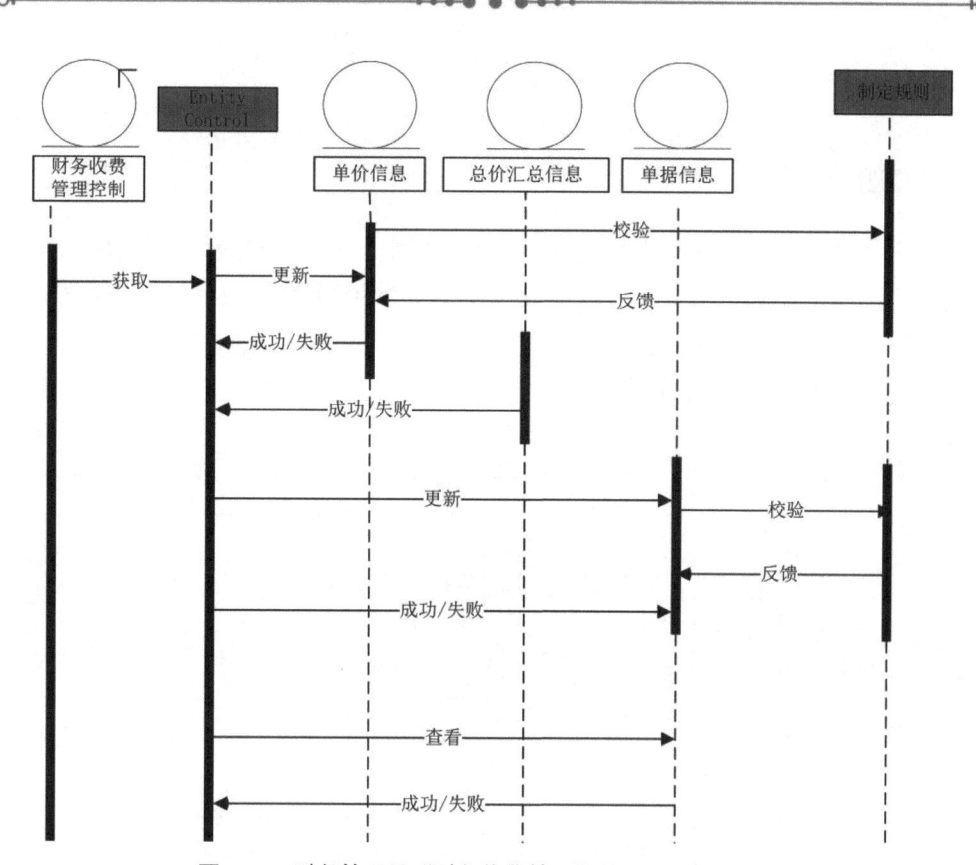

第 3 章 中医康复科电子病历系统设计与实现

图 3-90 财务管理员"财务收费管理"的 Entity 层实现图

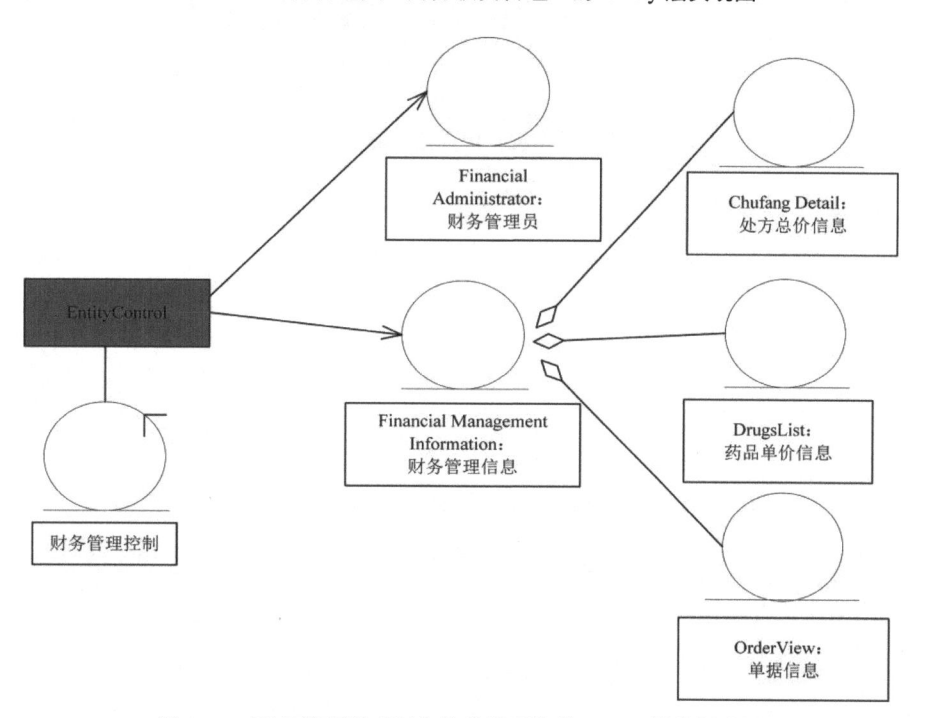

图 3-91 财务管理员"财务收费管理"的 Entity 层分析类图

167

3.4 系统设计

3.4.1 模型设计

设计类可以非常容易和自然地从分析类中演化出来，所对应的对象取决于实施语言。设计类由类型、属性和方法构成。设计类中的名称、属性和方法也直接映射到相应的class、property和method。

1.实体分析类映射到设计类

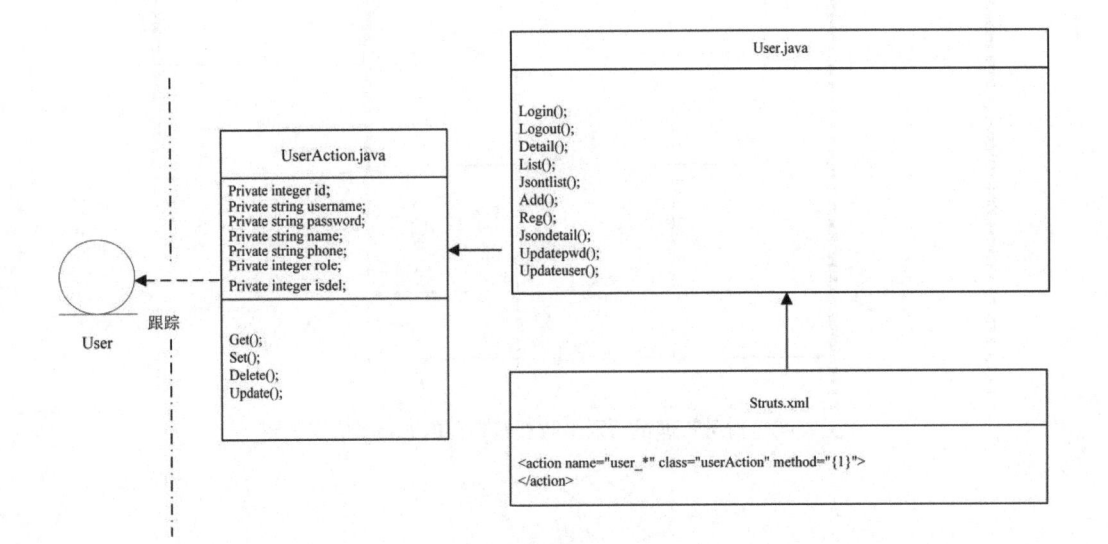

图 3-92　用户设计类图

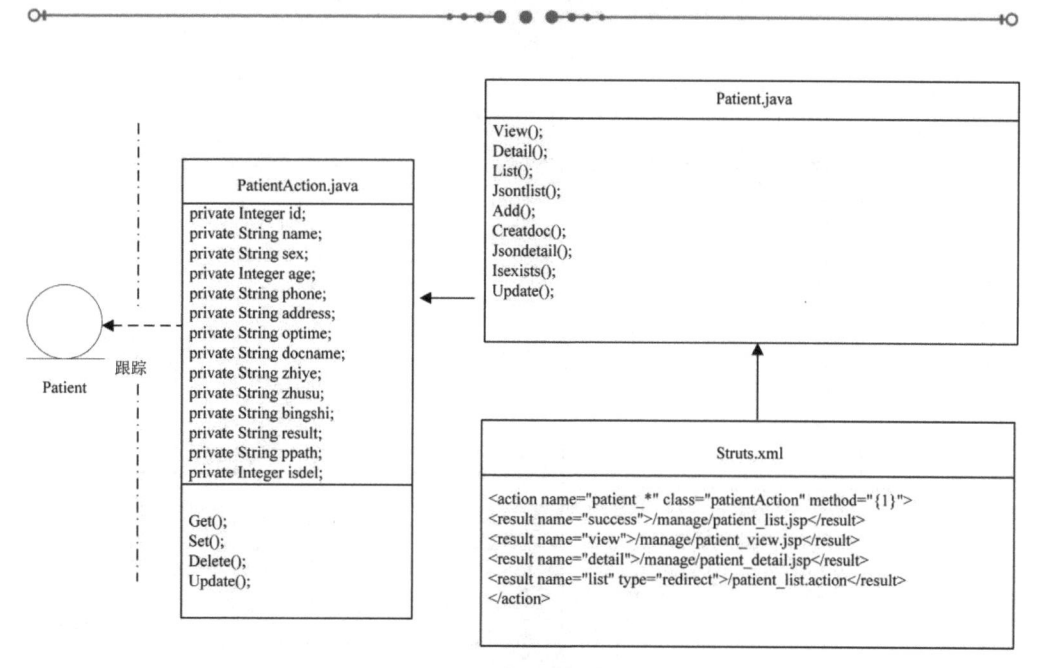

第 3 章　中医康复科电子病历系统设计与实现

图 3-93　患者信息设计类图

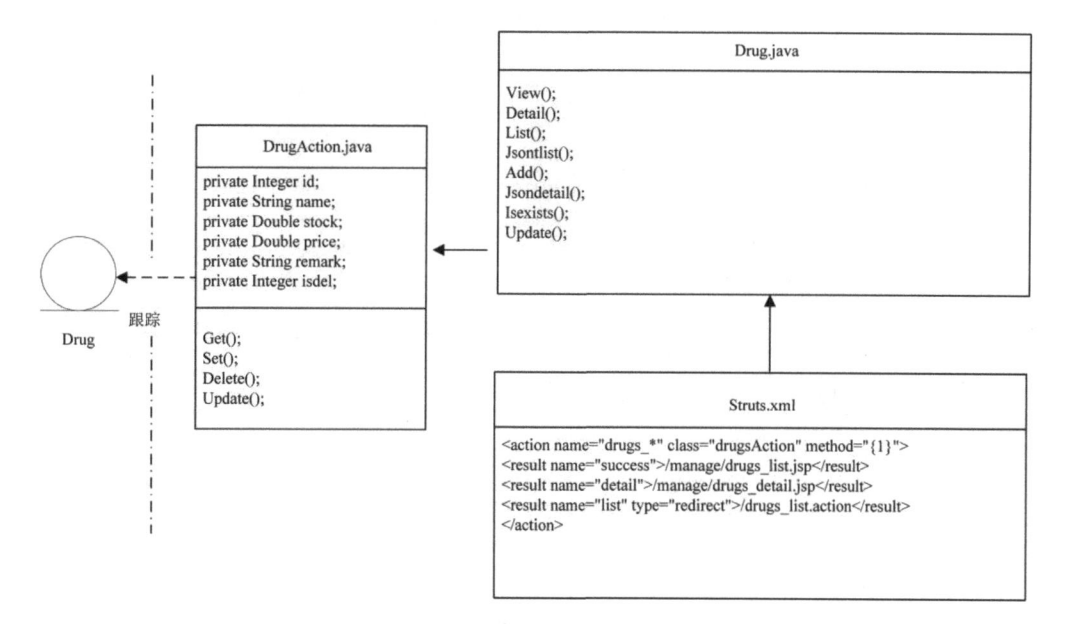

图 3-94　药品信息设计类图

169

```
                                    Chufang.java
                          View();
                          Detail();
                          List();
      ChufangAction.java  Jsontlist();
                          Add();
  private Integer id;     Jsondetail();
  private TUser user;     Isexists();
  private String type;    Update();
  private String name;
  private Double price;
  private String remark;
  private Integer isdel;

  Get();
  Set();
  Delete();
  Update();

                                    Struts.xml
                          <action name="chufang_*" class="chufangAction" method="{1}">
                          <result name="success">/manage/chufang_list.jsp</result>
                          <result name="detail">/manage/chufang_detail.jsp</result>
                          <result name="list" type="redirect">/chufang_list.action</result>
                          </action>
```

Chufang 跟踪

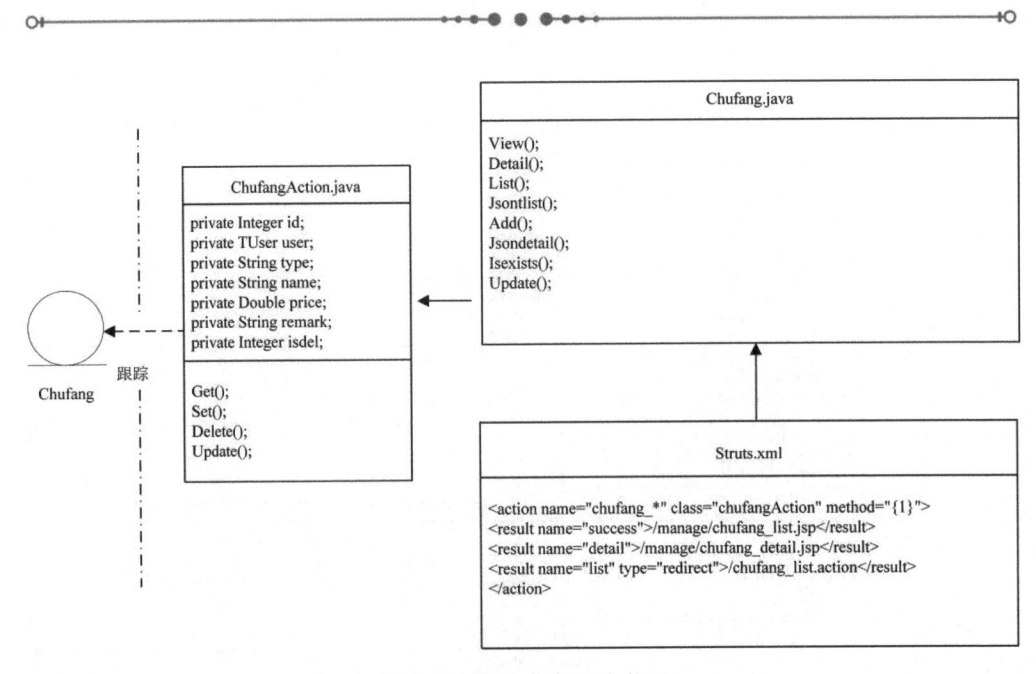

图 3-95 处方信息设计类图

```
                                         Chufangdetail.java
                              Jsontlist();
                              Add();
         ChufangdetailAction.java  Updateprice();
                              Delete();
  private Integer id;
  private TChufang chufang;
  private TDrugs drugs;
  private Double quantity;
  private Double price;

  Get();
  Set();
  Update();

                                         Struts.xml
                              <action name="chufangdetail_*" class="chufangdetailAction" method="{1}">
                              <result name="success">/manage/chufangdetail_list.jsp</result>
                              <result name="detail">/manage/chufangdetail_detail.jsp</result>
                              <result name="list" type="redirect">/chufangdetail_list.action</result>
                              </action>
```

ChufangDetail 跟踪

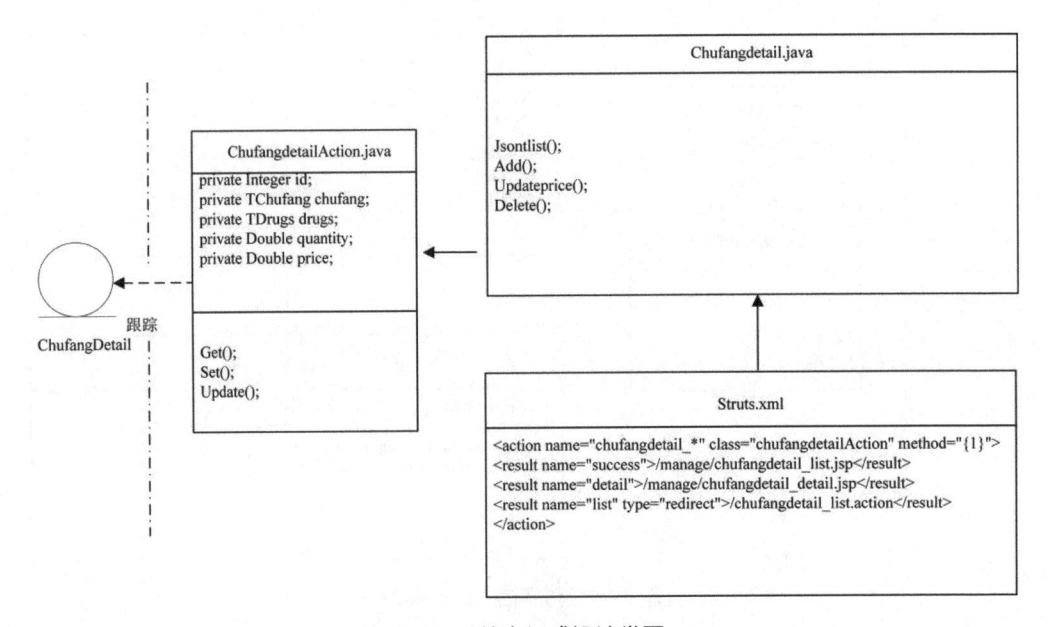

图 3-96 处方组成设计类图

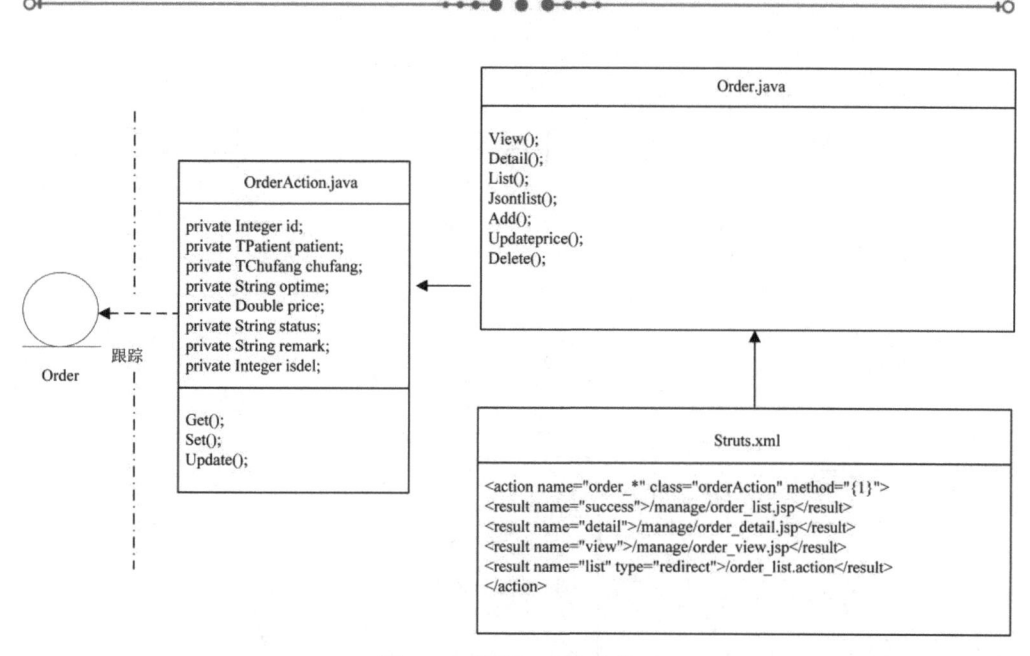

第 3 章 中医康复科电子病历系统设计与实现

图 3-97 收费汇总设计类图

2.控制分析类映射到设计类

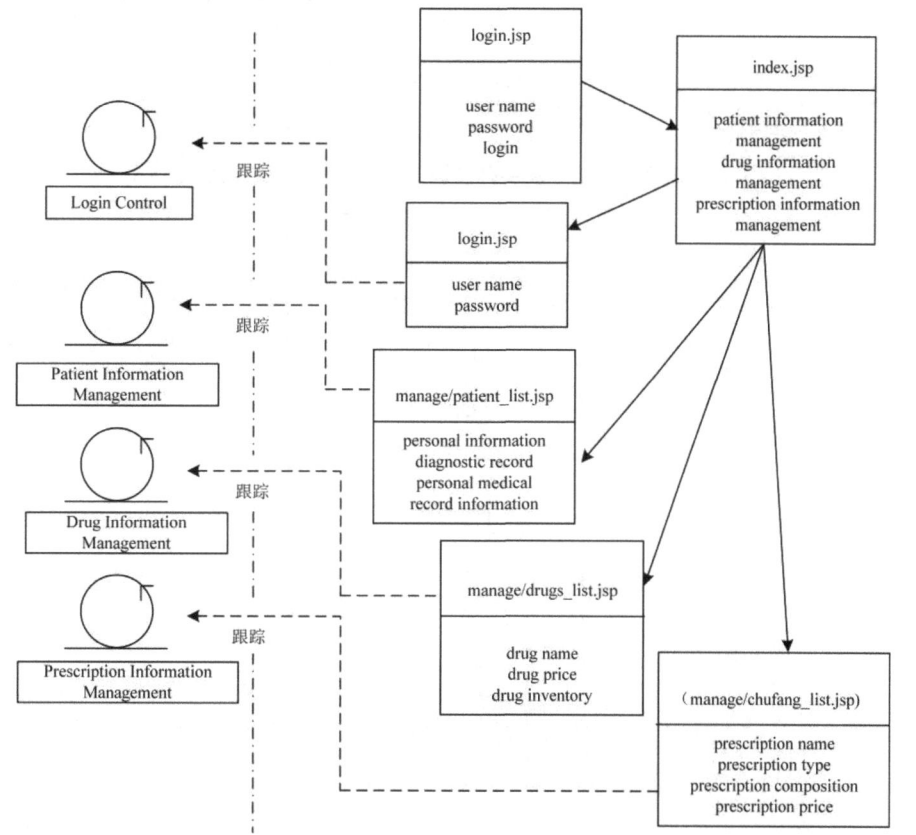

图 3-98 康复科医生"医生诊疗管理"控制分析类映射到设计类

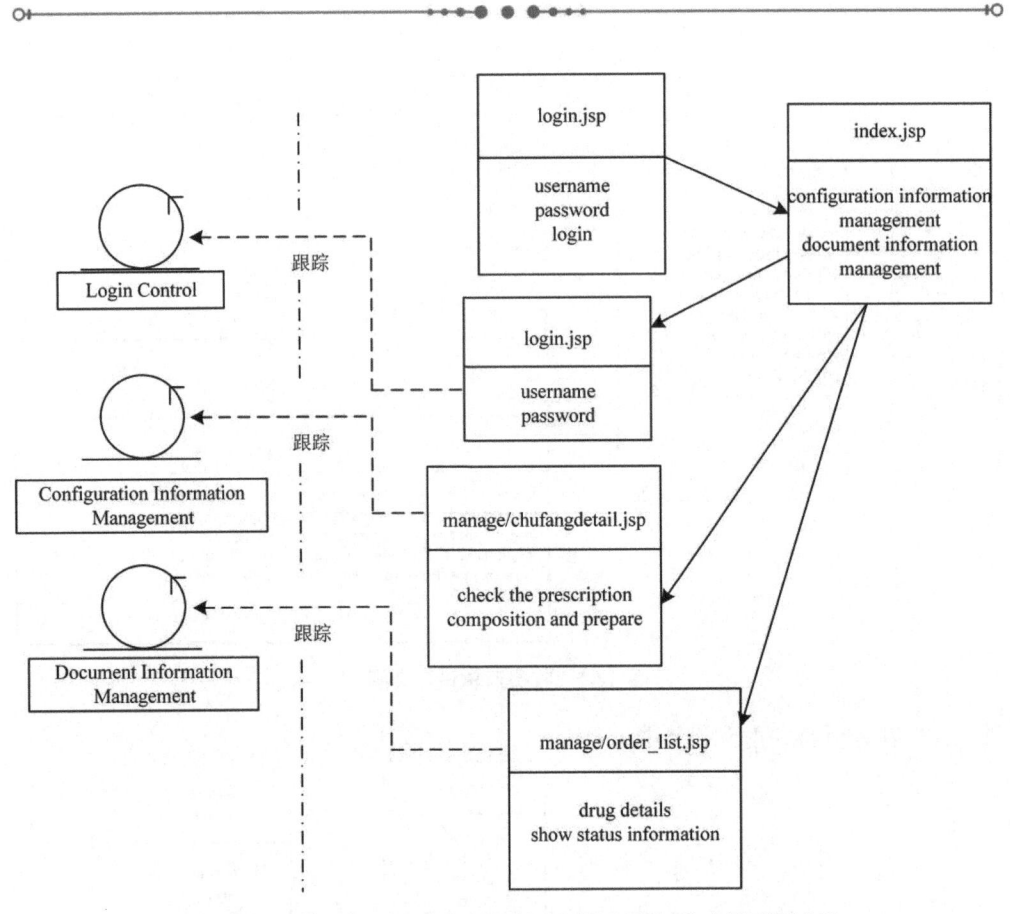

图 3-99 药房管理员"药房药品管理"控制分析类映射到设计类

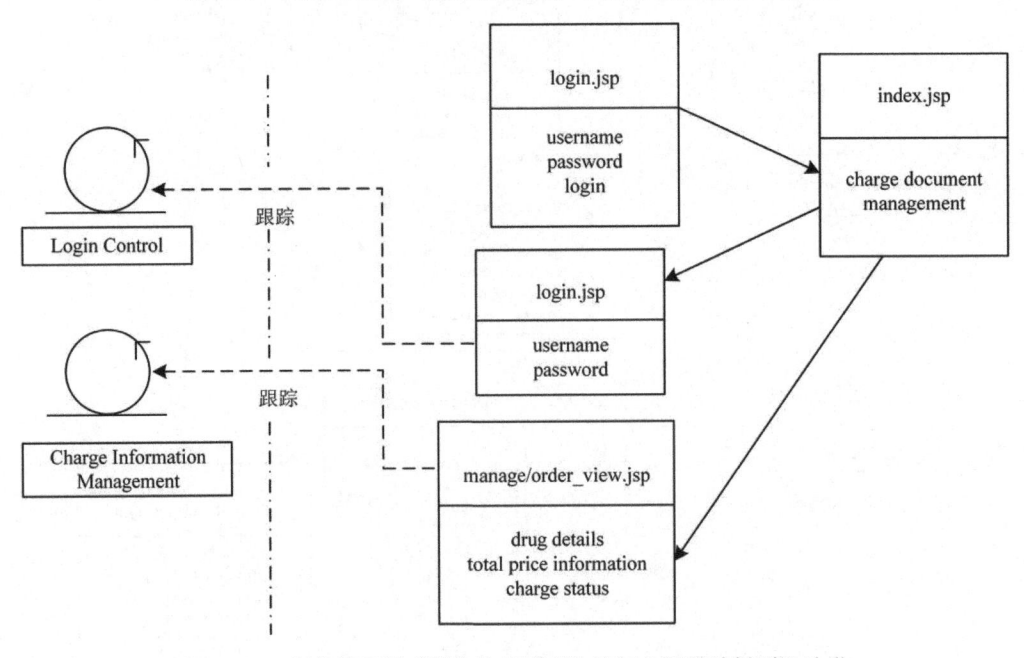

图 3-100 财务管理员"财务收费管理"控制分析类映射到设计类

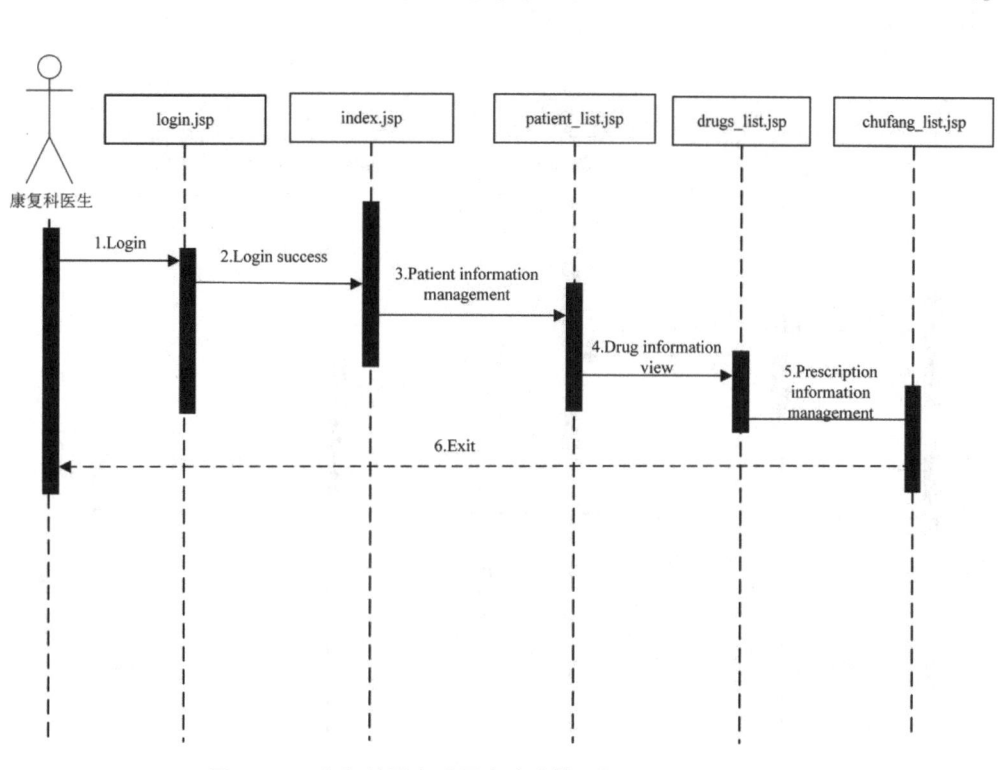

第 3 章 中医康复科电子病历系统设计与实现

图 3-101 康复科医生"医生诊疗管理"界面关系跳转图

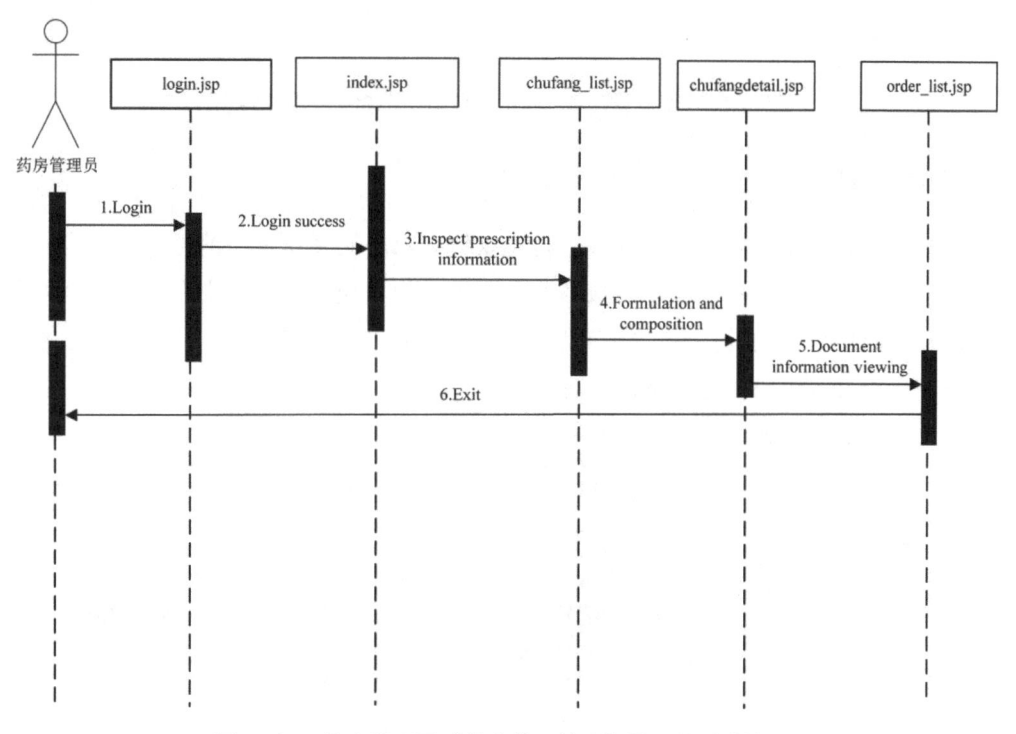

图 3-102 药房管理员"药房药品管理"界面关系跳转图

173

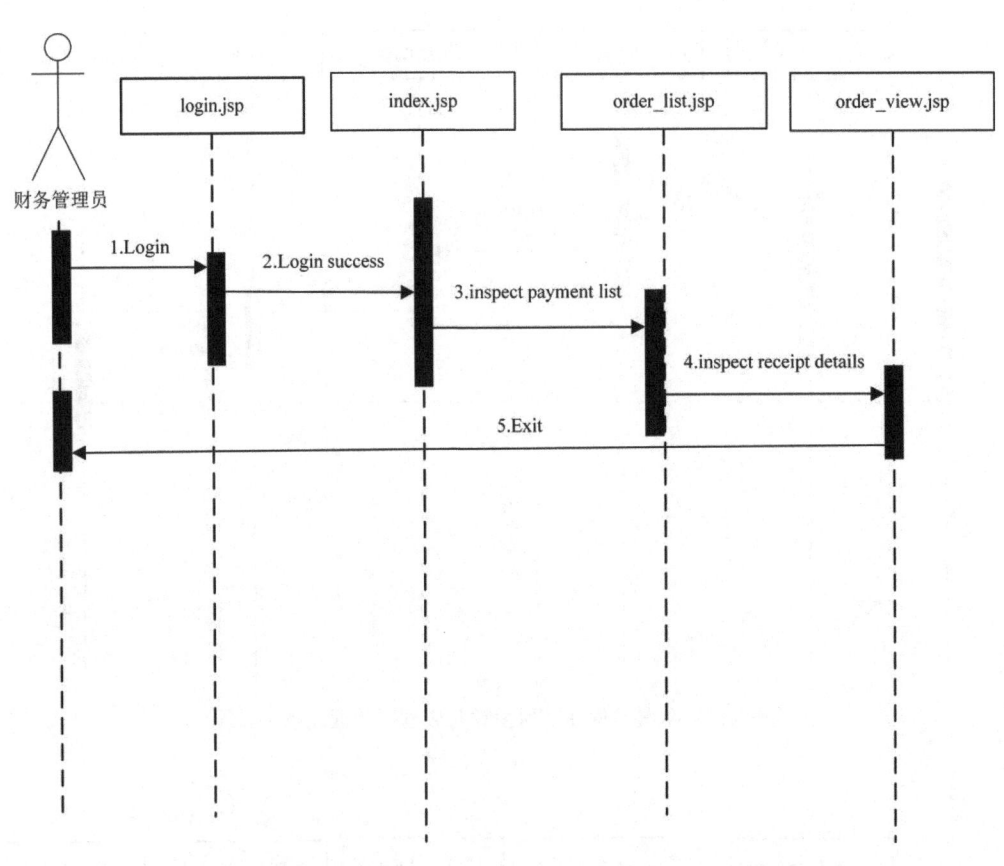

图 3-103 财务管理员"财务收费管理"界面关系跳转图

3.4.2 接口设计

接口是系统设计最重要的内容，它可以使对象之间互相传递消息，从而构成整个系统。若接口设计不良就会导致消息传递出错使系统功能无法实现。接口是类向外部程序提供可调用的操作，接口是不能实例化的类。接口设计包括单个对象的接口设计，为具有相似性的对象设计接口等。

表 3-9 康复科医生"医生诊疗管理"内部接口设计（页面跳转关系）

页面名词	元素名称	跳转页面	备注
登录首页	登录	Index.jsp	登录成功
	登录	Index.jsp	登录失败
诊疗管理页	显示诊疗信息	信息展示页	展示数据
	录入、修改诊疗信息	信息修改页	修改成功

表3-10 药房管理员"药房药品管理"内部接口设计（页面跳转关系）

页面名词	元素名称	跳转页面	备注
登录首页	登录	Index.jsp	登录成功
	登录	Index.jsp	登录失败
药品管理页	显示药品信息	信息展示页	展示数据
	录入、修改药品信息	信息修改页	修改成功

表3-11 财务管理员"财务收费管理"内部接口设计（页面跳转关系）

页面名词	元素名称	跳转页面	备注
登录首页	登录	Index.jsp	登录成功
	登录	Index.jsp	登录失败
财务管理页	显示收费信息	信息展示页	展示数据
	录入、修改收费信息	信息修改页	修改成功

3.4.3 包设计

包图是一种维护和描述系统总体结构模型的重要建模工具，通过对包图中各个包以及包之间关系的描述，展现出各系统间的依赖关系，所以可以把若干相关的类包装在一起作为一个单元。

表3-12 系统包名及文件存放表

包名	包中类名	备注
cn.controller	BaseAction;ChufangAction;ChufangdetailAction;DownloadAction;DrugsAction;OrderAction;PatientAction;UploadAction;UserAction	管理控制判断跳转的页面，根据系统中各自业务操作相关管理的类
cn.dao	Chufangdao;Chufangdetaildao;Patientddao;Drugsdao;Orderdao;Genericdao;Userdao;Recorddao	实现数据访问层，实现对数据库中相对应表的增删改查的方法
cn.dao.impl	Chufangdaoimpl;Chufangdetaildaoimpl;Patientddaoimpl;Drugsdaoimpl;Orderdaoimpl;Genericdaoimpl;Userdaoimpl;Recorddaoimpl	实现Dao层的所有方法体
cn.entity	TChufang.java;TChufangdatile.java;TOrder.java;TPatient.java;TDrugs.java;TUser.java	实体类
cn.util	Const.java;DocUtil.java;PageBean.java	工具类

3.4.4 数据库设计

中医康复科电子病历系统数据库采用的是 MySQL 数据库，数据库名称为 zhongyi，下面分别给出数据表概要说明、E-R 图以及主要数据表的结构。

表 3-13　数据表说明表

数据表说明	数据表名
用户信息表	user
病人信息表	patient
处方信息表	chufang
处方详情信息表	chufangdetail
药品信息表	drug
单据信息表	order

1.E-R 图

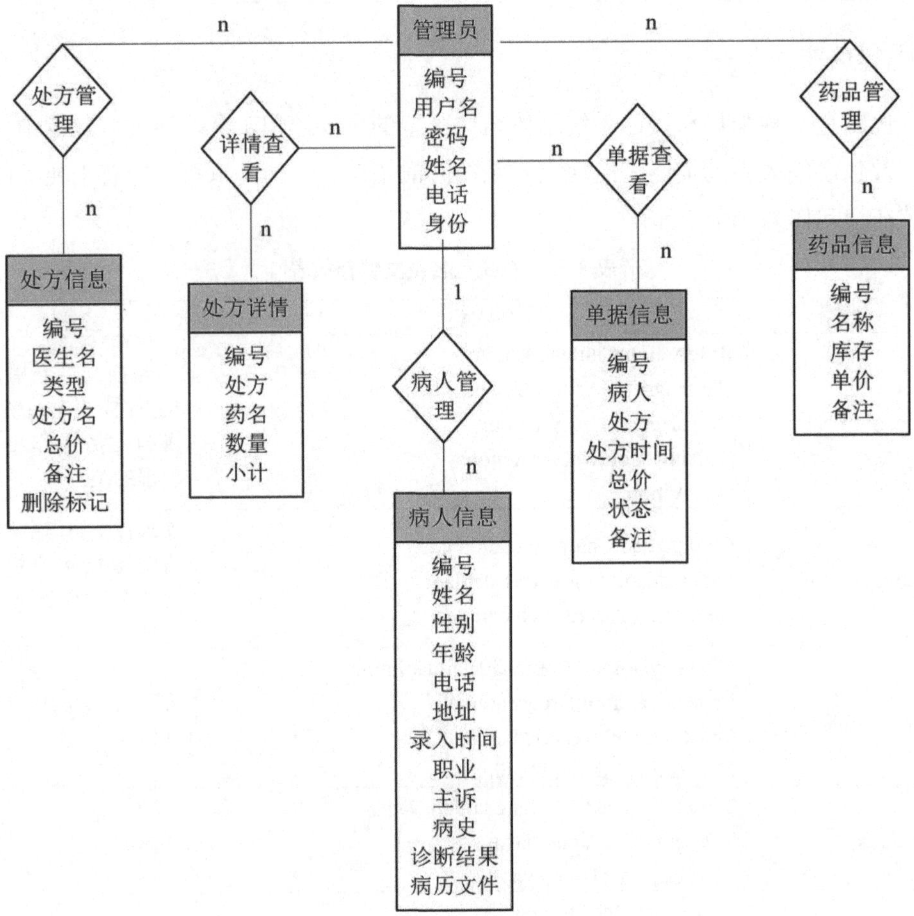

图 3-104　数据库 E-R 图

176

2.主要数据表

数据库设计应该首先能满足应用系统的业务需求，准确地表达数据间关系，保证数据的准确性和一致性，通过主外键、非空、限制、唯一索引等保证数据的健壮，并通过合理表结构、安排物理存储分区、增加索引等方式，提高数据的读取速度，提高查询效率。基于以上原则，本系统构建的数据表模型如表3-14—3-19所示。

表 3-14 用户信息表

字段	数据类型及长度	允许空值	描述
id	int(11)	否	编号
username	varchar(255)	是	用户名
password	varchar(255)	是	密码
name	varchar(255)	是	姓名
phone	varchar(255)	是	电话
role	int(11)	是	身份
isdel	int(11)	是	删除标记

表 3-15 处方信息表

字段	数据类型及长度	允许空值	描述
id	int(11)	否	编号
uid	int(11)	是	医生
type	varchar(255)	是	类型
name	varchar(255)	是	处方名
price	double	是	总价
remark	varchar(255)	是	备注
isdel	int(11)	是	删除标记

表 3-16 病人信息表

字段	数据类型及长度	允许空值	描述
id	int(11)	否	编号
name	varchar(255)	是	姓名
sex	varchar(255)	是	性别
age	int(11)	是	年龄
phone	varchar(255)	是	电话
address	varchar(255)	是	地址
optime	varchar(255)	是	录入时间
zhiye	varchar(255)	是	职业

（续表）

字段	数据类型及长度	允许空值	描述
zhusu	varchar(255)	是	主诉
bingshi	varchar(255)	是	病史
result	varchar(255)	是	诊断结果
docname	varchar(255)	是	文件名
ppath	varchar(255)	是	病例文件
isdel	int(11)	是	删除标记

表 3-17 处方详情信息表

字段	数据类型及长度	允许空值	描述
id	int(11)	否	编号
cid	int(11)	是	处方
did	int(11)	是	药品id
quantity	double	是	数量
price	double	是	小计

表 3-18 药品信息表

字段	数据类型及长度	允许空值	描述
id	int(11)	否	编号
name	varchar(255)	是	名称
stock	double	是	库存
price	double	是	单价
remark	varchar(255)	是	备注
isdel	int(11)	是	删除标记

表 3-19 单据信息表

字段	数据类型及长度	允许空值	描述
id	int(11)	否	编号
pid	int(11)	是	病人
cid	int(11)	是	处方
optime	varchar(255)	是	处方单时间
price	double	是	总价
status	varchar(255)	是	状态
remark	varchar(255)	是	备注
isdel	int(11)	是	删除标记

3.5 系统实现

3.5.1 框架应用和整合

1.Struts 2 配置

在struts.xml的核心配置中，配置了所有的action的名字、所对应的类以及处理的方法名。以下代码片段以康复科医生、药房管理员、财务管理员登录功能实现模块为例显示Struts2配置文件。

```xml
<?xml version="1.0" encoding="UTF-8" ?>
<!DOCTYPE struts PUBLIC
"-//Apache Software Foundation//DTD Struts Configuration 2.3//EN"
"http://struts.apache.org/dtds/struts-2.3.dtd">
<struts>
<!-- 第4步，在struts.xml里面配置action -->
<package name="default" extends="struts-default">
<global-results>
<result name="input">/manage/error.jsp</result>
</global-results>
<!-- class属性要等于Spring容器里面的action的id -->
<action name="user_*" class="userAction" method="{1}">
<result name="success">/manage/user_list.jsp</result>
<result name="updatepwd">/manage/updatepwd.jsp</result>
<result name="updateuser">/manage/updateuser.jsp</result>
<result name="list" type="redirect">/user_list.action</result>
<result name="index">/manage/index.jsp</result>
<result name="login">/manage/login.jsp</result>
</action>
<action name="patient_*" class="patientAction" method="{1}">
<result name="success">/manage/patient_list.jsp</result>
<result name="view">/manage/patient_view.jsp</result>
<result name="detail">/manage/patient_detail.jsp</result>
<result name="list" type="redirect">/patient_list.action</result>
</action>
<action name="drugs_*" class="drugsAction" method="{1}">
<result name="success">/manage/drugs_list.jsp</result>
<result name="detail">/manage/drugs_detail.jsp</result>
```

```xml
<result name="list" type="redirect">/drugs_list.action</result>
</action>
<action name="order_*" class="orderAction" method="{1}">
<result name="success">/manage/order_list.jsp</result>
<result name="detail">/manage/order_detail.jsp</result>
<result name="view">/manage/order_view.jsp</result>
<result name="list" type="redirect">/order_list.action</result>
</action>
<action name="chufang_*" class="chufangAction" method="{1}">
<result name="success">/manage/chufang_list.jsp</result>
<result name="detail">/manage/chufang_detail.jsp</result>
<result name="list" type="redirect">/chufang_list.action</result>
</action>
<action name="chufangdetail_*" class="chufangdetailAction" method="{1}">
<result name="success">/manage/chufangdetail_list.jsp</result>
<result name="detail">/manage/chufangdetail_detail.jsp</result>
<result name="list" type="redirect">/chufangdetail_list.action</result>
</action>
<action name="record_*" class="recordAction" method="{1}">
<result name="success">/manage/record_list.jsp</result>
<result name="detail">/manage/record_detail.jsp</result>
<result name="list" type="redirect">/record_list.action</result>
</action>
<action name="upload" class="uploadAction">
<result name="success">/upload/upload_re.jsp</result>
</action>
<action name="download" class="downloadAction">
<result type="stream">
<param name="contentType">application/octet-stream</param>
<param name="inputName">downloadFile</param>
<!--下载时，客户端显示的下载的文件名 -->
<param name="contentDisposition"> attachment;filename=${fileName}</param>
<!-- 数据的缓冲大小 -->
<param name="bufferSize">1024</param>
</result>
</action>
</package>
```

```
</struts>
```

2.Spring 整合 Hibernate

以下代码实现了Spring的自动扫描类包、数据源的生成、Session Factory初始化、Hibernate自动建表和Hibernate事务管理声明。

Application context.xml配置文件代码如下：

```xml
<?xml version="1.0" encoding="UTF-8"?>
<beans xmlns="http://www.springframework.org/schema/beans"
xmlns:xsi="http://www.w3.org/2001/XMLSchema-instance"
xmlns:context="http://www.springframework.org/schema/context"
xmlns:aop="http://www.springframework.org/schema/aop"
xmlns:p="http://www.springframework.org/schema/p"
xmlns:tx="http://www.springframework.org/schema/tx"
xsi:schemaLocation="http://www.springframework.org/schema/beans
http://www.springframework.org/schema/beans/spring-beans-4.0.xsd
http://www.springframework.org/schema/context
http://www.springframework.org/schema/context/spring-context-4.0.xsd
http://www.springframework.org/schema/aop
http://www.springframework.org/schema/aop/spring-aop-4.0.xsd
http://www.springframework.org/schema/tx
http://www.springframework.org/schema/tx/spring-tx-4.0.xsd">
<!-- 配置一个dataSource -->
<bean id="dataSource" class="org.apache.commons.dbcp.BasicDataSource">
<property name="driverClassName" value="com.mysql.jdbc.Driver"></property>
<property name="url" value="jdbc:mysql://localhost:3306/db_zhongyi?useUnicode=true&amp;characterEncoding=utf-8"></property>
<property name="username" value="root"></property>
<property name="password" value="root"></property>
</bean>
<!-- 配置一个sessionFactory -->
<bean id="sessionFactory" class="org.springframework.orm.hibernate4.LocalSessionFactoryBean">
<property name="dataSource" ref="dataSource"></property>
<property name="hibernateProperties">
<props>
<prop key="hibernate.dialect">org.hibernate.dialect.MySQLDialect</prop>
```

```xml
<prop key="hibernate.show_sql">true</prop>
</props>
</property>
<property name="mappingResources">
<list>
<value>cn/entity/TChufang.hbm.xml</value>
<value>cn/entity/TChufangdetail.hbm.xml</value>
<value>cn/entity/TDrugs.hbm.xml</value>
<value>cn/entity/TOrder.hbm.xml</value>
<value>cn/entity/TPatient.hbm.xml</value>
<value>cn/entity/TRecord.hbm.xml</value>
<value>cn/entity/TUser.hbm.xml</value>
</list>
</property>
</bean>
<!-- 配置Spring声明式事务 -->
<!-- 配置事务管理器 -->
<bean id="transactionManager" class="org.springframework.orm.hibernate4.HibernateTransactionManager">
<property name="dataSource" ref="dataSource"></property>
<property name="sessionFactory" ref="sessionFactory"></property>
</bean>
<!-- 配置事务的传播特性 -->
<tx:advice id="txAdvice" transaction-manager="transactionManager">
<tx:attributes>
<tx:method name="add*" propagation="REQUIRED"/>
<tx:method name="save*" propagation="REQUIRED"/>
<tx:method name="update*" propagation="REQUIRED"/>
<tx:method name="del*" propagation="REQUIRED"/>
<tx:method name="do*" propagation="REQUIRED"/>
<tx:method name="*" propagation="SUPPORTS" read-only="true"/>
</tx:attributes>
</tx:advice>
<!-- 织入 -->
<aop:config>
<aop:pointcut expression="execution (* cn.dao..*.*(..))" id="methods"/>
<aop:advisor advice-ref="txAdvice" pointcut-ref="methods"/>
```

```xml
</aop:config>
<!-- 开启注解 -->
<context:component-scan base-package="cn"></context:component-scan>
</beans>
```

3.项目部署文件配置

本系统的项目部署文件是web.xml，其主要代码定义了过滤器。其关键代码如下：

```xml
<?xml version="1.0" encoding="UTF-8"?>
<web-app xmlns:xsi="http://www.w3.org/2001/XMLSchema-instance" xmlns="http://java.sun.com/xml/ns/javaee" xsi:schemaLocation="http://java.sun.com/xml/ns/javaee http://java.sun.com/xml/ns/javaee/web-app_3_0.xsd" id="WebApp_ID" version="3.0">
<display-name>gaokao</display-name>
<!-- 指定Spring配置文件的路径 -->
<context-param>
<param-name>contextConfigLocation</param-name>
<param-value>classpath:applicationContext.xml</param-value>
</context-param>
<!-- 配置监听器集成(struts2+spring) -->
<listener>
<listener-class>org.springframework.web.context.ContextLoaderListener</listener-class>
</listener>
<!-- 配置Spring编码处理 -->
<filter>
<filter-name>encoding</filter-name>
<filter-class>org.springframework.context.support.filter.CharacterFilter</filter-class>
<init-param>
<param-name>encoding</param-name>
<param-value>UTF-8</param-value>
</init-param>
</filter>
<filter-mapping>
<filter-name>encoding</filter-name>
<url-pattern>/*</url-pattern>
</filter-mapping>
```

```xml
<!-- 处理延时异常的过滤器 -->
<filter>
<filter-name>lazyFilter</filter-name>
<filter-class>org.springframework.orm.hibernate4.support.OpenSessionInViewFilter</filter-class>
</filter>
<filter-mapping>
<filter-name>lazyFilter</filter-name>
<url-pattern>/*</url-pattern>
</filter-mapping>
<!-- 第1步导入jar包,第2步配置一个核心控制器 -->
<filter>
<filter-name>struts2</filter-name>
<filter-class>org.apache.struts2.dispatcher.ng.filter.StrutsPrepareAndExecuteFilter</filter-class>
</filter>
<filter-mapping>
<filter-name>struts2</filter-name>
<url-pattern>/*</url-pattern> <!-- *.action       -->
</filter-mapping>
<welcome-file-list>
<welcome-file>manage/login.jsp</welcome-file>
</welcome-file-list>
</web-app>
```

3.5.2 医生诊疗管理功能模块的实现

在医生诊疗管理模块中,康复科医生主要负责患者信息管理、处方信息管理以及患者诊疗。康复科医生"医生诊疗管理"界面元素如表3-20所示。

表 3-20 康复科医生"医生诊疗管理"界面元素表

元素名称	功能	元素描述	只读/可选	数据校验
安全退出	返回到登录页面	链接	可选	医生
个人信息管理	个人信息	链接	可选	医生
	密码修改	链接	可选	医生
病人管理	添加新患者	链接	可选	医生
	诊断记录	链接	可选	医生

(续表)

元素名称	功能	元素描述	只读/可选	数据校验
病人管理	处方记录	链接	可选	医生
	病历下载	链接	可选	医生
药品管理	添加新药品	链接	可选	医生
	查看药品信息	无链接	只读	医生
处方管理	添加处方	链接	可选	医生
	查看处方组成	链接	可选	医生
	修改处方	链接	可选	医生
	删除处方	链接	可选	医生

图3-105界面是医生对患者信息管理的界面，可以录入患者信息、对患者作出诊断并且记录、开具处方、生成病历并且下载病历。

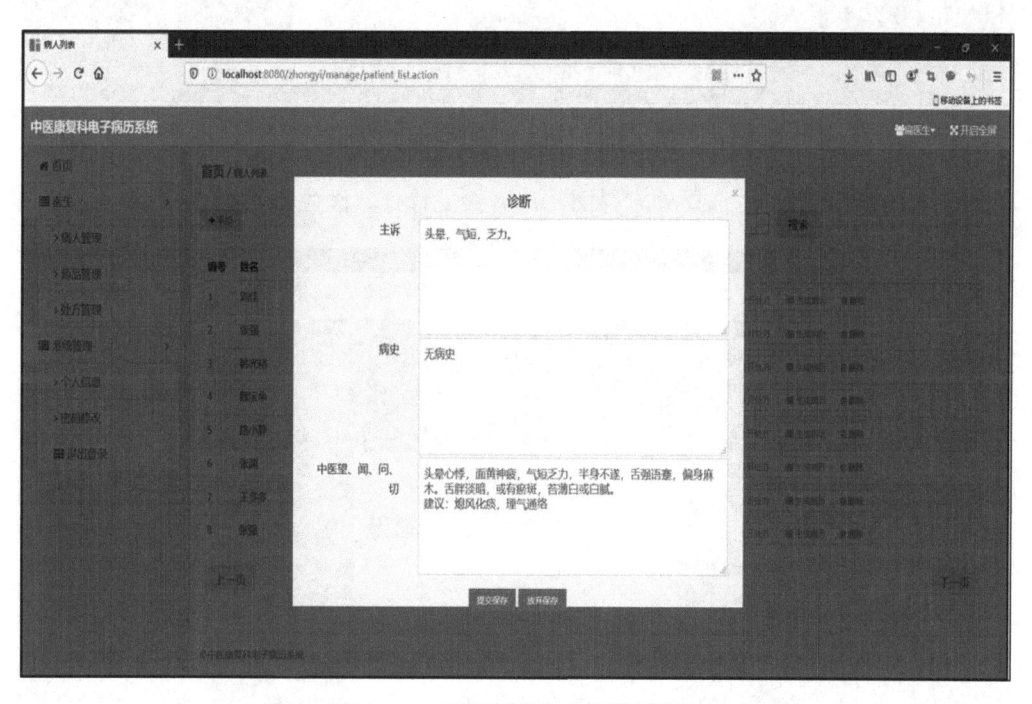

图 3-105　康复科医生患者管理界面

图3-106界面是医生诊断界面，医生对患者作出诊断，录入诊断信息。

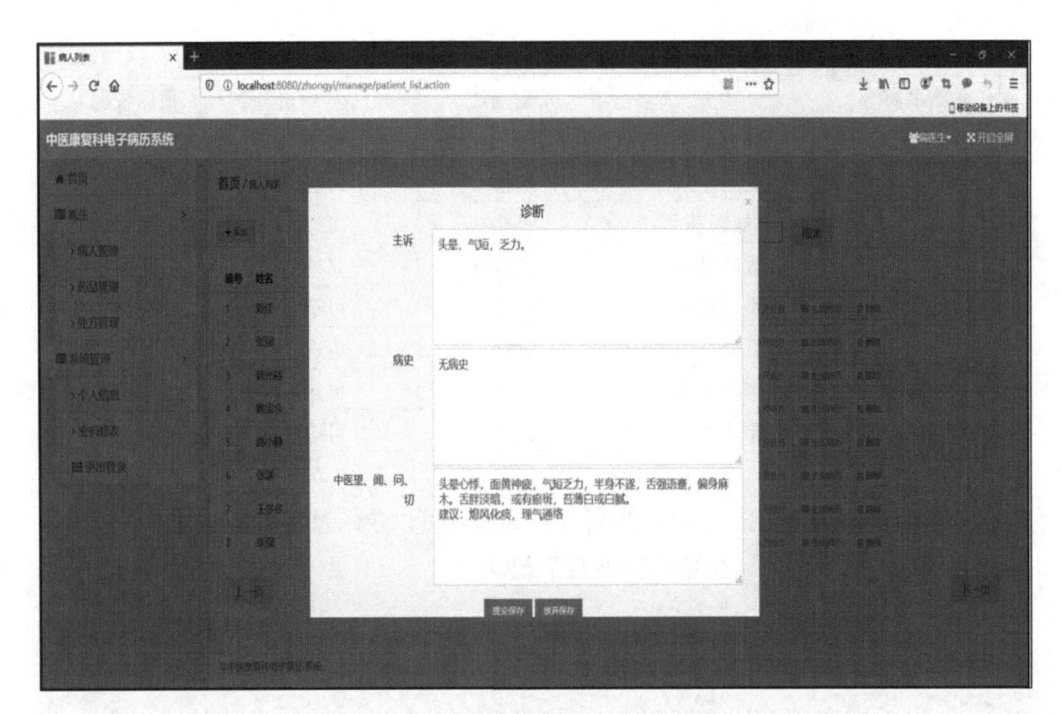

图 3-106　康复科医生诊断界面

图3-107界面是医生选择处方界面，患者接受诊疗，医生开具处方。

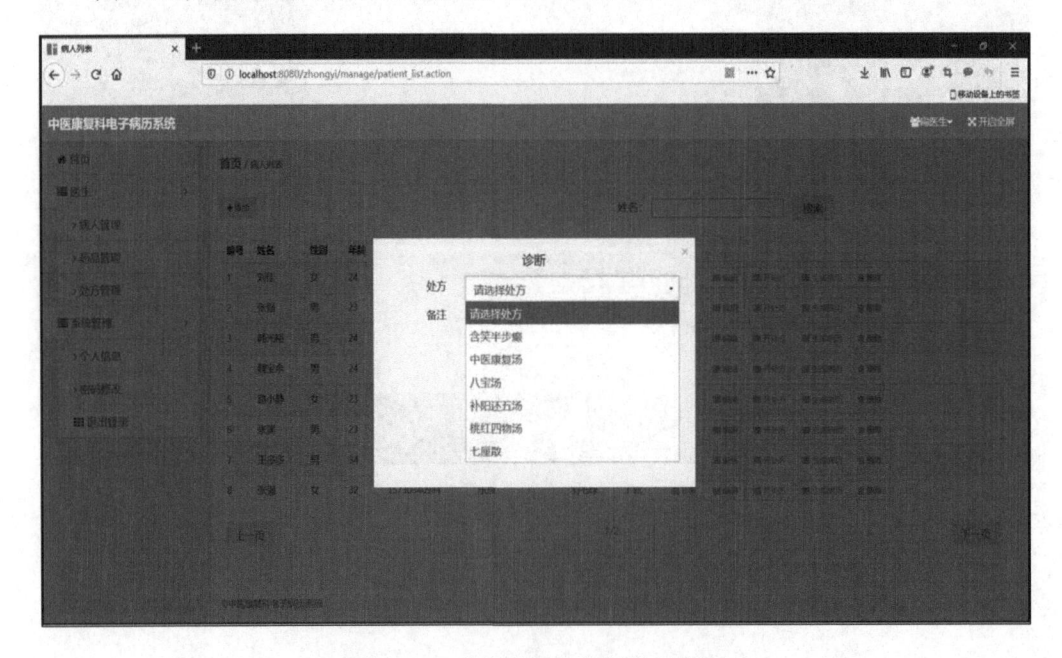

图 3-107　康复科医生选择处方界面

图3-108界面是医生查看药品信息界面，医生可以查看药品库存、单价，还可添加药品、调整用药。

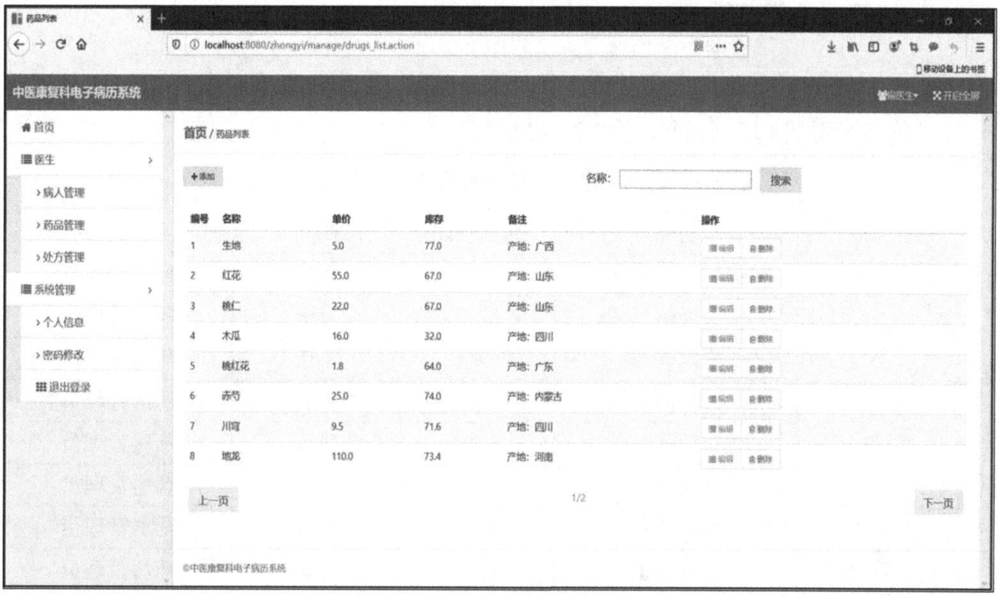

第 3 章　中医康复科电子病历系统设计与实现

图 3-108　康复科医生查看药品界面

图3-109界面为医生录入处方界面，医生可以添加处方、修改处方、删除处方、查看处方。

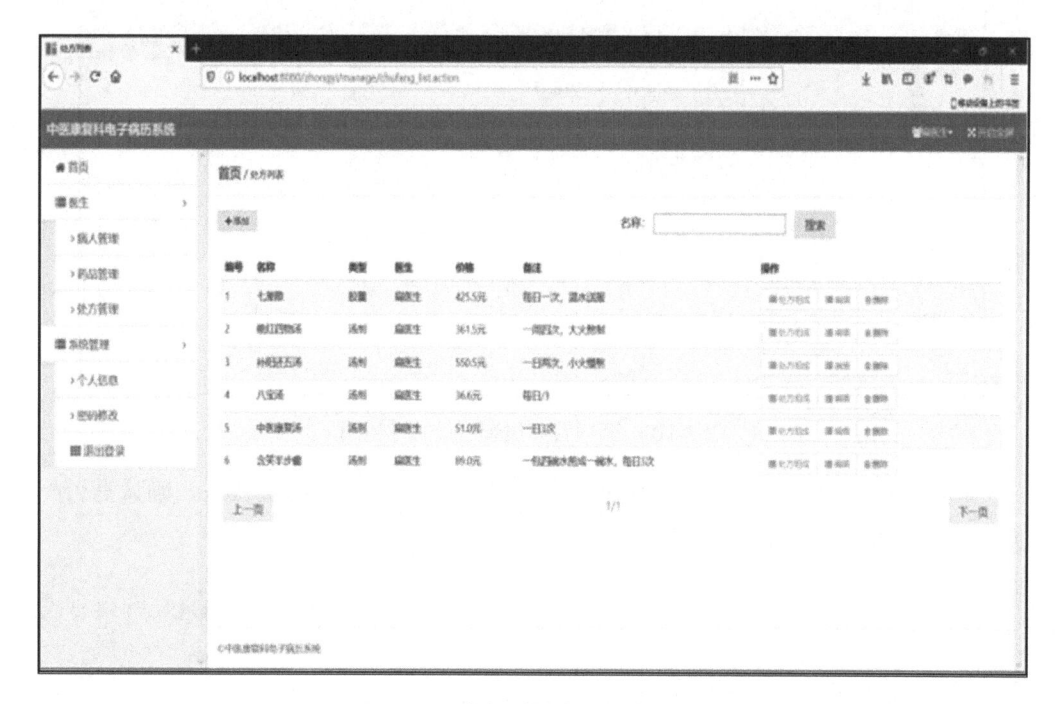

图 3-109　康复科医生录入处方界面

3.5.3 药房管理员药房药品管理功能模块的实现

药房管理员主要负责根据处方为患者配制药，并且完成核对发药工作。药房管理员"药房药品管理"界面元素如表3-21所示。

表 3-21 药房管理员"药房药品管理"界面元素表

元素名称	功能	元素描述	只读/可选	数据校验
安全退出	返回到登录页面	链接	可选	药房管理员
个人信息管理	个人信息	链接	可选	药房管理员
	密码修改	链接	可选	药房管理员
药品管理	添加药品	链接	可选	药房管理员
	修改药品信息	链接	可选	药房管理员
	删除药品	链接	可选	药房管理员
药品加工	查看处方详情	链接	可选	药房管理员
单据查看	查看单据	链接	可选	药房管理员

图3-110为药房管理员查看处方详情界面图，药房管理员查看处方详情进行处方加工配制。

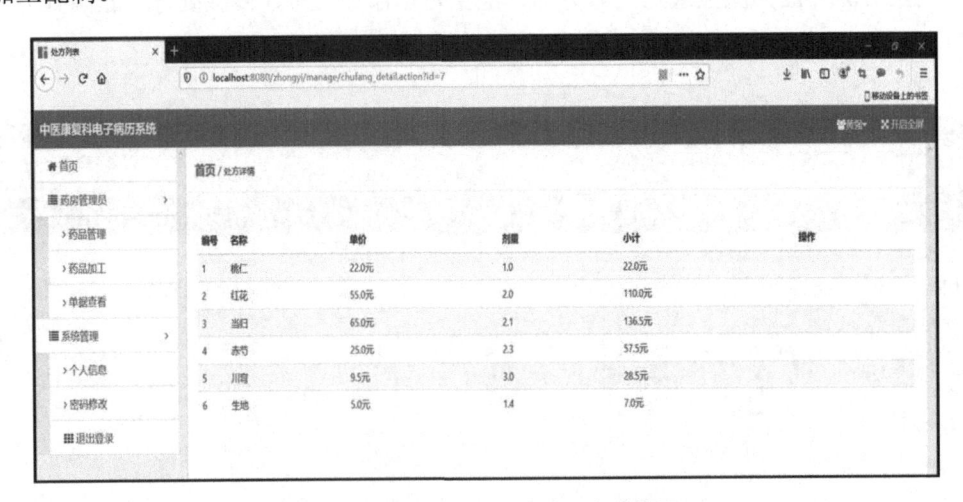

图 3-110 药房管理员查看处方详情图

图3-111界面为药房管理员确认配发图，药房管理员根据缴费状态，确认是否配发，已经缴费则可以配发。

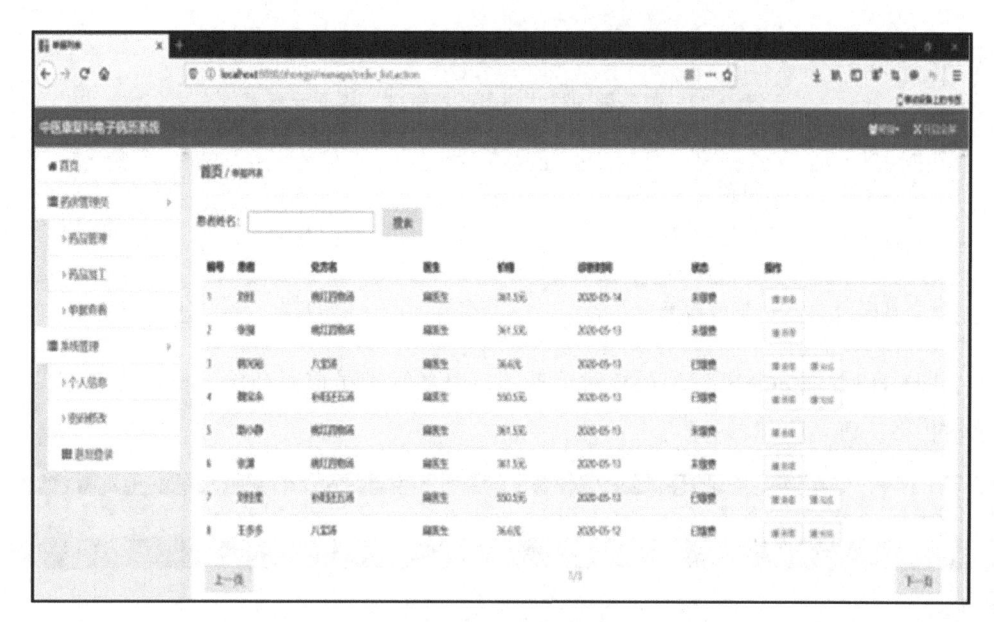

图 3-111 药房管理员确认配发界面图

图3-112界面为药房管理员添加药品信息界面图，药房管理员可以添加药品、修改药品信息、删除药品。

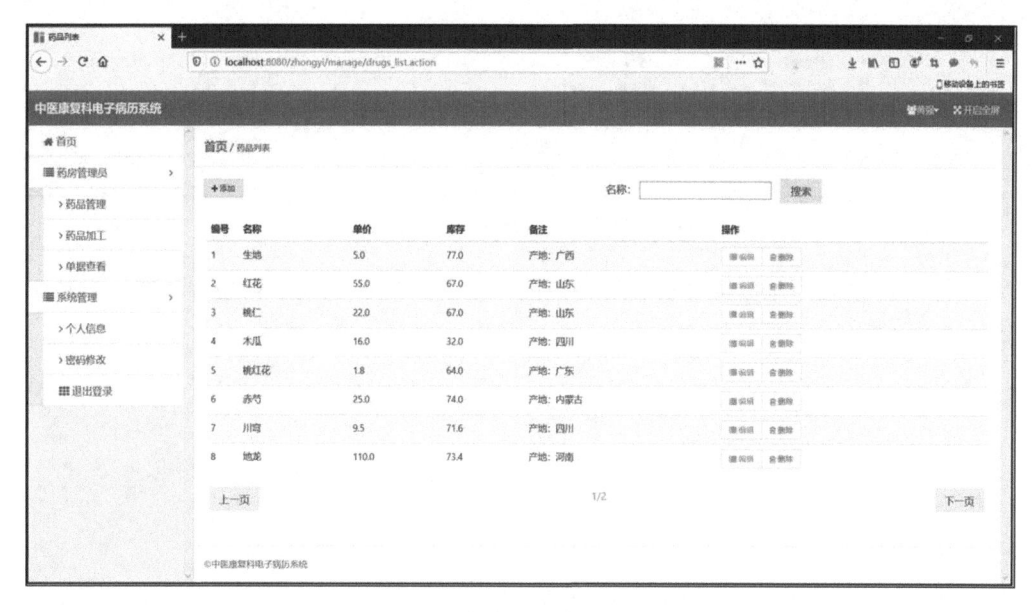

图 3-112 药房管理员添加药品界面图

3.5.4 财务管理员财务收费管理功能模块的实现

财务管理员核对药单信息，确认收费。财务管理员"财务收费管理"界面元素如表3-22所示。

表 3-22 财务管理员"财务收费管理"界面元素表

元素名称	功能	元素描述	只读/可选	数据校验
安全退出	返回到登录页面	链接	可选	财务管理员
个人信息管理	个人信息	链接	可选	财务管理员
	密码修改	链接	可选	财务管理员
单据管理	核对药单	链接	可选	财务管理员

图3-113界面为财务管理员核对单据图，财务管理员核对药单，核对患者信息，核对价格，确认收费。

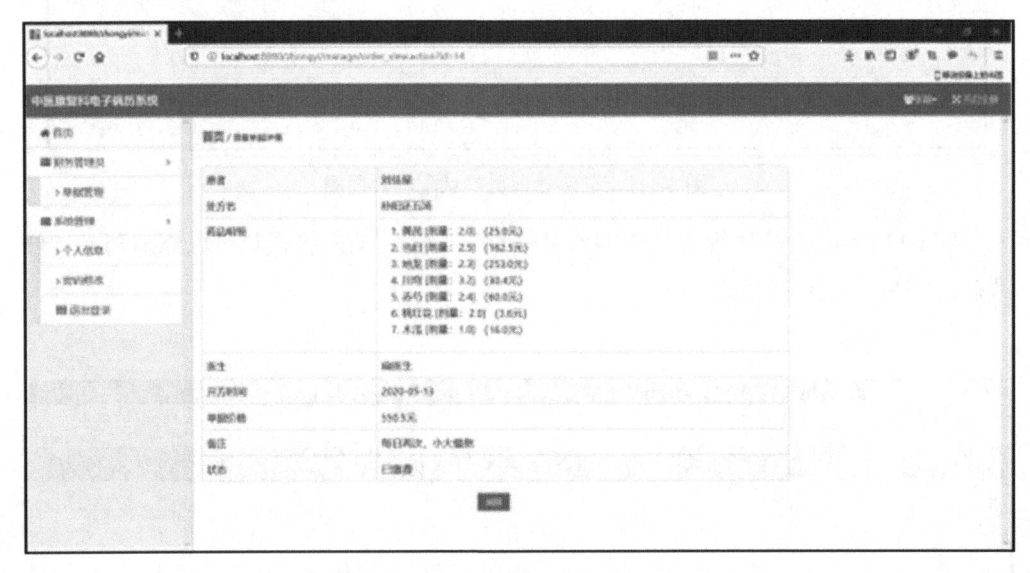

图 3-113 财务管理员核对单据图

图3-114界面为财务管理员收费列表图，财务管理员用来审查缴费状态，反映患者缴费状态。

第 3 章　中医康复科电子病历系统设计与实现

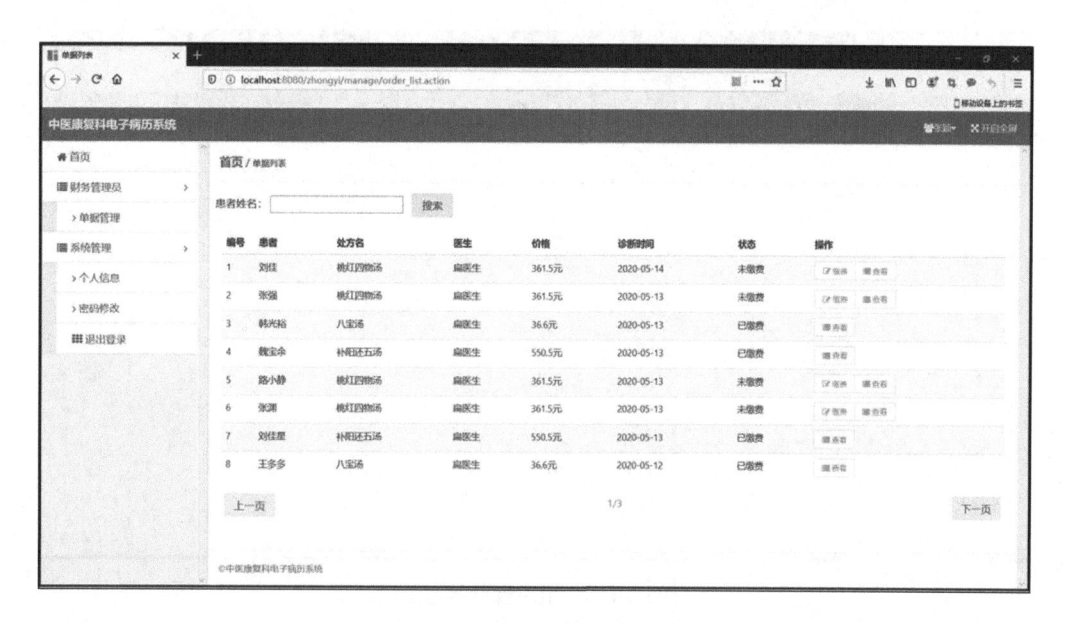

图 3-114　财务管理员收费列表图

3.5.5 用户管理功能模块的实现

用户管理主要是后台对医生、药房管理员以及财务管理员个人信息的管理。系统管理员界面元素如表3-23所示。

表 3-23　系统管理员界面元素表

元素名称	功能	元素描述	只读/可选	数据校验
安全退出	返回到登录页面	链接	可选	系统管理员
个人信息管理	个人信息	链接	可选	系统管理员
	密码修改	链接	可选	系统管理员
用户管理	管理用户信息	链接	可选	系统管理员

图3-115界面为用户管理界面图，是系统管理员修改和删除医生、药房管理员、财务管理员的登录信息。

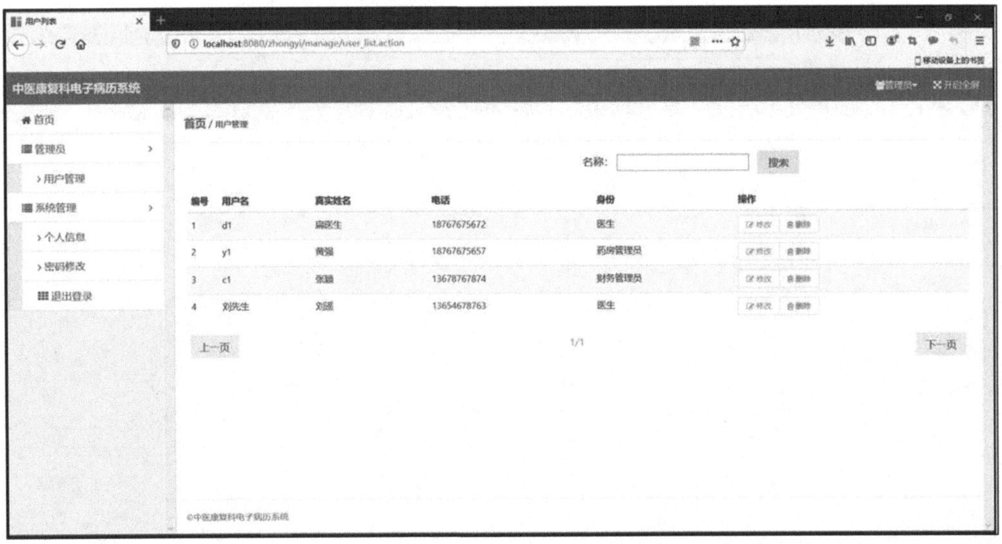

图 3-115　用户管理界面图

3.6 本章小结

本章以基于SSH的中医康复科电子病历系统的设计与实现为主要研究对象，深入细致地剖析了中医康复科电子病历系统管理的业务用例与业务流程，设计开发了中医康复科电子病历系统，主要研究工作和研究成果包括：

（1）分析了中医电子病历管理系统，研究了中医康复的背景以及国内外的发展现状，对该系统涉及的关键技术进行了概述。

（2）通过对中医康复科电子病历系统管理的流程进行分析，获得几种不同角色：康复科医生、药房管理员、财务管理员相关的业务需求；画出具体的系统用例图、系统用例规约、顺序图以及设计类图等；对数据库表进行设计等。

（3）整合SSH框架，采用MySQL作为后台数据库，最终实现了系统各个功能模块，包括医生诊疗管理、药房药品管理、财务收费管理、病历下载管理等部分。

（4）将实现的具体功能通过系统界面展示并给出系统实现的关键代码，基本完成了预期目标。

中医康复科电子病历系统的设计与实现涉及多方面的理论、方法和技术，本系统还有许多新的问题需要解决，需要在实际应用中不断积累和完善，在以下几个方面，还需要作进一步的研究和开发：

（1）系统由康复科医生、药房管理员、财务管理员三个角色组成，在系统设计方面实现模拟收费、诊疗管理、药房管理等。但系统只考虑了一些简单的情况，如何应付复杂的中医康复病历系统还有待加强。可以进一步完善病历信息表、诊疗信息表的相关字段，提高诊疗管理信息的完整性。

（2）该系统只考虑了中医康复病历系统管理应用的一些基本情况，模拟实现系统中收费和发药等功能，对于后续扩展功能进行深入的研究还不够，系统功能中的一些接口还不够完善。

参考文献

[1] 许明，张泓，谭洁，等．基于现代康复医学理论体系对中医康复的应用与研究之思考[J]．湖南中医药大学学报，2017，37（10）：1161-1165.

[2] 李黎，周雍明．中医康复学概念内涵与外延探究[J]．中国中医药图书情报杂志，2015，39（6）：49-51.

[3] 邓韩彬.中医电子病历系统的设计与实现[D].成都：电子科技大学，2011.

[4] 孙沂振，沈云学，唐鹤云.电子病历概述[J].医学信息学杂志，2009，30（3）：1-5.

[5] 陈丽欣，张荣霞.电子病历的现状及发展[J].中国误诊学杂志，2009，4（9）：2285-2286.

[6] 薛万国.我国电子病历研究进展[J].中国医院管理，2005，25（2）：17-19.

[7] 崔凤仙，杨淑华．中医辨证施护对肺癌术后患者康复效果的影响[J]．实用临床护理学电子杂志，2016（11）：145-147.

[8] 崔梦晓.浅谈中医护理的特色及临床应用[J].世界最新医学信息文摘，2019，19（70）：187-214.

[9] 杨永光.舒筋活血汤联合中医康复治疗对踝关节骨折患者术后恢复的影响[EB/OL]. [2021-10-21]. https://doi.org/ 10.13729/j.issn.1671-7813.Z20190314.

[10] 韩墨洋.温针灸联合康复治疗对中风恢复期病人中医证候、肌痉挛及神经功能缺损的影响[J].中西医结合心脑血管病杂志，2019，17（20）：3199-3202.

[11] 李丹.穴位贴敷中医护理干预对脑梗死恢复期患者的康复效果分析[J].中西医结合心血管病电子杂志，2019，7（23）：85-87.

[12] 张兵洁，周宇航.针灸推拿配合中医五行调理对自闭症儿童心理行为康复的干预[J].包头医学，2019，43（4）：48-50.

[13] 刘岩.中药热敷联合中医康复护理治疗膝骨关节炎临床观察[J].中国中医药现代远程教育，2019，17（14）：118-120.

[14] 姚璐，张艳.中医艾灸联合康复训练对脑卒中偏瘫病人肢体功能及生活能力的影响[J].循证护理，2019，5（7）：586-589.

[15] 何少辉，陈如华，张琼.中医辨证康复护理在促进脑卒中恢复期偏瘫患者运动功能中的作用[J].中医临床研究，2019，11（24）：50-52.

[16] 李国燕.中医腹针疗法配合康复训练治疗中风后遗症的效果观察及护理[J].世界最新医学信息文摘，2019，19（93）：328-329.

[17] 廖燕霞，谢柱.中医针灸配合康复理疗治疗脑出血患者效果、安全性及对其生活质量的影响[J].心电图杂志（电子版），2019，8（2）：110-111.

[18] 刘晓航.中医药膳与康复医学[J].现代康复，2001（21）：20-21，63.

[19] 张增瑞，张美英.中医内外治法联合应用治疗中风偏瘫的研究进展[J].内蒙古中医药，2019，38（9）：161-163.

[20] 程俊，陈玉.中医情志护理对颅脑外伤康复期患者心理状态的影响分析[J].四川中医，2019，37（9）：195-197.

[21] 钟霞，焦华琛，李运伦，等.中医心脏运动康复研究进展[J].山东中医杂志，2019（12）：1188-1192.

[22] 陈静，巩尊科，张启博，等.中医针刺与现代康复结合治疗中风偏瘫的临床有效性探究[J].临床医药文献电子杂志，2019，6（43）：24-25.

[23] 郭仲华. 规范中医病历内容[N]. 中国中医药报，2013-05-13（003）.

[24] 肖丽，胡远樟，王金全，等.基于ISO/TC249国际标准的中医数据接口标准化研究[J].时珍国医国药，2019，30（8）：2046-2048.

[25] 张润顺，王映辉，姚乃礼，等.名老中医电子病历中病史动态结构化数据录入规范[J].中国中医药信息杂志，2007（3）：100-101.

[26] 杨睿，李婧，马兆辉，等.中医电子病历基本数据集标准的研究思路与方法[J].中国数字医学，2017，12（5）：74-76.

[27] 李妍. 中医电子病历质量控制管理系统的构建与应用[D]. 天津：天津大学，2014.

[28] 刘保延，尹爱宁，张润顺，等.中医规范术语在结构化电子病历中应用体系的研究[J].中国数字医学，2012，7（8）：41-44.

[29] Suranga N，Kasthurirathne，Burke M，et al. Enabling better interoperability for health care：lessons in developing a standards based application programing interface for electronic medical record systems[J]. Journal of Medical Systems，2015，39（11）：1-8.

[30] Guo Jin Q，Akira T，Koji T，et al. CLAIM（clinical accounting inforMation）：an XML-based data exchange standard for connecting electronic medical record systems to patient accounting systems[J]. Journal of Medical Systems，2005，29（4）：413-423.

第4章　中医妇科电子病历系统设计与实现

随着我国医疗改革的快速发展，电子病历在各个医院得到了广泛的应用，建立中医妇科电子病历引起了医院的重视。本章首先介绍中医妇科电子病历的研究背景，阐述业务中存在的问题；通过电子病历在实际业务工作中的操作步骤分析，给出了系统的目标。其次，从业务工作实际出发，结合软件工程的方法，完成了需求分析。最后，完成了总体设计与模块设计，包括记录诊疗信息、管理病案、管理人员信息三个子系统，并对数据库进行了详细设计。中医妇科医师可在线添加、修改、查看诊疗信息。病案科人员可在线质控病历、查看质控详情、删除质控记录。系统管理员具有添加工作人员信息的权限。

4.1 绪论

4.1.1 研究背景与意义

电子病历最初的建设要追溯到20世纪60年代，彼时美国就已经进行了电子病历的开发与应用，以医院历史最悠久之一的美国麻省总医院为典型。20世纪80年代，欧美、日本等发达国家的一些大医院开始研究建立医院信息系统，在医院信息系统基础上开始研究病案系统，为实现病历电子化奠定了基础。1991年，美国医学研究所国家科学院发表了题为《电子病历是医疗保健的基本技术》的研究报告，对40年来实现病历记录计算机化的经验进行了总结和报道，第一次全面论述了电子化病历建立与发展的各个方面，提出了多项推动电子病历发展的建议，对世界各国均产生了积极影响。1999年，日本开始将电子病历作为正式的医疗文档之一，医院使用电子病历已经成为国家的优先事项。目前，美国政府大力推动医院采用电子病历技术。进入21世纪以后，随着科学技术的迅猛发展，奥巴马政府强调使用电子病历技术是未来医疗保健的重要组成部分，并督促在2014年前广泛采用这一技术。随着电子病历技术的流行，世界各国均制定了建设与发展电子病历的规划。1995—2015年，欧美一些大医院开始建立医院内部的医院信息系统（Hospital Information System，HIS）。目前电子病历在欧洲与美国等国家和地区研究程度较高，成果较为丰富，在日本与我国香港地区也取得了显著的成就。

近年来，随着网络技术与计算机技术的快速发展，我国各行各业的信息化建设得到了长足的发展，医疗制度改革已经成为一个社会热点，建设数字化医疗机构成为当代医疗发展的必然趋势。数字化医疗在起步和发展的同时，电子病历的建设成了医疗机构信息化发展的标志之一。传统的纸质病历，存在用语不规范、数据丢失、检索及统计困难等问题，病历利用的效率很低。截至2014年，我国已有53%以上的中医医院建立了电子病历，但是还没有建立中医妇科电子病历。建立中医妇科电子病历系统可确保病历记录的规范化及标准化，提高医生的工作效率及医疗质量，降低医疗费用。中医妇科电子病历具有特色且结合中医院多年管理和发展经验，其前景乐观。

4.1.2 国内外研究现状和发展趋势

1.电子病历系统

电子病历是由医疗机构以电子化方式创建、保存和使用的，重点针对门诊、住院患者（或保健对象）临床诊疗和指导干预信息的数据集成系统，是居民个人在医疗机构历次就诊过程中产生和被记录的完整、详细的临床信息资源。目前国内大多数医院已经应用了电子病历系统。电子病历系统具有传送速度快、共享性好、存储容量大、使用方便、成本低等特点。

吴超通过对电子病历使用中存在的问题及对策研析讨论，指出电子病历系统存在不同医院的医疗资料难以实现实时传输，部分医生的病历记录错误等不规范病历记录情况不能被系统及时检出，电子病历信息管理机制滞后等问题。并针对这些缺陷提出改进的方法，优化电子病历系统的功能，提高医生记录病历的规范化和法律意识，合理规避电子病历应用期间的各种问题，提高电子病历的应用质量，提高医疗水平。

贾春月等通过对医院管理系统中电子病历的研究，指出电子病历系统的问题，分析其发展现状，分析了电子病历的发展前景。

马锡坤通过对国内电子病历发展与应用现状进行分析，得出电子病历与传统纸质病历的区别及电子病历的主要功能，指出电子病历存在的问题。电子病历具有信息采集、医疗工作流程的管理、监控监管等功能。

2.中医电子病历

孟尹等通过对中医电子病历的分析，指出了中医电子病历应该符合中医院临床应用记录特点，且满足医疗和管理需求，并且提出了当前中医电子病历存在病历内容、病历存储、信息共享和数据交换的问题。设计了基于XML的中医电子病历系统，其中包括用户登录、患者咨询、病历管理、生成处方、病历调用与显示、药库管理、系统维护七部分功能。

郭荣传等设计了中医电子病历系统，包括预约挂号、系统缴费、电子病历、医生开方、回访跟踪、系统查询和统计模块，在保证了病历记录完整性和真实性的基础上，还需要进一步提高中医电子病历结构化水平。

张湘菊总结出了中医电子病历系统的特殊之处，中医电子病历包括四诊、辨证论治、中医处方、中医诊断等具有中医特色的内容，中医电子病历的推进提高了中医病历结构化水平，有效地促进了中医院信息及中医事业的发展。

邓韩彬通过对电子病历系统的背景、意义，以及国内外发展现状、电子病历与其他系统的关系的研究，总结了电子病历的特点；分析了电子病历系统的需求，设计了基于NET WCF Services和SOA的多层架构中医电子病历系统，其中包括病历记录、模板管理、病历审核、病历质控、用户管理五部分功能；提出了提高整个应用系统的网络安全性能，包括数据保存到数据库、数据网络传输、容灾备份、防攻击等方面的安全问题。

3.中医妇科病历

张保英等提出，中医妇科学对于提高女性生活质量、防治女性生殖疾病、保障女性生殖健康和优生优育具有非常重要的作用，也是一门具有中医特色和优势的临床学科。近年来，随着社会的不断发展和科技的不断进步，医学家们经过不断探索，在很多方面取得了很大进步。

孙川提出，中医妇科电子病历系统是中医妇科临床信息系统的采集系统，是中医妇科现代化研究的主要工具。它的主要作用包含以下几点：减少妇科医疗错误；提高医疗工作效率；提高医疗工作质量；控制医疗费用，改进医院管理；为妇科病人信息的异地共享提供方便；为宏观医疗管理提供了基础信息源。

夏桂成指出，医案即今之病历，是中医诊治疾病的重要资料。从古至今，有着不同的名称，如脉案、方案、病案、诊籍、医记、病历等。很早以前，仅仅写几味药的一纸药方，后来逐渐发展形成前段病历、后段方药的医案。嗣后曾有一度以处方用药为主，包括药物名称、剂量、炮制、煎法、服用方法等，较详细地记录在案。如今随着中医院的建立和发展以及病区的开设，医案为病历所替代。他在其著作《中医妇科医案（病历）的内容形式要求之探析》中提出，妇科的病历，无论门诊病历还是病房病历，均应突出妇科的特点，如主诉要反映妇科方面的主要痛苦，以及月经史、带下史、婚产史等。然后将专科检查应列入首位。还有证候演变、辨证分析、论治方药、医嘱调护，均应记入。为了总结经验交流学习以及医疗事故的检查，西医的各种检查检验、西医学的诊断亦应列入。为此，要求写好中医学病历，并且在中医学临证诊疗过程和诊疗结果中让特色得到充分体现，使之成为医教研最好的文本。

4.1.3 核心业务

表 4-1　中医妇科电子病历系统的核心业务

基本内容	关键要素	观测点
管理病案	管理质控	查看质控详情、删除质控记录
	质控病历	质控症状体征术语、质控诊断术语、质控证候术语
记录诊疗信息	记录医嘱处方	记录诊断证候，记录妇科疾病用药药品剂型、剂量或可供应药品提示
	记录诊察信息	记录症状体征、中医四诊（如望、问、闻、切）、理化检查（如血常规、CT、B超等）

4.1.4 研究内容和方法

1.研究内容

（1）系统特点。中医妇科电子病历工作主要是针对中医妇科医师，目前，类似的系统有以下几个特点：要保证系统能够帮助中医妇科医师正常进行诊疗信息的记录和查询，保证能为病案科人员提供中医妇科医师提交的病历，实现病案科人员质控病历的功能。

（2）需求分析。通过了解电子病历系统的使用流程步骤，并与中医妇科医师进行交流，分析中医妇科电子病历系统要解决的问题和当前面临的问题，针对以上问题设计方便记录的电子病历系统，并设置中医妇科医师和病案科人员的具体权限，最后根据业务的需求通过用例获取用户需求和业务用例。

（3）系统分析。根据前面得到的业务用例、业务流程等，使用UML建模语言将系统的功能模块化，分别建立相应模块的系统用例图、活动图、类图、分析业务规则、用例实现和确定系统架构和框架，从而将传统的书写中医妇科电子病历进行信息化记录。

（4）系统设计。实现中医妇科电子病历系统设计，接口设计、包设计、数据库设计、系统前端界面的设计与实现、后台管理系统模块的设计与实现。

（5）系统实现。系统实现后，分别对各个功能模块进行单元测试，对系统进行整体测试，对出现的问题及时加以修改，以便逐步完善中医妇科电子病历系统。该

第4章 中医妇科电子病历系统设计与实现

系统基于Struts2+Hibernate4+Spring4框架整合，实现中医妇科医师记录、查询、修改诊疗信息，管理个人信息病案科人员质控病历和个人信息的功能。系统功能的实现包括实现数据库的添加、删除、修改、查询功能；前端页面的浏览，中医妇科医师登录和病案科人员登录，记录诊疗信息和质控病历；后台管理员添加中医妇科医师和病案科人员的设置。

2.拟解决的主要问题

（1）记录诊疗信息。中医妇科医师记录和修改患者症状体征、中医四诊、理化检验、医嘱处方的内容，提交记录的诊疗信息。

（2）质控病历。病案科人员质控中医妇科医师提交的病历，病案科人员针对医师提交的病历进行质控、退回修改、存档的操作。

（3）管理人员。管理员添加、查询、删除中医妇科医师和病案科人员的基本信息。

3.研究方法及措施

中医妇科电子病历系统拟采取的研究手段及技术路线、实验方案如图4-1所示。

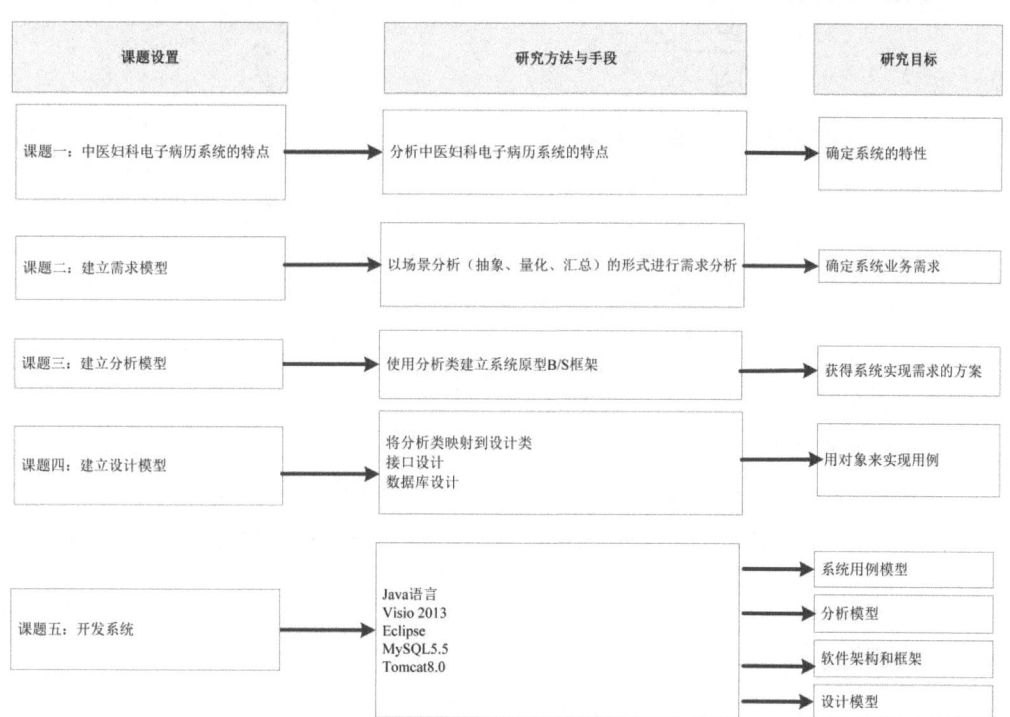

图4-1 中医妇科电子病历系统的研究方法与措施图

4.2 需求分析

4.2.1 组织分析

1.组织目标分析

中医妇科电子病历系统设计与实现主要解决如下问题：1）病案科人员对病案进行管理操作；2）医生对中医妇科病历进行管理功能操作；3）设计实现中医妇科电子病历，使中医妇科电子病历实现规范化，提高医师的工作效率，为患者信息的共享提供方便。

2.组织机构分析

中医妇科电子病历系统的主要服务对象，其组织机构如图4-2所示。

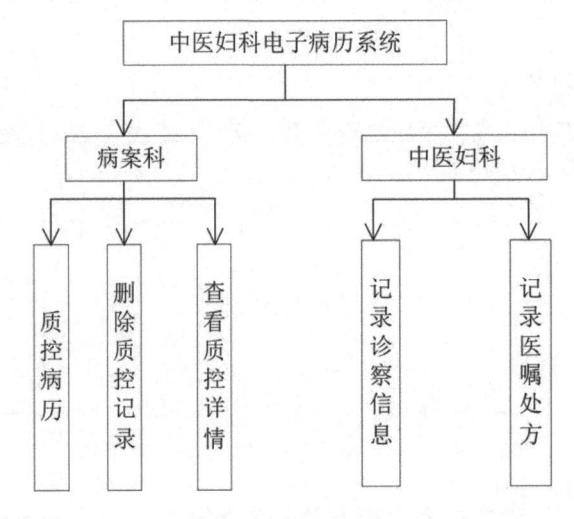

图 4-2　组织机构图

3.组织职能分析

中医妇科电子病历系统部门成员包括病案科和中医妇科。病案科职能：质控病历、查看质控详情、删除质控记录；中医妇科职能：记录诊察信息、医嘱处方等信息。

4.2.2 需求获取

1.定义边界

业务目标是最终系统要实现的功能，通过业务目标可划分系统边界。每个业务目标都可以用来定义边界，每个边界都有不同的涉众参与，也会有不同的用例出现，如图4-3所示。

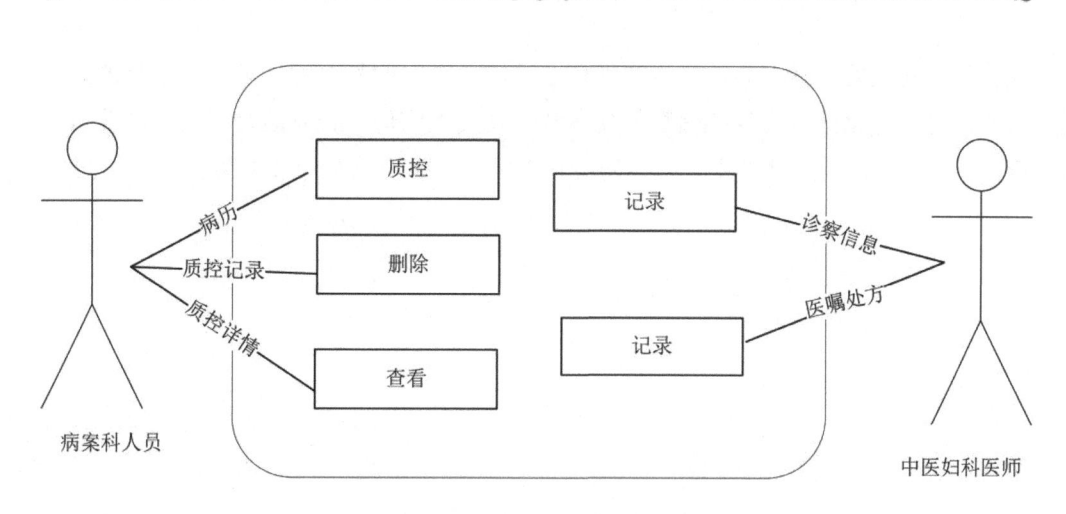

图 4-3　系统边界图

基于以上分析，不同角色的服务边界可以概括如图4-4—4-5所示。

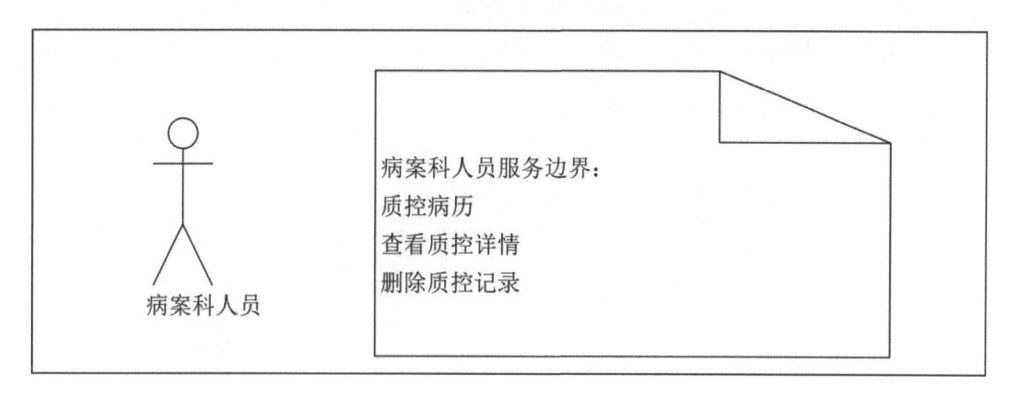

图 4-4　病案科人员服务边界图

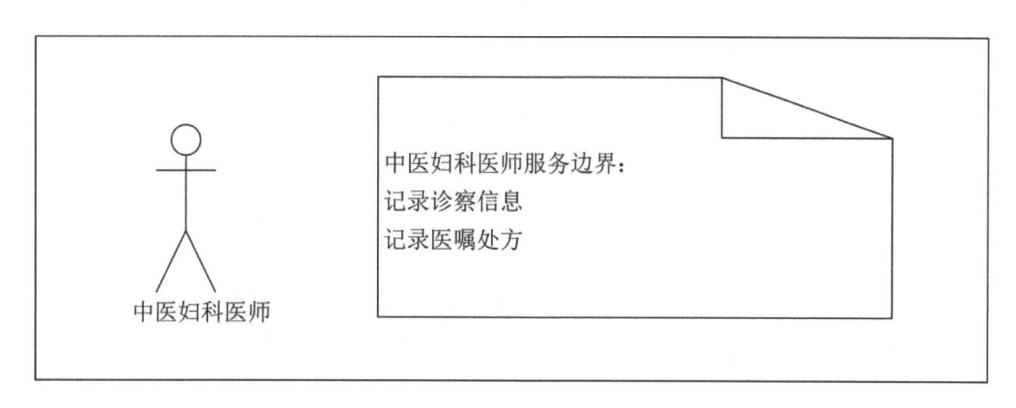

图 4-5　中医妇科医师服务边界图

2.发现主角

本系统是中医妇科临床信息系统的电子病历（信息采集）系统，是中医妇科现代化研究的主要工具。因此，为实现核心功能，中医妇科医师能够记录患者的妇科诊察信息、医嘱处方等诊疗信息，病案科人员质控病历，查看质控详情，删除质控记录。在本系统中，业务主角包括病案科人员、中医妇科医师（见图4-6）。

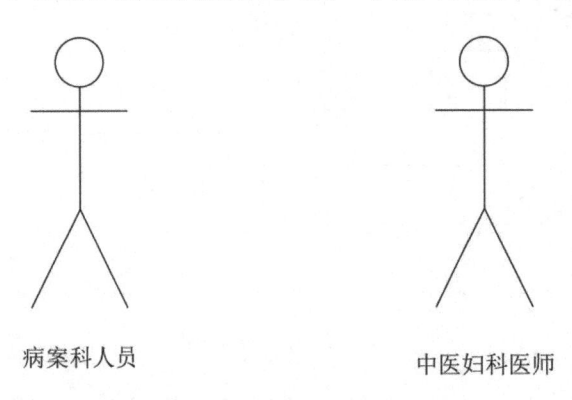

图 4-6 业务主角图

3.获取业务用例

（1）获取业务用例

中医妇科电子病历主要有病案科人员管理病案、中医妇科医师记录中医妇科诊疗信息，每一个角色都分别实现各自的功能（见图4-7—4-8）。

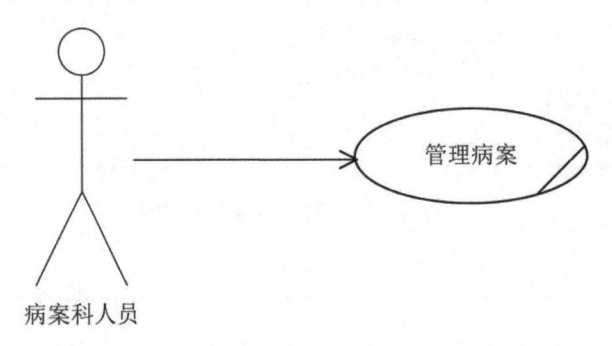

图 4-7 病案科人员的业务用例

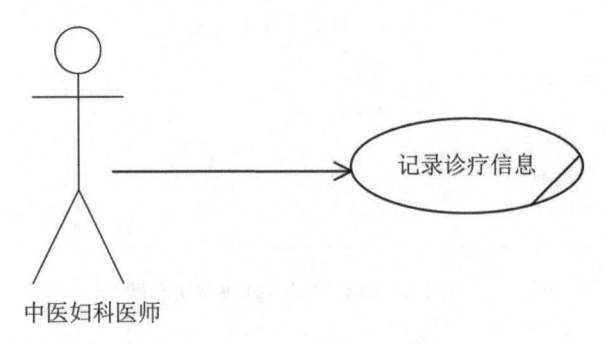

图 4-8 中医妇科医师的业务用例

（2）业务用例的用例视角

从用例视角的业务用例来描述每个用户在系统中参与什么业务，这个视图的意义在于，调研对象一眼就能看出病案科人员、中医妇科医师各自所需做的事，如图4-9—4-10所示。

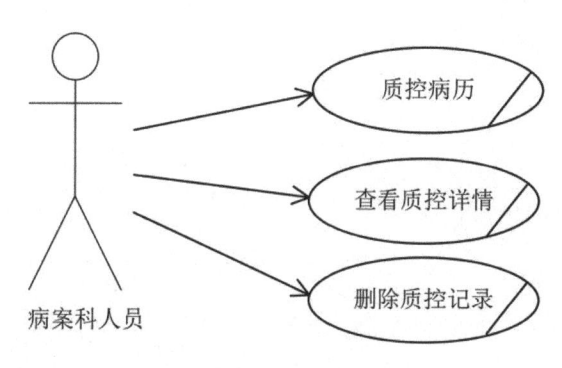

图 4-9　病案科人员的业务用例

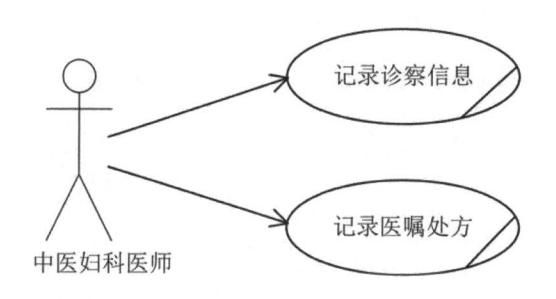

图 4-10　中医妇科医师的业务用例

（3）业务用例的业务视角

业务视角的业务用例中每项业务是由哪些用例和哪些角色参与完成的，如图4-11—4-12所示。

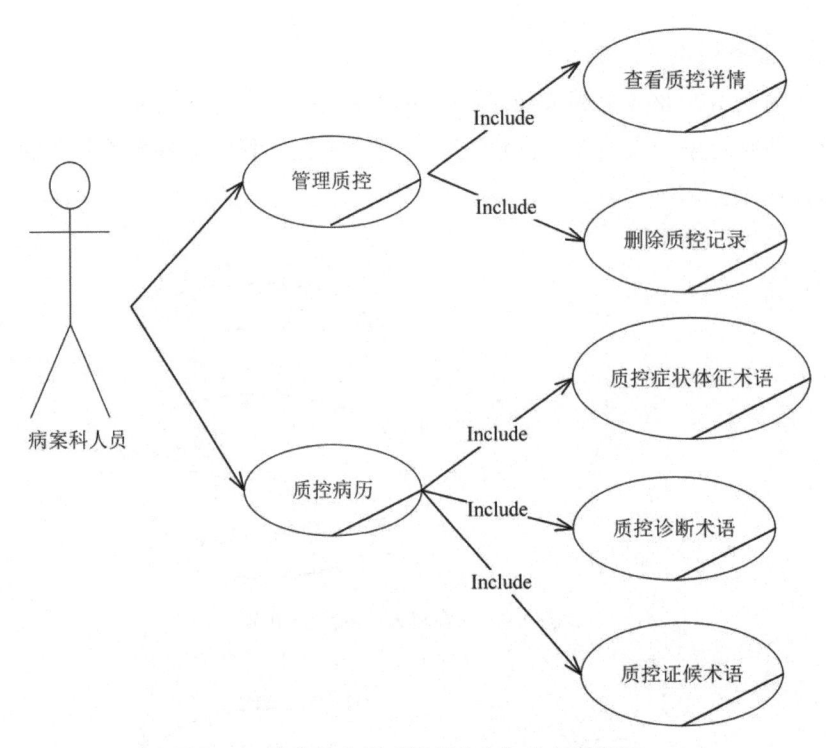

图 4-11 病案科人员"管理病案"业务用例图

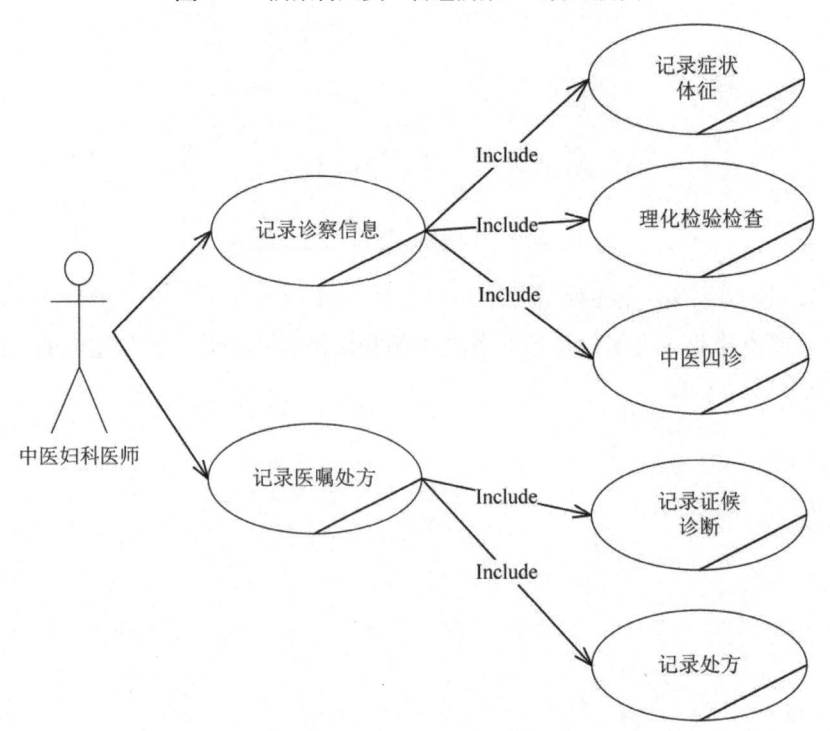

图 4-12 中医妇科医师"记录诊疗信息"业务用例图

4.业务建模

（1）业务用例场景图

病案科人员质控病历、查看质控详情、删除质控记录，中医妇科医师记录诊察信息、记录医嘱处方的业务场景如图4-13—4-15所示。

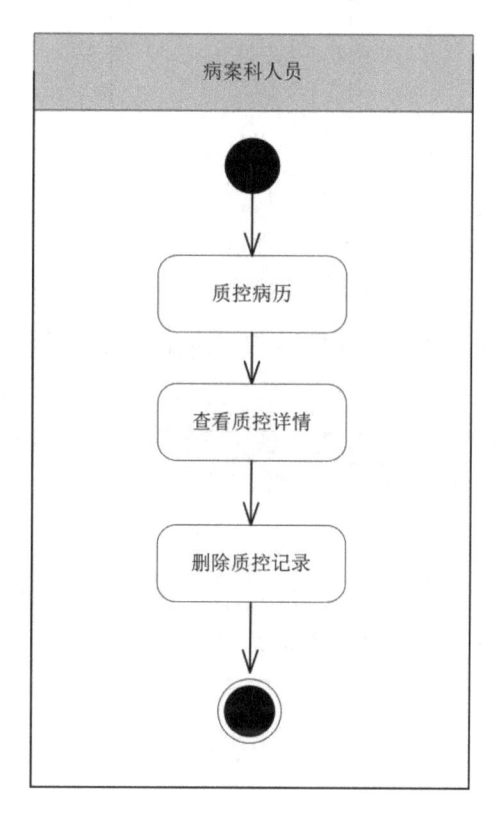

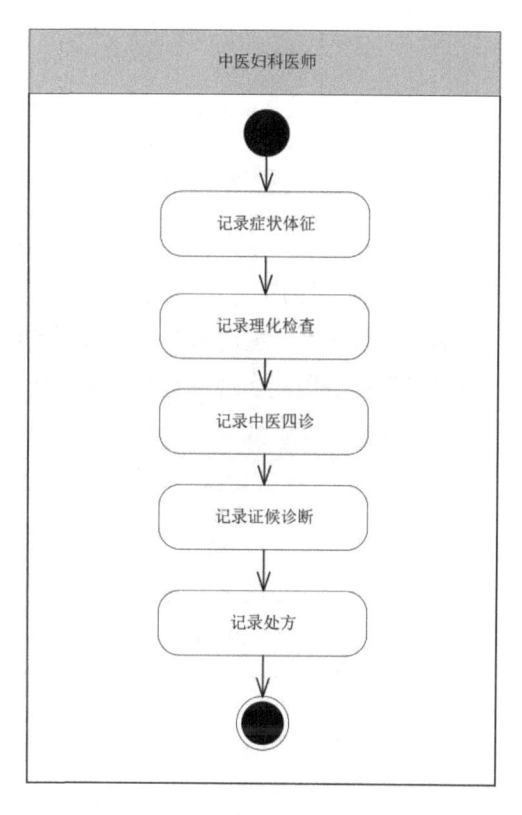

图 4-13 病案科人员"管理病案"业务用例场景

图 4-14 中医妇科医师"记录诊疗信息"业务用例场景

（2）用例实现视图

每个业务主角其各自业务用例实现如图4-15所示。

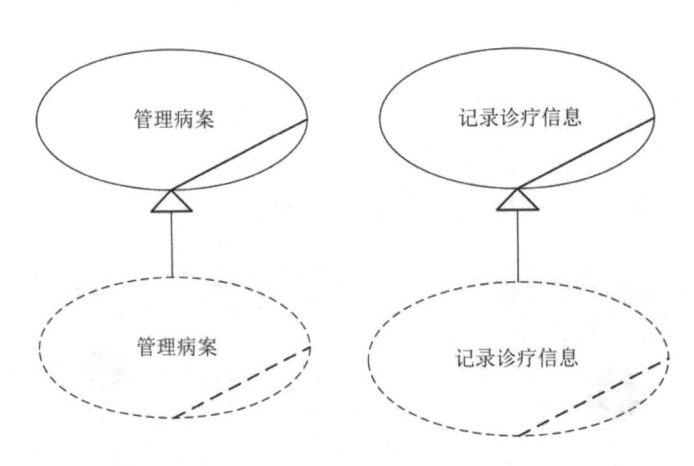

图 4-15　业务用例实现

（3）业务用例实现场景图

病案科人员"管理病案"业务用例实现场景如图4-16所示，中医妇科医师"记录诊疗信息"业务用例实现场景如图4-17所示。

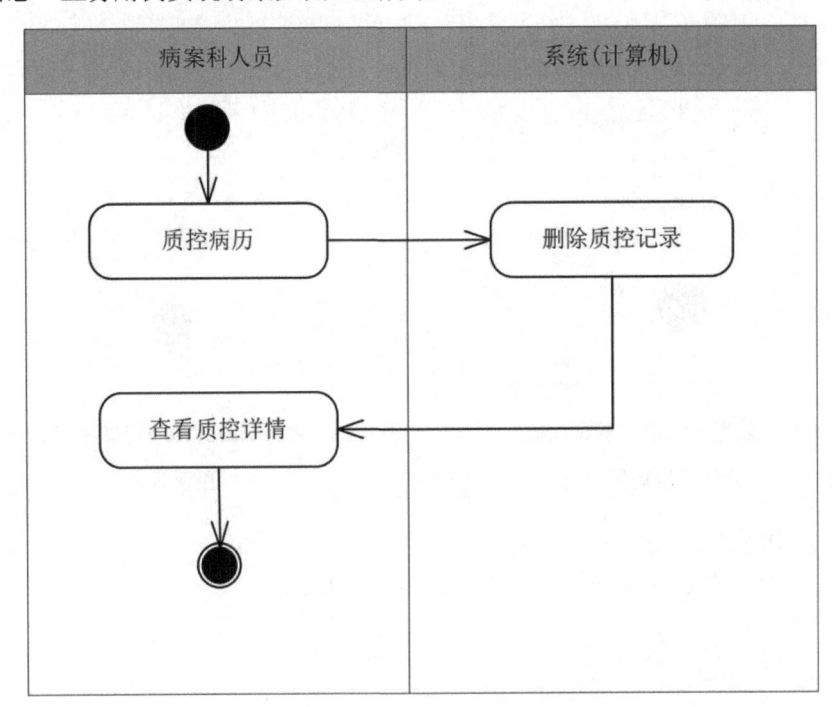

图4-16　病案科人员"管理病案"业务用例实现场景图

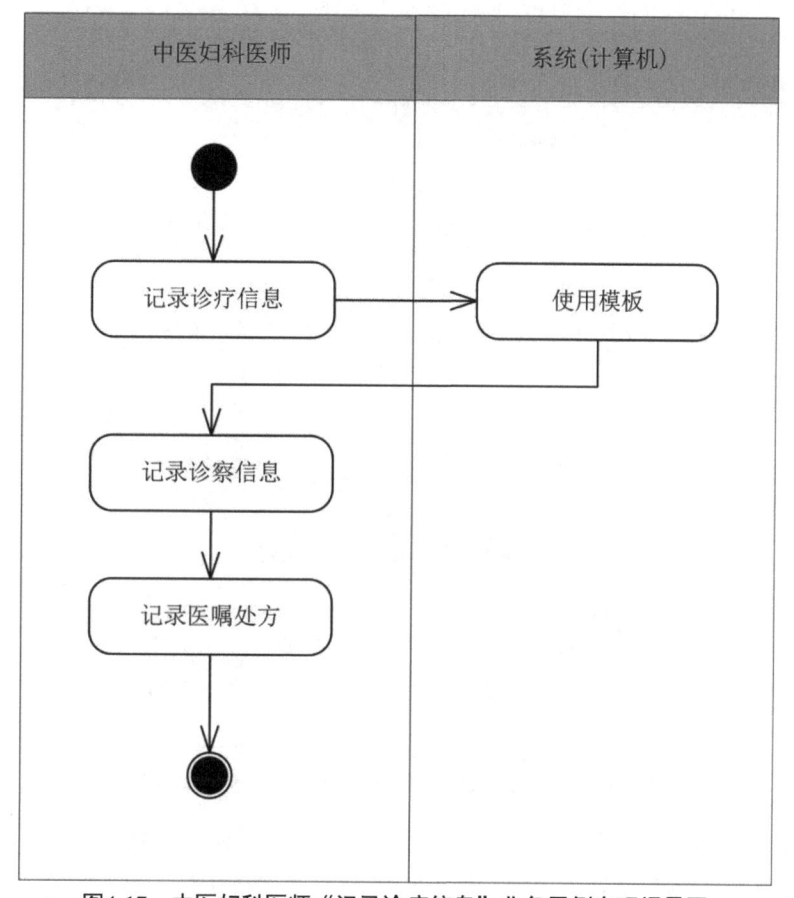

图4-17 中医妇科医师"记录诊疗信息"业务用例实现场景图

5.领域建模

领域模型是描述业务用例实现的对象模型。它是对业务角色和业务实体之间应该如何联系和协作以执行业务的一种抽象。业务对象模型从业务角色内部的观点定义了业务用例。

该模型为产生预期效果，确定了业务人员以及他们处理和使用的对象（业务类和对象）之间应该具有的静态和动态关系。它注重业务中承担的角色及其当前职责。这些模型类的对象组合在一起可以执行所有的业务用例。

（1）业务实体ER模型

业务实体ER模型如图4-18—4-19所示。

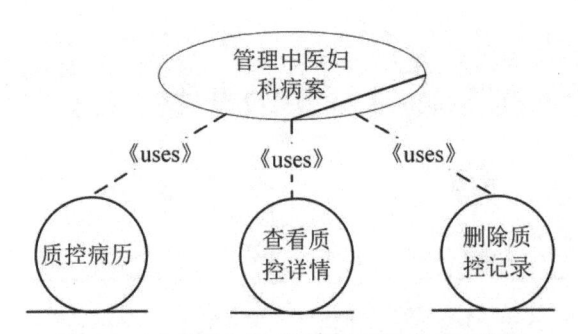

图 4-18 病案科人员"管理病案"业务对象图

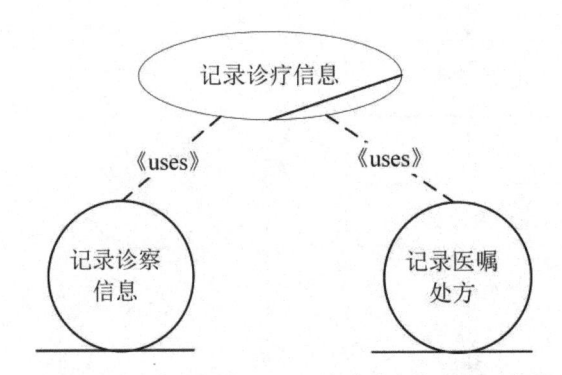

图 4-19 中医妇科医师"记录诊疗信息"业务对象图

（2）领域模型

领域模型是概念模型的一种，针对中医妇科电子病历的业务，建立其各自之间关系的模型如图4-20所示。

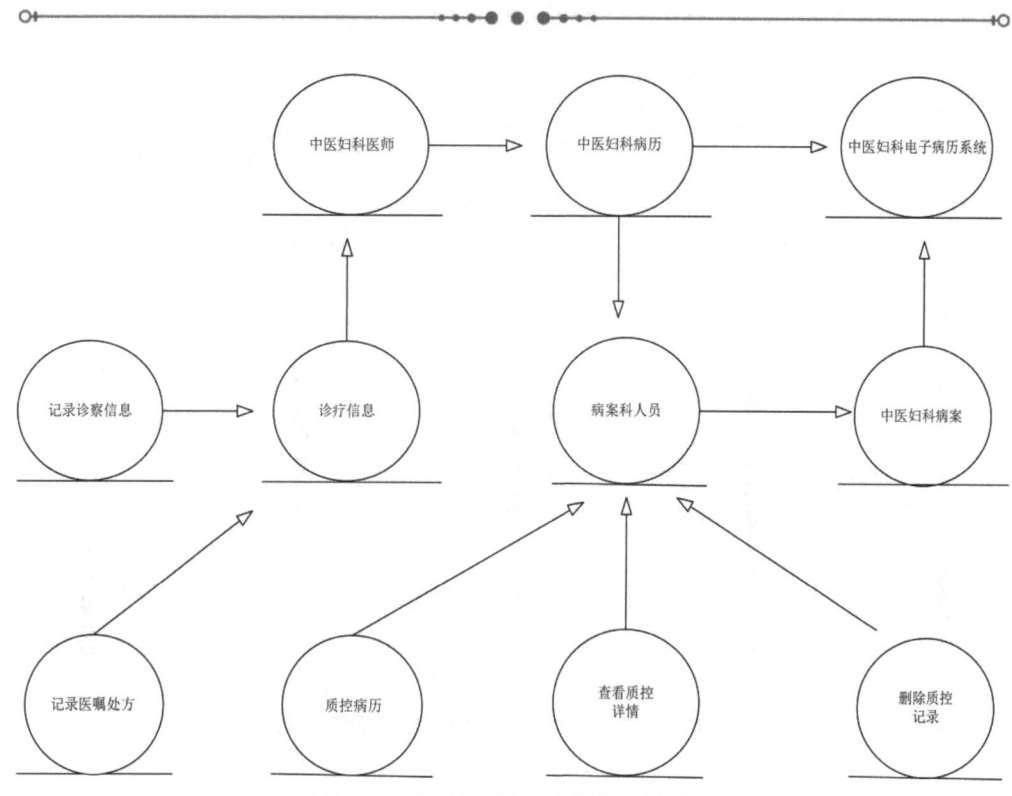

图 4-20 中医妇科电子病历领域模型图

（3）领域模型场景

领域模型场景如图4-21—4-22所示。

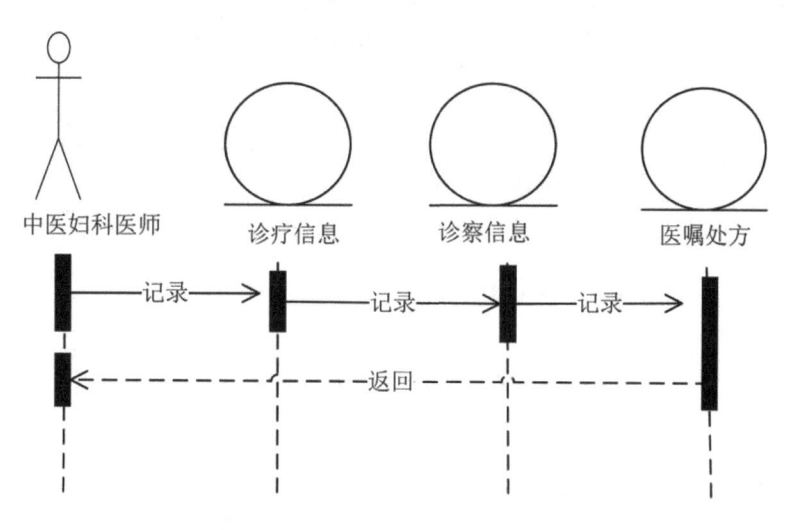

图 4-21 中医妇科医师"记录诊疗信息"领域模型场景图

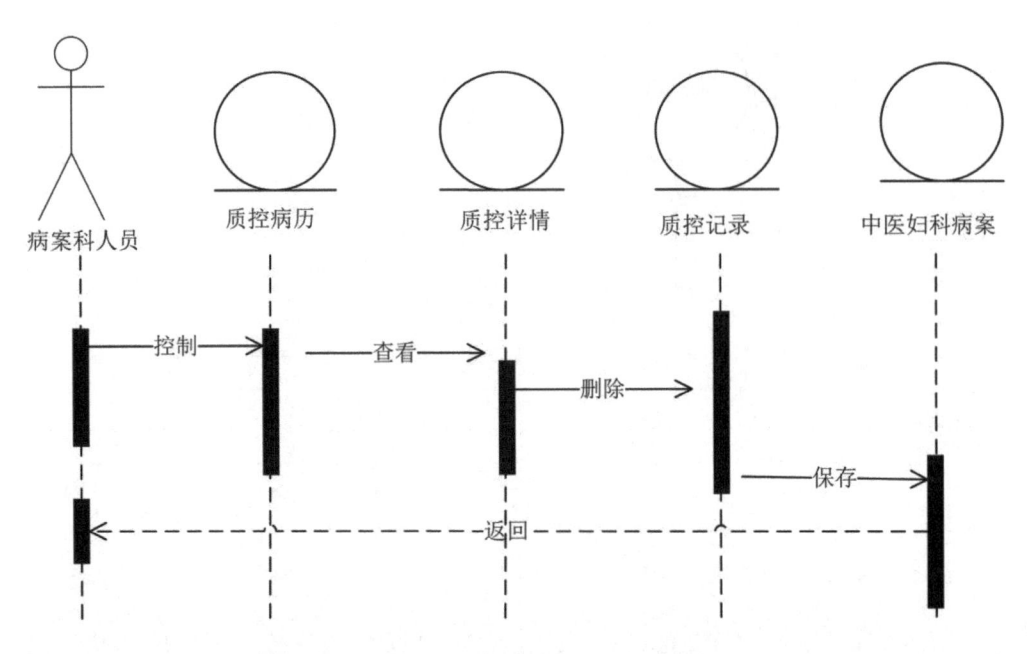

图 4-22　病案科人员"管理病案"领域模型场景图

6.提炼业务规则

业务执行过程如表4-2—4-3所示。

表 4-2　病案科人员"管理病案"业务规则

用例名称	病案科人员"管理病案"业务用例
用例描述	病案科人员质控管理中医妇科病案
执行者	病案科人员
涉众	病案科人员
前置条件	病案科人员成功登录系统，收到中医妇科医师提交的病历
后置条件	得到并保存中医妇科病案
基本事件描述	质控病历 查看质详情 删除质控记录

表 4-3　中医妇科医师"记录诊疗信息"业务规则

用例名称	中医妇科医师"记录诊疗信息"业务用例
用例描述	记录诊疗信息
执行者	中医妇科医师
涉众	中医妇科医师
前置条件	病案科人员成功登录系统
后置条件	得到保存中医妇科病历
基本事件描述	记录诊察信息 记录医嘱处方

4.2.3 软件需求

1.建立概念模型

（1）业务主线

本系统中业务主线就是中医妇科医师记录诊疗信息，病案科人员管理病案，如图4-23所示。

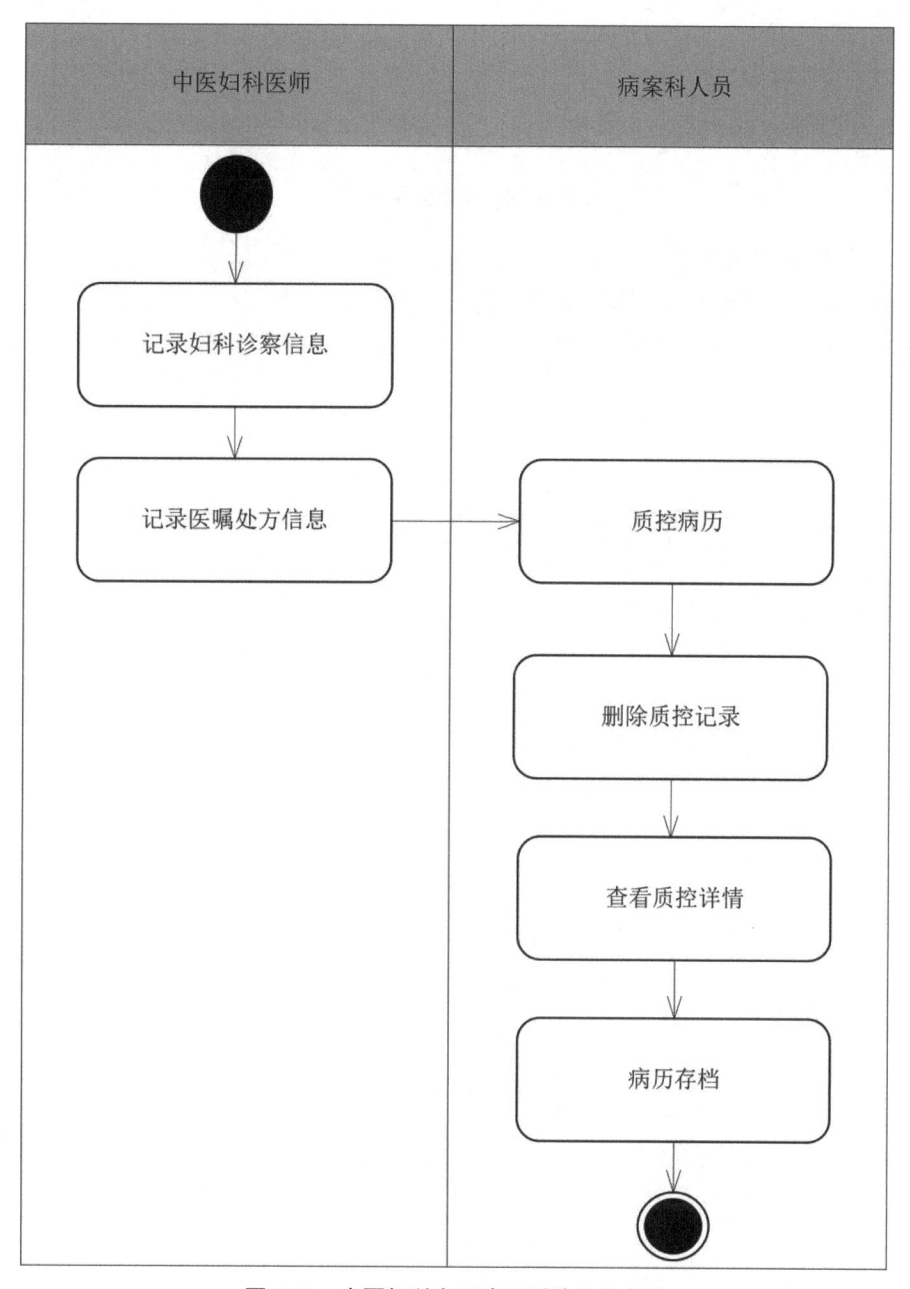

图 4-23　中医妇科电子病历系统业务主线

（2）关键业务用例

中医妇科电子病历系统的关键业务用例如图4-24所示。

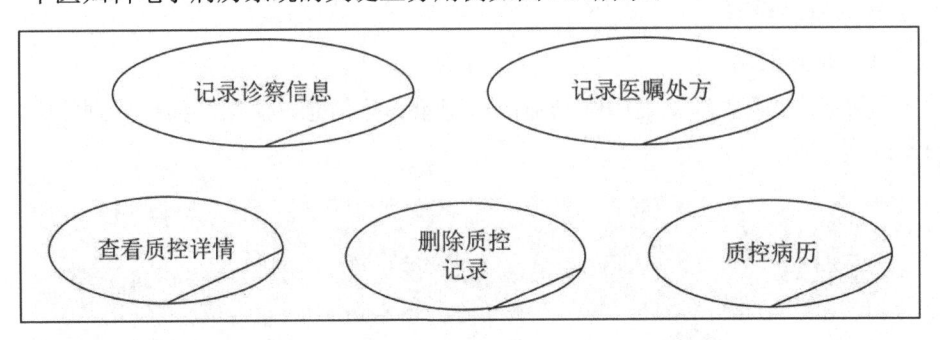

图 4-24　关键业务用例

（3）概念用例场景

每个关键业务概念用例场景如图4-25—4-26所示。

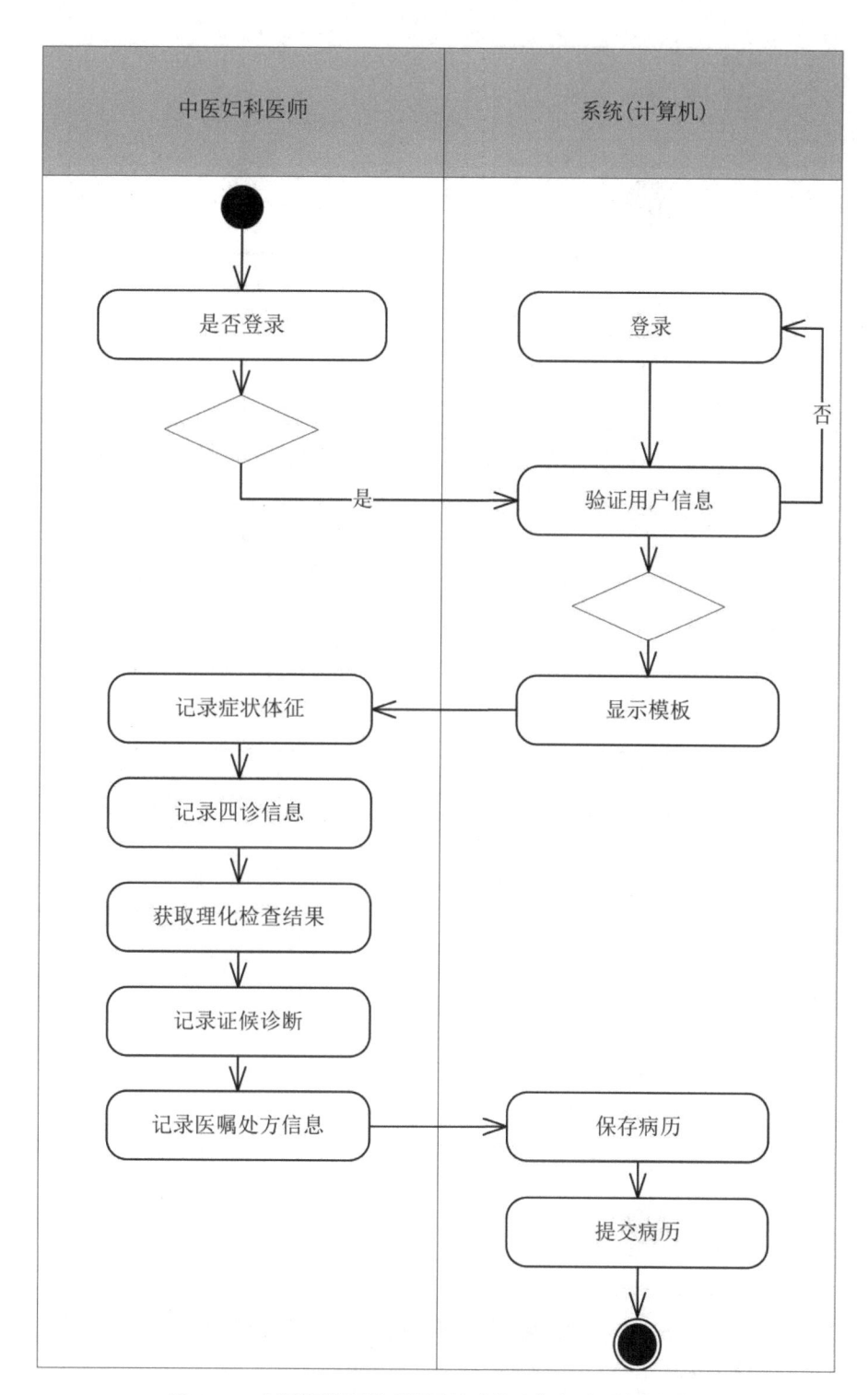

图 4-25 中医妇科医师"记录诊疗信息"概念用例场景图

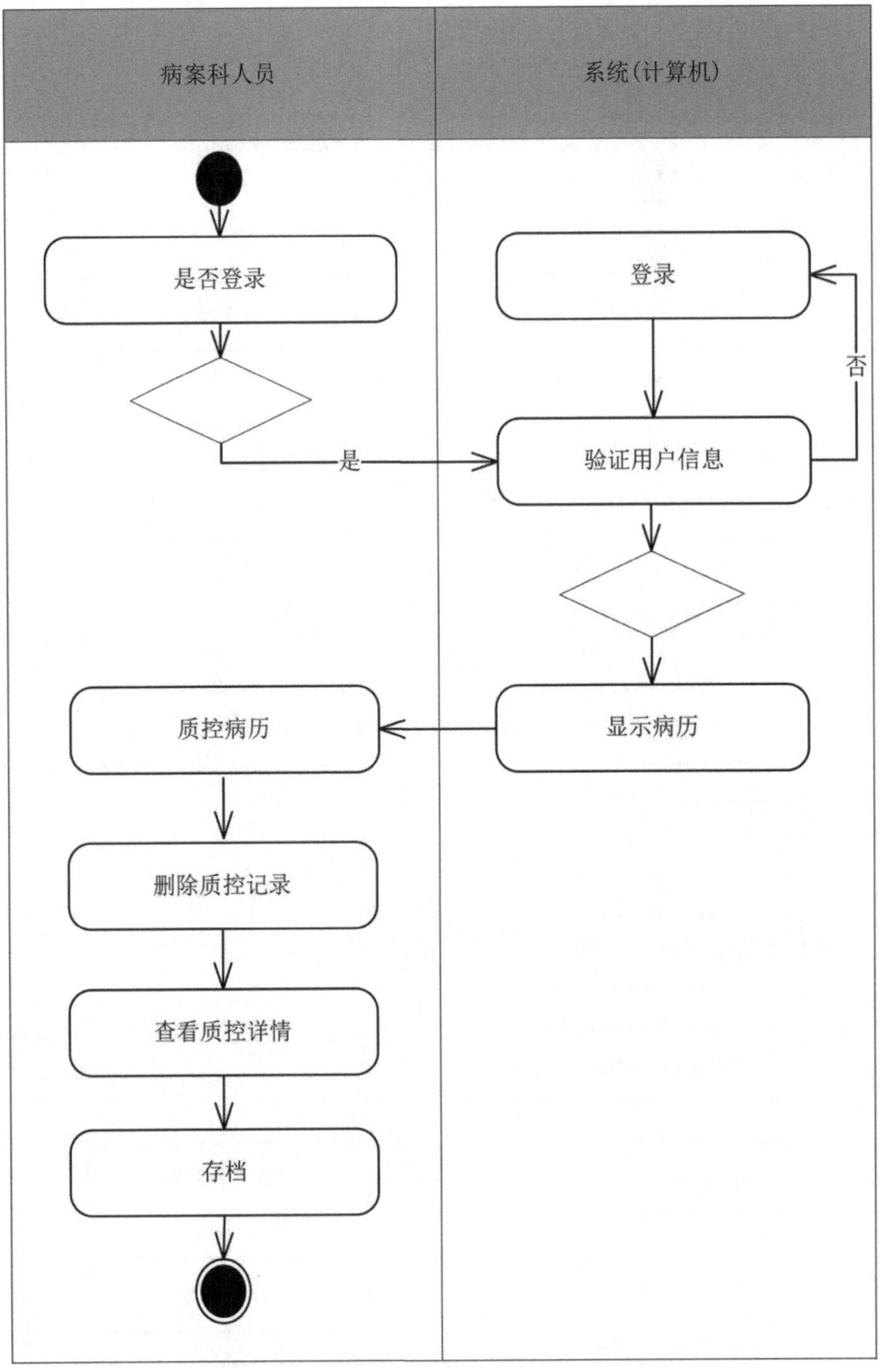

图 4-26　病案科人员"管理病案"概念用例场景图

2.建立业务架构

（1）业务实体ER模型

每个关键业务用例的业务实体ER模型如图4-27—4-30所示。

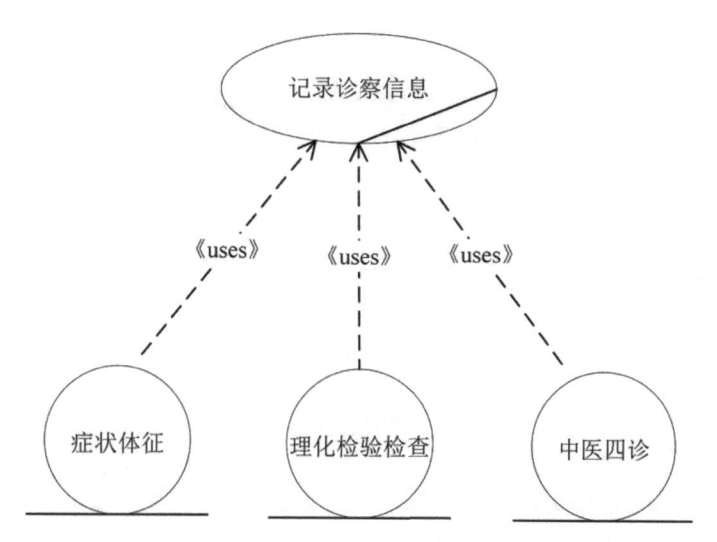

图 4-27　中医妇科医师"记录诊察信息"业务对象模型

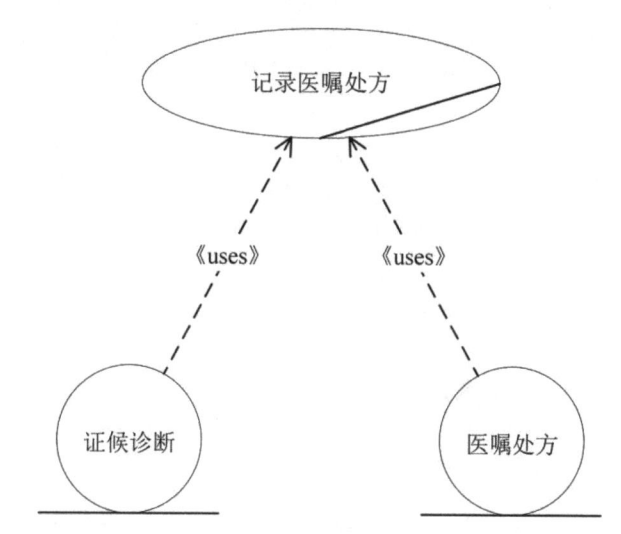

图 4-28　中医妇科医师"记录医嘱处方"业务对象模型

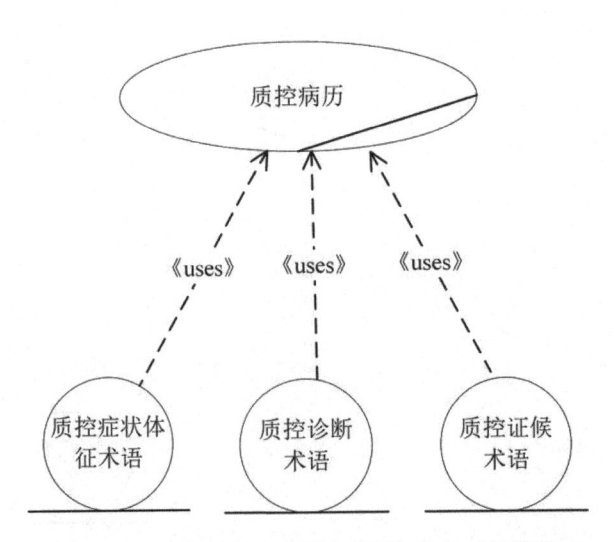

图 4-29 病案科人员"质控病历"业务对象模型

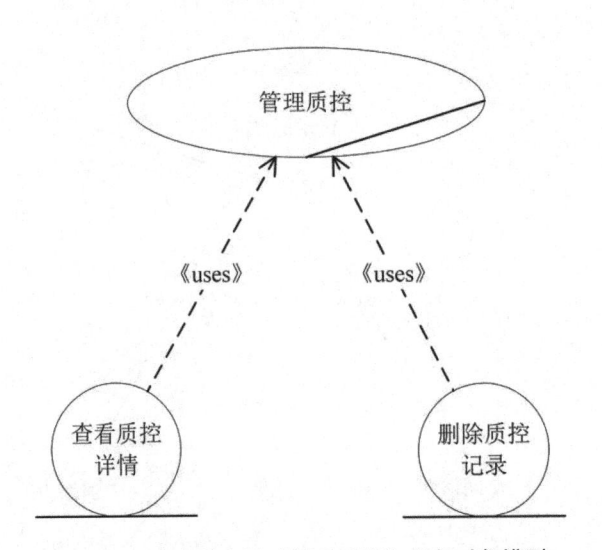

图 4-30 病案科人员"管理质控"业务对象模型

（2）领域模型场景

每个关键业务用例的领域模型场景如图4-31—4-34所示。

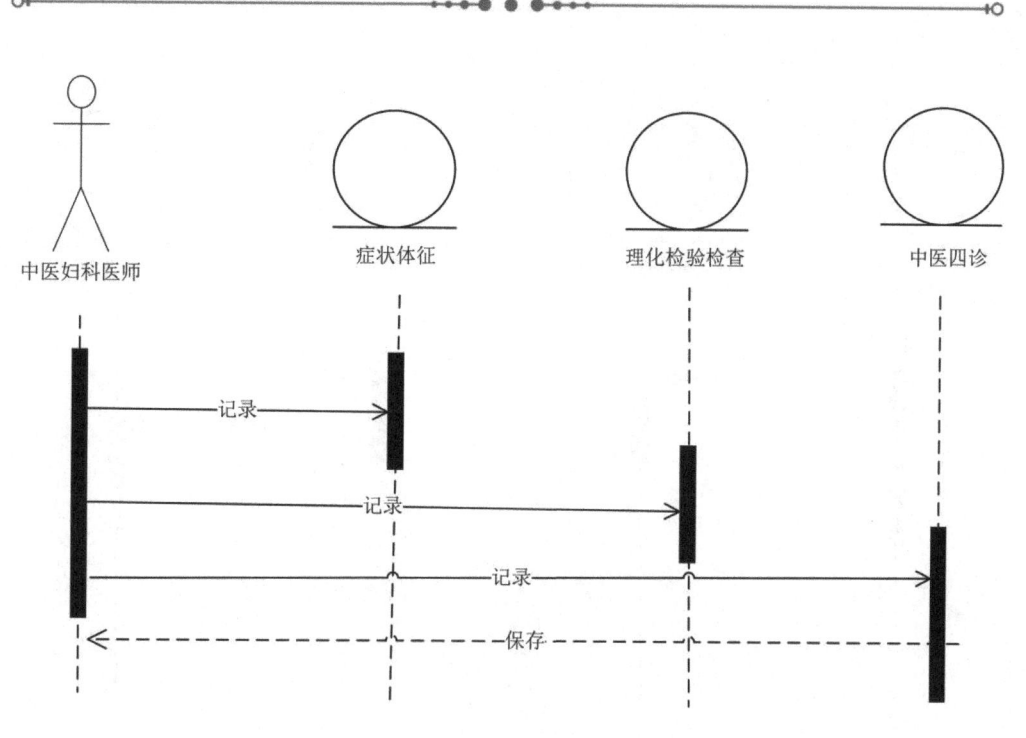

图 4-31 中医妇科医师"记录诊察信息"领域模型场景

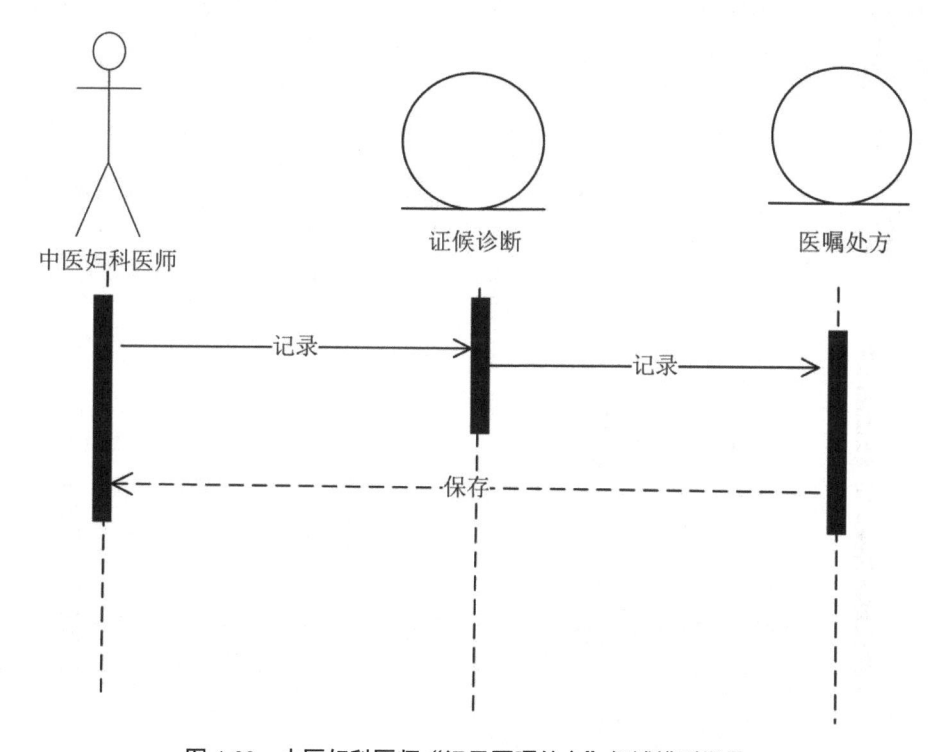

图 4-32 中医妇科医师"记录医嘱处方"领域模型场景

图 4-33 病案科人员"质控病历"领域模型场景

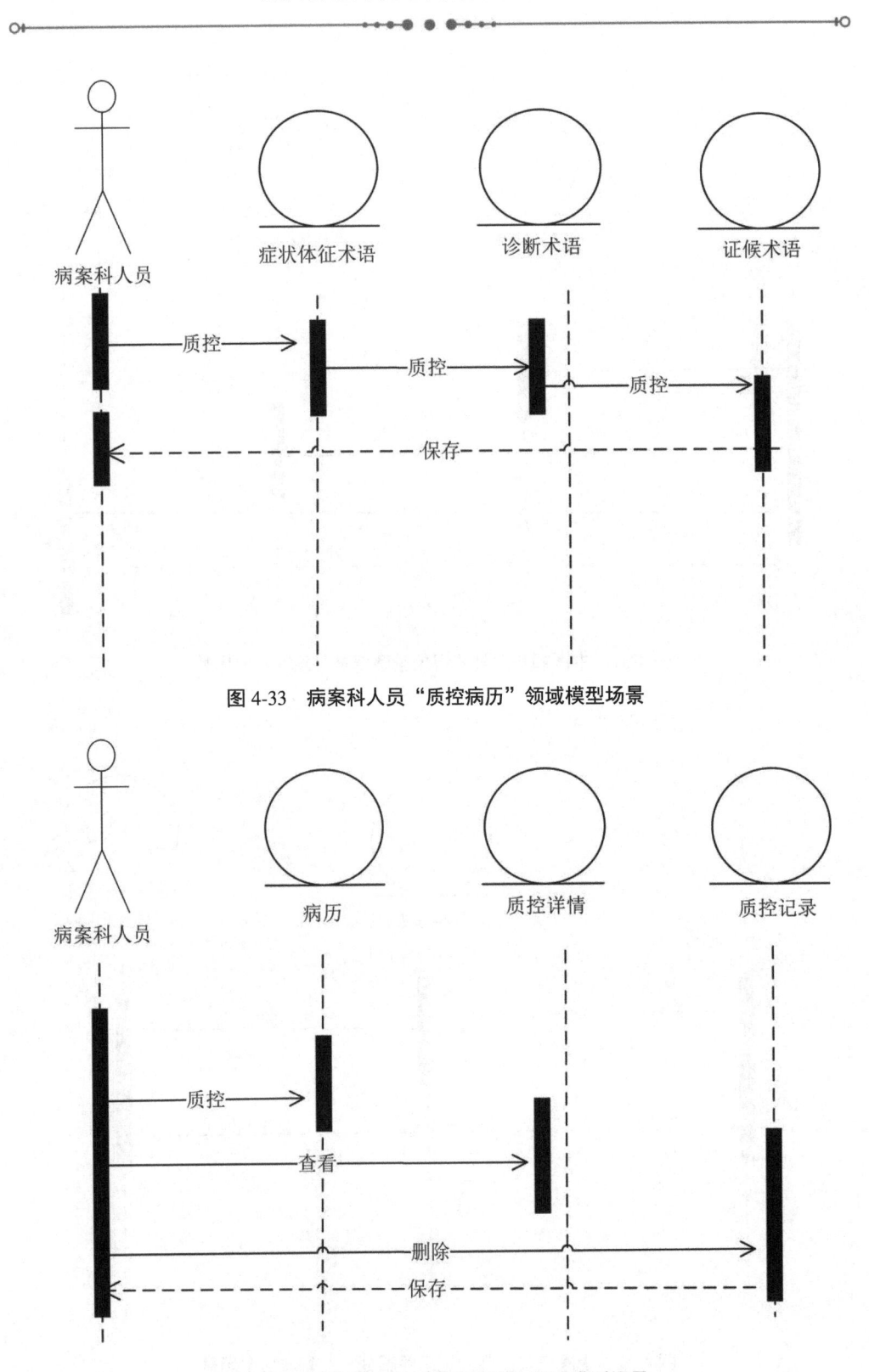

图 4-34 病案科人员"管理质控"领域模型场景

4.3 系统分析

4.3.1 建立系统用例

本系统的系统用例分析如图4-35—4-38所示。

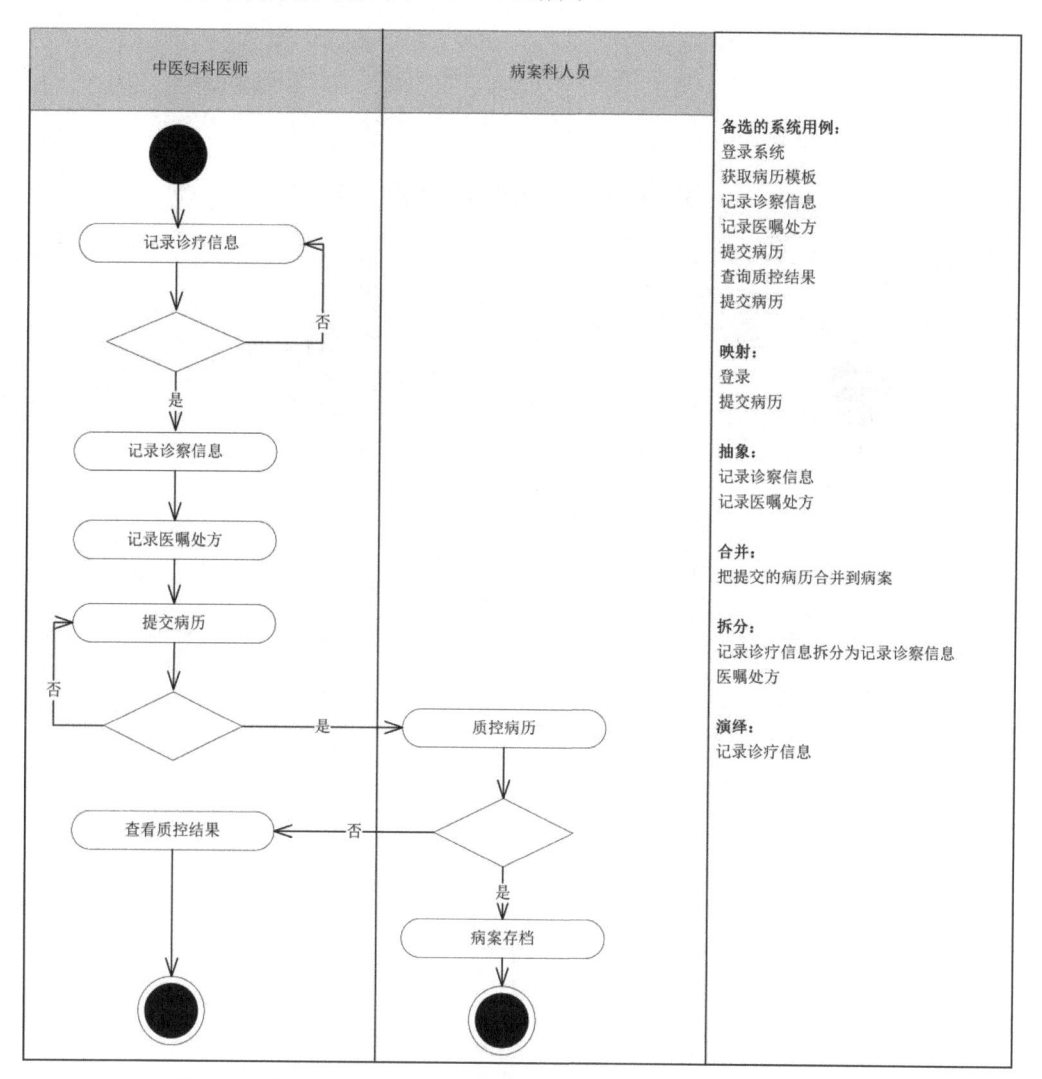

图 4-35 中医妇科医师"记录诊疗信息"的系统用例获取过程示意图

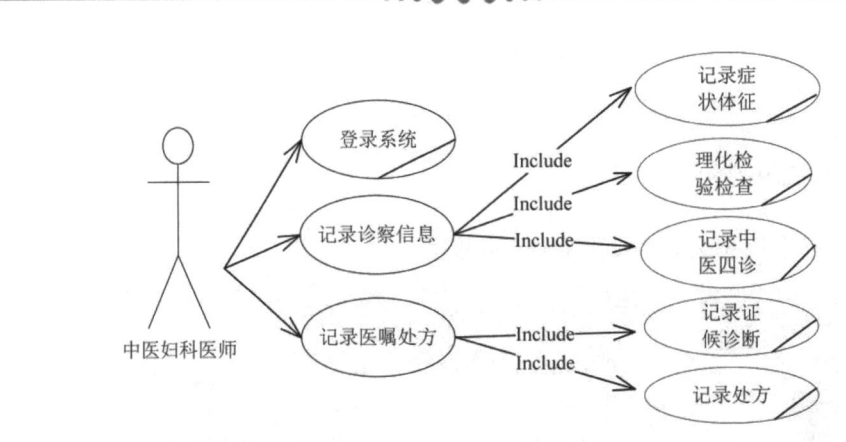

图 4-36　中医妇科医师"记录诊疗信息"系统用例图

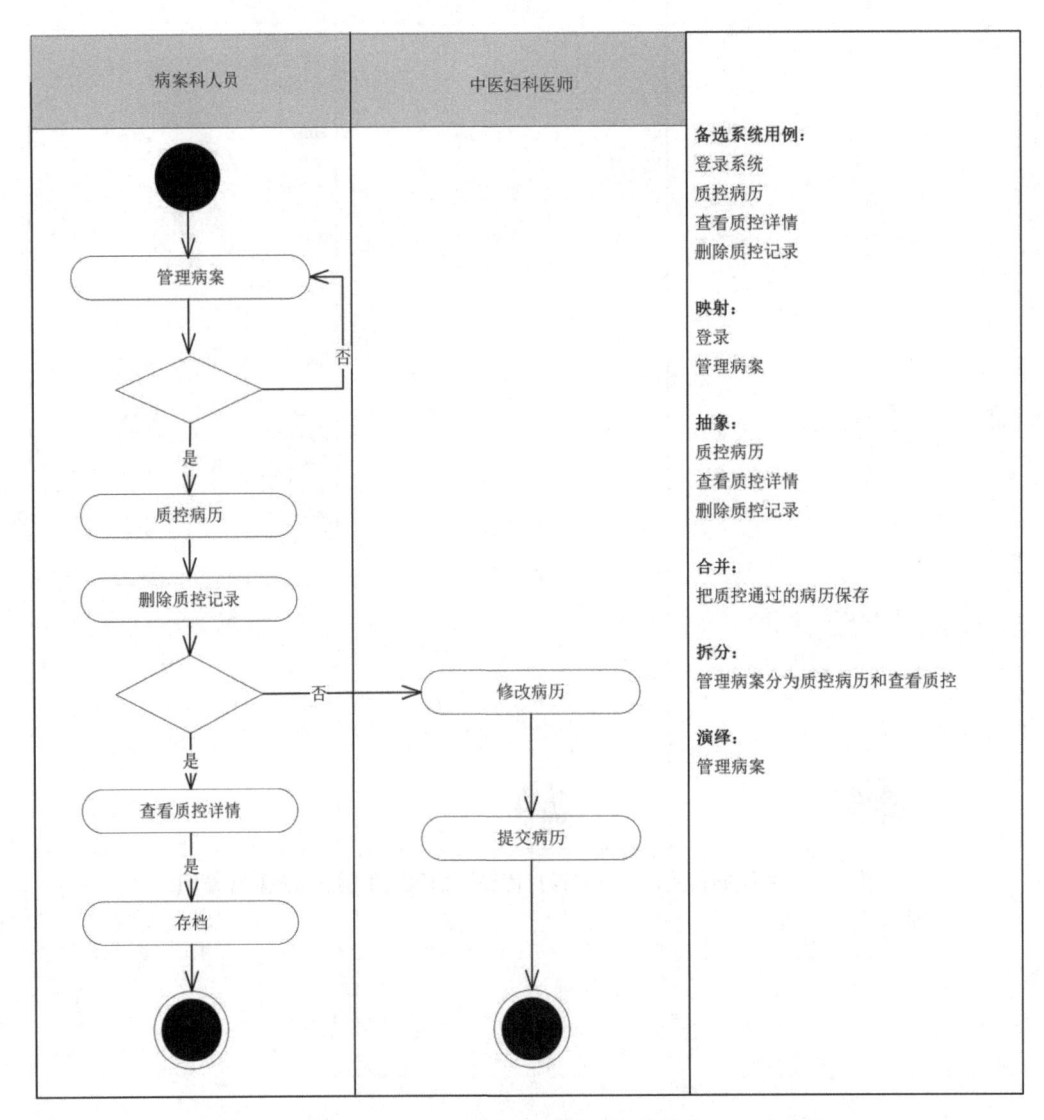

图 4-37　病案科人员"管理病案"的系统用例获取过程示意图

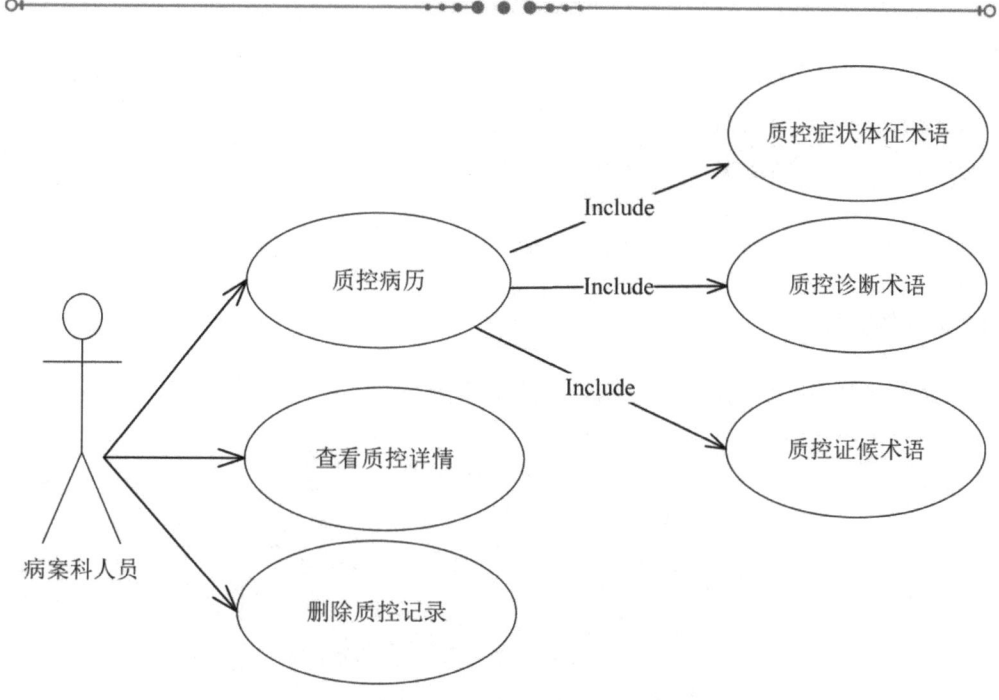

图 4-38 病案科人员"管理病案"系统用例图

4.3.2 分析业务规则

中医妇科电子病历的业务规则如表4-4—4-5所示。

表 4-4 中医妇科医师"记录诊疗信息"用例规约表

用例名称	中医妇科医师"记录诊疗信息"业务用例
用例描述	记录诊疗信息
执行者	中医妇科医师
前置条件	成功登录系统
后置条件	提交病历
主流事件描述	中医妇科医师记录诊察信息，中医妇科医师记录医嘱处方
分支事件描述	中医妇科医师登录系统
异常事件描述	系统不响应
业务规则	应该遵循记录规则

表 4-5 病案科人员"管理病案"用例规约表

用例名称	病案科人员"管理病案"业务用例
用例描述	病案科人员质控管理中医妇科病案
执行者	病案科人员
前置条件	病案科人员收到中医妇科医师提交的病历
后置条件	病案存档

（续表）

主流事件描述	病案科人员质控病历，病案科人员查看质控详情，病案科人员删除质控记录
分支事件描述	病案科人员登录系统，获取中医妇科医师提交的病历
异常事件描述	无法获取中医妇科医师提交的病历
业务规则	应该遵循管理病案的规则

4.3.3 用例实现

中医妇科电子病历的用例实现如图4-39所示。

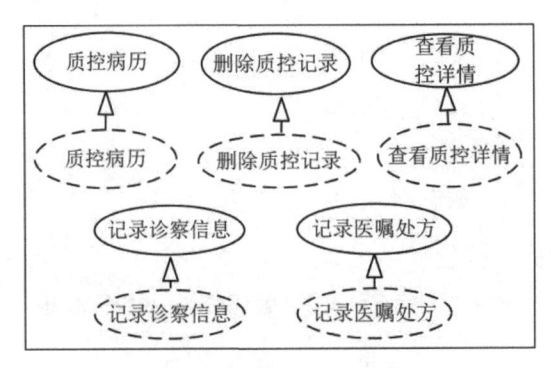

图 4-39　中医妇科电子病历系统用例实现图

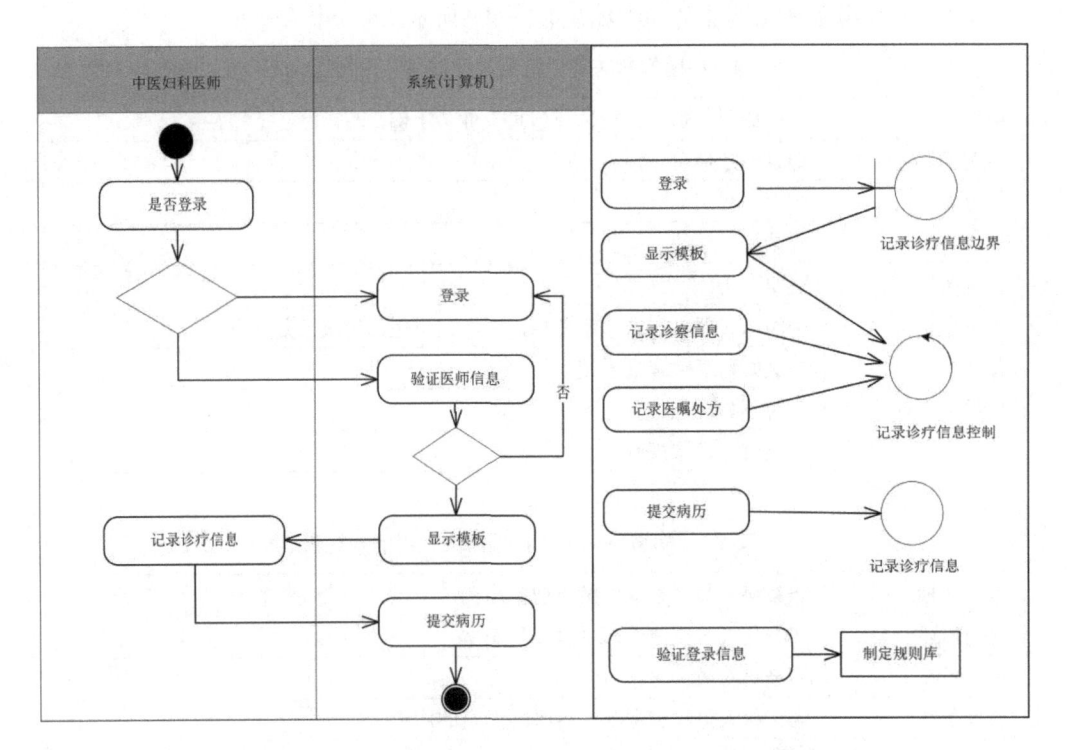

图 4-40　中医妇科医师"记录诊疗信息"分析类识别图

第4章 中医妇科电子病历系统设计与实现

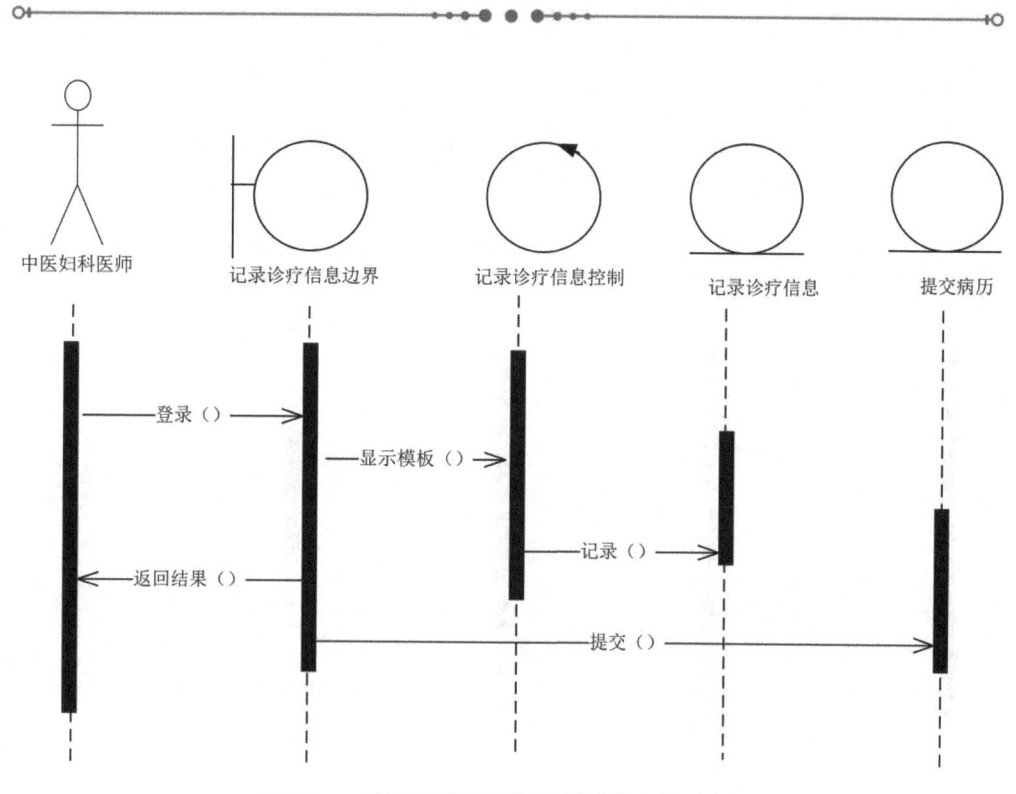

图 4-41 中医妇科医师"记录诊疗信息"时序图

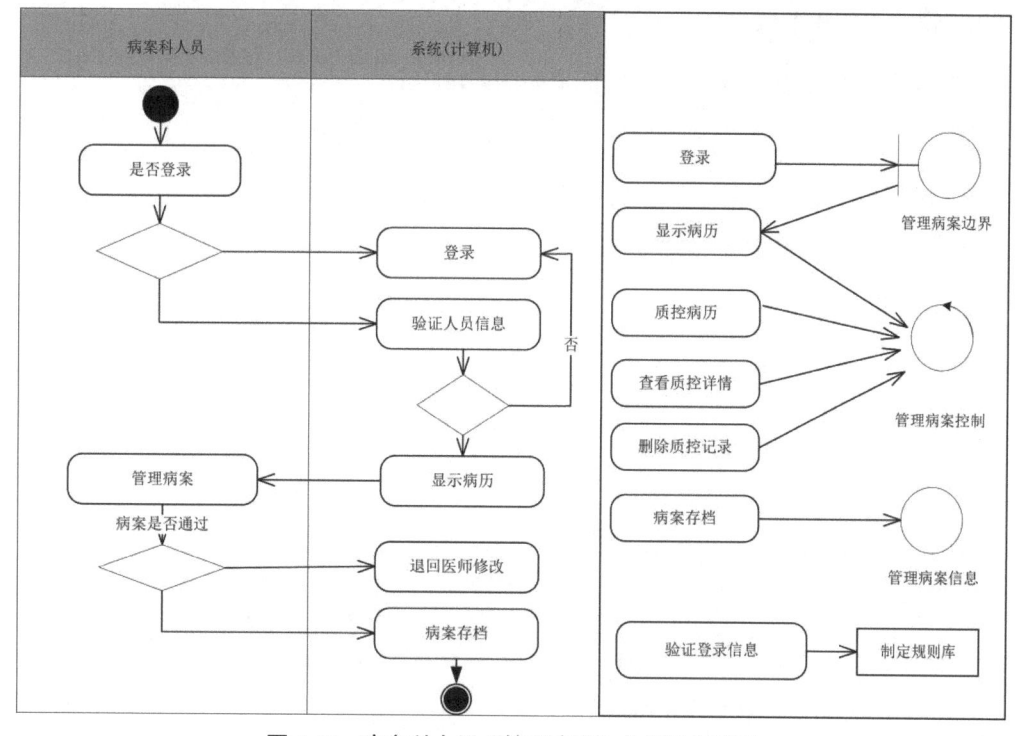

图 4-42 病案科人员"管理病案"分析类识别图

223

图 4-43　病案科人员"管理病案"时序图

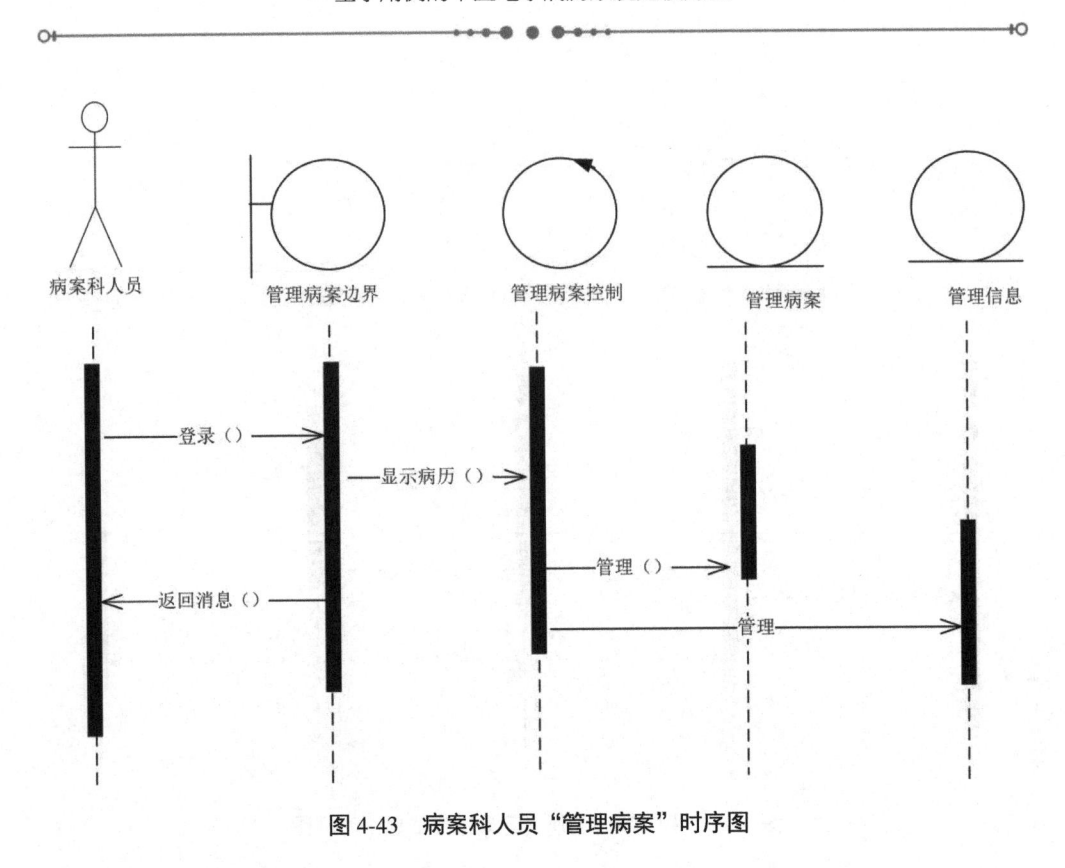

4.3.4　软件架构和框架

中医妇科电子病历系统的软件框架如图4-44所示。

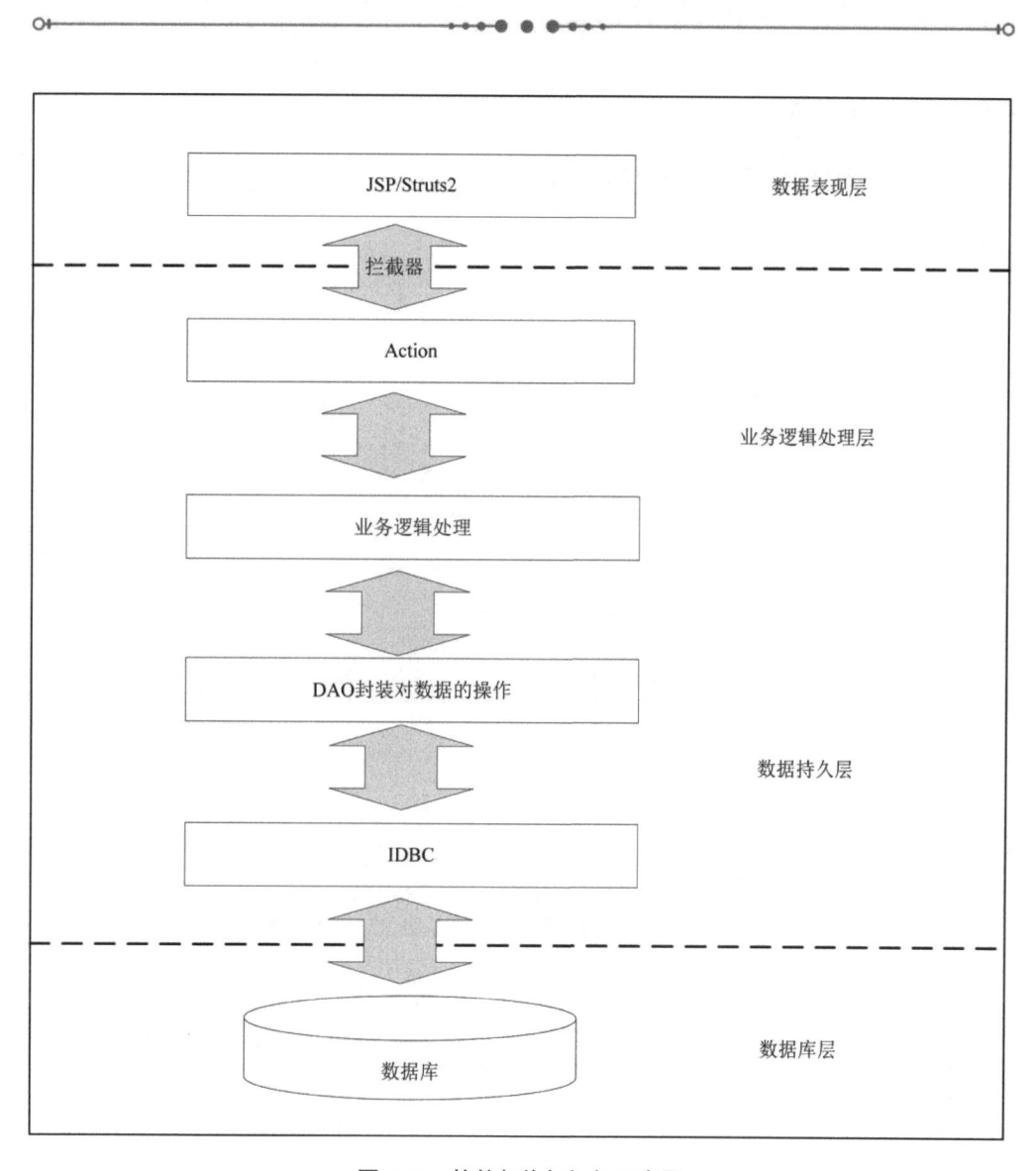

图 4-44　软件架构与框架示意图

4.3.5 建立分析模型

1. 中医妇科医师"记录诊疗信息"分析模型

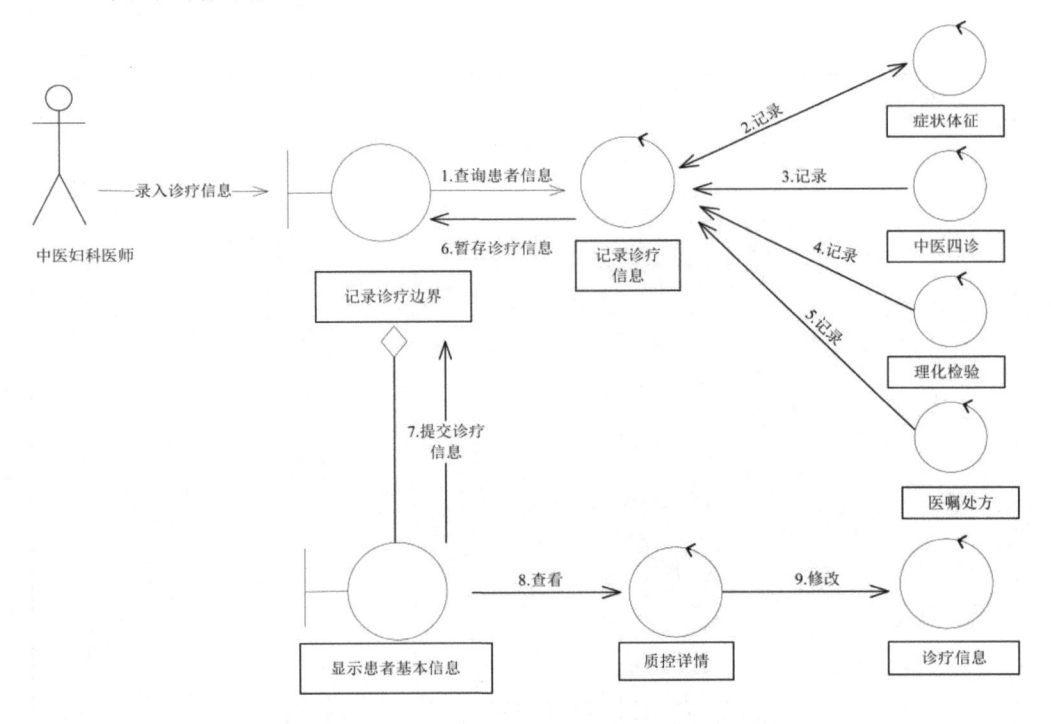

图 4-45 中医妇科医师"记录诊疗信息"分析类图

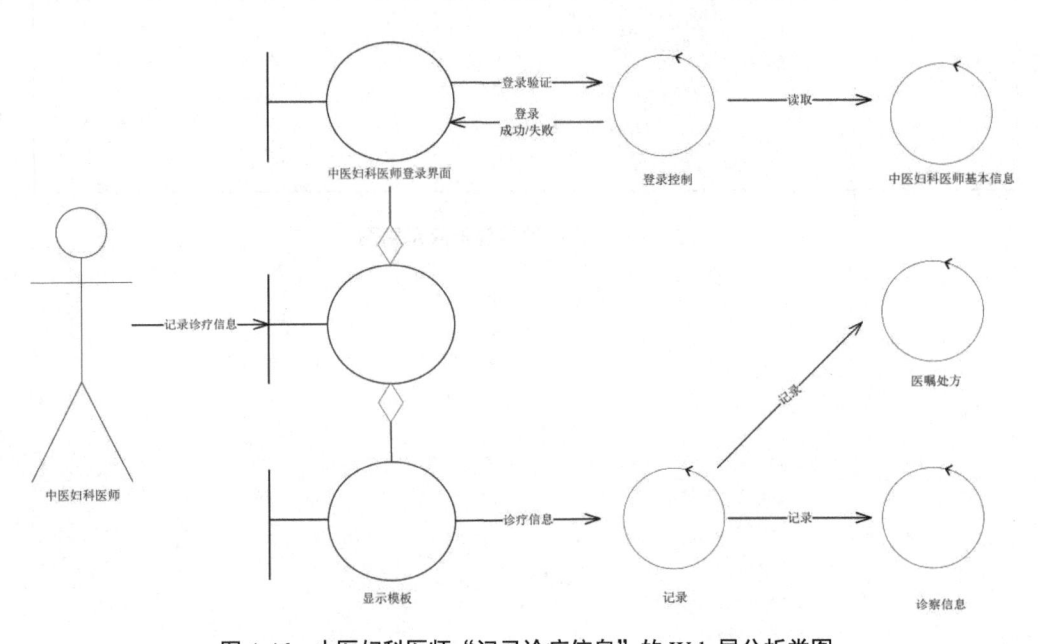

图 4-46 中医妇科医师"记录诊疗信息"的 Web 层分析类图

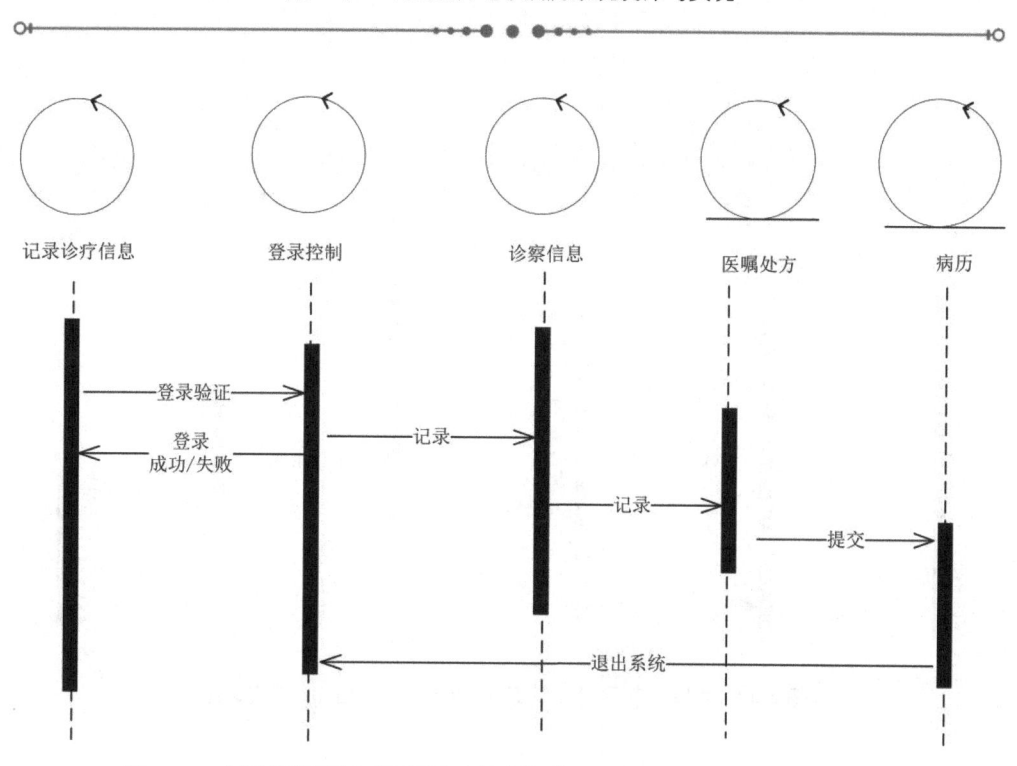

图 4-47　中医妇科医师"记录诊疗信息"的 Business Control 层实现示意图

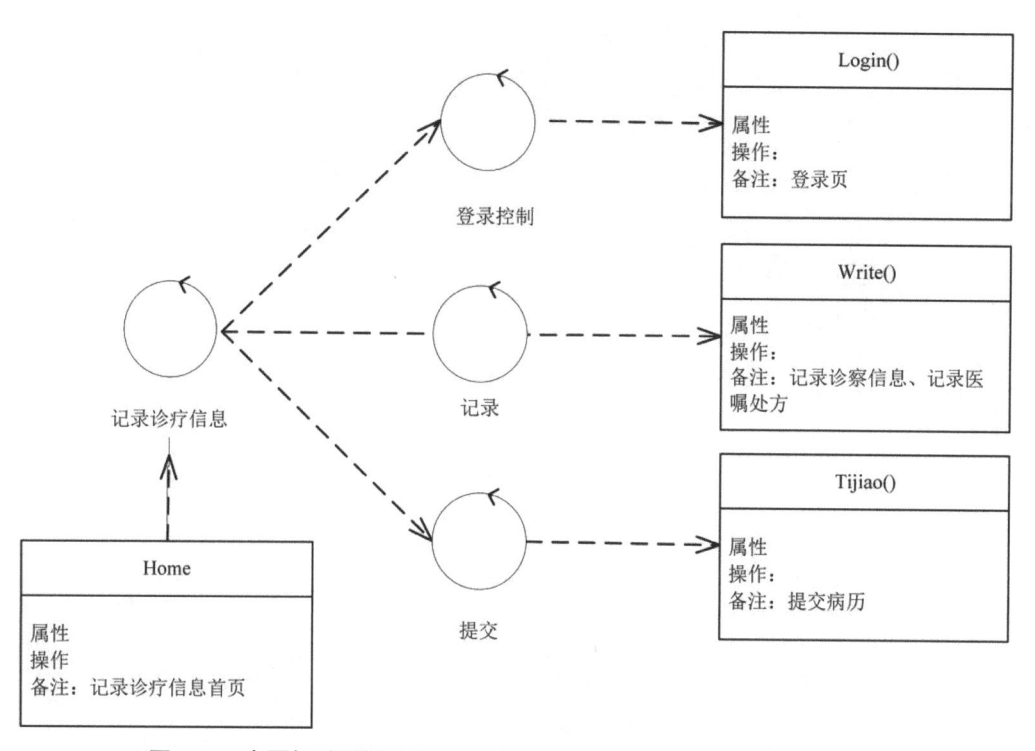

图 4-48　中医妇科医师"记录诊疗信息"的 Business Control 层分析类图

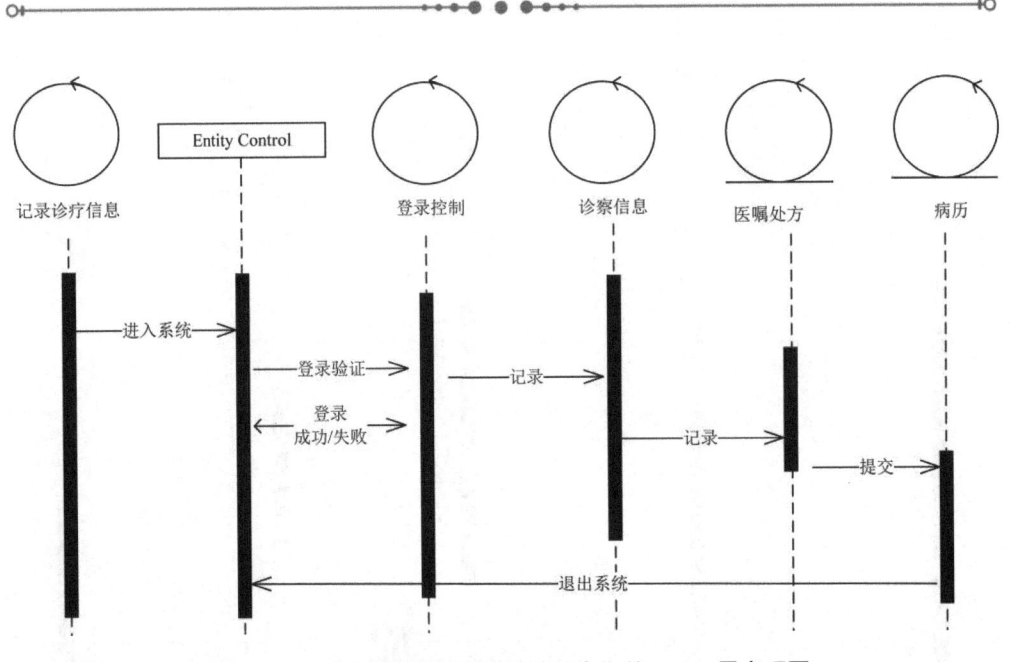

图 4-49　中医妇科医师"记录诊疗信息"的 Entity 层实现图

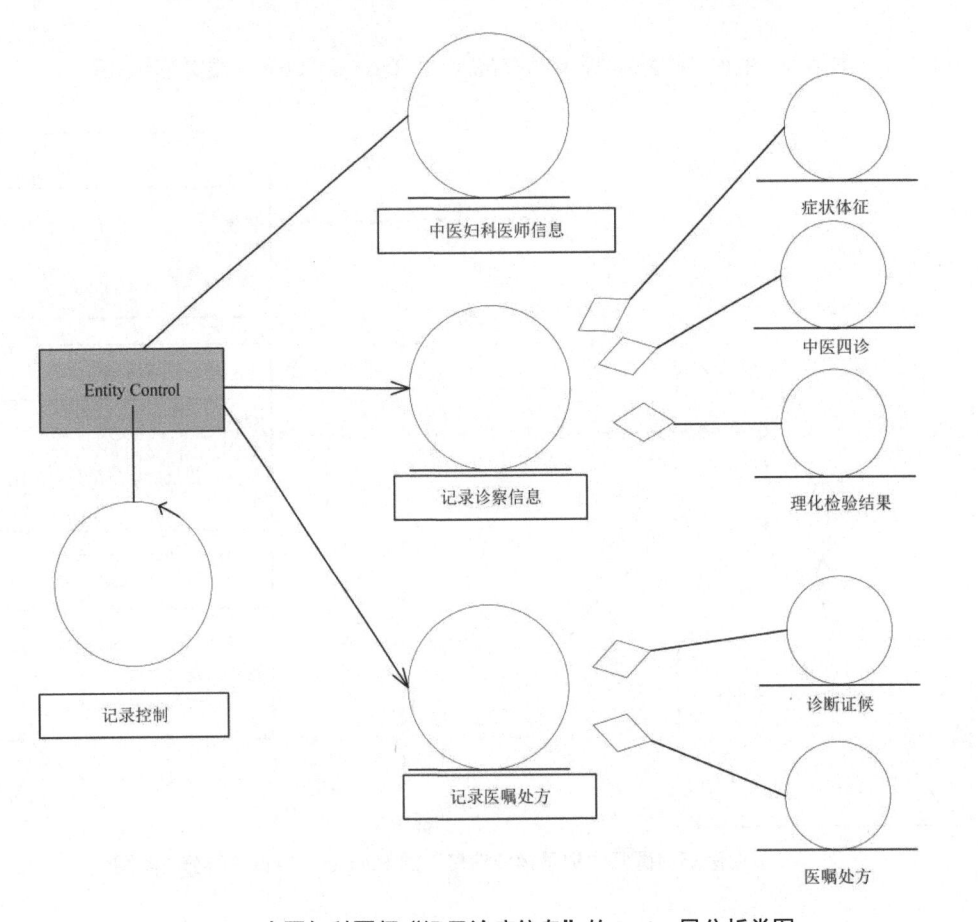

图 4-50　中医妇科医师"记录诊疗信息"的 Entity 层分析类图

2. 病案科人员"管理病案"分析模型

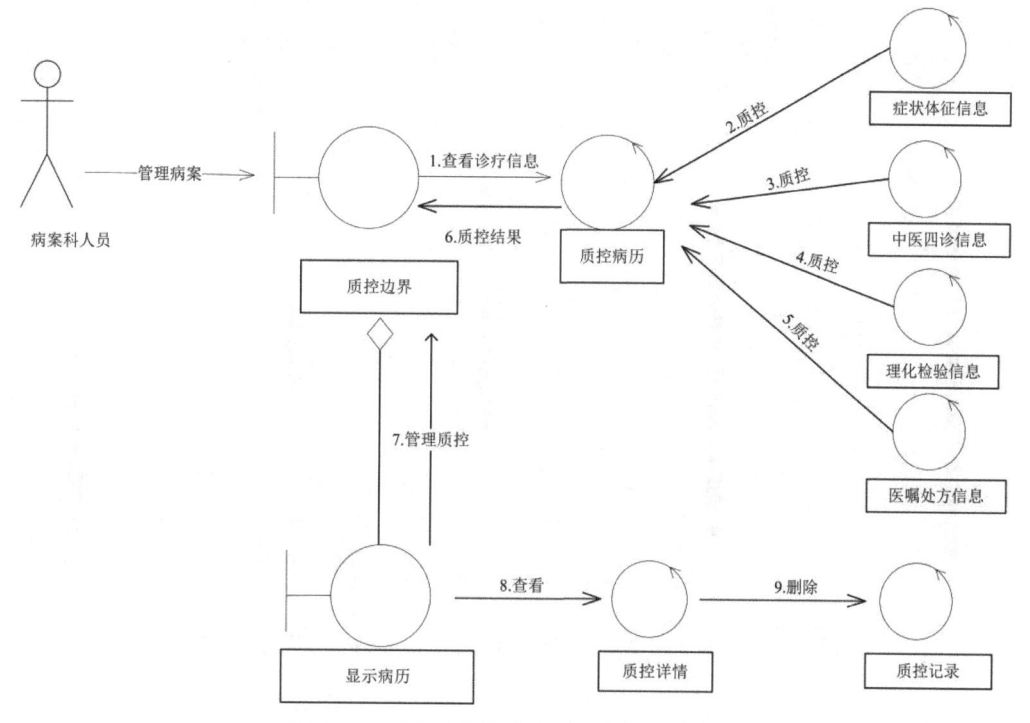

图 4-51 病案科人员"管理病案"分析类图

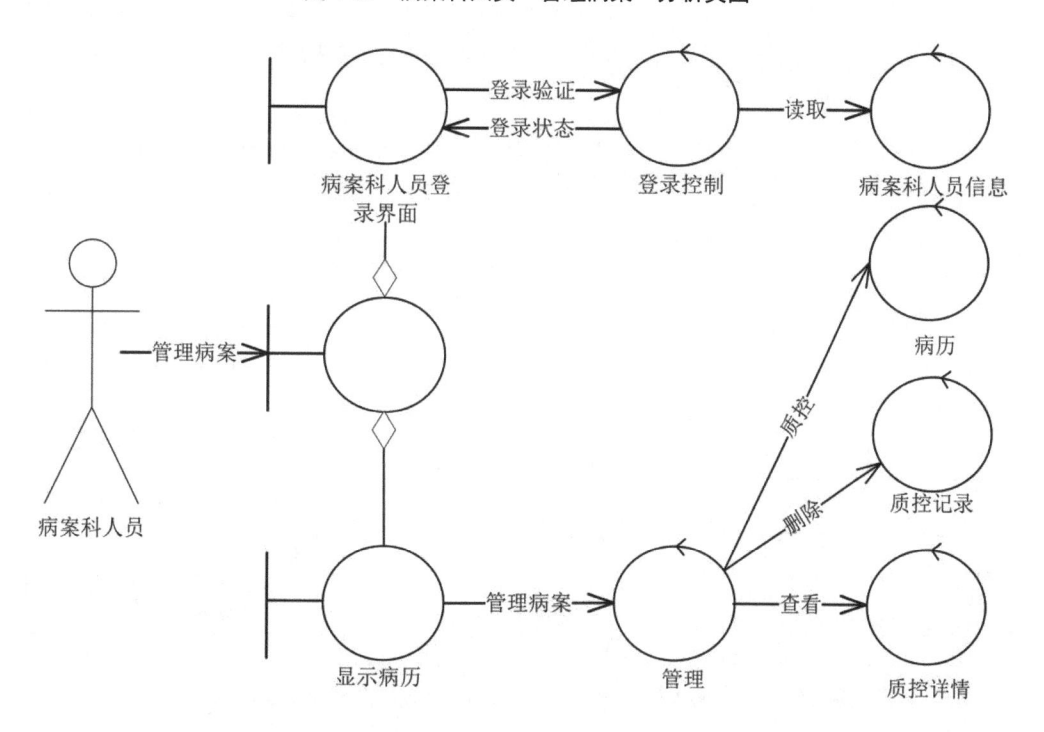

图 4-52 病案科人员"管理病案"的 Web 层分析类图

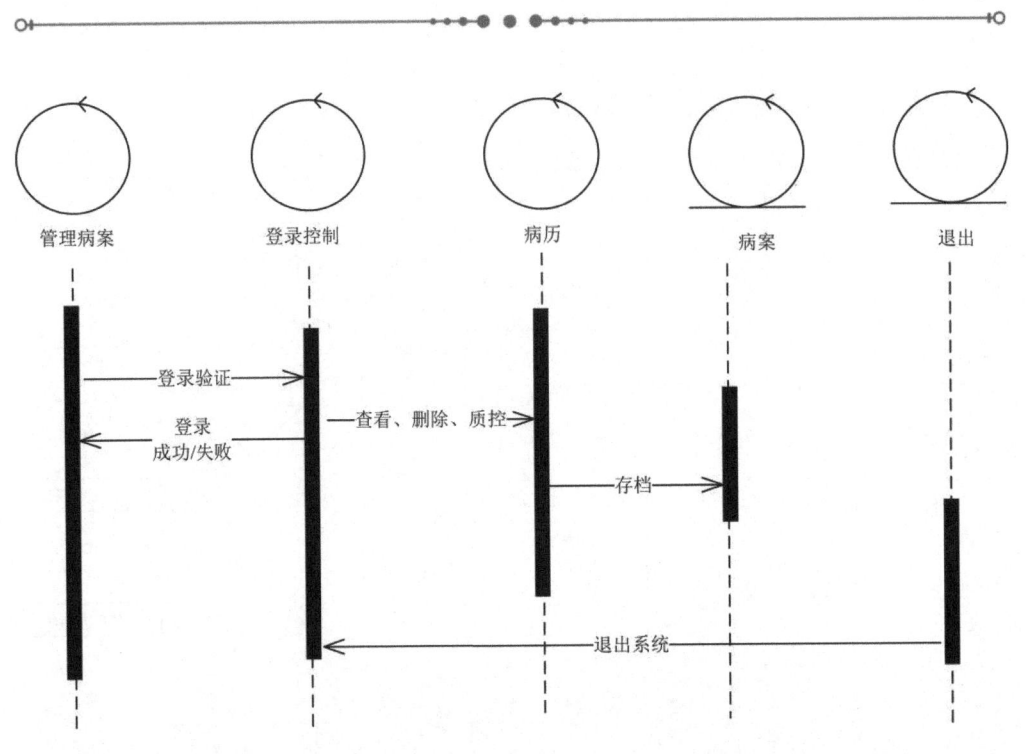

图 4-53　病案科人员"管理病案"的 Business Control 层实现示意图

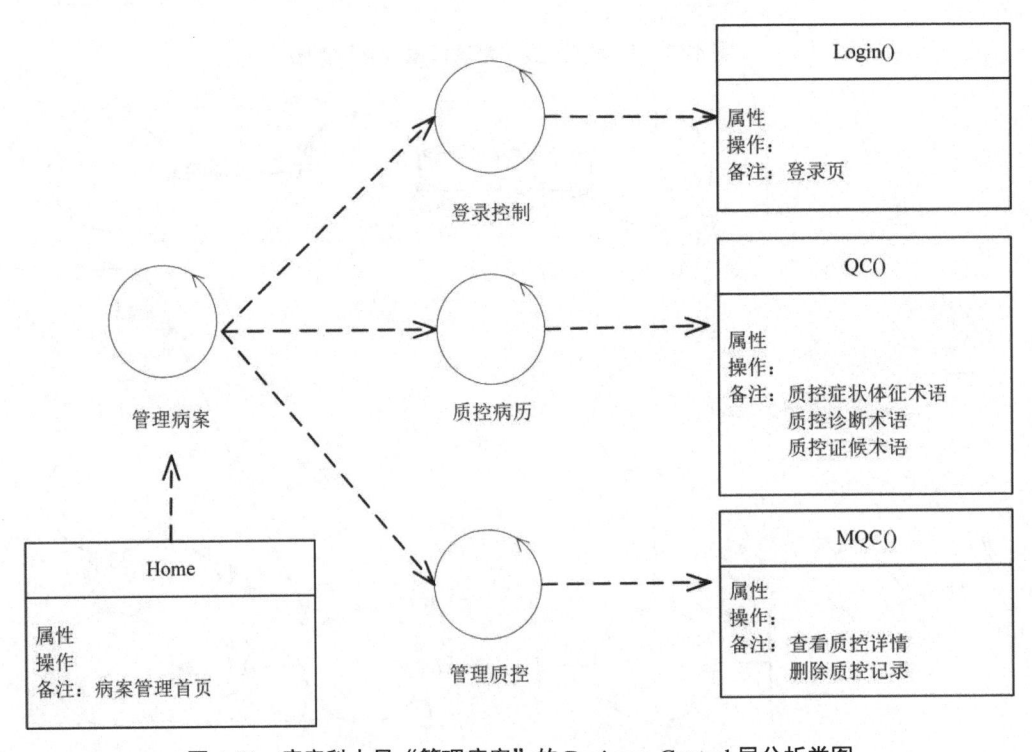

图 4-54　病案科人员"管理病案"的 Business Control 层分析类图

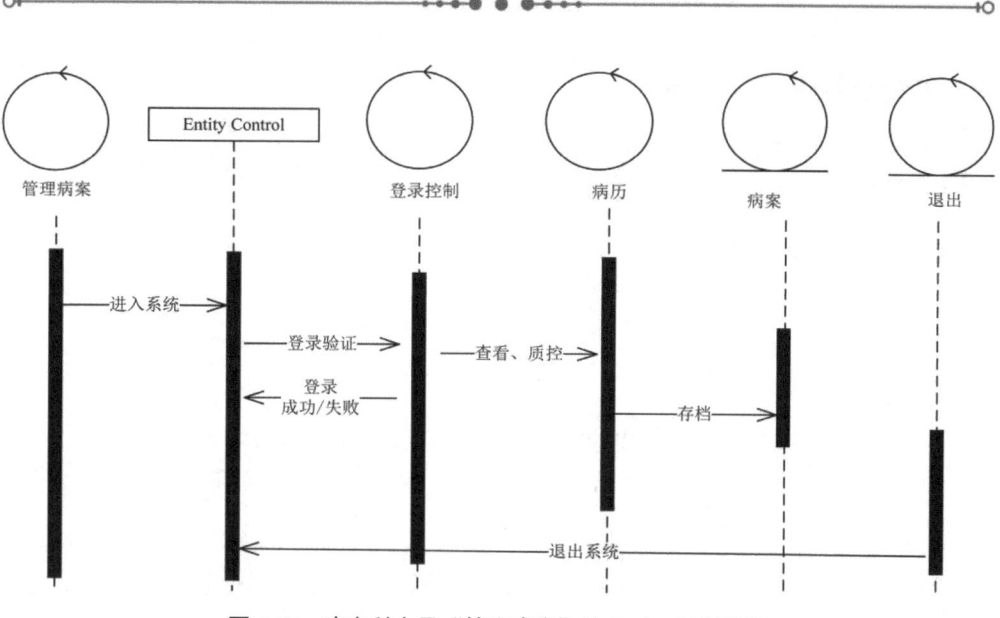

图 4-55　病案科人员"管理病案"的 Entity 层实现图

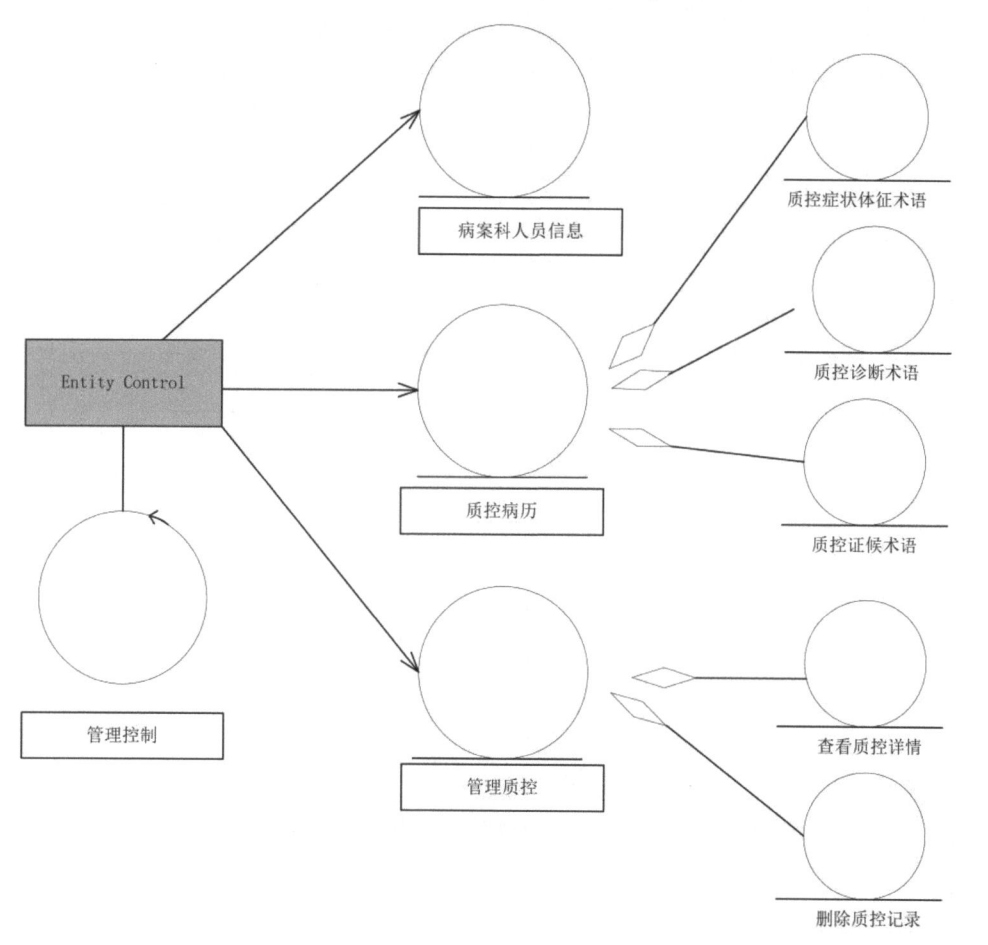

图 4-56　病案科人员"管理病案"的 Entity 层分析类图

231

4.4 系统设计

4.4.1 设计模型

1.实体分析类映射到设计类

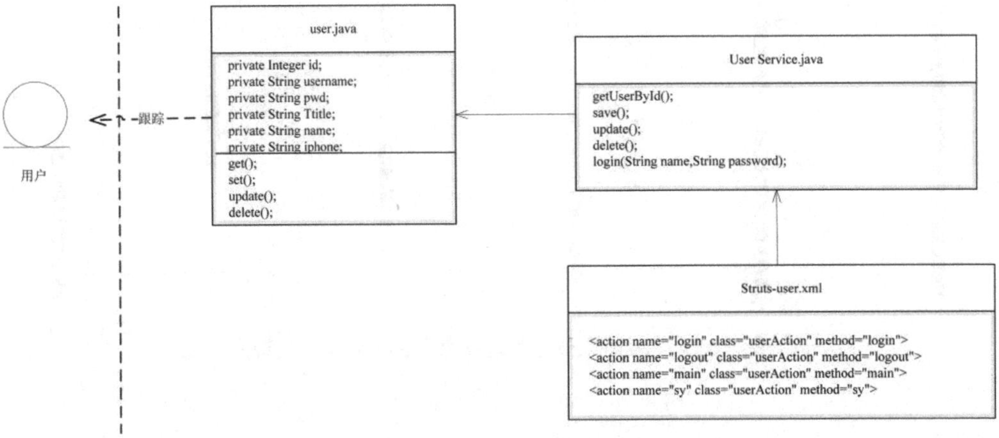

user.java
private Integer id;
private String username;
private String pwd;
private String Ttitle;
private String name;
private String iphone;
get();
set();
update();
delete();

User Service.java
getUserById();
save();
update();
delete();
login(String name,String password);

Struts-user.xml
<action name="login" class="userAction" method="login">
<action name="logout" class="userAction" method="logout">
<action name="main" class="userAction" method="main">
<action name="sy" class="userAction" method="sy">

用户 —跟踪→

图 4-57 用户设计类图

treatment.java
private Integer id;
private string patientid;
private string symptom;
private string type_B;
private string URAN;
private string look;
private string ask;
private string hear;
private string pulse;
private string Madvice;
get();
set();
findById();
insert();
delete();

treatment Service.java
get();
set();
findById();
insert();
delete();

struts-treatment.xml

记录诊疗信息 —跟踪→

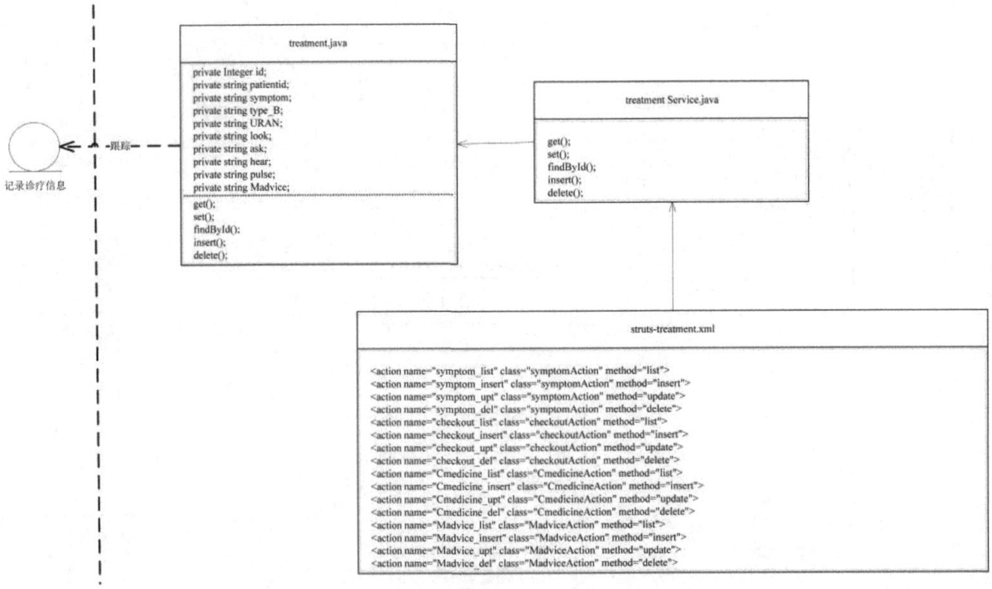

图 4-58 记录诊疗信息设计类图

第 4 章　中医妇科电子病历系统设计与实现

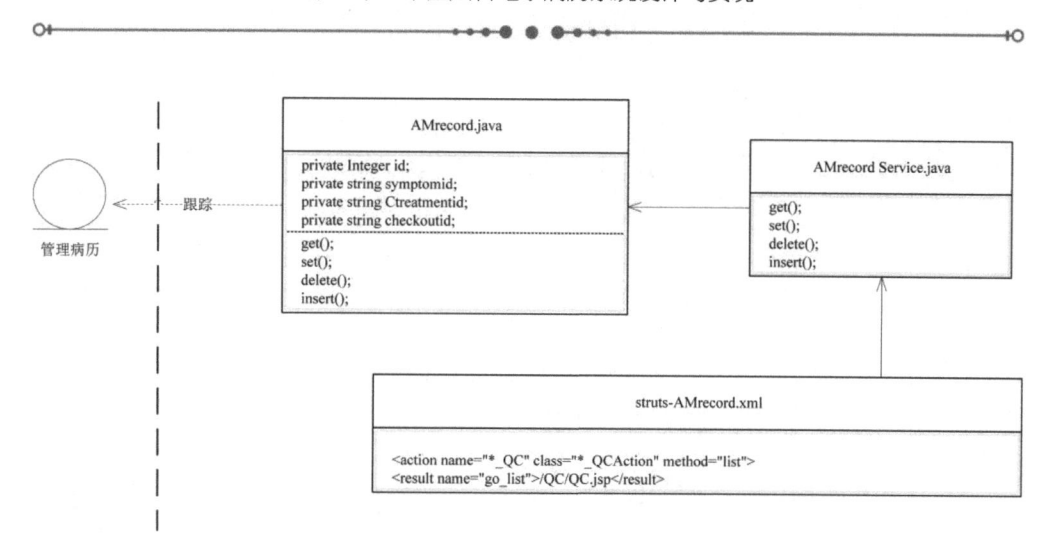

图 4-59　管理病案设计类图

2.控制分析类映射到设计类

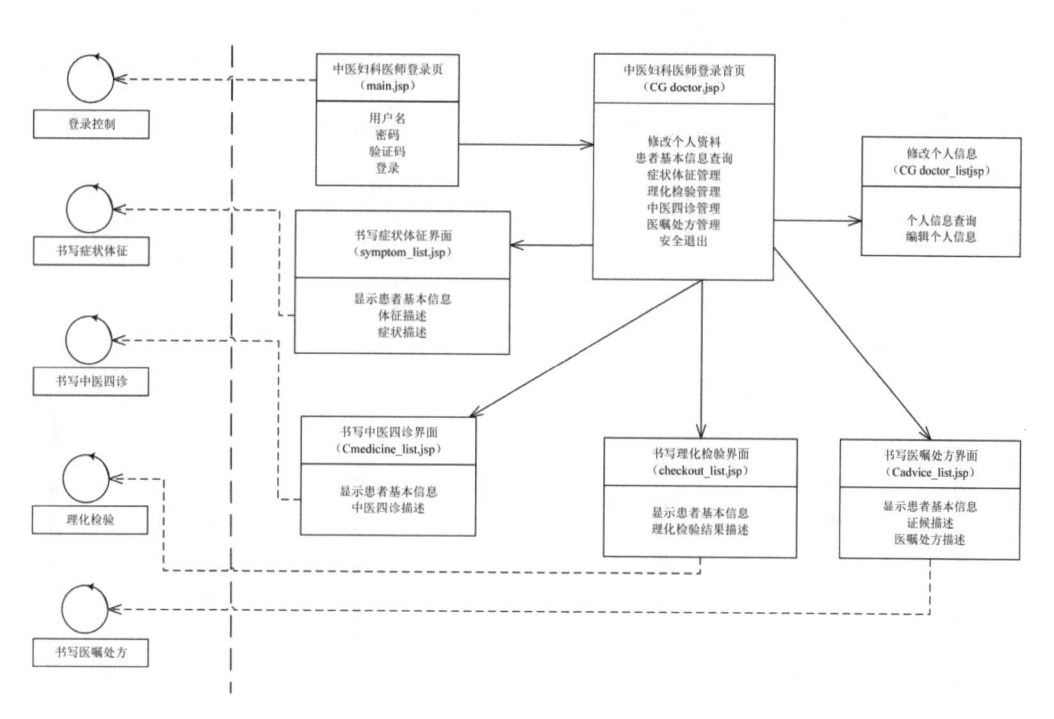

图 4-60　中医妇科医师"记录诊疗信息"控制分析类映射到设计类

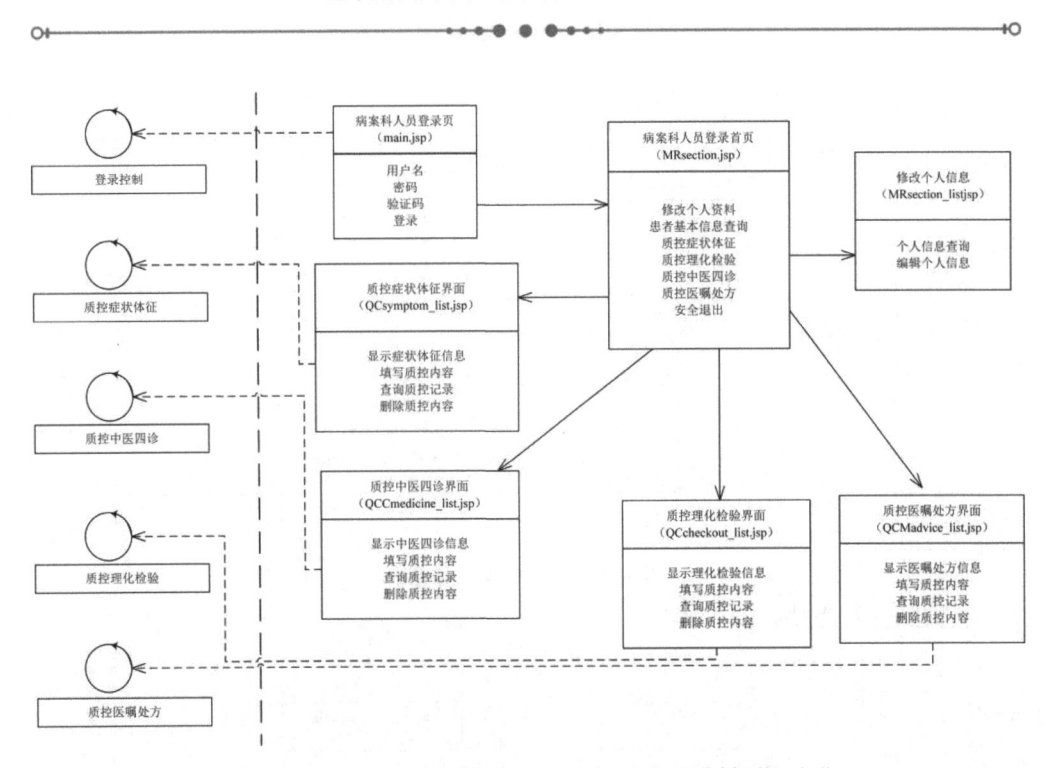

图 4-61　病案科人员"管理病案"控制分析类映射到设计类

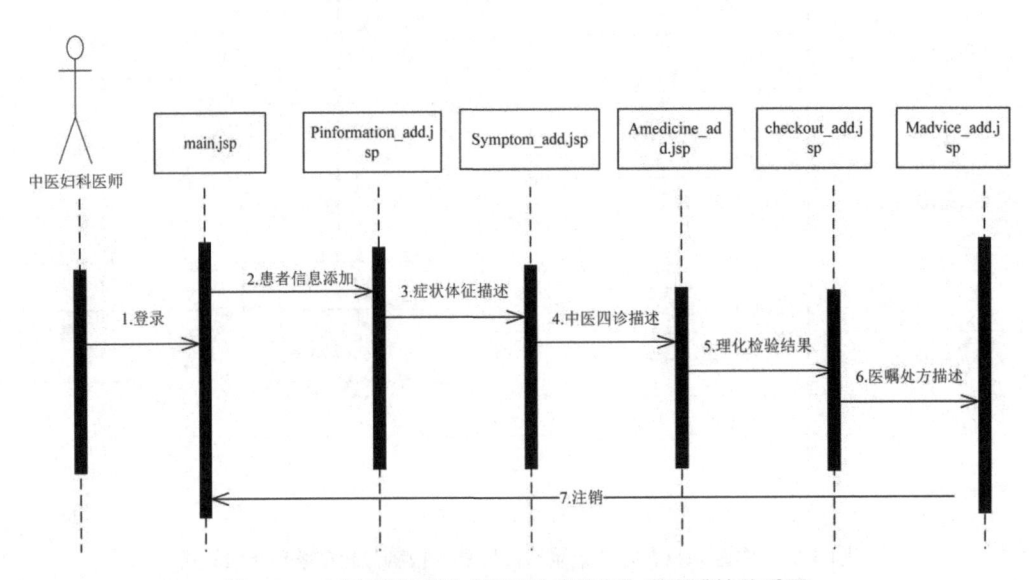

图 4-62　中医妇科医师"记录诊疗信息"界面跳转关系图

第 4 章 中医妇科电子病历系统设计与实现

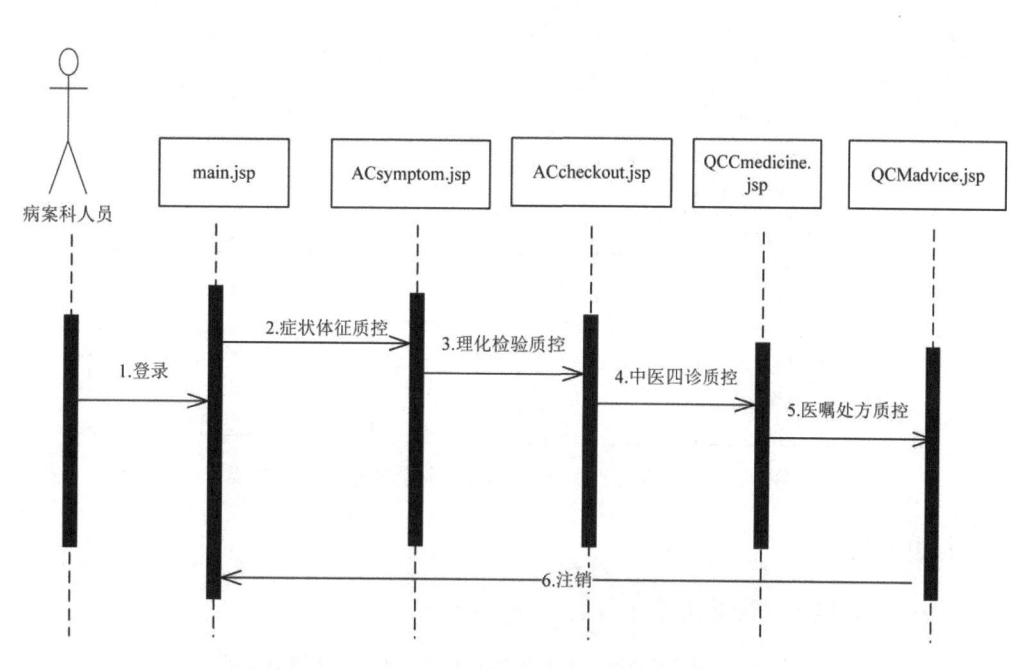

图 4-63 病案科人员"管理病案"界面跳转关系图

3.边界分析类映射到设计类

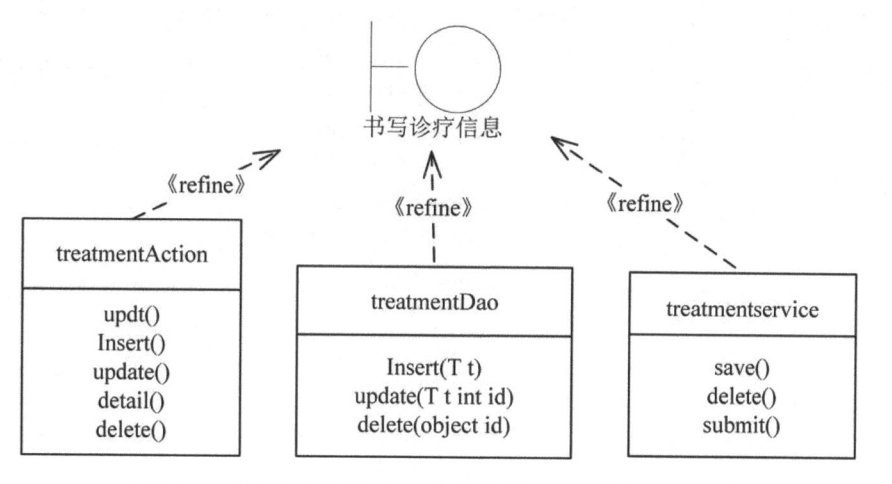

图 4-64 中医妇科医师"记录诊疗信息"边界类映射到设计类

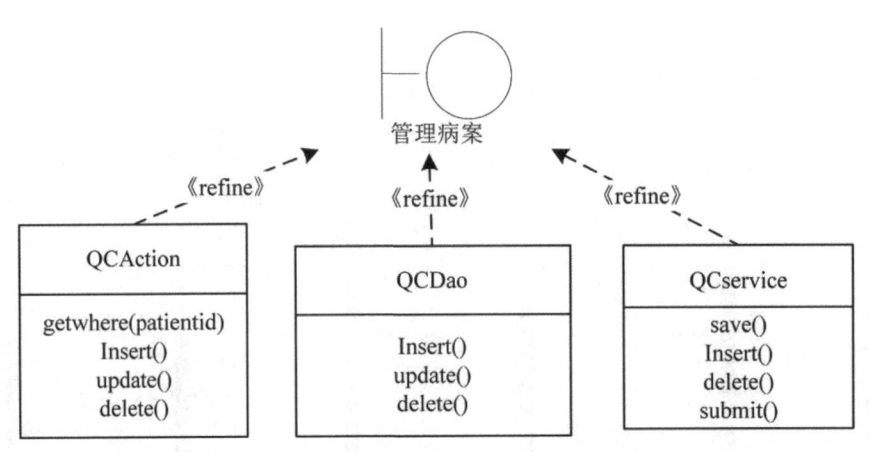

图 4-65　病案科人员"管理病案"边界类映射到设计类

4.4.2 接口设计

中医妇科电子病历系统的接口设计如表4-6—4-7所示。

表 4-6　记录诊疗信息模块内部接口设计（页面跳转）表

页面名词	元素名称	跳转页面	备注
中医妇科医师登录页面	登录	Herbalist_gynaecology_record/main.jsp	登录成功
	登录	Herbalist_gynaecology_ record/login.jsp	登录失败
患者信息添加	患者添加	Herbalist_gynaecology_record/patient_add.jsp	添加患者基本信息
症状体征描述	症状体征添加	Herbalist_gynaecology_record/symptom_add.jsp	编辑症状体征信息
	症状体征修改	Herbalist_gynaecology_record/symptom_updt.jsp	修改症状体征信息
理化检验结果	理化检验添加	Herbalist_gynaecology_record/checkout_add.jsp	编辑理化检验结果
	理化检验修改	Herbalist_gynaecology_record/checkout_updt.jsp	修改理化检验结果
中医四诊描述	中医四诊添加	Herbalist_gynaecology_record/Cmedicine_add.jsp	编辑中医四诊信息
	中医四诊修改	Herbalist_gynaecology_record/Cmedicine_updt.jsp	修改中医四诊信息
个人信息修改	个人信息修改	Herbalist_gynaecology_record/CGdoctor_updtself.jsp	修改个人信息

表 4-7 管理病案模块内部接口设计（页面跳转）表

页面名词	元素名称	跳转页面	备注
病案科人员登录页面	登录	Herbalist_gynaecology_record/main.jsp	登录成功
	登录	Herbalist_gynaecology_record/login.jsp	登录失败
症状体征质控	质控症状体征添加	Herbalist_gynaecology_record/QCsymptom_add.jsp	编辑质控症状体征信息
	质控症状体征修改	Herbalist_gynaecology_record/symptomtzk_updt.jsp	修改质控的症状体征内容
理化检验质控	质控理化检验添加	Herbalist_gynaecology_record/checkoutzk_add.jsp	编辑质控理化检验结果
	质控理化检验修改	Herbalist_gynaecology_record/checkoutzk_updt.jsp	修改质控理化检验结果
中医四诊质控	质控中医四诊添加	Herbalist_gynaecology_record/Cmedicinezk_add.jsp	编辑质控中医四诊信息
	质控中医四诊修改	Herbalist_gynaecology_record/Cmedicinezk_updt.jsp	修改质控中医四诊内容
个人信息修改	个人信息修改	Herbalist_gynaecology_record/MRsection_updtself.jsp	修改个人信息

4.4.3 包设计

包图是一种维护和描述系统总体结构模型的重要建模工具，通过对图中各个包以及包之间关系的描述，展现系统模块之间的依赖关系。可以把若干相关的类包装在一起作为一个包，相当于一个子系统，其设计如表4-8所示。

表 4-8 中医妇科电子病历模块内部接口设计（页面跳转）表

包名	功能	存放的文件
com.action	管理判断跳转的页面，根据系统中各自业务操作记录诊疗信息	Base Action、symptom Action User Action、QC Action
com.dao	实现数据访问接口，实现对数据库中对应表的增删改查的方法	Symptom Dao、user Dao Base Dao、QC Dao
com.common.impl	实现Dao层的所有方法体	base DaoImpl、user Dao Impl
com.entity	实体类	admin Service、QC、symptom、user、user Service
com.cn.service	业务Service接口	key Word Service user Service、admin Service
util	工具类	captch、hbutils、info、request、stringutil、timer、uploader

4.4.4 数据库设计

下面分别给出数据表的概要说明、主要数据表的结构。数据库中表与表之间通过主键和外键联系（见图4-66）。

```
┌─────────────────────────┐         ┌─────────────────────────┐
│      患者信息表          │         │      工作人员信息表       │
├─────────────────────────┤         ├─────────────────────────┤
│ PK  编号varchar(50)      │         │ PK  工号varchar(50)      │
├─────────────────────────┤         ├─────────────────────────┤
│     姓名varchar(20)      │         │     姓名varchar(20)      │
│     性别varchar(4)       │         │     性别varchar(4)       │
│     出生日期varchar(25)  │         │     电话varchar（11）    │
│     电话varchar（11）    │         │                          │
│     地址varchar(50)      │         │                          │
└─────────────────────────┘         └─────────────────────────┘
```

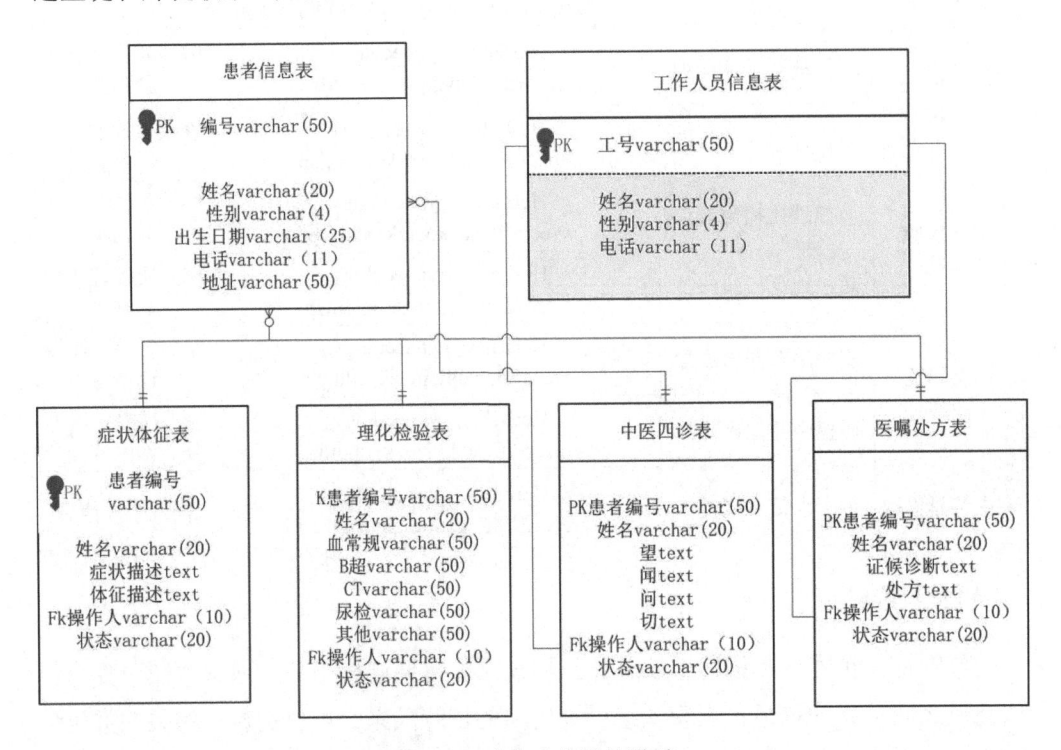

```
┌──────────────────┐  ┌──────────────────┐  ┌──────────────────┐  ┌──────────────────┐
│   症状体征表      │  │   理化检验表      │  │   中医四诊表      │  │   医嘱处方表      │
├──────────────────┤  ├──────────────────┤  ├──────────────────┤  ├──────────────────┤
│ PK 患者编号       │  │ K患者编号varchar  │  │ PK患者编号varchar │  │ PK患者编号varchar │
│    varchar(50)    │  │      (50)        │  │      (50)        │  │      (50)        │
├──────────────────┤  │ 姓名varchar(20)   │  │ 姓名varchar(20)   │  │ 姓名varchar(20)   │
│ 姓名varchar(20)   │  │ 血常规varchar(50) │  │ 望text            │  │ 证候诊断text      │
│ 症状描述text       │  │ B超varchar(50)    │  │ 闻text            │  │ 处方text          │
│ 体征描述text       │  │ CTvarchar(50)     │  │ 问text            │  │ Fk操作人varchar   │
│ Fk操作人varchar(10)│ │ 尿检varchar(50)   │  │ 切text            │  │      (10)        │
│ 状态varchar(20)   │  │ 其他varchar(50)   │  │ Fk操作人varchar   │  │ 状态varchar(20)   │
│                  │  │ Fk操作人varchar   │  │     (10)         │  │                  │
│                  │  │     (10)         │  │ 状态varchar(20)   │  │                  │
│                  │  │ 状态varchar(20)   │  │                  │  │                  │
└──────────────────┘  └──────────────────┘  └──────────────────┘  └──────────────────┘
```

图 4-66　表与表之间的联系

中医妇科电子病历系统的数据库采用MySQL数据库，下面将列出数据表概要说明以及主要数据表的结果。本系统数据库root中包含10张数据表，如表4-9所示。

表 4-9　数据表说明表

数据表说明	数据表名
用户信息表	user
患者信息表	patient
症状体征表	symptom
中医四诊表	Cmedicine
理化检验表	checkout
症状体征质控表	QCsymptom
中医四诊质控表	QCCmedicine
理化检验质控表	QCcheckout
医嘱处方表	Madvice
医嘱处方质控表	QCMadvice

数据库设计应该首先能满足应用系统的业务需求，准确地表达数据间的关系，保证数据的准确性和一致性，通过主键、非空、限制、唯一索引等保证数据的健壮，并通过调整表结构、安排物理存储分区、增加索引等方式，提高数据的读取速度，提高查询效率。基于以上原则，本系统构建的数据表模型如表4-10—4-19所求。

表 4-10　用户信息表

字段	数据类型及长度	允许空值	描述
id	Int(10)	否	序号、主键
jobnumber	varchar(10)	否	工号
zhicheng	varchar(10)	否	职称
name	varchar(20)	否	姓名
gender	varchar(4)	否	性别
photo	varchar(255)	否	照片
iphone	varchar(11)	否	联系电话
comments	varchar(255)	否	备注

表 4-11　患者信息表

字段	数据类型及长度	允许空值	描述
patientid	varchar(50)	否	患者编号、主键
name	varchar(20)	否	姓名
gender	varchar(4)	否	性别
feteday	varchar(25)	否	出生日期
job	varchar(20)	否	职业
iphone	varchar(11)	否	联系电话
address	varchar(50)	否	住址
comments	varchar(255)	否	备注

表 4-12　症状体征表

字段	数据类型及长度	允许空值	描述
patientid	varchar(10)	否	患者信息id、主键
patientbid	varchar(10)	否	患者编号、主键
name	varchar(20)	否	姓名
gender	varchar(4)	否	性别
symptom	text	否	症状体征描述
status	varchar(20)	否	状态
Operson	varchar(20)	否	操作人

表 4-13 症状体征质控表

字段	数据类型及长度	允许空值	描述
patientid	varchar(10)	否	患者信息id、主键
patientbid	varchar(10)	否	患者编号、主键
name	varchar(20)	否	姓名
gender	varchar(4)	否	性别
symptom	text	否	症状体征描述
status	varchar(20)	否	状态
Qperson	varchar(20)	否	操作人
QC	text	否	质控内容
QCperson	Varchar(20)	否	质控人

表 4-14 理化检验表

字段	数据类型及长度	允许空值	描述
patientid	varchar(10)	否	患者信息id、主键
patientbid	varchar(10)	否	患者编号、主键
name	varchar(20)	否	姓名
gender	varchar(4)	否	性别
routine blood	varchar(50)	否	血常规
type_B	varchar(50)	否	B超
ct	varchar(50)	否	CT
URAN	varchar(50)	否	尿检
other	varchar(50)	否	其他
status	varchar(20)	否	状态
Qperson	varchar(20)	否	操作人

表 4-15 理化检验质控表

字段	数据类型及长度	允许空值	描述
checkoutid	varchar(10)	否	理化检验id、主键
patientbid	varchar(10)	否	患者编号、主键
name	varchar(20)	否	姓名
gender	varchar(4)	否	性别
routine blood	varchar(50)	否	血常规
type_B	varchar(50)	否	B超
ct	varchar(50)	否	CT
URAN	varchar(50)	否	尿检

（续表）

字段	数据类型及长度	允许空值	描述
other	varchar(50)	否	其他
status	varchar(20)	否	状态
Qperson	varchar(20)	否	操作人
QC	Varchar(20)	否	质控内容
QCperson	Varchar(20)	否	质控人

表 4-16　中医四诊表

字段	数据类型及长度	允许空值	描述
patientid	varchar(10)	否	患者信息id、主键
patientbid	varchar(10)	否	患者编号、主键
name	varchar(20)	否	姓名
gender	varchar(4)	否	性别
look	text	否	望
hear	text	否	闻
ask	text	否	问
pulse	text	否	切
comments	text	否	备注
status	varchar(20)	否	状态
Qperson	varchar(20)	否	操作人

表 4-17　中医四诊质控表

字段	数据类型及长度	允许空值	描述
patientid	varchar(10)	否	患者信息id、主键
patientbid	varchar(10)	否	患者编号、主键
name	varchar(20)	否	姓名
gender	varchar(4)	否	性别
look	text	否	望
hear	text	否	闻
ask	text	否	问
pulse	text	否	切
comments	text	否	备注
status	varchar(20)	否	状态
Qperson	varchar(20)	否	操作人
QC	varchar(50)	否	质控内容
QCperson	Varchar(20)	否	质控人

表 4-18 医嘱处方表

字段	数据类型及长度	允许空值	描述
patientid	varchar(10)	否	患者信息id、主键
patientbid	varchar(10)	否	患者编号、主键
name	varchar(20)	否	姓名
gender	varchar(4)	否	性别
Broken	text	否	诊断证候
Madvice	text	否	处方内容
status	varchar(20)	否	状态
Qperson	varchar(20)	否	操作人

表 4-19 医嘱处方质控表

字段	数据类型及长度	允许空值	描述
patientid	varchar(10)	否	患者信息id、主键
patientbid	varchar(10)	否	患者编号、主键
name	varchar(20)	否	姓名
gender	varchar(4)	否	性别
Broken	text	否	诊断证候
Madvice	text	否	处方内容
status	varchar(20)	否	状态
Qperson	varchar(20)	否	操作人
QC	Varchar(255)	否	质控内容
QCperson	Varchar(20)	否	质控人

4.5 系统实现

4.5.1 SSH 框架的整合

1.Struts 2 配置

在struts.xml 的核心配置中，配置了所有的action的名字、所对应的类以及处理的方法名。以下代码片段以中医妇科医师、病案科人员登录功能实现模块为例显示Struts2配置文件。

```
<!-- struts 配置文件，struts2 -->
<struts>
    <constant name="struts.enable.DynamicMethodInvocation" value="true"/>
```

```xml
<constant name="struts.multipart.maxSize" value="200971520"/><!-- 设定200M 的大小限制 -->
<constant name="struts.i18n.encoding" value="UTF-8"/>
<package name="user" namespace="/" extends="struts-default">
    <global-results>
        <result name="message">/message.jsp</result>
        <result name="error">/message.jsp</result>
        <result name="messageParent">/messageParent.jsp</result>
        <result name="success">/index.jsp</result>
    </action>
    <action name="upload" class="com.action.Upload" method="upload">
        <result name="success">/upload.jsp</result>
    </action>
    <action name="umeditor" class="com.action.Upload" method="umeditor">
    </action>
    <action name="shoucangjilu_list" class="shoucangjiluAction" method="list">
        <result name="success">/shoucangjilu_list.jsp</result>
    <action name="dx" class="dxAction" method="dx">
        <result name="success">/dx.jsp</result>
    </action>
    <action name="login" class="userAction" method="login">
        <result name="success">/login.jsp</result>
    </action>
    <action name="logout" class="userAction" method="logout"></action>
    <action name="main" class="userAction" method="main">
    <result name="success">/main.jsp</result> </action>
    <action name="sy" class="userAction" method="sy">
        <result name="success">/sy.jsp</result>
    </action>
    <action name="patientxinxi_list" class="patientxinxiAction" method="list">
        <result name="success">/patientxinxi_list.jsp</result>
    </action>
    <action name="patientxinxi_add" class="patientxinxiAction" method="AdminAdd">
```

```xml
                <result name="success">/patientxinxi_add.jsp</result>
                <result name="success">/symptom_add.jsp</result>
                <result name="success">/Cmedicine_list.jsp</result>
        </action>
        <action    name="Cmedicine_add"    class="CmedicineAction" method="AdminAdd">
            </action>
        <action    name="yizhuchufang_list"    class="yizhuchufangAction" method="list">
                <result name="success">/yizhuchufang_list.jsp</result>
            <resultname="success">/symptomQC_add.jsp</result>
            <result name="success">/checkoutQC_add.jsp</result>
            <action name="yizhuchufangQC_list" class="yizhuchufangQCAction" method="list">
                <result name="success">/yizhuchufangQC_list.jsp</result>
            </action>
            <action name="yizhuchufangQC_add" class="yizhuchufangQCAction" method="AdminAdd">
                <result name="success">/yizhuchufangQC_add.jsp</result>
                <action    name="CGdoctor_list"    class="CGdoctorAction" method="list">
                <result name="success">/CGdoctor_list.jsp</result>
                <result name="success">/CGdoctor_add.jsp</result>
                <result name="success">/MRsection_list.jsp</result>
    </struts>
```

2.Spring 配置文件

```xml
<?xml version="1.0" encoding="UTF-8"?>
<!-- spring 配置文件 -->
<beans
        xmlns="http://www.springframework.org/schema/beans"
        xmlns:xsi="http://www.w3.org/2001/XMLSchema-instance"
        xmlns:p="http://www.springframework.org/schema/p"
        xmlns:context="http://www.springframework.org/schema/context"
        xmlns:aop="http://www.springframework.org/schema/aop"
        xmlns:tx="http://www.springframework.org/schema/tx"
        xsi:schemaLocation="
```

```xml
            http://www.springframework.org/schema/tx
            http://www.springframework.org/schema/tx/spring-tx-3.1.xsd
            http://www.springframework.org/schema/aop
            http://www.springframework.org/schema/aop/spring-aop-3.1.xsd
            http://www.springframework.org/schema/context
            http://www.springframework.org/schema/context/spring-context-3.1.xsd
            http://www.springframework.org/schema/beans
            http://www.springframework.org/schema/beans/spring-beans-3.1.xsd"
default-autowire="byName">
            <context:annotation-config />
            <!-- spring 扫描路径，注意当前工程只需要扫描dao和service，srpingmvc或者struts2注解才有变化 -->
            <context:component-scan base-package="com" />
            <!-- 告诉spring${}取值的资源文件路径 -->
            <context:property-placeholder location="classpath:jdbc.properties" />
            <bean id="dataSource" class="org.apache.commons.dbcp.BasicDataSource" destroy-method="close">
                <property name="driverClassName" value="${jdbc.driveClass}">
                </property>
                <property name="url" value="${jdbc.url}">
                </property>
                <property name="username" value="${jdbc.username}"></property>
                <property name="password" value="${jdbc.password}"></property>
                <property name="initialSize" value="1"/>
                <property name="maxActive" value="100"/>
                <property name="maxIdle" value="5"/>
                <property name="maxWait" value="80000"/>
            </bean>
```

3.项目部署文件配置

```xml
<?xml version="1.0" encoding="UTF-8"?>
<web-app xmlns:xsi="http://www.w3.org/2001/XMLSchema-instance"
         xmlns="http://java.sun.com/xml/ns/javaee"
         xsi:schemaLocation="http://java.sun.com/xml/ns/javaee http://java.sun.com/xml/ns/javaee/web-app_3_0.xsd" id="WebApp_ID" version="3.0">
    <display-name>ssh</display-name>
```

```xml
<welcome-file-list>
        <welcome-file>index.jsp</welcome-file>
</welcome-file-list>
<!-- 配置Struts2过滤器 -->
<filter>
        <filter-name>struts2</filter-name>
<filter-class>org.apache.struts2.dispatcher.filter.StrutsPrepareAndExecuteFilter</filter-class>
</filter>
<filter-mapping>
        <filter-name>struts2</filter-name>
        <url-pattern>/*</url-pattern>
</filter-mapping>
<!-- 配置Spring的监听器 -->
<listener>
<listener-class>org.springframework.web.context.ContextLoaderListener</listener-class>
</listener>
<!-- 指定Spring配置文件所在路径 -->
<context-param>
        <param-name>contextConfigLocation</param-name>
        <param-value>classpath:applicationContext.xml</param-value>
</context-param>
<welcome-file-list>
        <welcome-file>index.html</welcome-file>
        <welcome-file>index.htm</welcome-file>
        <welcome-file>index.jsp</welcome-file>
        <welcome-file>default.html</welcome-file>
        <welcome-file>default.htm</welcome-file>
        <welcome-file>default.jsp</welcome-file>
</welcome-file-list>
</web-app>
```

4.5.2 记录诊疗功能模块的实现

中医妇科医师主要实现包括记录症状体征、记录理化检验、记录中医四诊、记录医嘱处方、查看质控结果、管理个人信息等功能实现。

1. 记录症状体征模块的实现

中医妇科医师记录患者检查时的症状和体征的描述内容（见图4-67）。

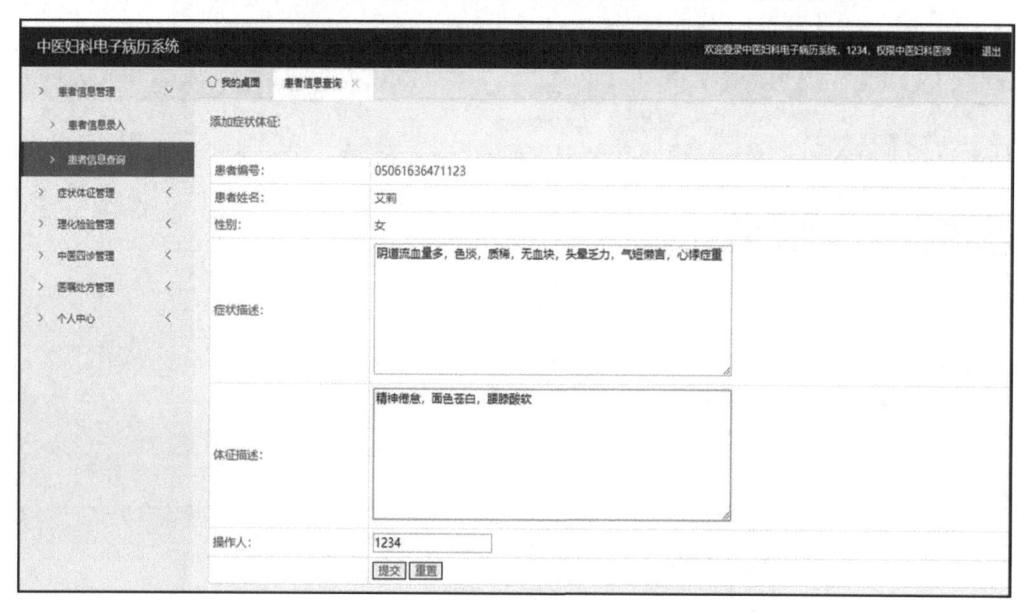

图 4-67　中医妇科医师记录症状体征界面

2. 记录理化检验模块的实现

中医诊断需要借助西医检验的结果，所以中医妇科医师通过记录患者理化检验的结果（见图4-68），有助于中医诊断证候的记录。

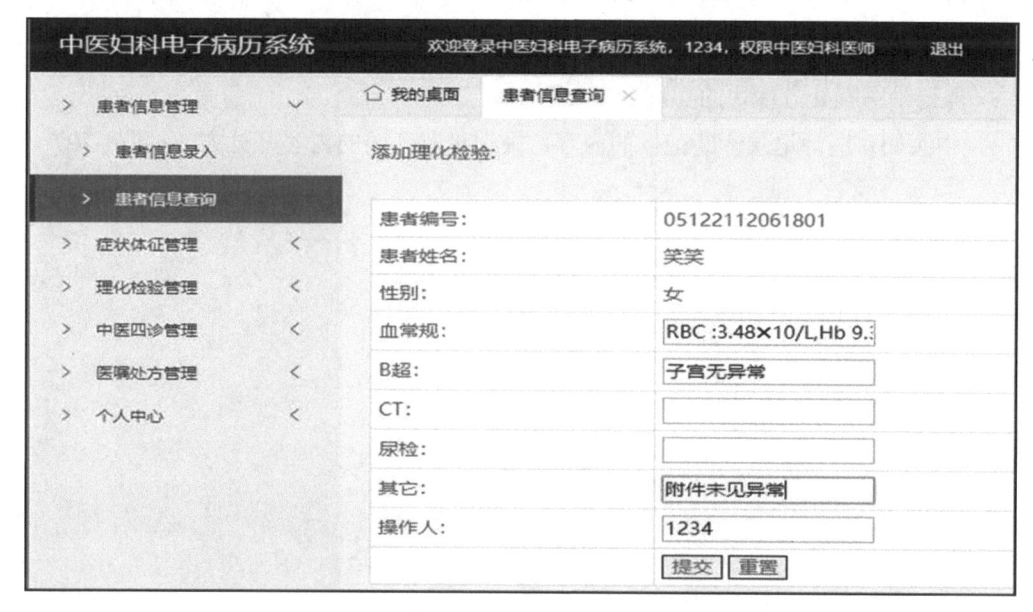

图 4-68　中医妇科医师记录理化检验界面

3.记录中医四诊模块的实现

中医四诊模块充分体现了中医诊断中的特色,即望闻问切(见图4-69)。

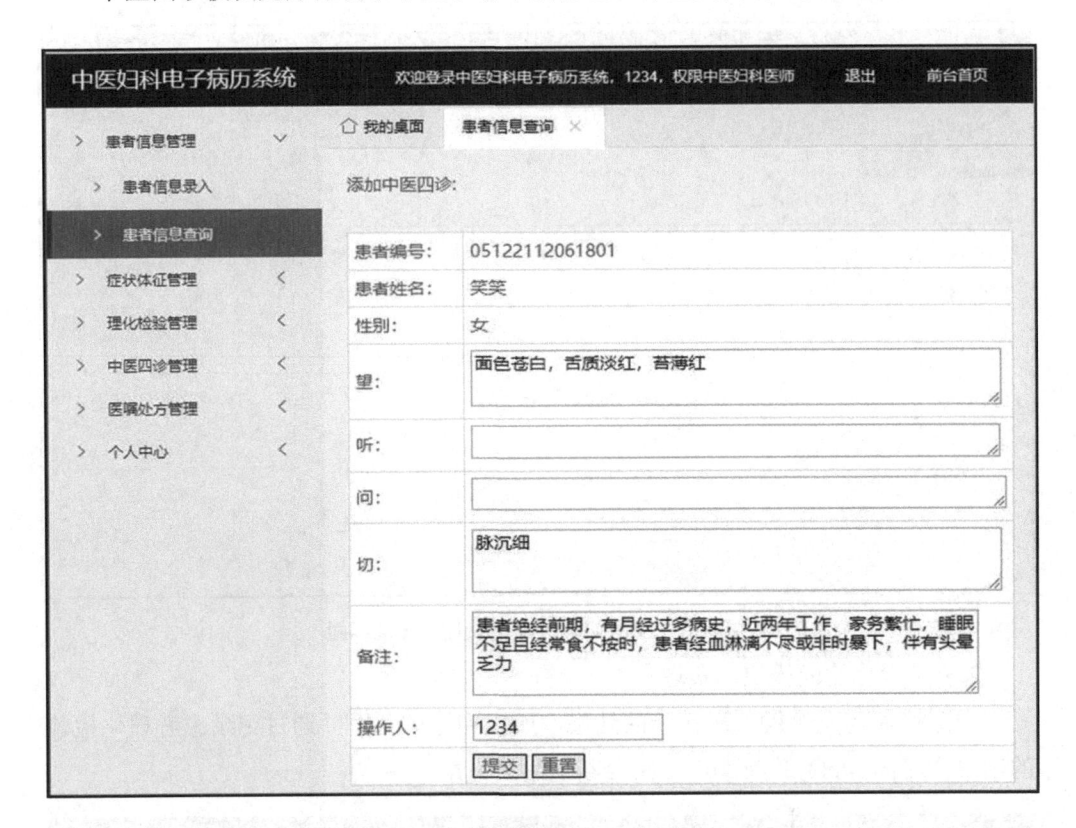

图 4-69　中医妇科医师记录中医四诊界

4.记录医嘱处方模块的实现

中医妇科医师记录诊断证候的内容,根据诊断证候的内容开处方(见图4-70)。

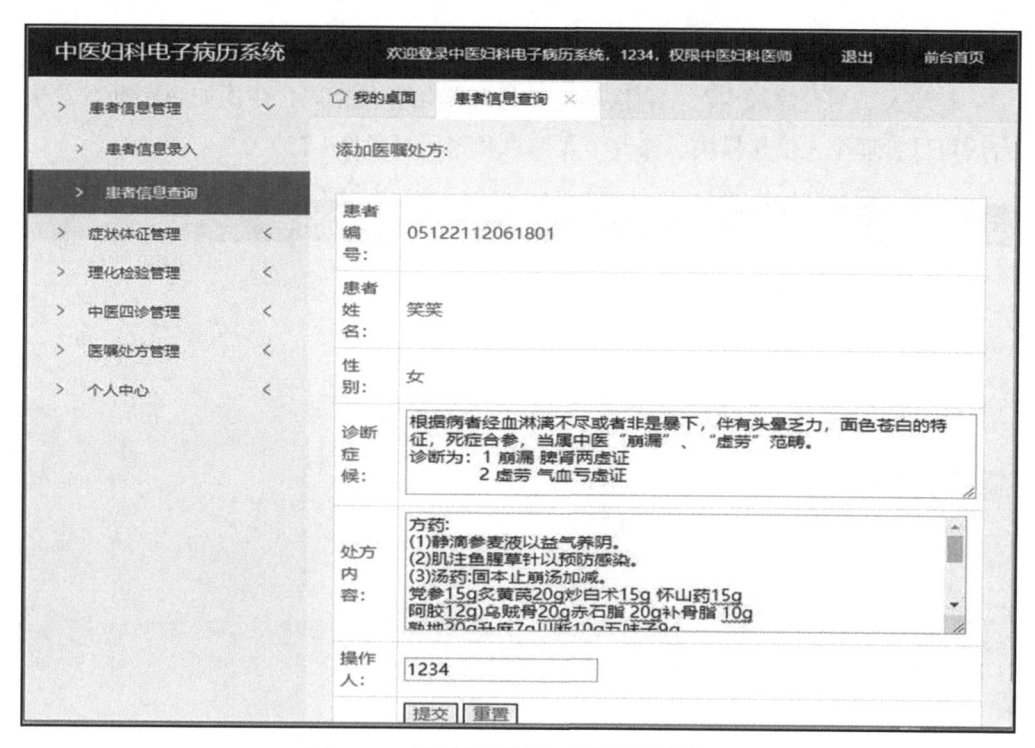

图 4-70　中医妇科医师记录医嘱处方界面

5.查看质控结果模块的实现

病案科人员质控医师提交的病历，对通过质控的病历医师可以查看详情，病案科人员会将病历存档，未通过质控的病历将返回医师重新修改（见图4-71）。

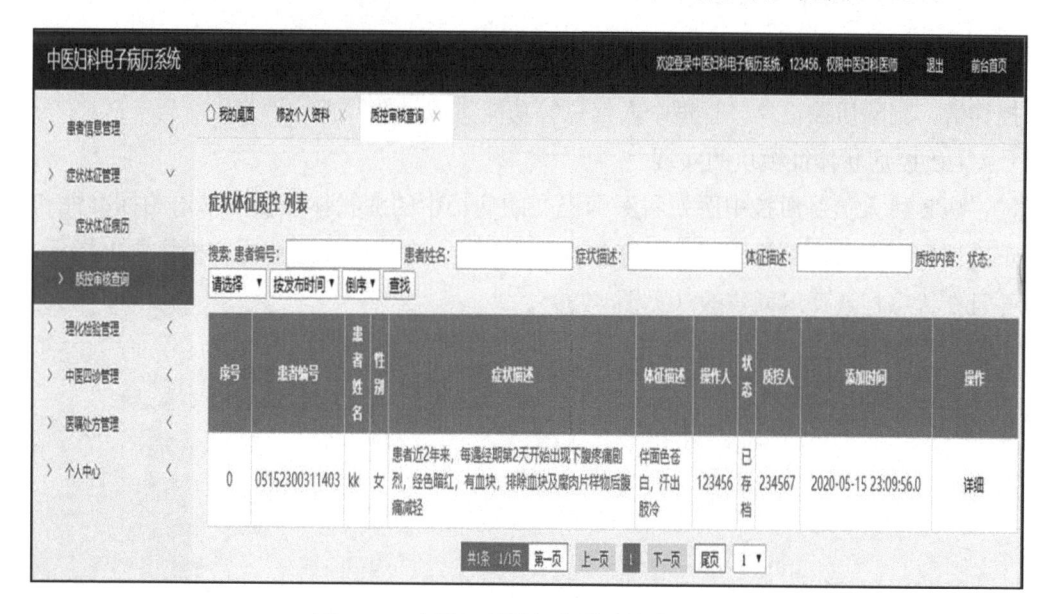

图 4-71　中医妇科医师查看质控结果界面

6.管理个人信息模块的实现

管理人员后台添加中医妇科医师的工号和初始登录密码,中医妇科医师登录平台后可以管理个人信息模块、修改个人信息和密码(见图4-72)。

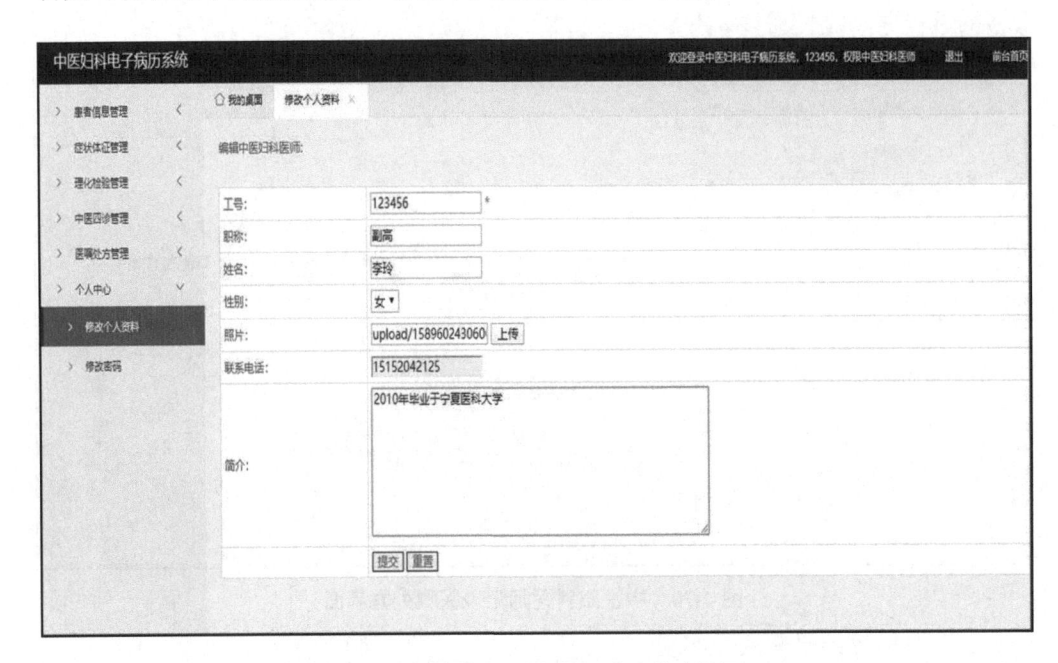

图 4-72　中医妇科医师管理个人信息界面

4.5.3 管理病案功能模块的实现

病案科人员主要实现质控症状体征、理化检验、中医四诊、医嘱处方,查看质控详情,删除质控记录,管理个人信息等功能实现。

1.质控症状体征模块的实现

病案科人员对质控中医妇科医师提交的病历中的症状体征模块术语的标准性和正确性作出记录,症状体征术语符合要求的存档,有误的在质控内容模块作出指示,并且在状态栏选择退回修改(见图4-73)。

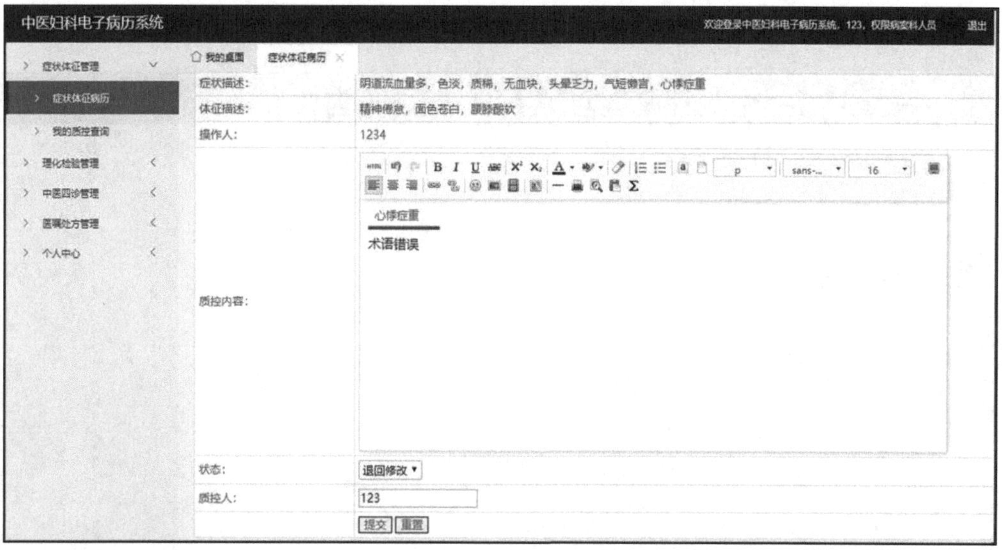

第 4 章 中医妇科电子病历系统设计与实现

图 4-73 病案科人员质控症状体征界面

2.质控理化检验模块的实现

病案科人员对质控中医妇科医师提交的病历中的理化检验结果有误的则记录错误，并且作出记录，无误的则存档；有误的在质控内容模块作出指示，并且在状态栏选择退回修改（见图4-74）。

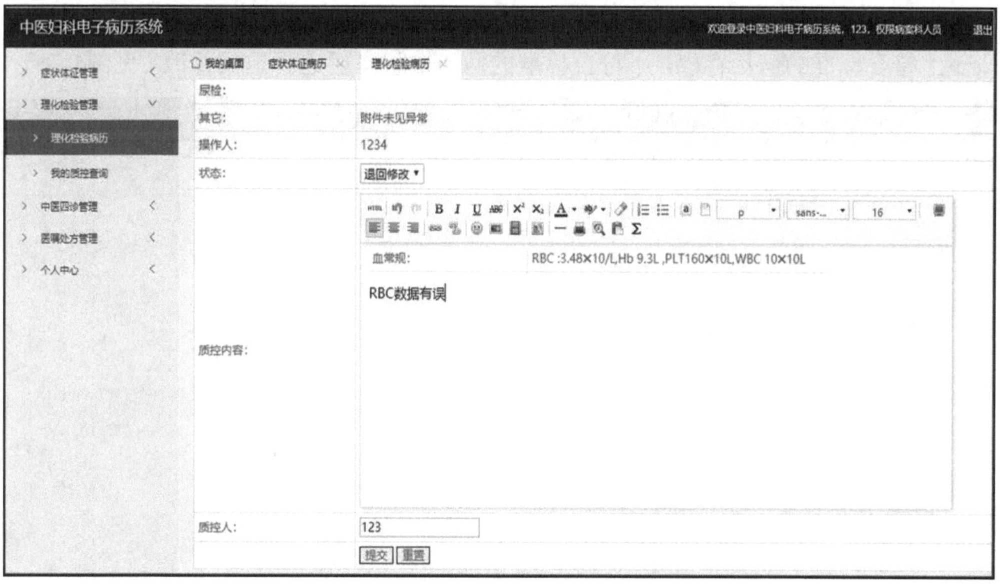

图 4-74 病案科人员质控理化检验界面

3.质控中医四诊模块的实现

中医四诊体现了中医诊断的特色，病案科人员对质控中医妇科医师提交的病历中中医四诊模块专业术语的正确性作出记录，符合要求的存档，不符合要求的在质控内容中记录不符合要求的内容,并且在状态栏选择退回修改(见图4-75)。

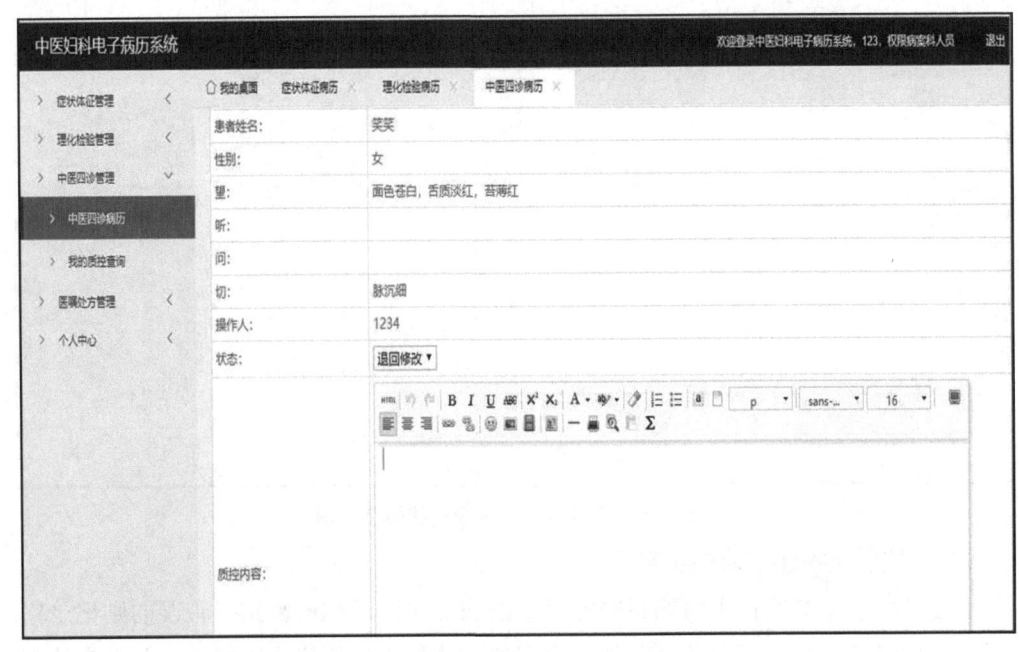

图 4-75　病案科人员质控中医四诊界面

4.质控医嘱处方模块的实现

病案科人员对质控中医妇科医师提交的病历中医嘱处方模块内容的标准性作出记录,符合标准的病历存档,不符合标准的病历在状态栏选择退回修改(见图4-76)。

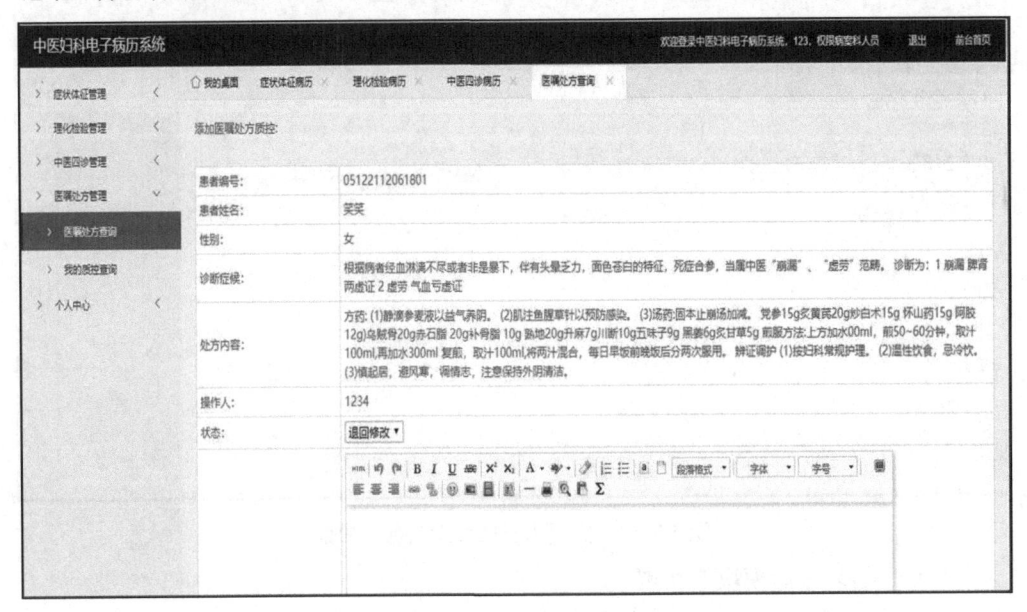

图 4-76　病案科人员质控医嘱处方界面

第 4 章　中医妇科电子病历系统设计与实现

5.查看质控详情模块的实现

病案科人员可以查看质控模块的详细情况（见图4-77）。

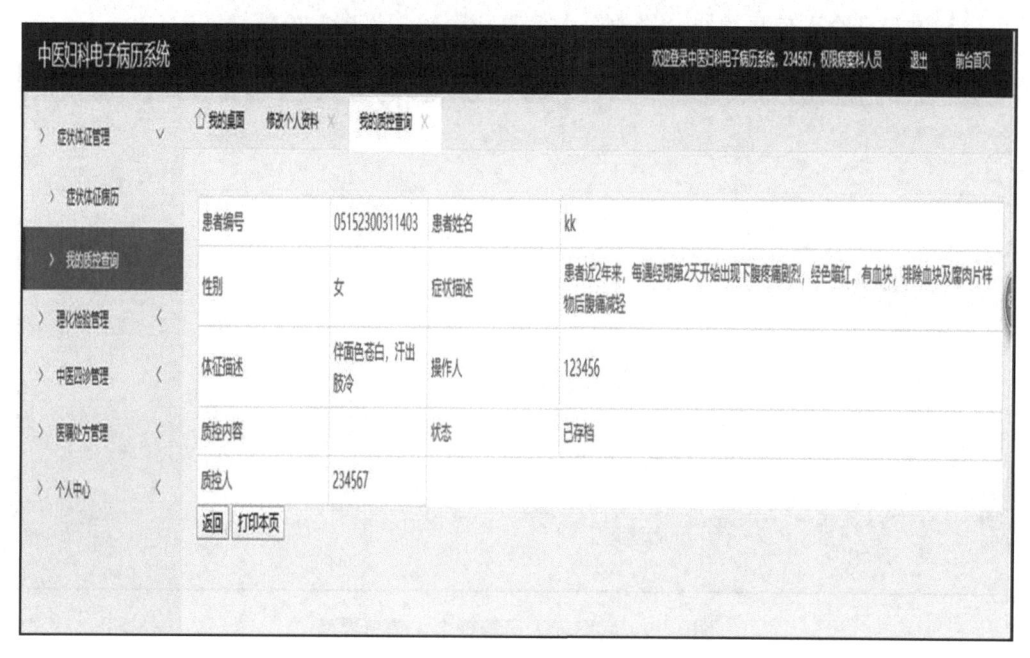

图 4-77　病案科人员查看质控详情界面

6.删除质控记录模块的实现

病案科人员可以删除无用的质控记录信息（见图4-78）。

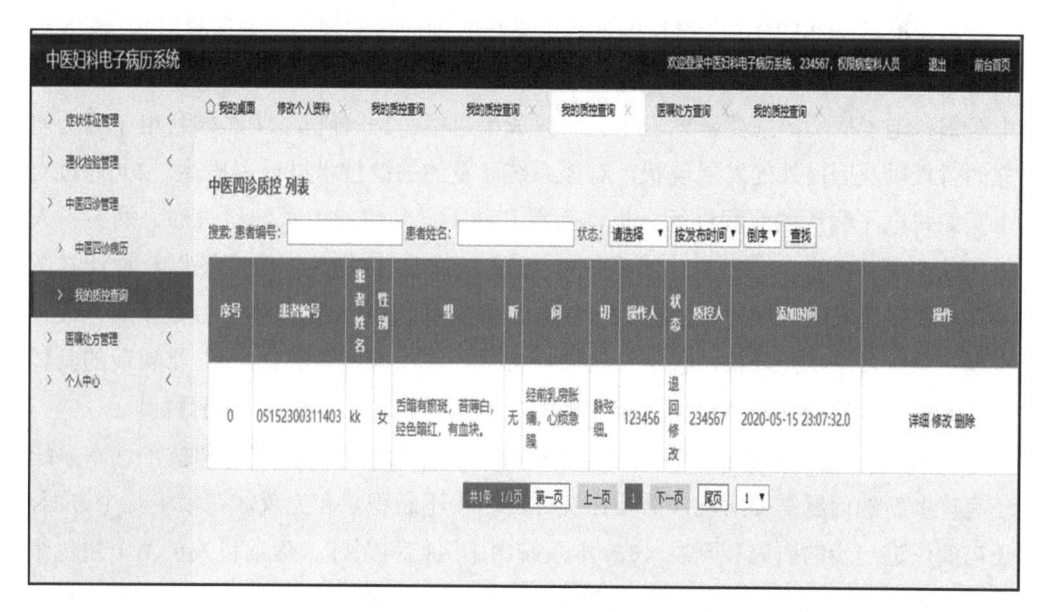

图 4-78　病案科人员删除质控记录界面

7.管理个人信息模块的实现

管理人员后台添加病案科人员的工号和初始登录密码,病案科人员登录平台后可以通过管理个人信息模块,修改个人信息和密码(见图4-79)。

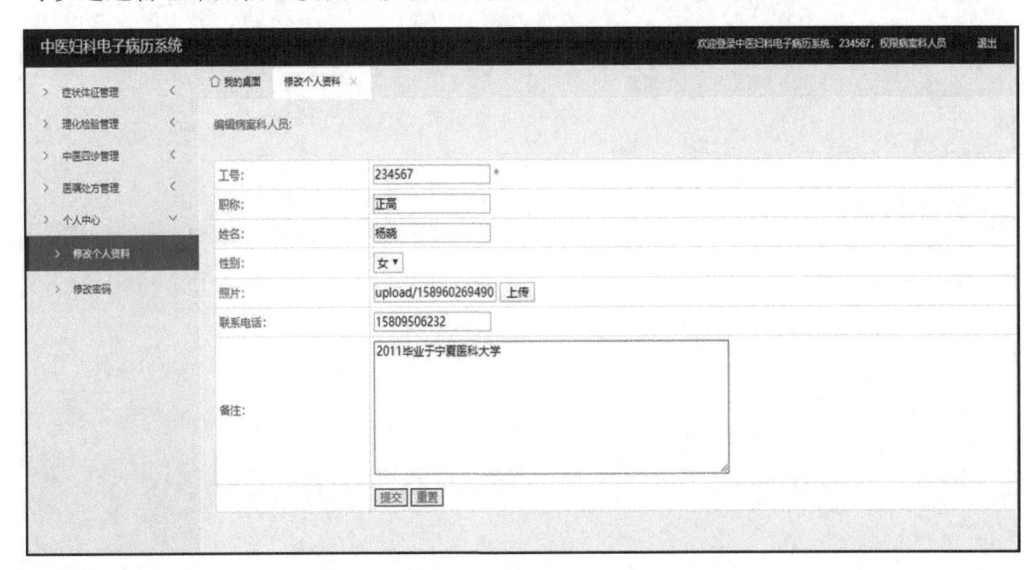

图 4-79　病案科人员管理个人信息界面

4.6 本章小结

本章以基于SSH的中医妇科电子病历系统的设计与实现为主要研究对象,深入细致地剖析了中医妇科电子病历的业务用例与业务流程,设计开发了基于MVC模式的中医妇科电子病历,主要研究工作和研究成果包括:1)分析了中医妇科电子病历研究的背景以及国内外的发展现状,对该系统涉及的关键技术进行了概述。2)通过对中医妇科电子病历的流程进行分析,获得几种不同角色:中医妇科医师、病案科人员相关的业务需求;画出具体的系统用例图、系统用例规约、顺序图以及设计类图等;对数据库表进行设计等。3)整合SSH框架,采用MySQL作为后台数据库,最终实现了系统各个功能模块,包括记录诊疗信息、管理病案等部分。4)将实现的具体功能通过系统界面展示并给出系统实现的关键代码。基本完成了预期目标。

中医妇科电子病历系统的设计与实现涉及多方面的理论、方法和技术,本系统还有许多新的问题需要解决,需要在实际应用中不断积累和完善,在以下几个方面,还需要作进一步的研究和开发:1)本系统由中医妇科医师、病案科人员两个角色组成,在系统设计以及记录诊疗信息等方面进行深入发掘,使得系统只考虑了一些简单的情况,如何快速地实现选择医嘱处方还值得讨论。可以进一步完善诊疗信息的完整性。2）该系统只考虑了记录诊疗信息和质控应用的一些基本情况，模拟实现系统中编辑诊疗信息和质控病历等功能，对后续扩展功能还需进行深入的研究，使得患者挂号的一些接口进一步完善。

参考文献

[1] LIU C H，Didar Z，Amir T. An empirical study of the antecedents of data completeness in electronic medical records[J].International Journal of Information Management，2020（50）：150-170.

[2] 岳琳哲，施诚.中医电子病历概述[J].中医药管理杂志，2018（2）：155-170.

[3] 李妍.中医电子病历质量控制管理系统的构建与应用[D]. 天津：天津大学，2014.

[4] 陆泉，陈静，刘婷.基于大数据挖掘的医疗健康公共服务[M]. 武汉：武汉大学出版社，2020.

[5] Catherine C，Gettis，Susan B，etal. Joys of the journey：giving birth to an obstetrical electronic health record[J]. Journal of Obstetric Gynecologic & Neonatal Nursing，2015，40（Suppll.1）：55.

[6] 吴超.电子病历使用中存在的问题及对策研析讨论[D].成都：电子科技大学，2012.

[7] 贾春月，李思远，崔雪，等.医院管理系统中电子病历的研究[D].石家庄：石家庄铁道大学，2017.

[8] 马锡.论中医电子病历的中医方向[J].江苏中医药，2015，43（6）：83-84.

[9] 孟尹，张红，倪皖东.试论中医电子病历系统及其特殊性[J].医学信息，2014（1）：9-11.

[10] 郭荣传，张光荣.中医电子病历系统的设计与应用[J].江西中医药大学学报，2018，30（5）：92-95.

[11] 郭新平.论构建符合中医特点的电子病历[J].中医药管理杂志，2019，17（5）：469-470.

[12] 张湘菊.中医妇科医案（病历）的内容形式要求之探析[J].江苏中医药，2015，47（1）：1-5.

[13] 邓韩彬.中医电子病历系统的设计与实现[D].成都：电子科技大学，2016.

[14] 张保英，崔淑君，王雷.中医诊治妇科病的经验[J].天津中医药,2014(5)：396-397.

[15] 孙川.傅山中医妇科病证治法理论研究[D].昆明：云南中医药大学，2019.

[16] 夏桂成.中医妇科医案（病历）的内容形式要求之探析[J].江苏中医药，2015，47（1）：1-5.

[17] 王晶.浅谈妇科病中医诊治[J].世界最新医学信息文摘,2015,15(99):135-136.

[18] 王秀玲.中医电子病历发展的思考[J].江西中医学院学报,2016,24(5):86-88.

[19] 陈振华.中医电子病历系统在中医院的应用[J].中医药管理杂志,2019,27(10):137-138.

[20] 郭新平.论构建符合中医特点的电子病历[J].中医药管理杂志,2019,17(5):469-470.

[21] 叶建红.试论中医病历电子化的作用与意义[J].时珍国医国药,2017(11):1007.

[22] 李瑞,穆志英,李硕.医院电子病历系统的分析与设计[J].科技风,2019(8):91.

[23] 董江源.中医妇科常用药物归经分析[J].现代医学与健康研究电子杂志,2018,2(9):166.

第5章　中医外科电子病历系统设计与实现

本章运用软件工程中的项目开发方法对中医外科业务流程进行描述，分析出业务需求模型和系统分析及设计模型，包括需求分析、系统分析、系统设计、系统实现等模块。同时为提高系统的可用性、稳定性，降低系统的维护成本，本系统以MVC为主要软件设计思想，使用MySQL作为数据库服务器，以实现对数据的基本操作。通过利用Hibernate+Spring框架来整合实现，给出系统关键模块及系统运行界面。本系统主要由中医外科的诊疗医生使用，诊疗医生可进行针灸、清创、穴位敷贴等治疗信息的录入和管理，以及执行医嘱录入等常规电子病历系统操作。

5.1 绪论

5.1.1 研究背景与意义

中医外科学曾积累了十分丰富的诊治经验，也曾有过许多伟大的技术发明，但是一些实用技术随着时间的流逝已逐渐失传。病历是病人在医院诊断治疗全过程的原始记录，包含病人个人信息、病程记录、检查结果、医嘱、处方用药等。近年来，随着计算机技术的迅猛发展，电子病历的研究受到越来越广泛的关注。电子病历是信息技术在医疗领域应用的必然产物，是医院管理现代化的必然趋势，其临床应用极大地提高了医院的医疗服务质量和管理效率。但是，目前医院使用的电子病历系统绝大多数是为西医设计，不能体现中医诊疗特点；同时中医及西医在检查、诊断、处方、用药等多方面存在差异。

中医外科学是我国医学宝库中的重要组成部分，它具有独特的理论体系和丰富的临床经验；对外科疾病的认识和治疗，很重视整体观念和辨证论治精神，强调内治法与外治法及其他治法相结合。周代，外科在临床上形成了独立的专科，《周礼·天官》中已有疾医、疡医、食医和兽医之分，疡医系指外科医生。《五十二病方》系春秋时所写，是我国发现最早的一部医学文献，书中有痈、疽、创伤、痔疮、皮肤病等多种外科病的记载，初见"辨证施治"的萌芽。中医外科学的技术手段用于治疗疾病，其临床疗效显著，但临床研究规范化不够，有关作用机制研究不够深入，是学科可持续发展及走向世界的瓶颈。中医的电子病历系统主要是以中医、中西医结合为主的医院电子病历采集及记录系统，其应既可以满足临床医疗服务，同时又具有一定的自主审核及标注、提示、分析的功能，可以极大地提高中医、中西医结合医院临床效率、减轻临床一线工作人员的工作量，为中医现代化及现代化中医医院发展提供现代化手段及工具，同时其自动分析、对比及提示的功能可以极大地减少临床差错率，提高诊断准确性，可以作为法律文书永久保存，也方便查阅。利用计算机系统的优势，建立系统评价体系，提高医疗工作效率和质量，规避医疗风险，规范医疗相关行为以及提高医院的整体管理水平。

中医外科电子病历系统在帮助医务人员提高中医病历的书写效率的同时，减少差错，全面提高中医电子病历书写的质量，并帮助管理者对医疗质量和病历质量进行更好的控制。对病历的功能完善和安全性起到了非常重要的作用，实现患者信息的共享与传输，同时为医院在医疗质量、医疗服务、医疗安全等方面的持续发展提供保证。

5.1.2 研究现状和发展趋势

1.中医外科

孙启明提出现存最早的古医方《五十二病方》，书中用少则十余字，多则数十字至百余字论述一个疾病，载有痔、痈等病的外治法，虽然与后来秦汉时期的书籍相比较显得粗略和原始，但其为后世医家发展外科学奠定了基础。旷惠桃总结了中外治法的种类，充分反映了先秦时期我国古代医学外治方面的光辉成就。张洁等对《五十二病方》有关痔疮的内容，结合现代认识作了初步的探讨，分析了痔疮的含义和肛肠病种的分类，总结出十余种治疗方法，肯定了《五十二病方》的学术价值，对发展痔疮专科有所裨益。李竞等认为中医经典著作《黄帝内经》奠定了中医外科学的理论基础。刘忠恕等对提脓祛腐、喂脓长肉理论进行探讨，以《内经·痈疽》中脓不排出就会导致筋骨等坏死的后果为依据总结了中医对脓的认识。贾国璞等提出我国现存最早的中医外科学专著《刘涓子鬼遗方》，代表两晋南北朝时期外科学的主要成就。其中包括外科痈、疽的辨析与早期防治，注重痈、疽的辨脓、排脓法，卷四《相痈疽知有脓可破法》篇指出痈症皮厚内坚或部分坚实者为无脓或半有脓，不可贸然切开排脓。安贺军提出只有皮肉薄，局部有应指感时，才可切开排脓。后世不少医家仍视其为圭臬，对当今临床仍有指导意义。孙敬青认为历代医家在长期医疗实践过程中，总结出一套判断外科疾病预后好坏的具体内容，提出"五善七恶""顺逆吉凶"的辨证方法，对此不少学者有研究与发展。明清时期的医家陈实功与王肯堂实施的气管、食管缝合术是世界上该种术式的最早记录。清代顾世澄在《疡医大全》中详细记载了唇裂修补、女性先天性阴道闭锁、耳鼻再植等手术。

新中国成立后，在党和政府发展、振兴中医的正确政策指引下，整个中医事业得到空前发展，中医外科学术的发展也突飞猛进。20世纪80年代用"生肌象皮膏"促进伤口愈合，发现外用中药不仅可以促进创面再生血管的形成、加速坏死组织液化脱落、促进肉芽组织生长等，还可以激活巨噬细胞、加强趋化性、抑制移动及使其吞噬增强，充分发挥其抗感染的作用。2000年以来，科学家在多项国家自然科学基金研究的资助下进行了不少研究，对中医外科外治法的理论起到补充与升华作用。如对糖尿病足坏疽病理、分子机制与中医辨证分型相关性研究中发现除肌腱感染、周围微小血管基底膜病变外，糖尿病大血管病变以较广泛的纤维化代替了单纯动脉硬化造成的足部缺血和组织病变这一特点。

如今，中医在美国被当作补充和替代医学的一部分而被广泛使用，最常见的做法是使用中草药和针灸。对于中医在美国有新的发展，国外学者一般认为，1971年《纽约时报》记者赖斯顿在接受针灸治疗后发了一篇报道，由此引发了近10年的美国中医热。在2006年，美国FDA批准了Veregen™（酚瑞净软膏）的上市，这是一个里程碑，标志着首个规范化生产的中成药进入美国市场。之后在2012年，Fulzaq™作为第一个口服中成药也成功上市。以此为契机，中医在美国各方面都取得了突破性发展。目前，中药依然被排斥在美国的医疗大门之外，一般是作为食品补充剂，这严重阻碍了中药在美国的发展。原因在于中药和西药存在很大的不同，现代西医与中医药物理论相悖，这就导致中药在美国要通过以西药为基础的临床试验和审批存在极大的困难。《外科外治疗法》一书中，除有中国传统医学外治疗法的研究和总结外，还对最重要和常用的外治疗法进行归纳和总结，深入研究各种外治疗法的适应证和应用方法，详述了各种外科疾病外治疗法的应用，以及各类外用药物的疾病使用范围，尤其对"围药""敷贴法"作了重点整理和研究，我国第一部《熏洗疗法》专著，对其种类、应用方法、适应证、禁忌证等作了详细的论述。2019年5月，第72届世界卫生大会审议通过《国际疾病分类第十一次修订本（ICD—11）》，首次纳入起源于中医药的传统医学章节。外感病、脏腑证等中医病证名称，成为国际疾病"通用语言"，堪称中医走向世界的里程碑，也是中医药在国外得到越来越多认可的明证。

中医外科外治法中针灸疗法、穴位敷贴和清创术等在中国有着悠久的发展历史，虽然中医外科理论研究取得了不小的进展，但不可否认其理论诠释和研究较其他专业基础相对薄弱，仍有待进一步发展丰富。中医外科电子病历的发展与创新，应该重视历代文献的继承与发掘整理工作。同时秉承弘扬传统中医学术精华，在继承的基础上发展创新，使中医外科学达到崭新境界。

2.电子病历

国内电子病历的建设，正处于快速成长期，随着信息技术的发展，电子病历已经在医疗系统各大医院逐渐普及。王番宁提出2008年1月28日在中国中医科学院召开的中医药临床科研一体化技术体系与中医药现代化研讨会上，来自中国中医科学院、IBM研究院、北大人民医院等单位的专家与科技部、国家中医药管理局的相关部门领导，共同探讨了如何利用现代技术发展中医药的问题，而如何使电子病历更方便临床应用并能够让电脑识别成为这次会议的主要议题。刘海峰等指出，为了加强对我国医疗服务机构电子病历的管理，规范电子病历在临床的使用与推广，以及促进信息化技术在医疗服务机构的建设，卫生部于2010年颁布了《电子病历基本规范（试行）》。于洋等认为，目前国内主要以理论研究为主，电子病历的应用较少。实际应用仅仅是医院信息系统功能的简单扩充，且各系统之间不能实现数据交互或数据共享。"军卫""众邦慧智""国讯"等医院信息系统，在现有医生工作站中实现的电子病历多采用Word文档形式，由医生自行选择模板，极大地方便了病历的录入，减轻了临床医生书写病历的负担，而且形式外观上也能很好地符合各地卫生行政部门的规范要求。但是这种形式的病历仅是纸病历的复制，并不能实现患者信息的采集、加工、存储、传输、服务，还不属于真正意义上的电子病历。许多软件开发公司也逐渐开始了电子病历系统的开发，但其做法通常都是先采购具有一般功能的较为成型的电子病历，然后再根据客户的具体需求进行二次开发，只有少数公司完全是自己开发电子病历，如金大夫品牌的电子病历是其中的佼佼者，其开发的电子病历简单易用，非常容易上手，并且在网上还提供大量的免费软件，非常方便客户使用，降低了客户使用和购买的风险。

（1）中医外科电子病历医药信息的标准和规范

美国哈佛大学的John Halamka认为，在中国电子病历建立之初就应采用国际标准。目前，我国医学信息标准只有：中国医院信息系统标准代码（电子版）第一集，全国卫生行业医疗器械仪器设备（商品、物资）分类与代码，化学药品（原料、制剂）分类与代码（YY 0252—1997），全国医疗服务价格项目规范，SNOMED（the systematized nomenclature of medicine）中文版。这些标准与国际标准相差甚远，而且目前现有的标准在信息系统中也未得到充分体现，医院和医院之间尽管都有医院信息系统，却不能进行信息交换，通常要做所谓的接口才能进行数据交换。薛万国认为，我国电子病历尚缺乏相关规范。在这种情况下，中医电子病历标准化的重点应放在病历格式、病历表述两个方面。病历格式应严格遵照卫生部、国家中医药管理局颁布的病历书写基本规范的要求；病历表述应遵循国际和国家卫生部颁布的标准，其中中医的证候、症状体征、诊断等术语和名称，应遵循文献资料及国家颁布的中医临床诊疗术语证候部分标准。目前在大部分医院中，中医病房或中医门诊使用中医电子病历不够规范，要么充斥着用现代医学来描述的中医电子病历内容，要么取而代之的是西医电子病历。有的医生想用中医理论来描述电子病历内容，却无法找出一个相对统一的，与中医药信息规范相对符合的描述。当前中医药信息标准和规范的缺乏，已成为中医医院信息化建设和发展的强大阻力。具体而言，我们应当加大符合中医药临床应用需要的技术规范和标准研究力度，并制定相应的规范和标准，形成符合中医药规范和标准的诊疗评价体系、存输体系、信息共享与安全体系等，从而提高中医临床医疗质量和效率，降低医疗差错。

（2）中医外科电子病历结构化

电子病历在临床及科研上的诸多服务功能的强弱依赖于病历信息的结构化程度。病历的结构化程度从某种意义上反映了电子病历的发展程度。中医电子病历中患者信息的复杂多样性和描述的自由性构成了结构化的最大障碍。可扩展的标记语言（extensible markup language，XML）的出现为病历内容的描述及结构化存储提供了有效的手段。当前各级中医医院对临床和科研的需要各不相同，造成结构化模板样式各异，缺乏统一的规范，难以实现患者信息的共享与传输。为了能保证电子病历录入时能够准确、客观、真实、完整地体现中医电子病历多样化及复杂化的内容，毋庸置疑，中医电子病历系统的结构化问题成为电子病历系统设计的核心问题之一。具体而言，电子病历系统结构化设计包括两方面内容：一是具有结构化的录入模型、知识模型、预定义词汇表等结构化的录入条件，二是结构化的录入方法（包括自然语言的录入、标准化信息录入），因此基于结构化工作的重要性和复杂性，未来若想使电子病历内容在更大程度上实现结构化，需要国家组织相关部门和业内专家编写制定一套规范化兼顾临床实用性与科研需求的结构化模板。

5.1.3 核心业务

中医外科电子病历系统设计与实现的核心业务如表5-1所示。

表 5-1　中医外科电子病历系统设计与实现的核心业务

基本内容	关键因素	观测点
运用针灸疗法治疗	艾灸	选择适当穴位结合不同方法进行治疗；搭配不同药材，合理配伍
	拔罐	通过燃烧、抽吸、蒸气等方法，使罐吸附于腧穴或体表的一定部位，达到防治疾病目的
	针刺	使用不同针法对患处进行治疗

（续表）

基本内容	关键因素	观测点
运用清创术治疗	切开引流	深部脓肿形成，穿刺抽得脓液者，均应切开引流
	痔瘘治疗	割除法去除病人疾患，不伤及临近组织
	缝合术	不同部位如气管、食管缝、唇裂修补、女性先天性阴道闭锁、耳鼻再植等手术
运用穴位敷贴治疗	脐疗法	利用不同脐疗方法进行治疗、脐贴方的用药
	热熨法	采用适当药物和辅料经过处理后，敷于患部或腧穴
	熏洗疗法	全身、局部熏洗法利用药物煎汤趁热在皮肤或患处进行熏蒸、淋洗

5.1.4 研究内容和方法

1.研究的基本内容

（1）系统特色。针对目前中医外科电子病历标准不规范、结构化不分明的难点，制定一套符合中医外科规范化兼顾临床实用性与科研需求的结构化模板，使得与中医药信息规范相对符合的描述统一。同时有利于患者医疗信息共享，提高中医外科医疗质量和效率。

（2）需求分析。利用所提取业务需求通过用例获取相关用户需求，确定中医外科电子病历系统必须实现哪些任务。通过用例获取相应的功能需求，将获得的用户需求和功能需求的分析验证来反馈修正业务需求，这种循环迭代式的需求获取方法可以有效地获取正确、合理的软件需求，以实现中医外科电子病历系统的功能。

（3）系统分析。以系统的整体最优为目标，对系统的各个方面进行定性和定量分析。根据得到的业务用例、业务流程等，使用UML建模语言将系统的功能模块化，分别建立相应模块的系统用例图、活动图、类图，分析业务规则、用例实现和确定系统架构和框架，使各种方案的分析比较定量化，以具体的数量概念来显示各方案的差异，提供直接判断和决定最优系统方案所需的信息和资料。

（4）系统设计。根据分析的结果，运用系统科学的思想和方法，设计出能最大限度满足所要求目标的中医外科电子病历系统。满足并实现中医外科电子病历系统的系统前端界面的设计与实现、后台管理系统模块的设计与实现、接口设计、包设计、数据库设计、等具体功能设计。

（5）系统实现。实现中医外科电子病历系统后进行测试和环境测试，满足系统设计要求的同时不断对系统进行优化，完善系统功能和系统切换的方式及特点。

2.拟解决的主要问题

（1）制定一套符合中医外科的规范化兼顾临床实用性与科研需求的结构化模板。

（2）实现中医外科电子病历系统。

3.研究方法及措施

中医病历模板主要是入院记录和首次病程记录模板，体现"辨证论治"思想。分析中医外科病历特点及各病种间的联系，统计临床术语，提取和细化中医外科的重点病种及每个方案的疗法和处方，待模板建成后再继续进行修改，增加了复诊模板以及对模板进行检验。通过调用不同模板来控制诊疗的过程和步骤，并依照医学逻辑决定需要采集哪些病历数据。辨证论治是中医学体系的基础与核心。因此在中医电子病历中要求临床医生应用中医辨证论治理论来分析和记录患者的病情，并要贯穿于患者整个治疗期间。为减少医生查阅中医文献的时间、加快病历录入速度、提高辨证论治水平，中医电子病历应参阅各种文献，预先设计辨证论治模板，供临床医生参考使用。

具体包括中医外科电子病历系统前端界面的设计与实现、后台管理系统模块的设计与实现、功能模块详细设计、接口设计、包设计、数据库设计等，研究方法与措施如图5-1所示。

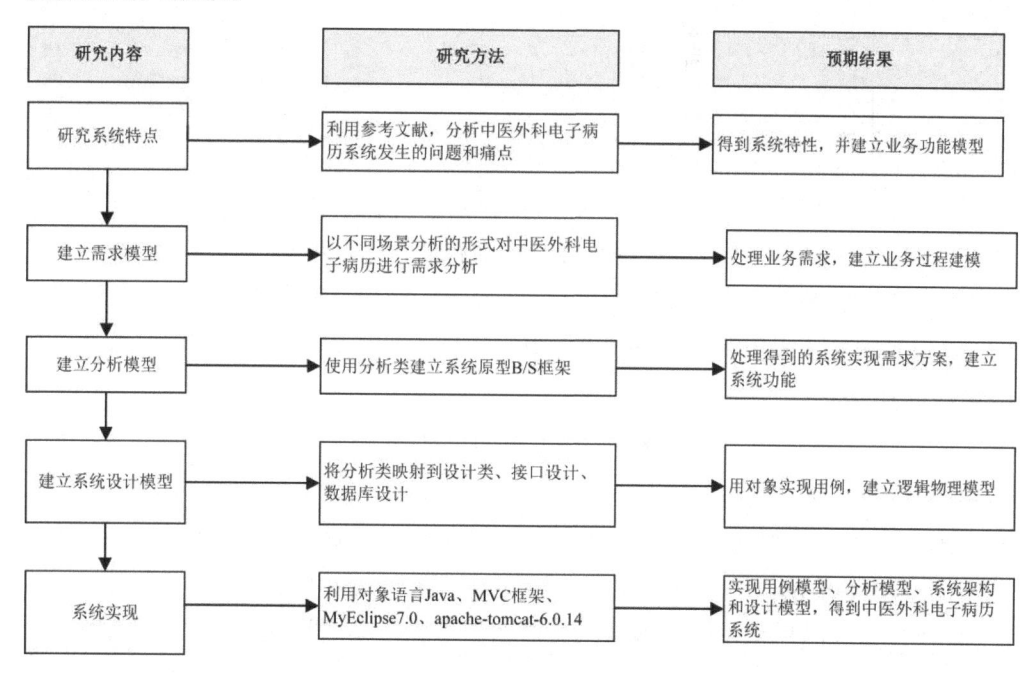

研究内容	研究方法	预期结果
研究系统特点	利用参考文献，分析中医外科电子病历系统发生的问题和痛点	得到系统特性，并建立业务功能模型
建立需求模型	以不同场景分析的形式对中医外科电子病历进行需求分析	处理业务需求，建立业务过程建模
建立分析模型	使用分析类建立系统原型B/S框架	处理得到的系统实现需求方案，建立系统功能
建立系统设计模型	将分析类映射到设计类、接口设计、数据库设计	用对象实现用例，建立逻辑物理模型
系统实现	利用对象语言Java、MVC框架、MyEclipse7.0、apache-tomcat-6.0.14	实现用例模型、分析模型、系统架构和设计模型，得到中医外科电子病历系统

图 5-1　研究方法及措施

5.2 需求分析

5.2.1 组织分析

1.组织目标分析

帮助医院规范病历管理业务流程，对中医医院就诊外科进行更好的管理，提高诊疗服务质量。采用数据库技术对中医外科电子病历信息进行统一存储与管理，保证了病历使用管理更加规范，更加具有研究和利用价值。

2.组织机构分析

各个组织机构协调各种关系，达成提高临床工作者和医院主治医生的工作效率和工作质量的目标。中医外科电子病历系统的组织机构如图5-2所示。

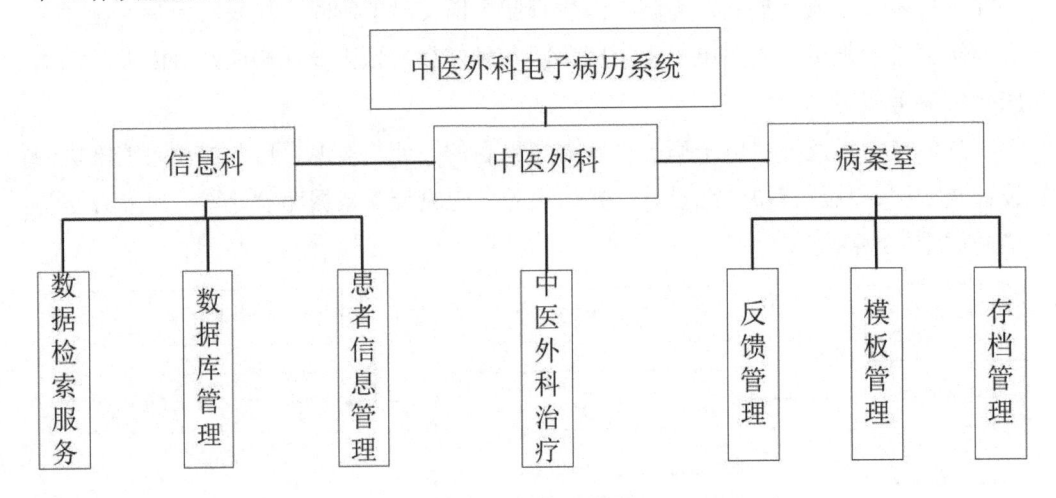

图 5-2 组织机构图

3.组织职能分析

中医外科电子病历系统由信息科、中医外科、病案室组成，各部门下属部门职能如表5-2所示。

表 5-2 下属部门组织职能

部门	组织职能
信息科	全院计算机网络建设及维护工作（数据检索服务、数据库管理、患者信息管理）
中医外科	对诊疗信息进行填写与管理（利用中医外科治疗术对患者进行治疗）
病案室	将电子病历进行分类、建档，进行科学的管理（反馈管理、模板管理、存档管理）

5.2.2 需求获取

1.定义边界

根据前文所述的组织目标，推导出边界。由第一个业务目标：提供全院计算机网络建设，我们定义一个名为"信息科人员服务"的边界，很明显，从这个边界来看，信息科人员是位于边界之外的，他是业务主角，按照这个分析，得出如图5-3所示的结果。

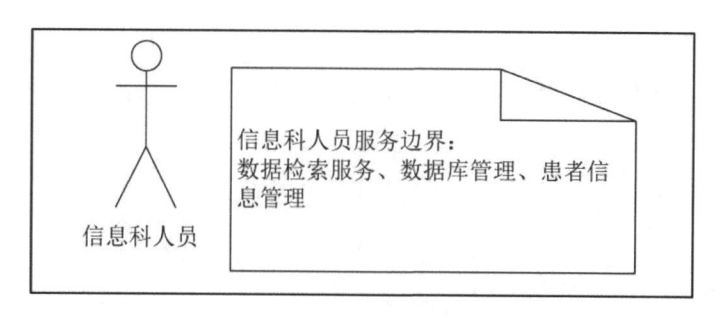

图 5- 3 信息科人员服务边界图

同理，我们由第二个业务目标：对诊疗信息进行填写与管理，为患者提供中医外科治疗，提高工作效率，定义一个名为"中医外科主治医生服务"的边界，如图5-4所示。

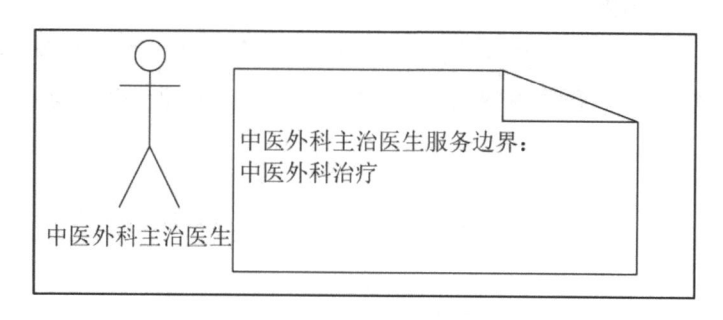

图 5- 4 中医外科主治医生服务边界图

同理得出病案室人员服务边界，如图5-5所示。

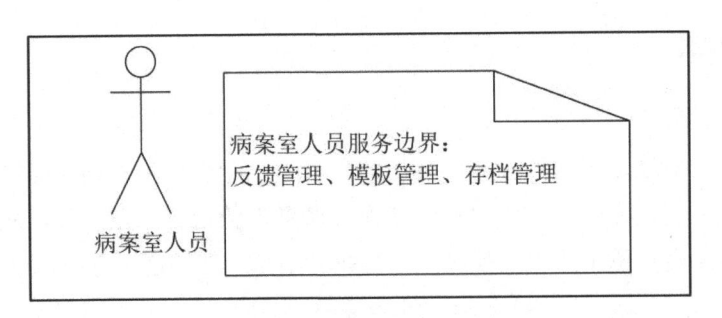

图 5- 5 病案室人员服务边界图

2.发现主角
中医外科主治医生：利用相关外科治疗术对外科病人进行治疗。

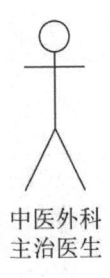

图 5- 6 业务主角图

3.获取业务用例
（1）获取业务用例
根据前文，中医外科主治医生服务边界业务主角中医外科主治医生为达到目标而在边界内做的事情，每件事情就是一个业务用例，获取业务用例如图5-7所示。

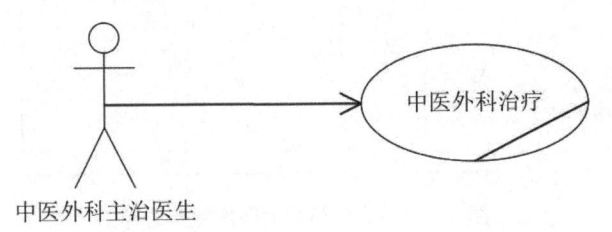

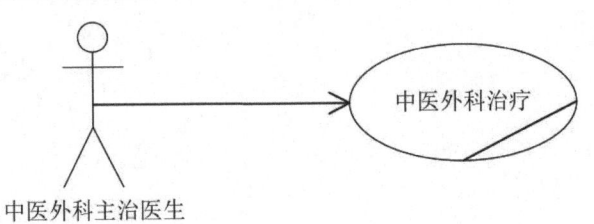

图 5-7 中医外科主治医生业务用例图

（2）业务用例的用例视角

图 5-8 中医外科主治医生业务用例

（3）业务用例的业务视角

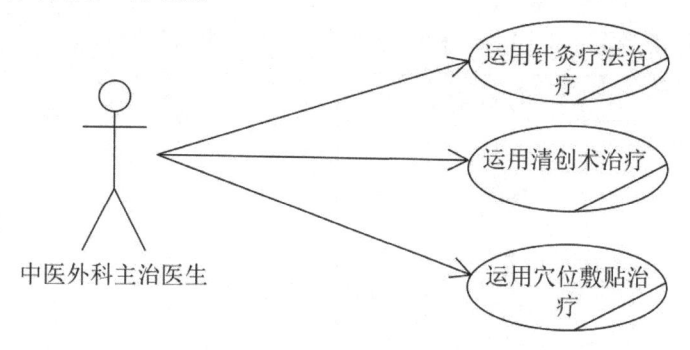

图 5-9　中医外科主治医生"中医外科治疗"业务用例图

4.业务建模
（1）业务用例场景图
中医外科主治医生进行中医外科治疗的场景如图5-10所示。

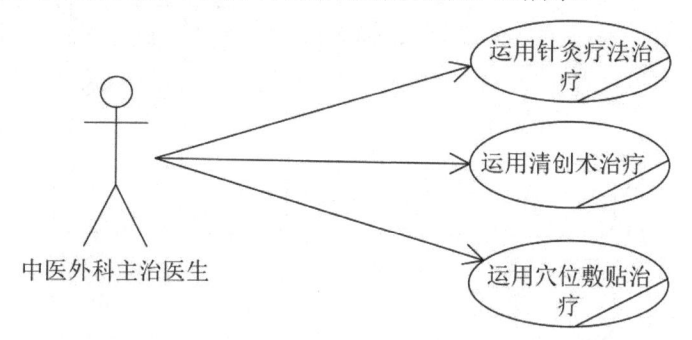

图 5-10　中医外科主治医生"中医外科治疗"场景图

（2）用例实现视图
业务用例实现视图如图5-11所示。

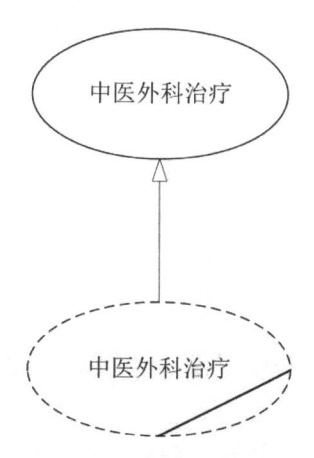

图 5-11　业务用例实现视图

（3）业务用例实现场景

中医外科主治医生的中医外科治疗实现场景如图5-12所示。

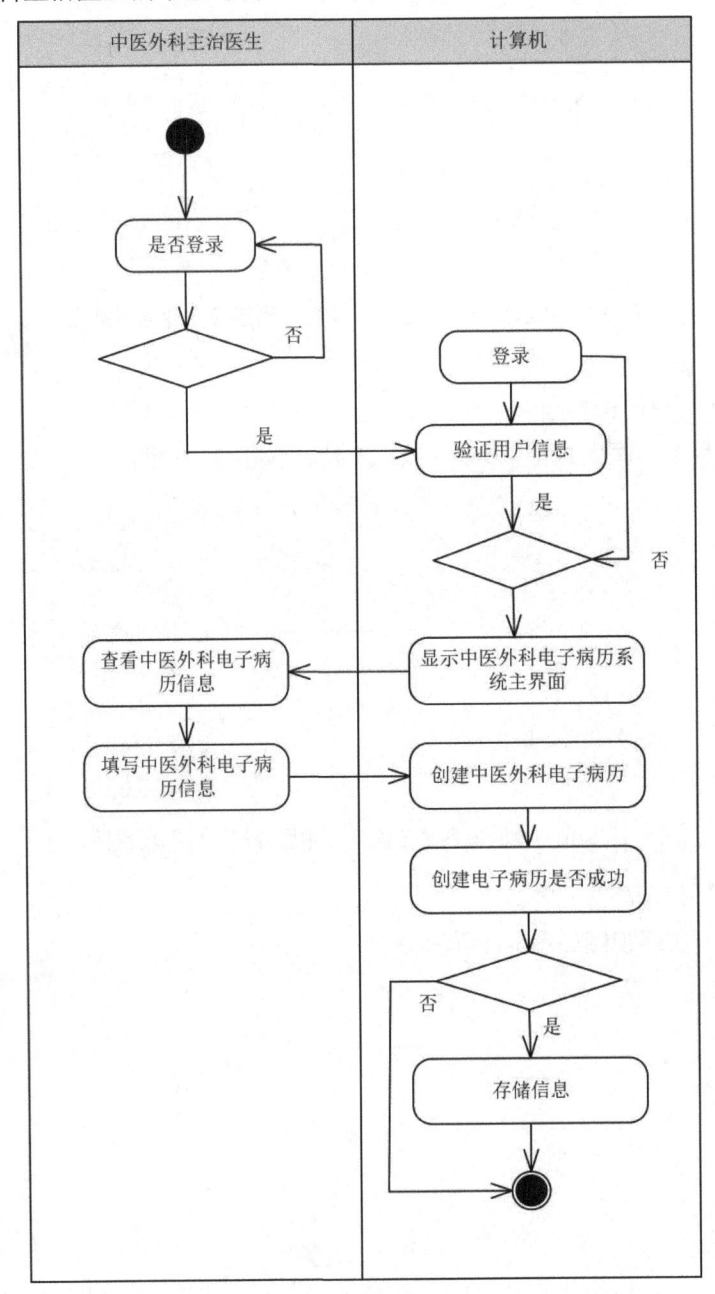

图 5-12　中医外科主治医生"中医外科治疗"实现场景

5. 领域建模

领域模型是描述业务用例实现的对象模型。它是对业务角色和业务实体之间应该如何联系和协作以执行业务的一种抽象。这些模型类的对象组合在一起可以执行所有的业务用例。

(1) 业务实体ER领域建模

业务实体ER领域建模如图5-13所示。

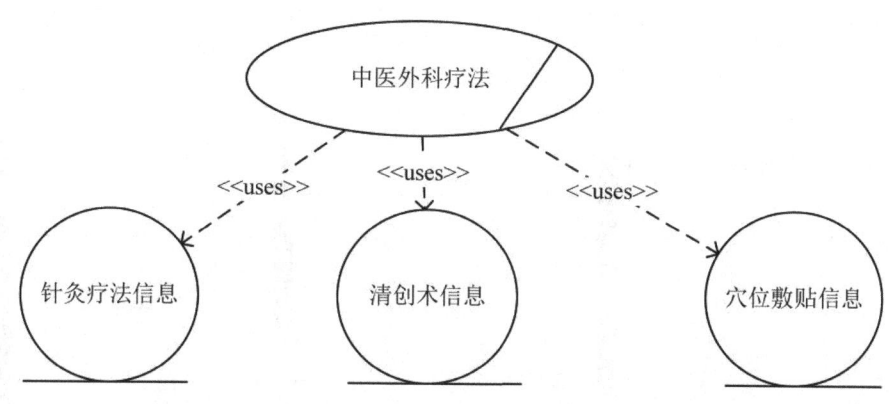

图 5-13　中医外科主治医生"中医外科治疗"业务对象图

(2) 领域模型

数据共享领域模型如图5-14所示。

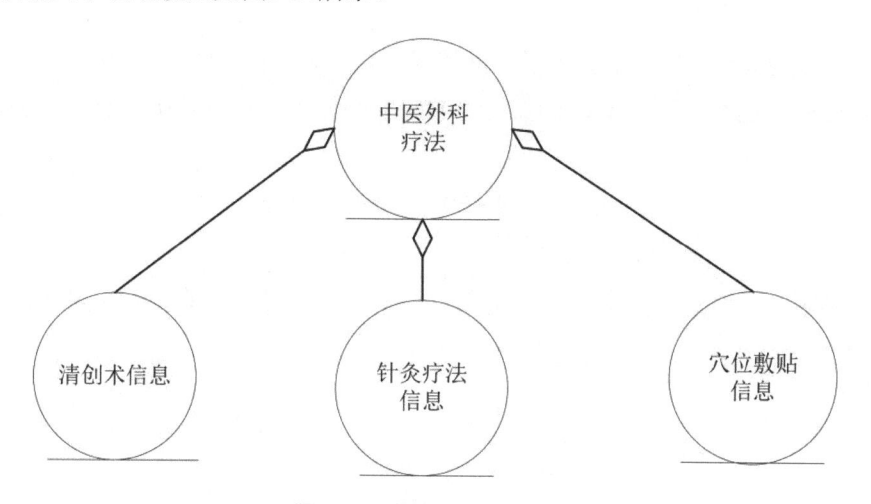

图 5-14　数据共享领域模型

(3) 领域模型场景

领域模型场景如图5-15所示。

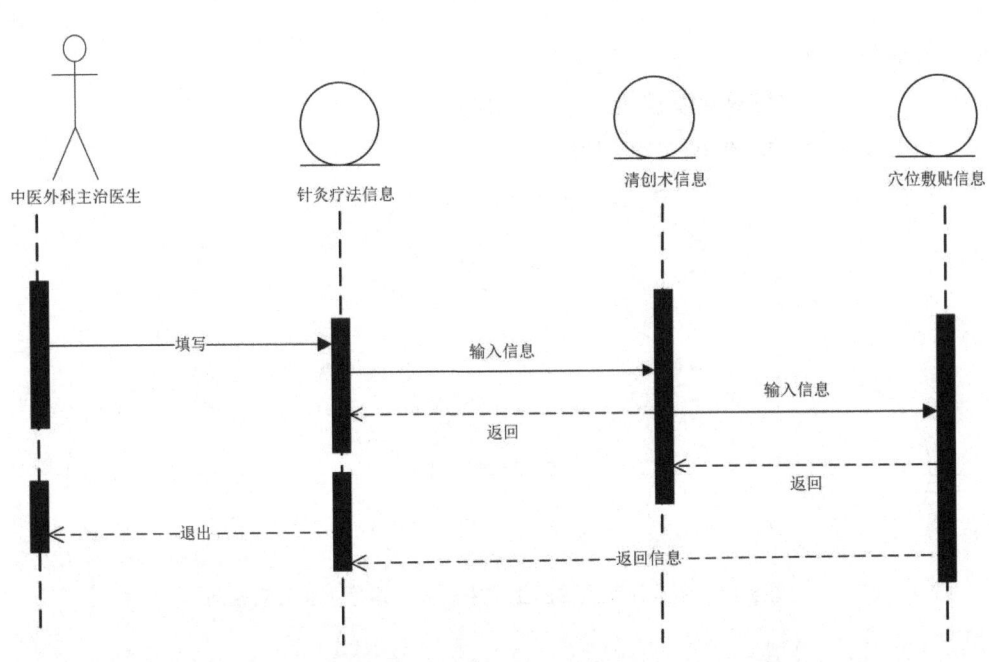

图 5-15　中医外科主治医生"中医外科治疗"领域模型场景

6.提炼业务规则

业务用例模型帮助我们获得了功能性需求，业务场景帮助我们获得了面对业务的执行过程描述和概念模型，让我们知道业务将如何运作，业务执行过程如表5-3所示。

表 5-3　"中医外科治疗"用例规约

用例名称	中医外科治疗
用例描述	中医外科主治医生诊断后确认疗法，对其信息进行录入、修改
执行者	中医外科主治医生
涉众	管理员
前置条件	中医外科主治医生登录系统成功并对数据进行录入、修改
后置条件	成功录入中医外科治疗的相应数据
基本事件流	针灸疗法信息，清创术信息，穴位敷贴信息

5.2.3 软件需求

1.建立概念模型

本系统的业务主线就是中医外科主治医生通过获取患者信息，录入医嘱和中医外科治疗信息，最后审核病历信息。业务主线如图5-16所示。

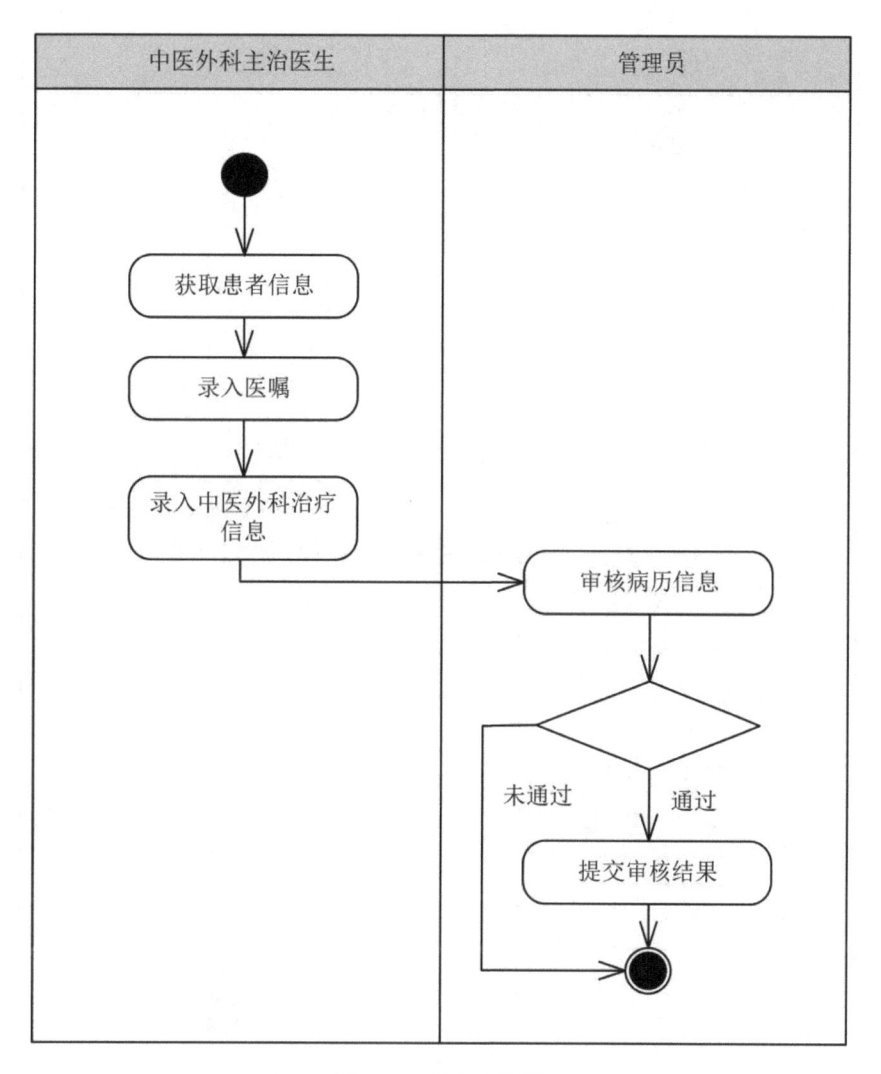

图 5-16 业务主线图

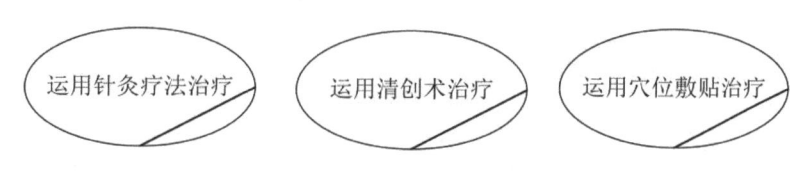

图 5-17 关键业务用例图

2.概念用例场景

每个关键业务概念用例场景如图5-18—5-20所示。

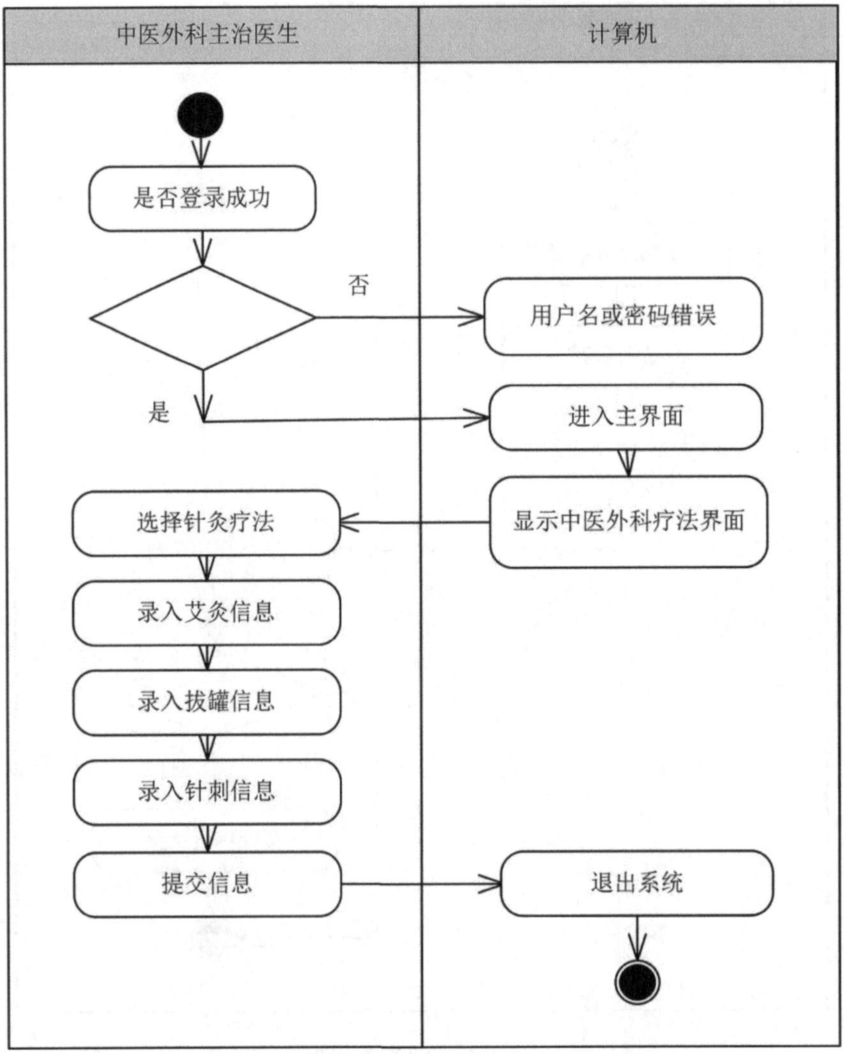

图 5-18 中医外科主治医生"运用针灸疗法治疗"概念用例场景

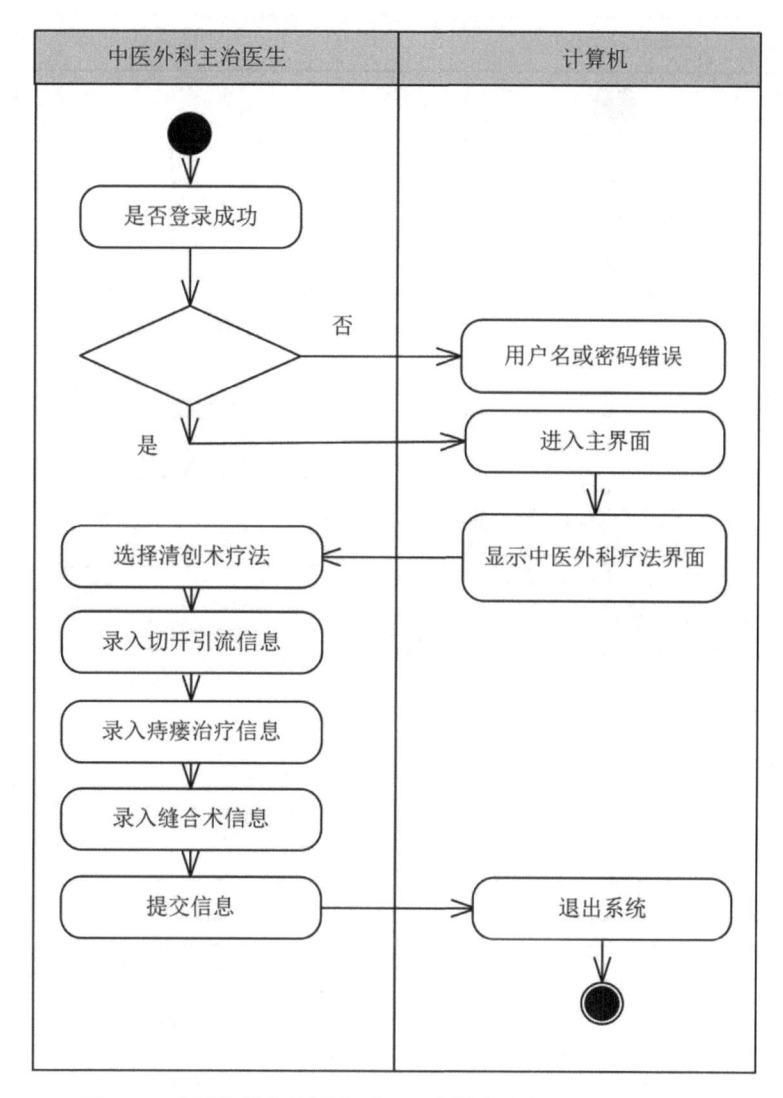

图5-19 中医外科主治医生"运用清创术治疗"概念用例场景

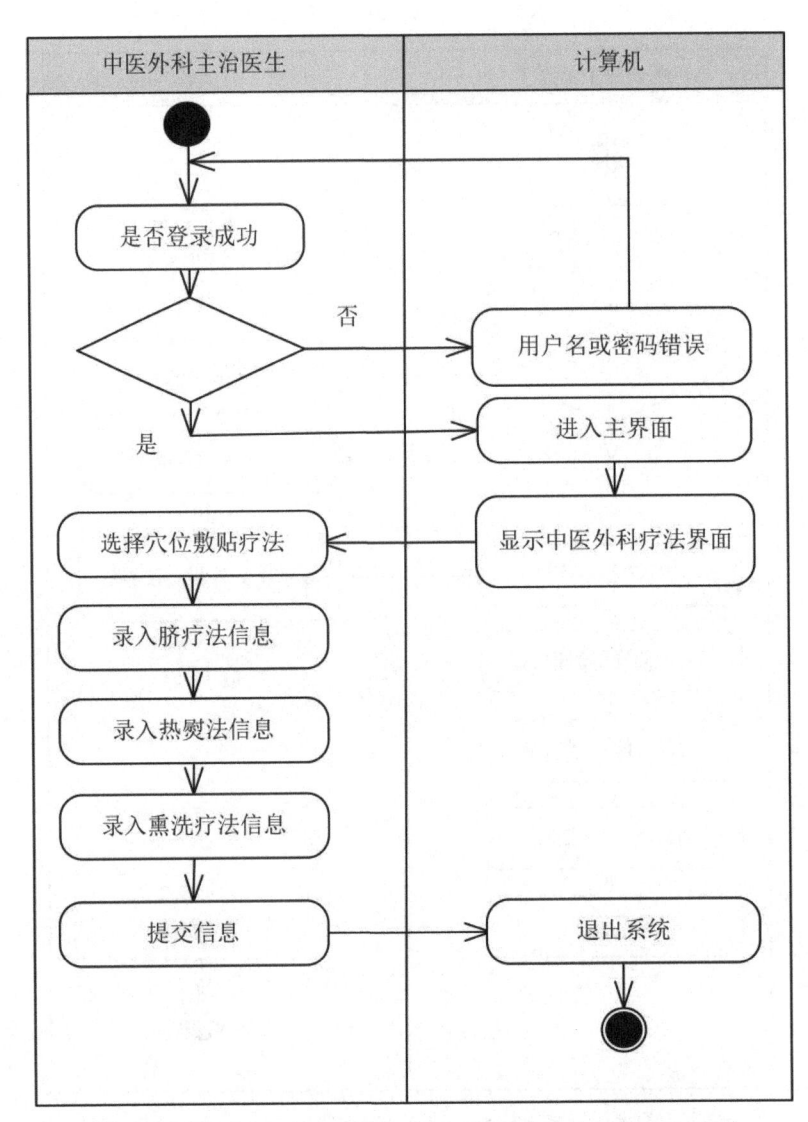

图 5-20 中医外科主治医生"运用穴位敷贴治疗"概念用例场景

3.务实体 ER 模型

每个关键业务的实体ER模型如图5-21—5-23所示。

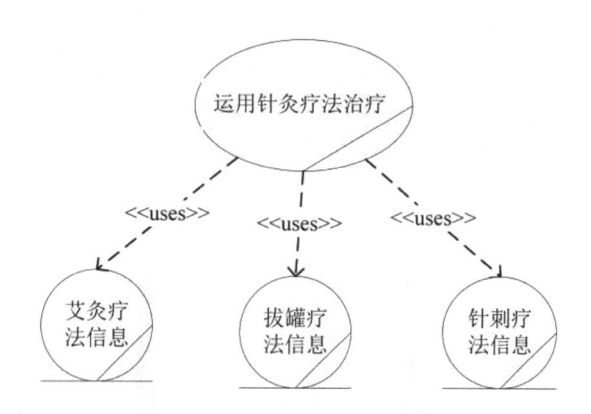

图 5-21 中医外科主治医生"运用针灸疗法治疗"ER 模型

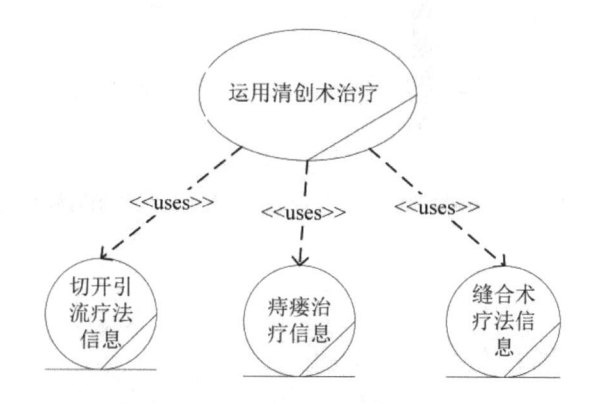

图 5-22 中国外科主治医生"运用清创术治疗"ER 模型

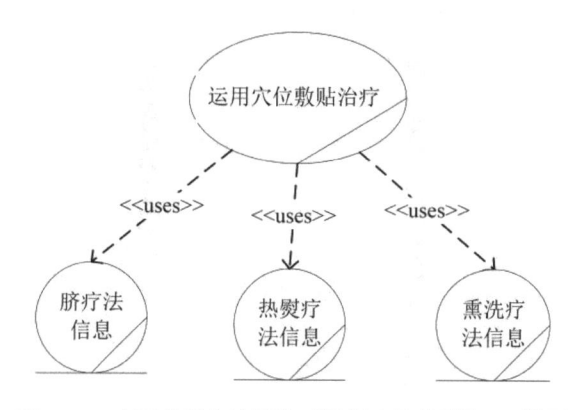

图 5-23 中医外科主治医生"运用穴位敷贴"ER 模型

4.领域模型场景

中医外科主治医生运用针灸疗法、清创术、穴位敷贴治疗的领域模型场景如图 5-24—5-26 所示。

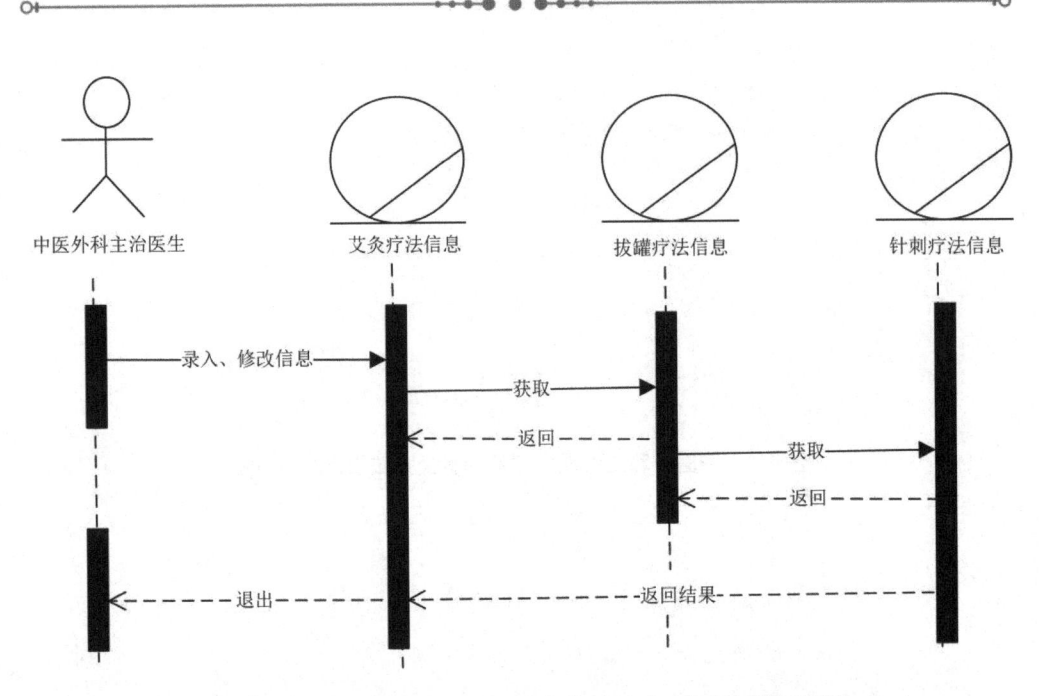

图 5-24 中医外科主治医生"运用针灸疗法治疗"领域模型场景

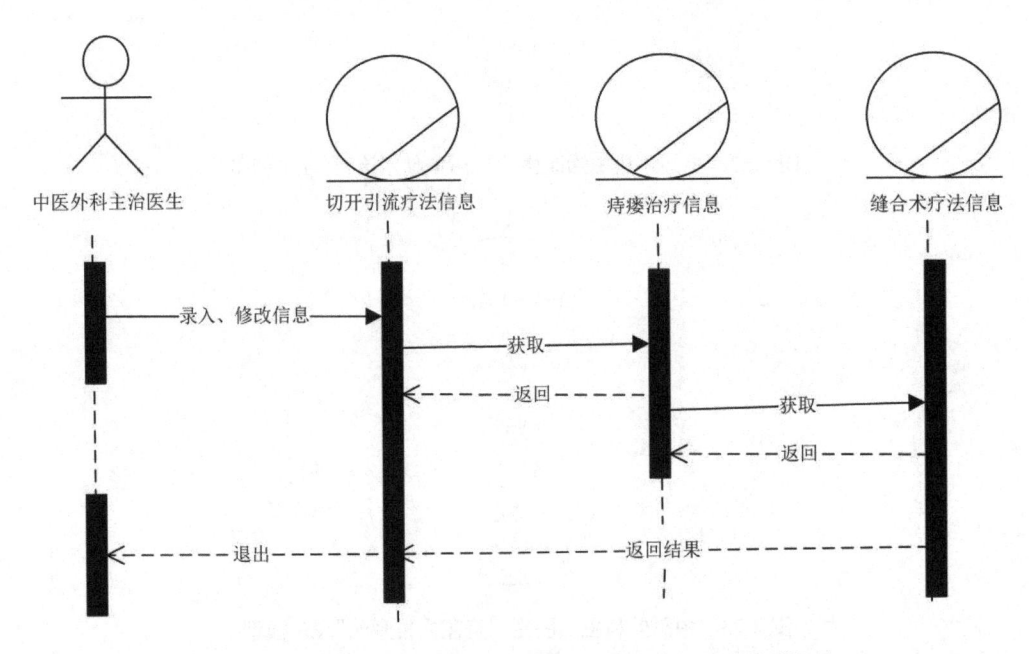

图 5-25 中医外科主治医生"运用清创术治疗"领域模型场景

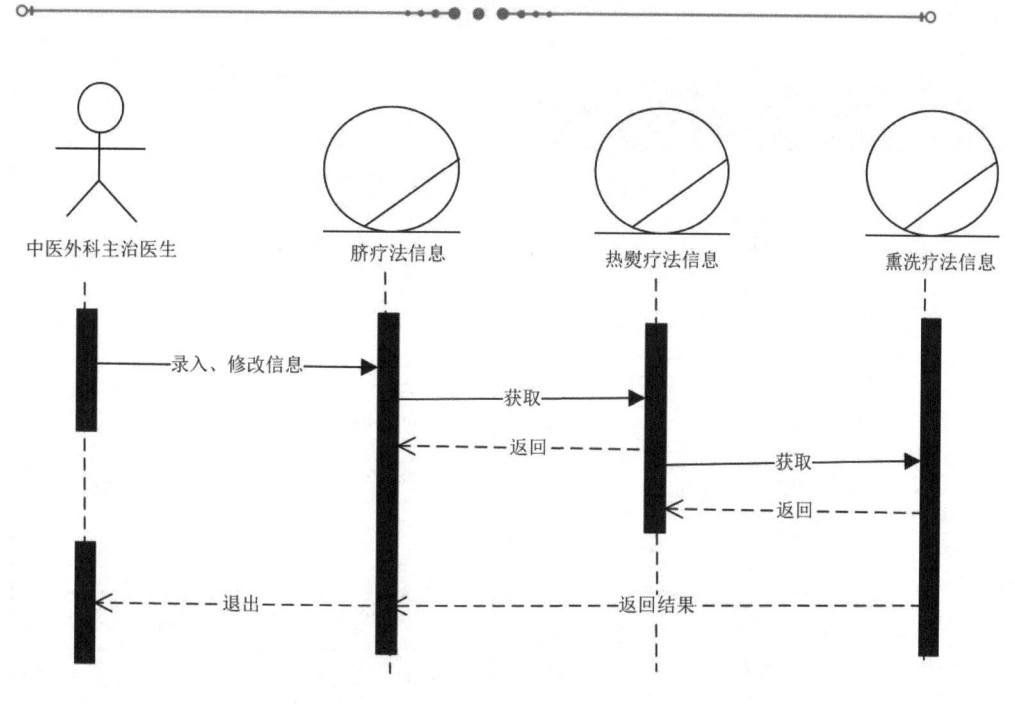

图 5-26　中医外科主治医生"运用穴位敷贴治疗"领域模型场景

5.3 系统分析

5.3.1 建立系统用例

本系统的系统用例分析如图5-27所示。

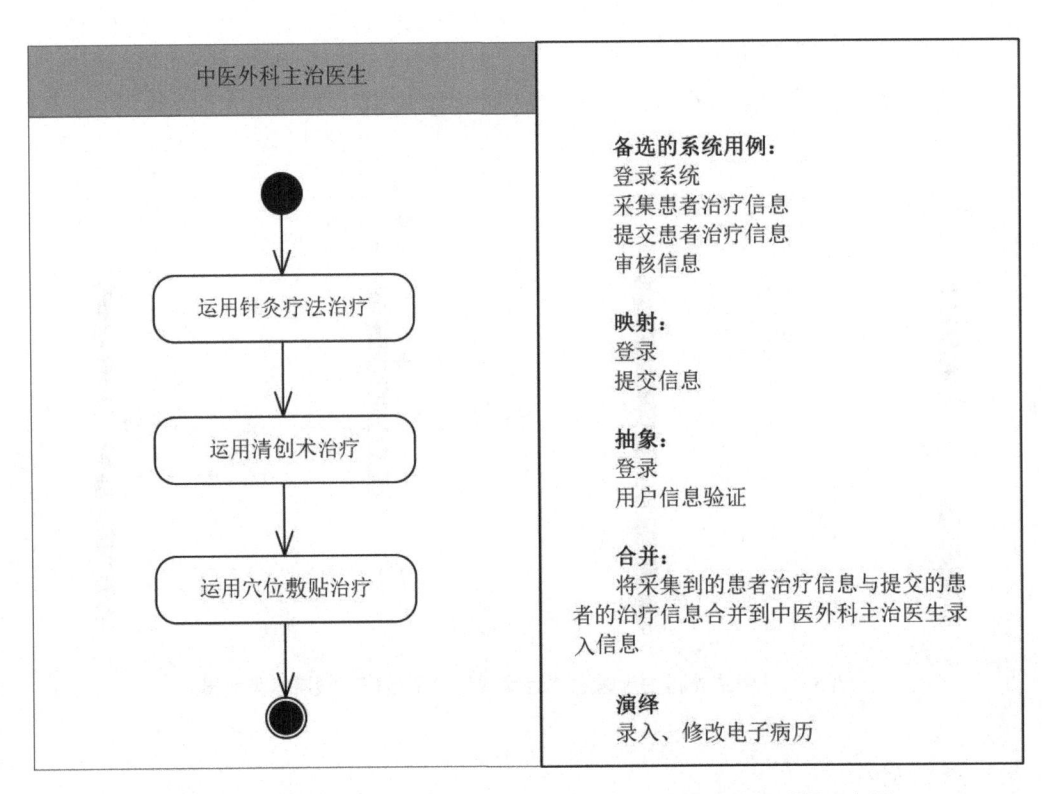

图 5-27 中医外科主治医生"中医外科治疗"系统用例获取过程示意图

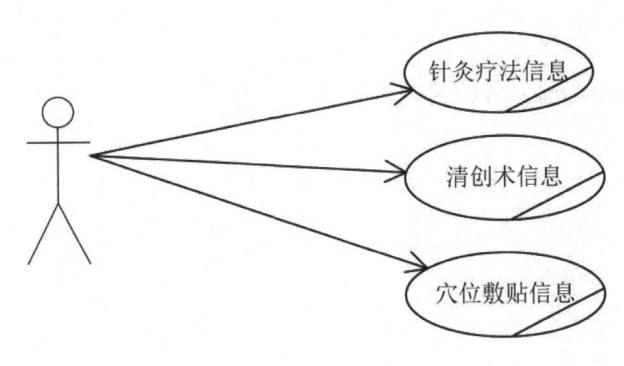

图 5-28 中医外科主治医生"中医外科治疗"系统用例图

5.3.2 分析业务规则

该系统的核心业务用例规约如表5-4—5-6所示。

表 5-4 "运用针灸疗法治疗"业务系统用例规约

用例名称	运用针灸疗法治疗
用例描述	中医外科主治医生选择针灸疗法治疗后对信息进行录入、修改
执行者	中医外科主治医生

(续表)

前置条件	中医外科主治医生负责添加数据
后置条件	提交信息成功
主流事件描述	运用艾灸治疗,运用拔罐治疗,运用针刺治疗
异常事件流	系统不响应
其他事件流	无
业务规则	数据库连接成功,数据表可添加信息,数据库无异常

表 5-5 "运用清创术治疗"业务系统用例规约

用例名称	运用清创术治疗
用例描述	中医外科主治医生选择清创术治疗后对信息进行录入、修改
执行者	中医外科主治医生
前置条件	中医外科主治医生负责添加数据
后置条件	提交信息成功
主流事件描述	运用切开引流治疗,运用痔瘘术治疗,运用缝合术治疗
异常事件流	系统不响应
其他事件流	无
业务规则	数据库连接成功,数据表可添加信息,数据库无异常

表 5-6 "运用穴位敷贴治疗"业务系统用例规约

用例名称	运用穴位敷贴治疗
用例描述	中医外科主治医生选择穴位敷贴治疗后对信息进行录入、修改
执行者	中医外科主治医生
前置条件	中医外科主治医生负责添加数据
后置条件	提交信息成功
主流事件描述	运用脐疗法治疗,运用热熨法治疗,运用熏洗疗法治疗
异常事件流	系统不响应
其他事件流	无
业务规则	数据库连接成功,数据表可添加信息,数据库无异常

5.3.3 用例实现

用例实现就是用例的实现方式,中医外科电子病历系统的系统用例实现如图 5-29—5-35所示。

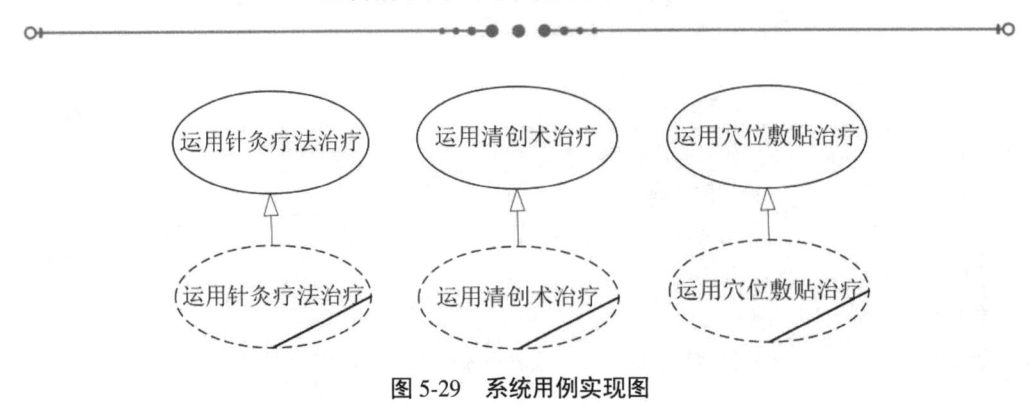

图 5-29　系统用例实现图

图 5-30　中医外科主治医生"运用针灸疗法治疗"的分析类识别图

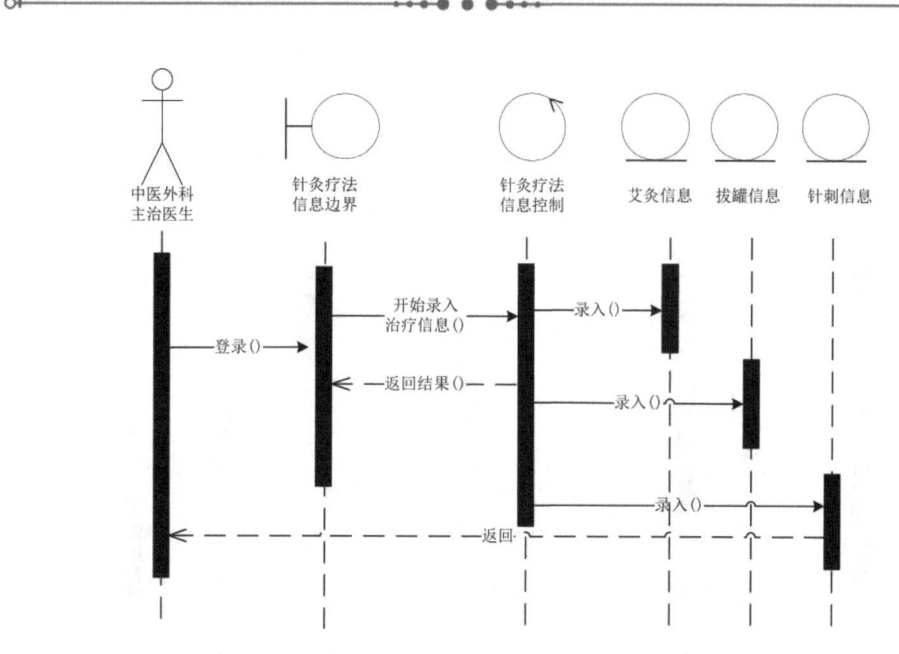

图 5-31 中医外科主治医生"运用针灸疗法治疗"的时序图

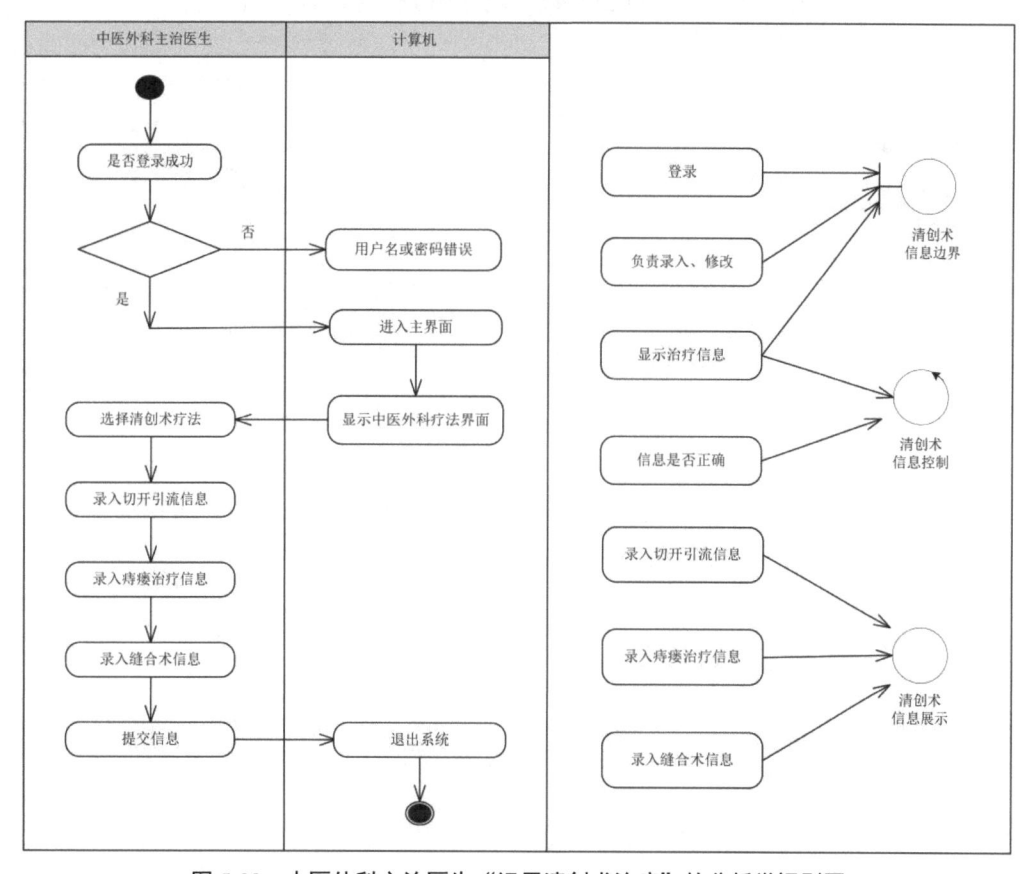

图 5-32 中医外科主治医生"运用清创术治疗"的分析类识别图

图 5-33　中医外科主治医生"运用清创术治疗"的时序图

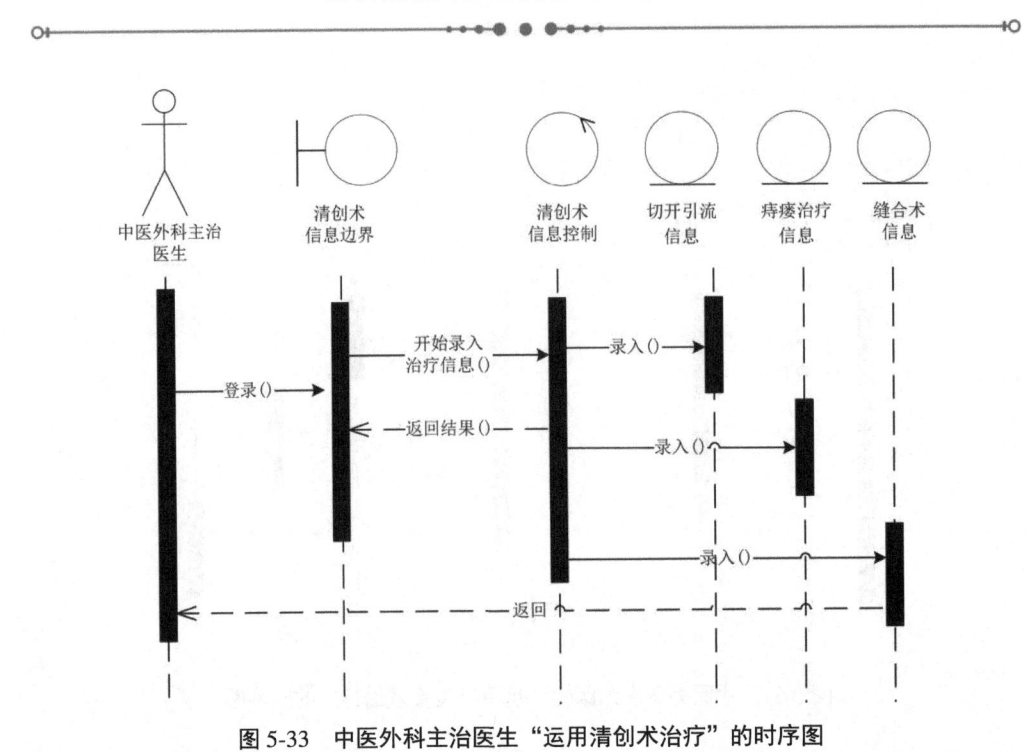

图 5-34　中医外科主治医生"运用穴位敷贴治疗"的分析类识别图

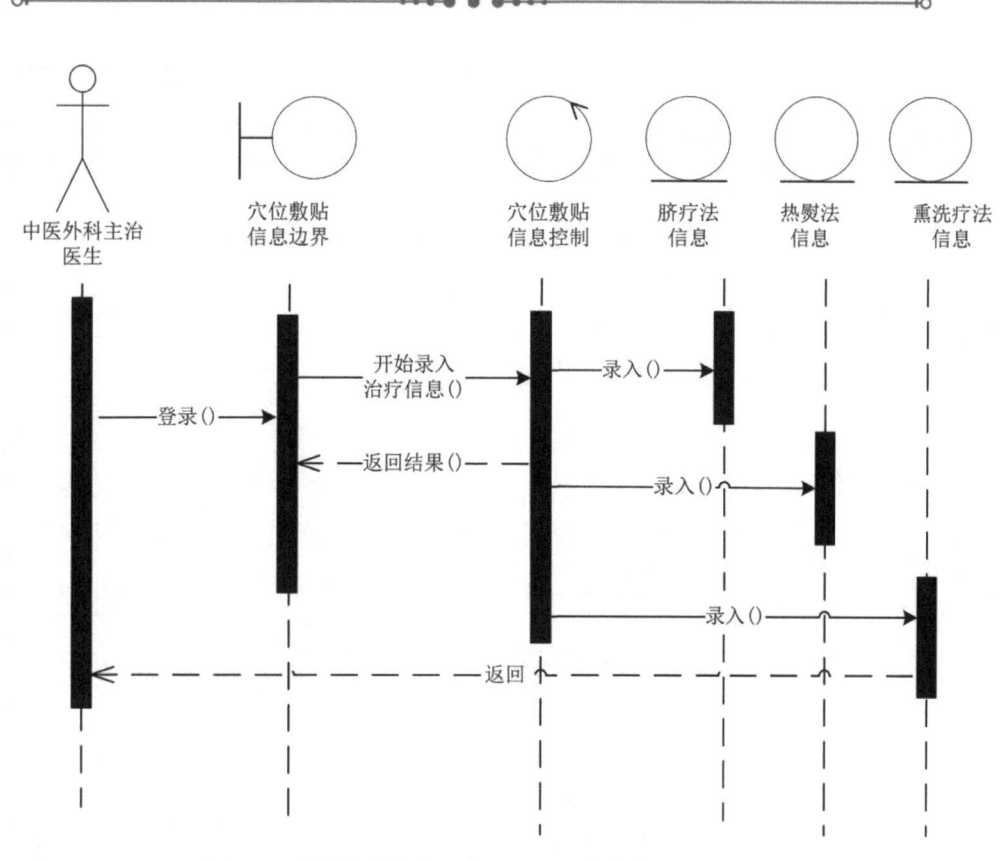

图 5-35　中医外科主治医生"运用穴位敷贴治疗"的时序图

5.3.4 软件架构和框架

在设计过程中设计类必然会受到软件架构和框架的约束，从分析到设计类，软件架构和框架是不得不考虑的一个重要因素。一个软件架构应包括软件层次、每一层的职责、层次之间的接口、传输协议的标准以及每一层所采用的软件框架。

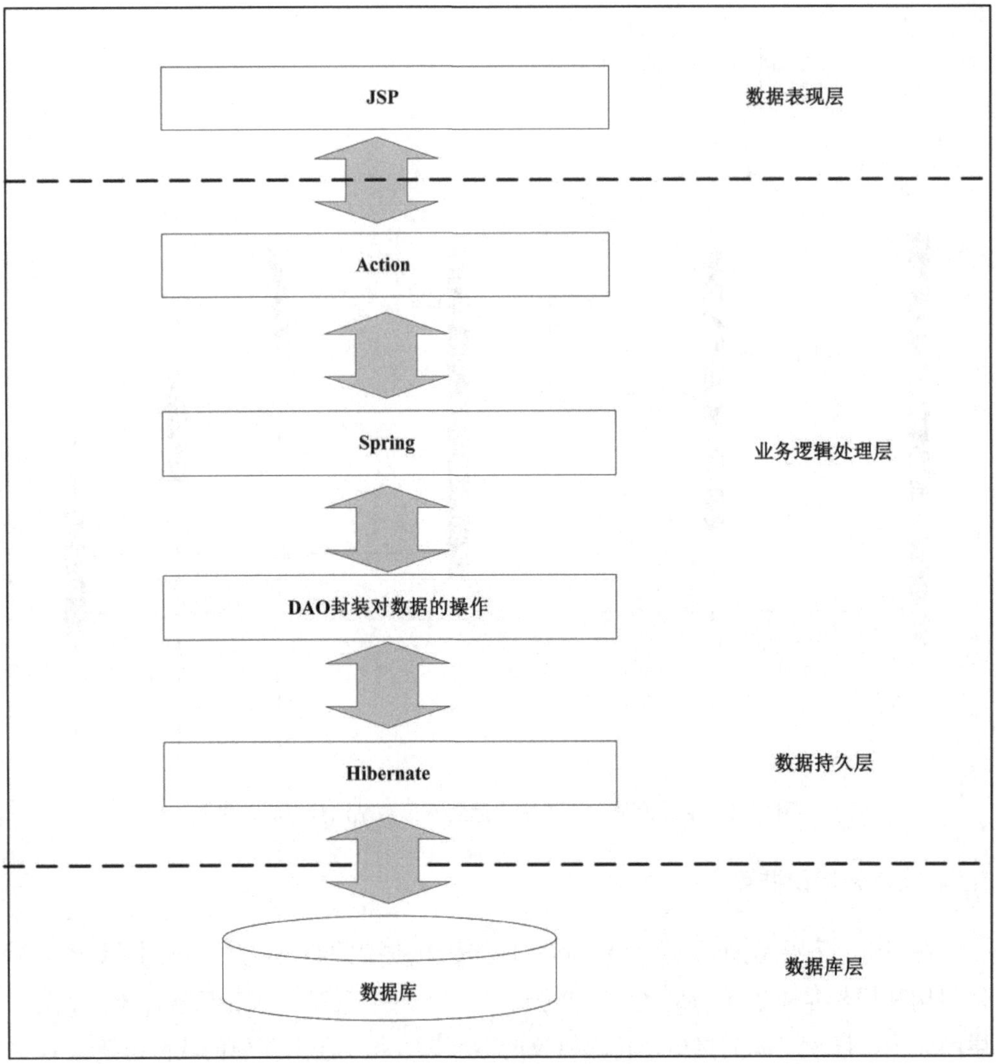

图 5-36 软件架构与框架示意图

5.3.5 建立分析模型

分析模型是采用分析类，在系统架构和框架的约束下，来实现场景的产物，根据需求分析获得的系统用例图和建立的用例实现模型可以创建如图5-37—5-54所示的分析类图。

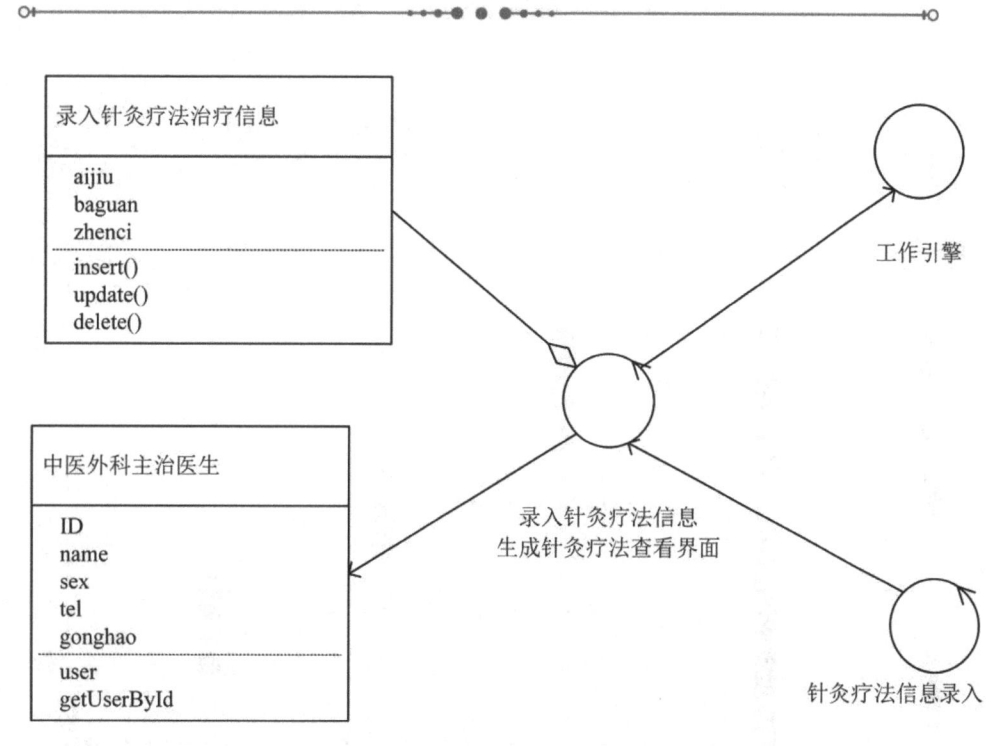

图 5-37 Web 层中医外科主治医生"运用针灸疗法治疗"业务的分析类图

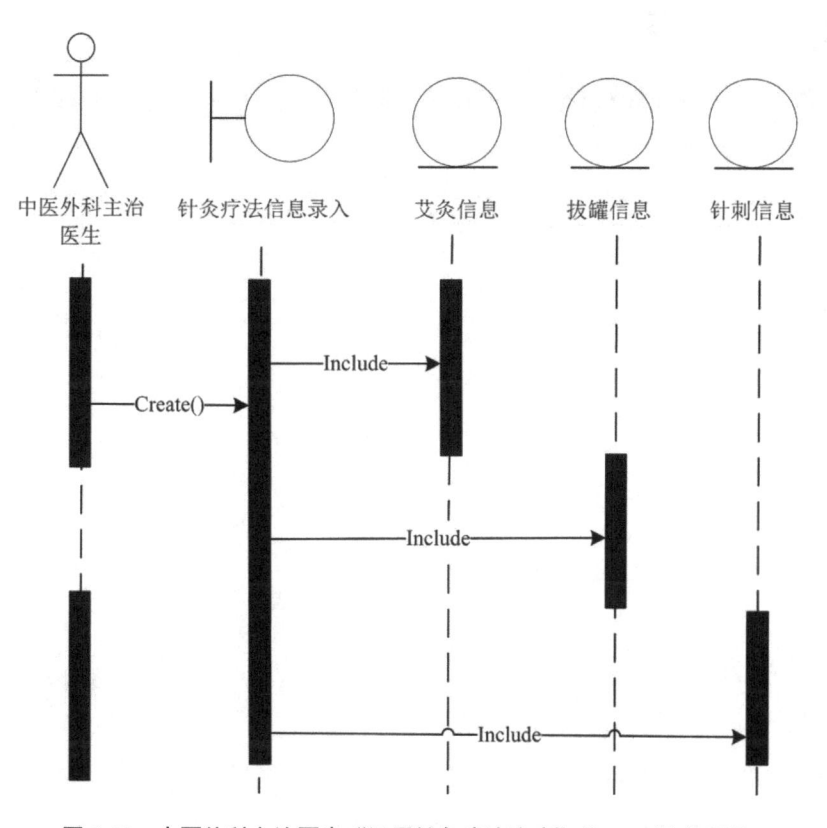

图 5-38 中医外科主治医生"运用针灸疗法治疗"的 Web 层实现图

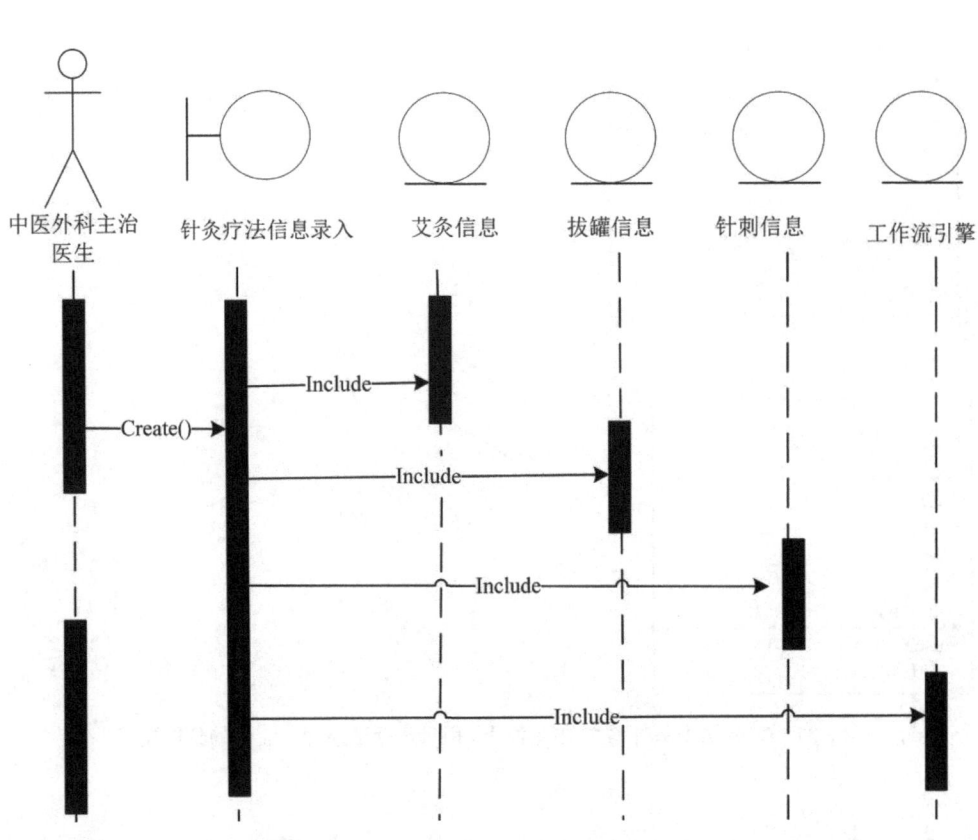

图 5-39 中医外科主治医生"运用针灸疗法治疗"的 Bussiness Control 层实现图

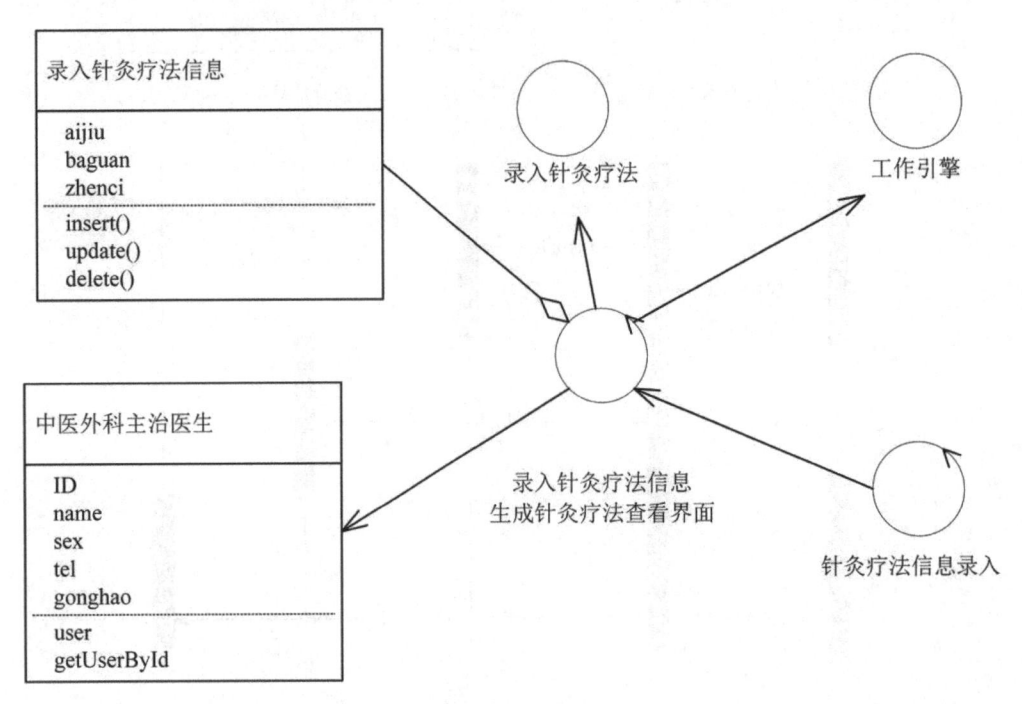

图 5-40 中医外科主治医生"运用针灸疗法治疗"的 Business Control 层分析类图

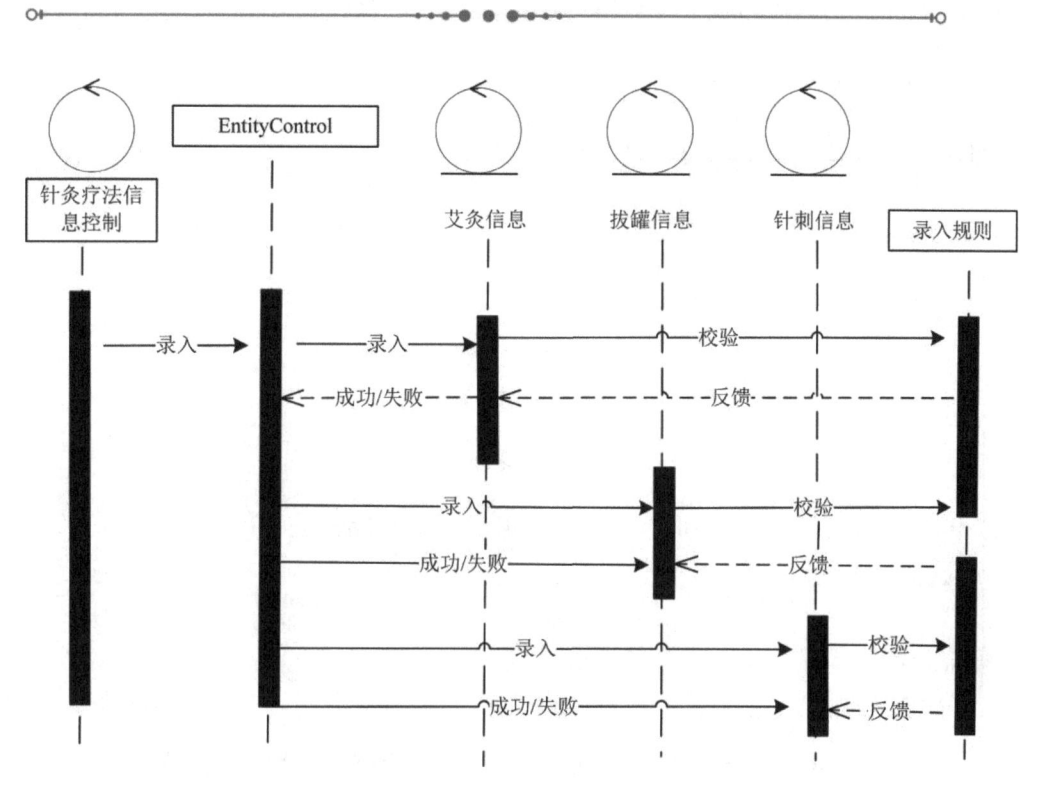

图 5-41 中医外科主治医生"运用针灸疗法治疗"的 Entity 层实现图

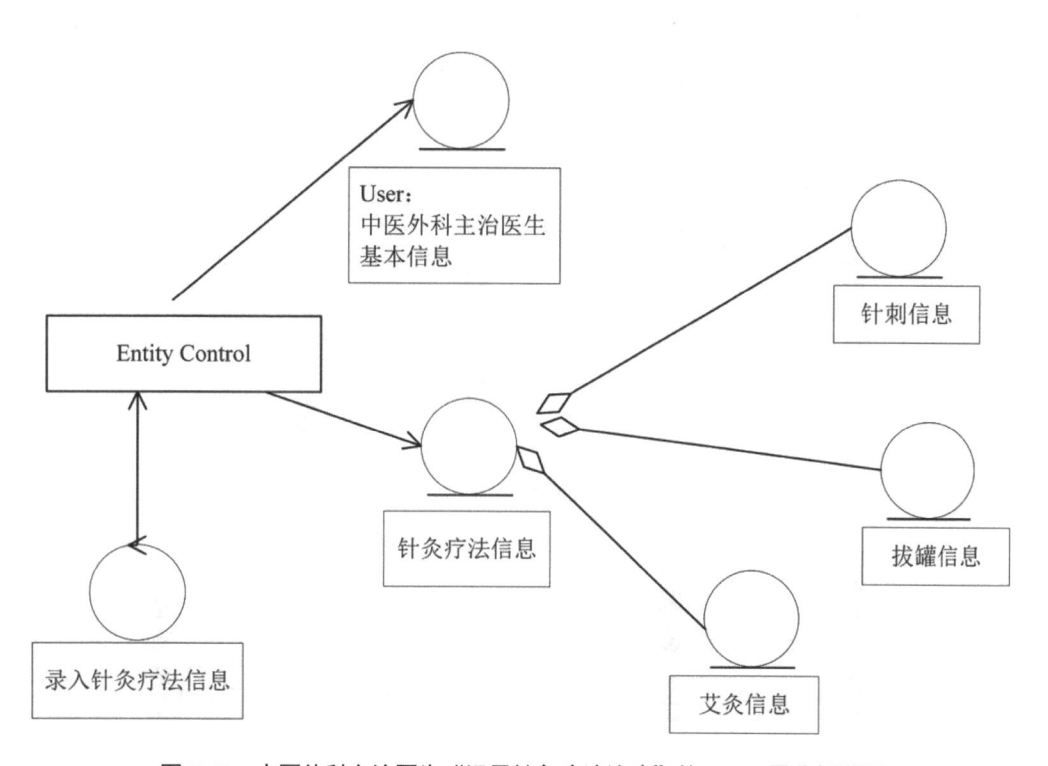

图 5-42 中医外科主治医生"运用针灸疗法治疗"的 Entity 层分析类图

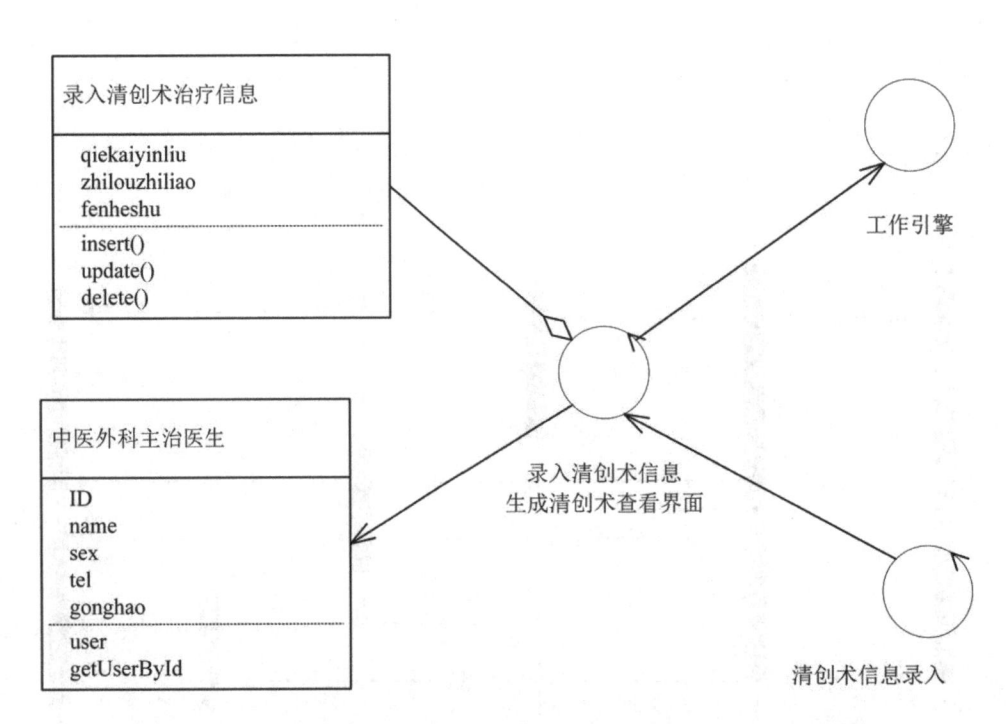

图 5-43　Web 层中医外科主治医生"运用清创术治疗"业务的分析类图

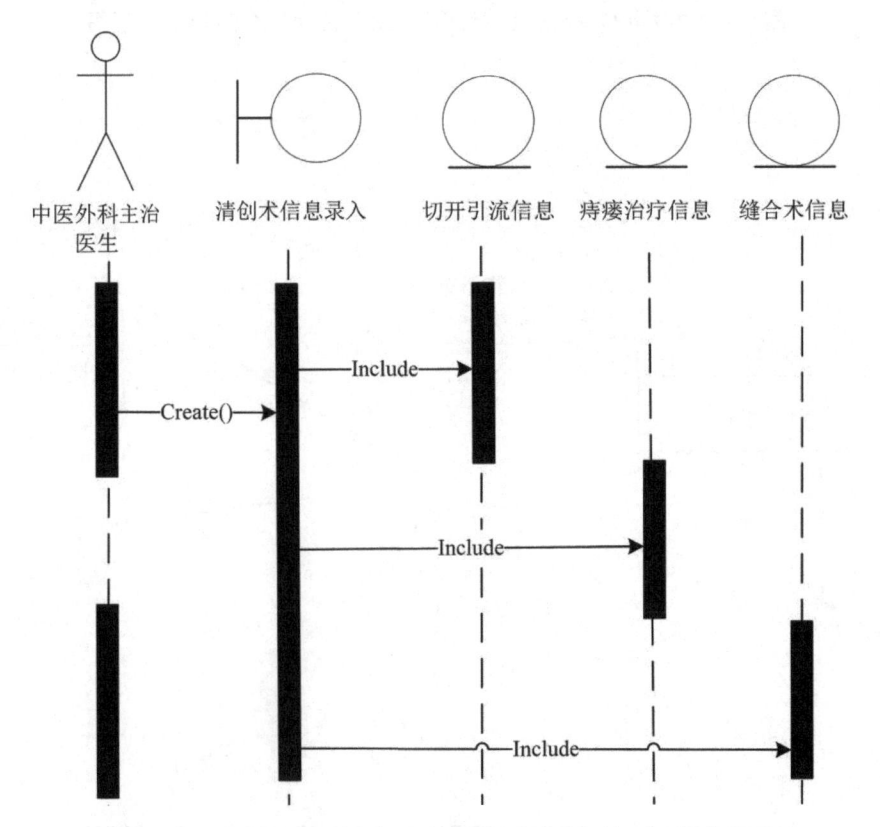

图 5-44　中医外科主治医生"运用清创术治疗"的 Web 层实现图

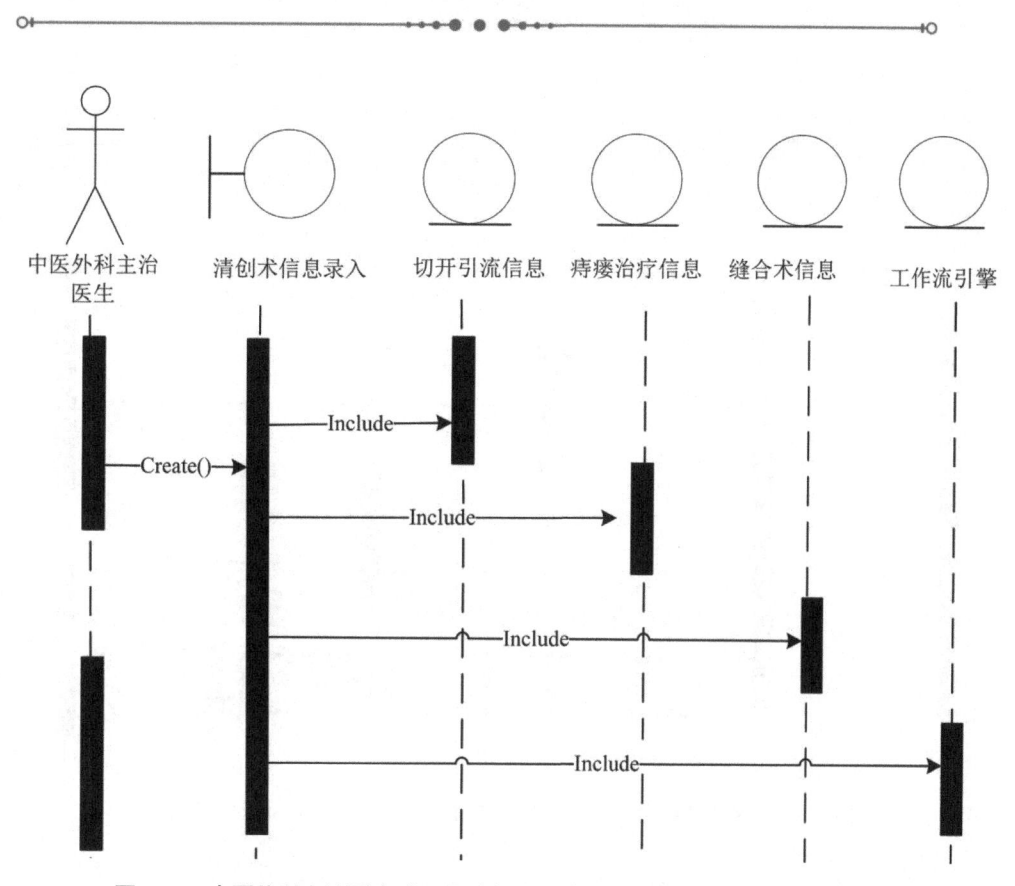

第 5 章　中医外科电子病历系统设计与实现

图 5-45　中医外科主治医生"运用清创术治疗"的 Bussiness Control 层实现图

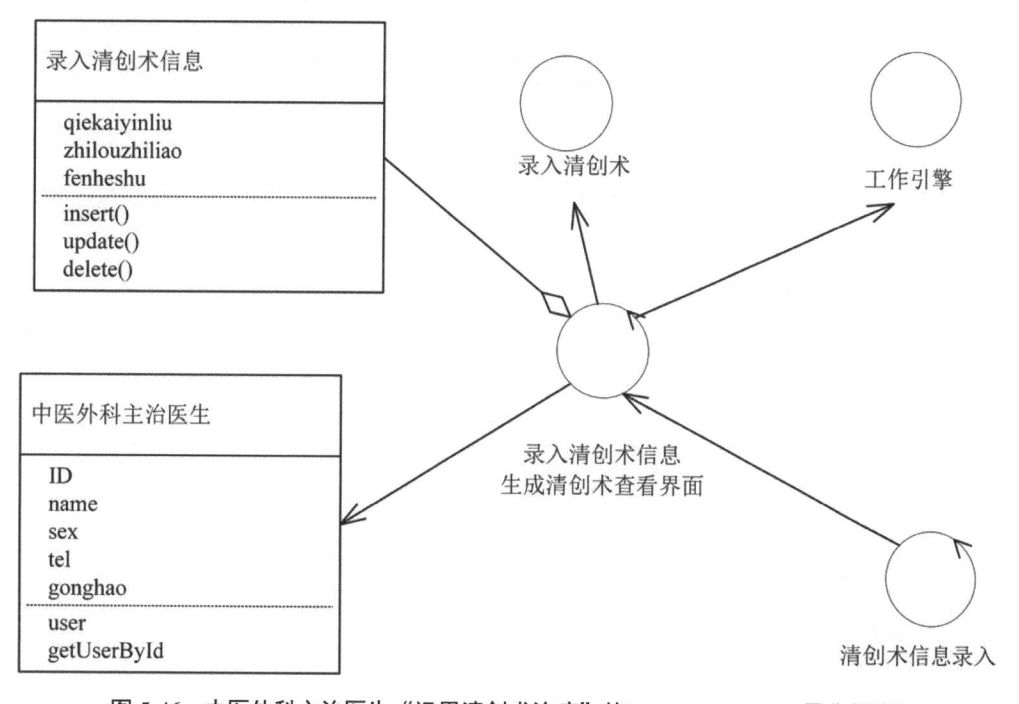

图 5-46　中医外科主治医生"运用清创术治疗"的 Business Control 层分析类图

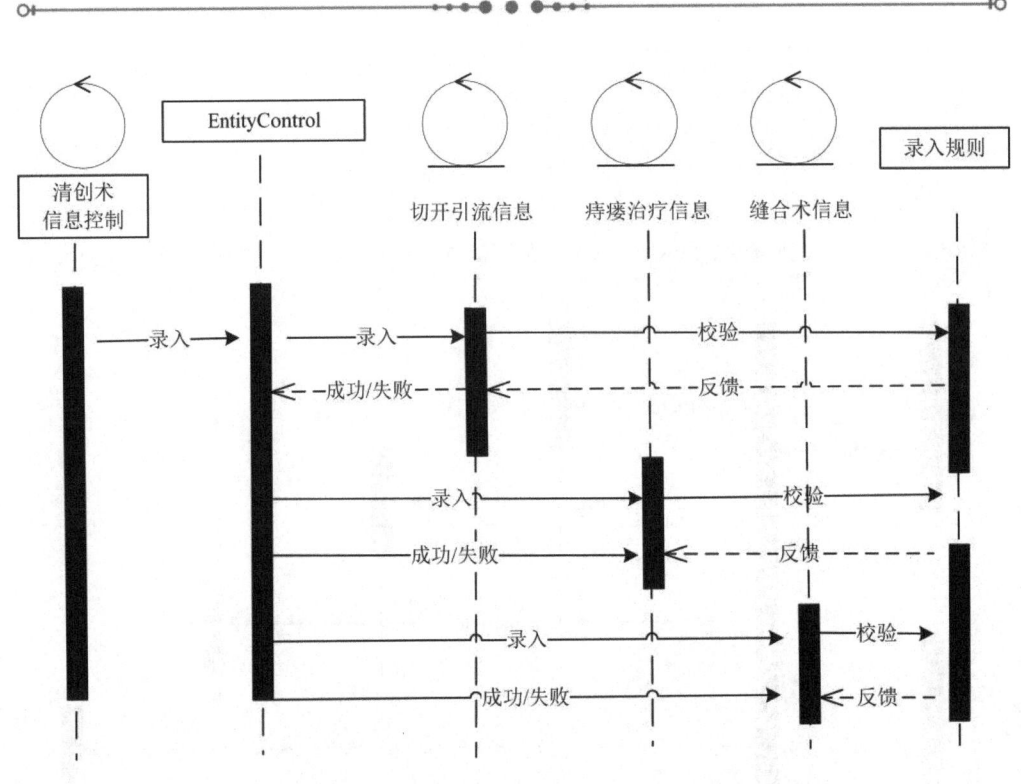

图 5-47 中医外科主治医生"运用清创术治疗"的 Entity 层实现图

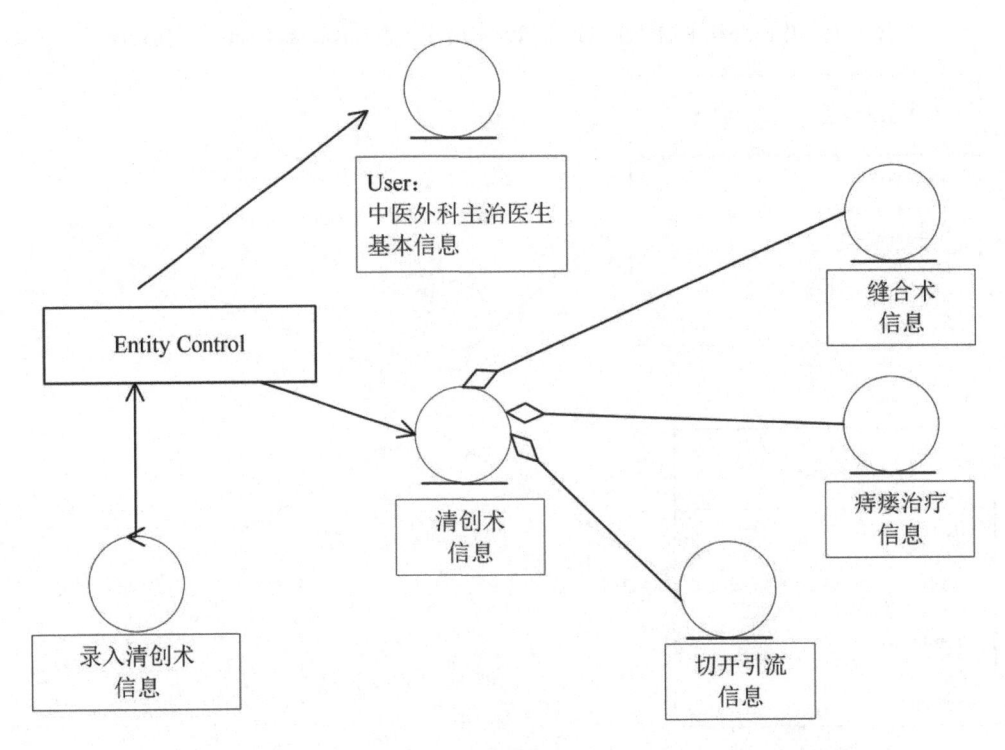

图 5-48 中医外科主治医生"运用清创术治疗"的 Entity 层分析类图

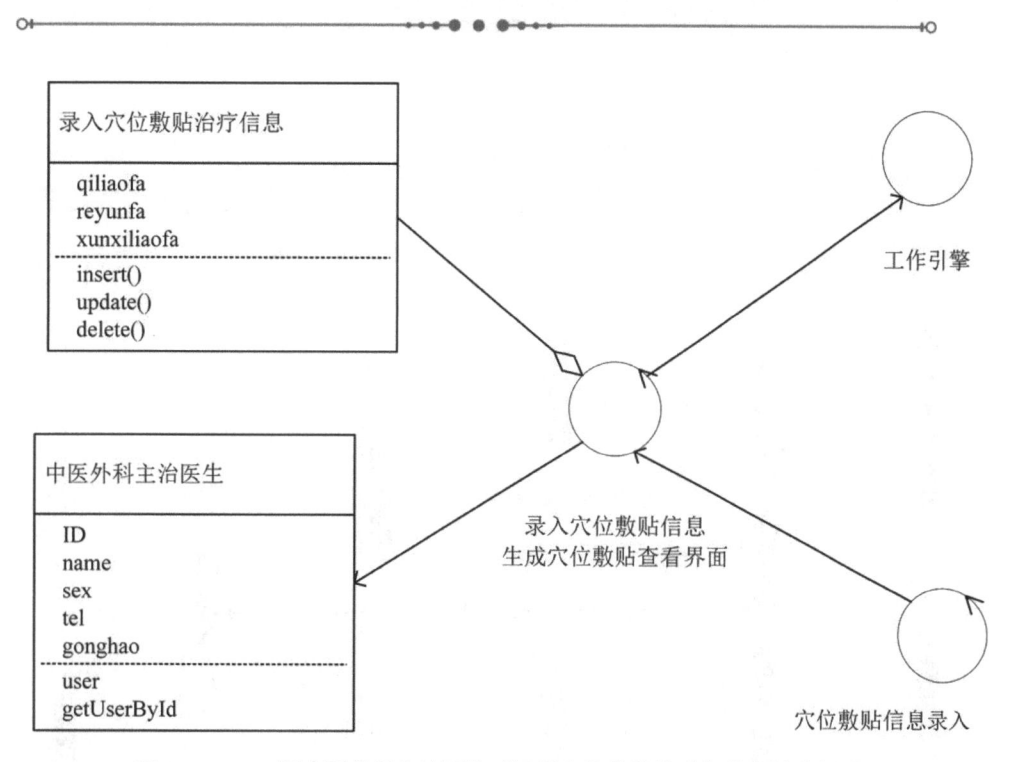

图 5-49　Web 层中医外科主治医生"运用穴位敷贴治疗"业务的分析类图

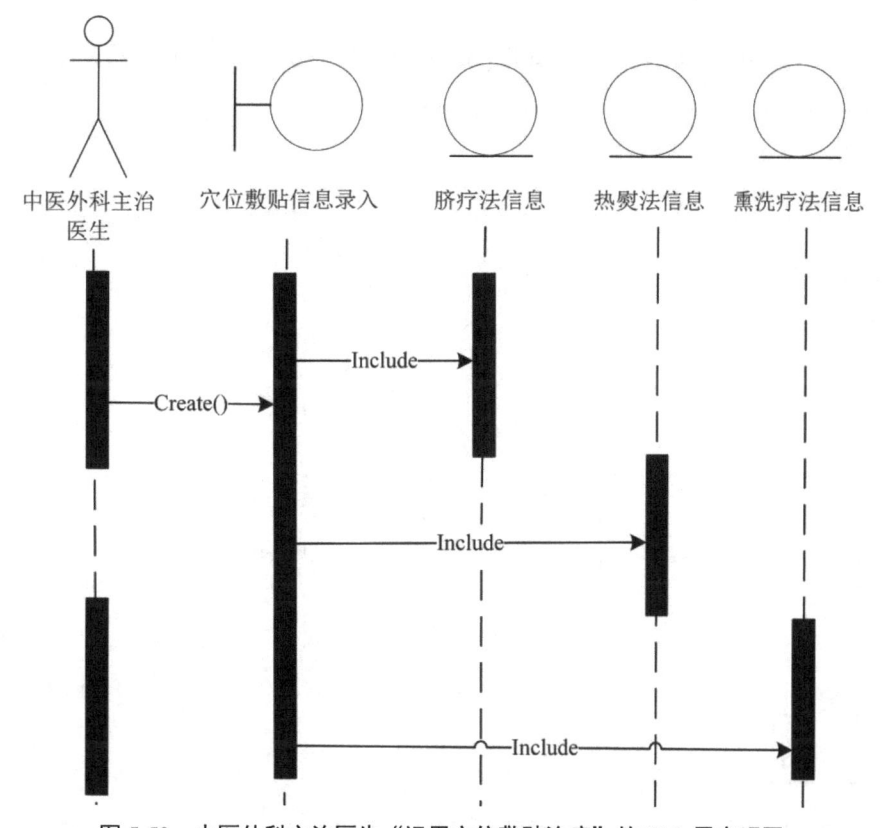

图 5-50　中医外科主治医生"运用穴位敷贴治疗"的 Web 层实现图

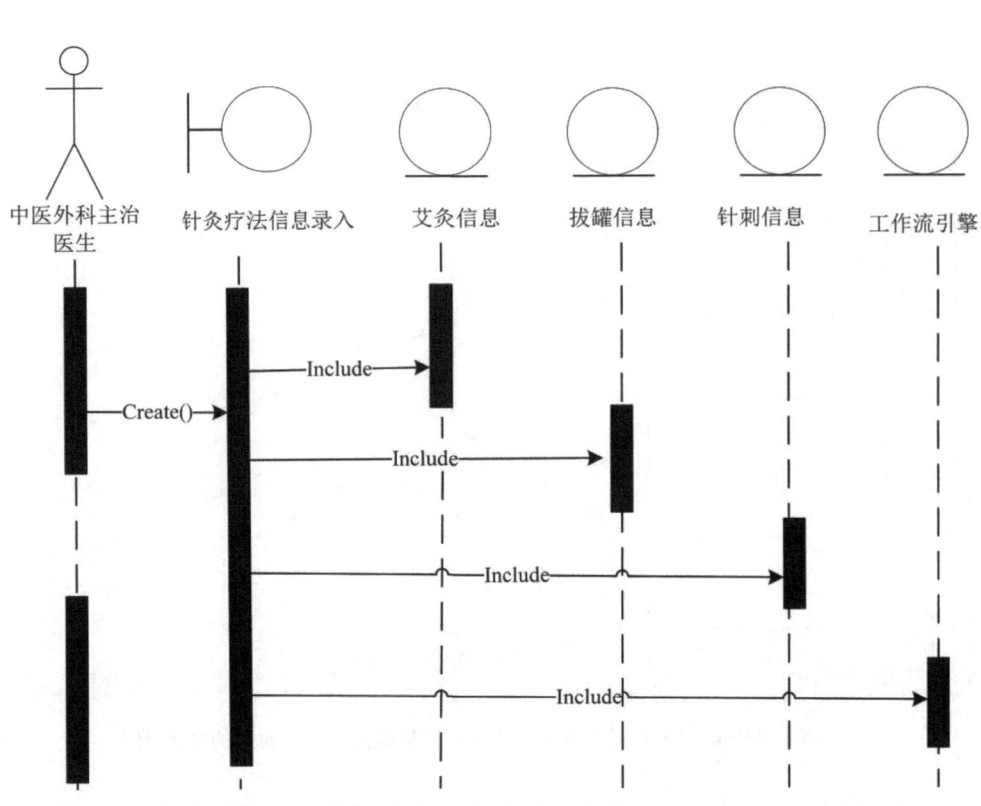

图 5-51　中医外科主治医生"运用穴位敷贴治疗"的 Bussiness Control 层实现图

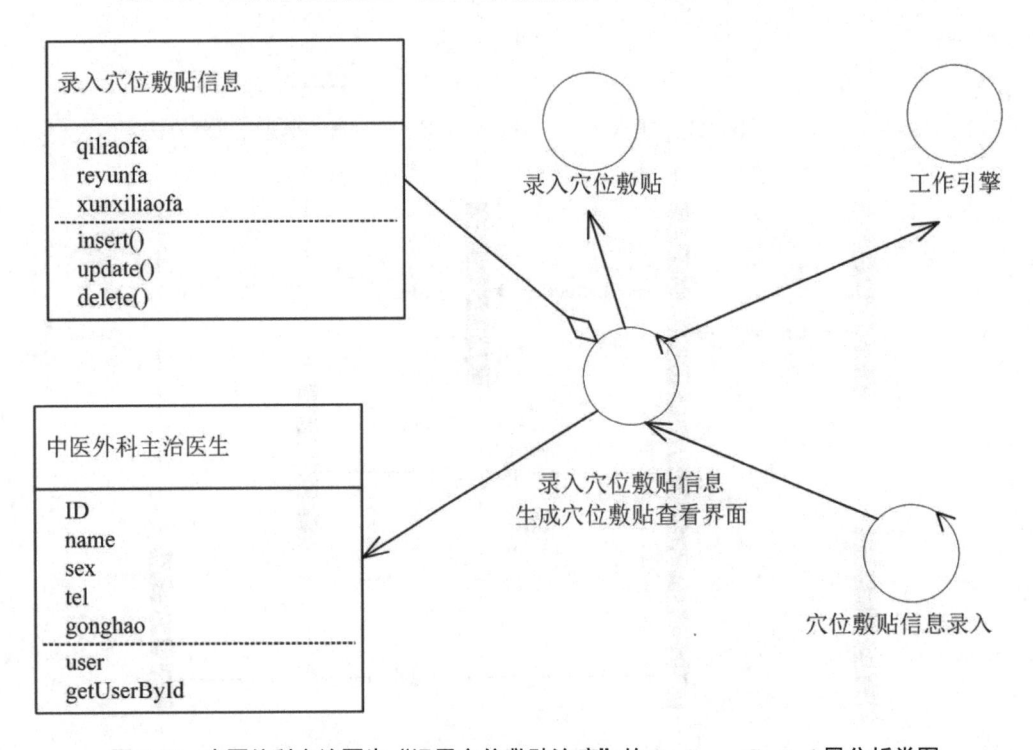

图 5-52　中医外科主治医生"运用穴位敷贴治疗"的 Business Control 层分析类图

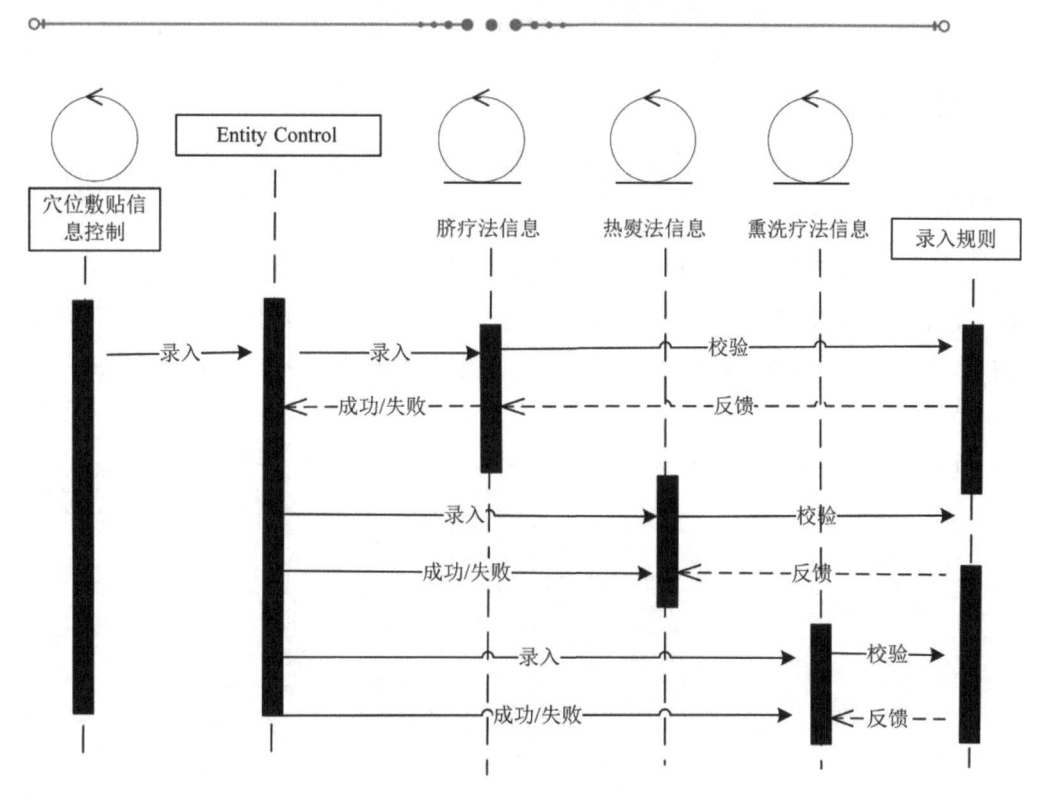

图 5-53　中医外科主治医生"运用穴位敷贴治疗"的 Entity 层实现图

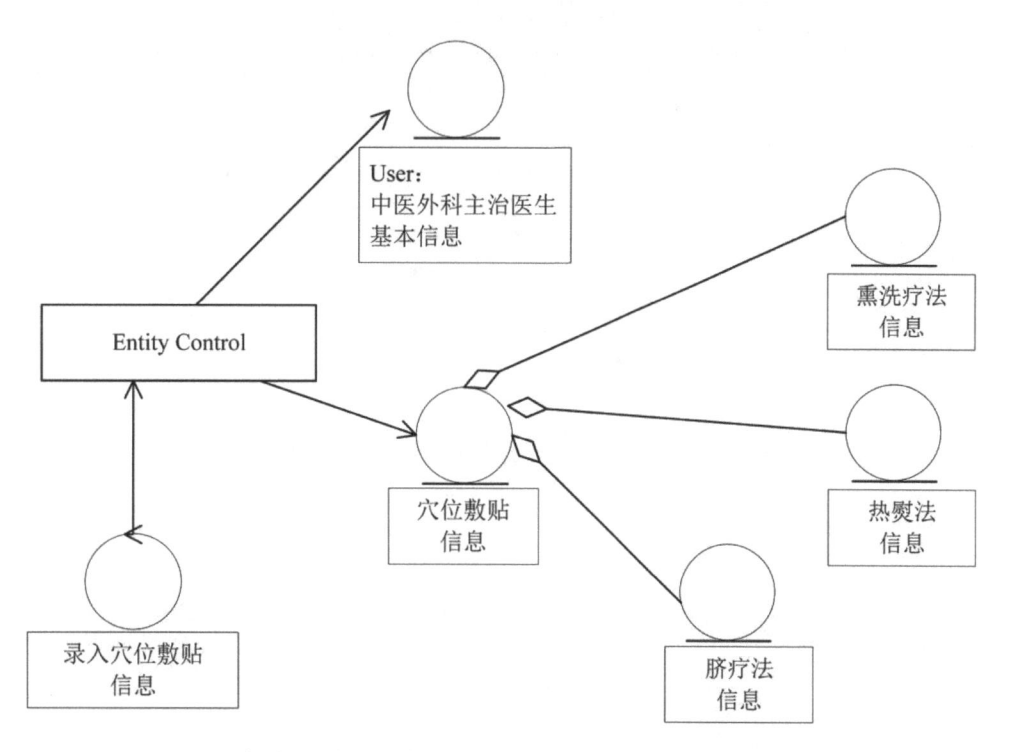

图 5-54　中医外科主治医生"运用穴位敷贴治疗"的 Entity 层分析类图

5.4 系统设计

5.4.1 设计模型

设计类是系统实施中一个或多个对象的抽象。设计类所对应的对象取决于实施语言，它可以非常容易和自然地从分析类中演化出来。设计类由类型、属性和方法构成。设计类的名称、属性和方法也直接映射到编码中相应的class、property 和 method。

1.设计分析类映射到设计类

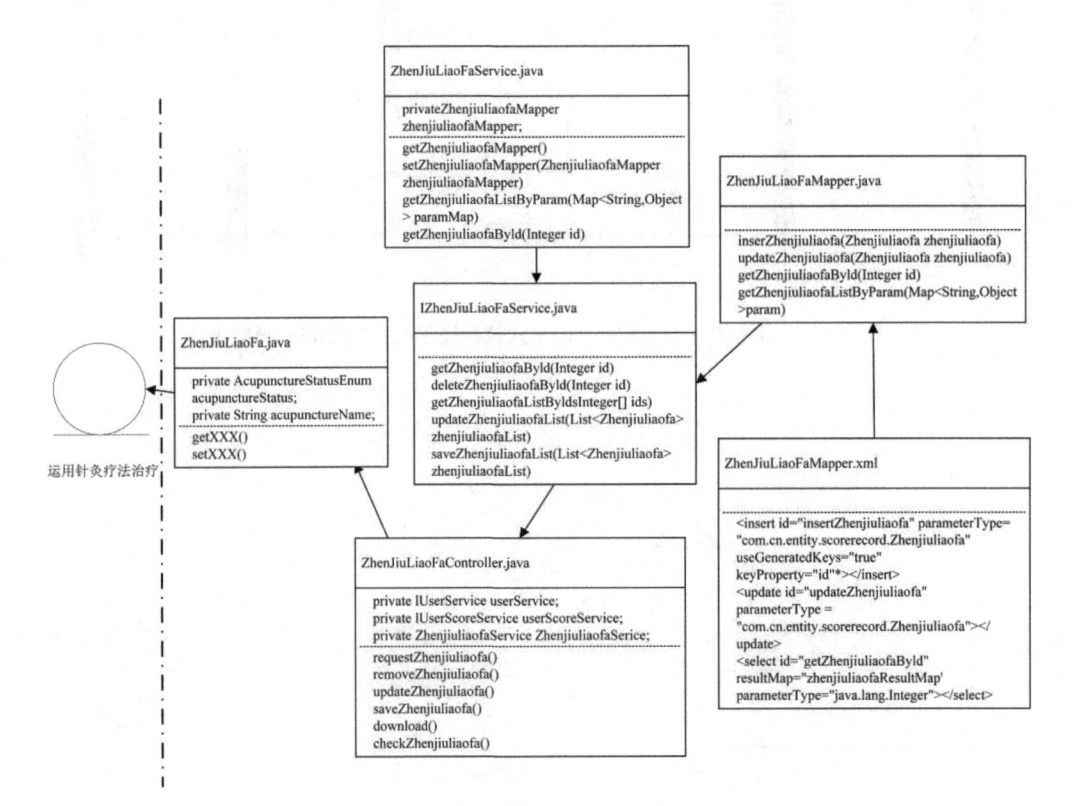

图 5-55 "运用针灸疗法治疗"设计模型

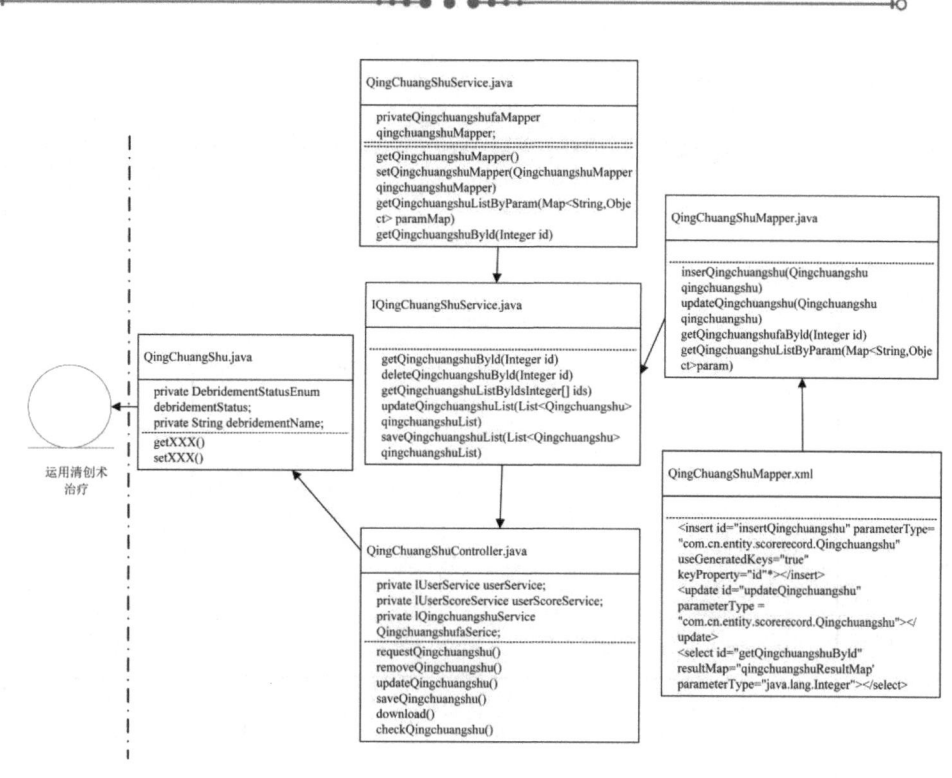

第 5 章 中医外科电子病历系统设计与实现

图 5-56 "运用清创术治疗"设计模型

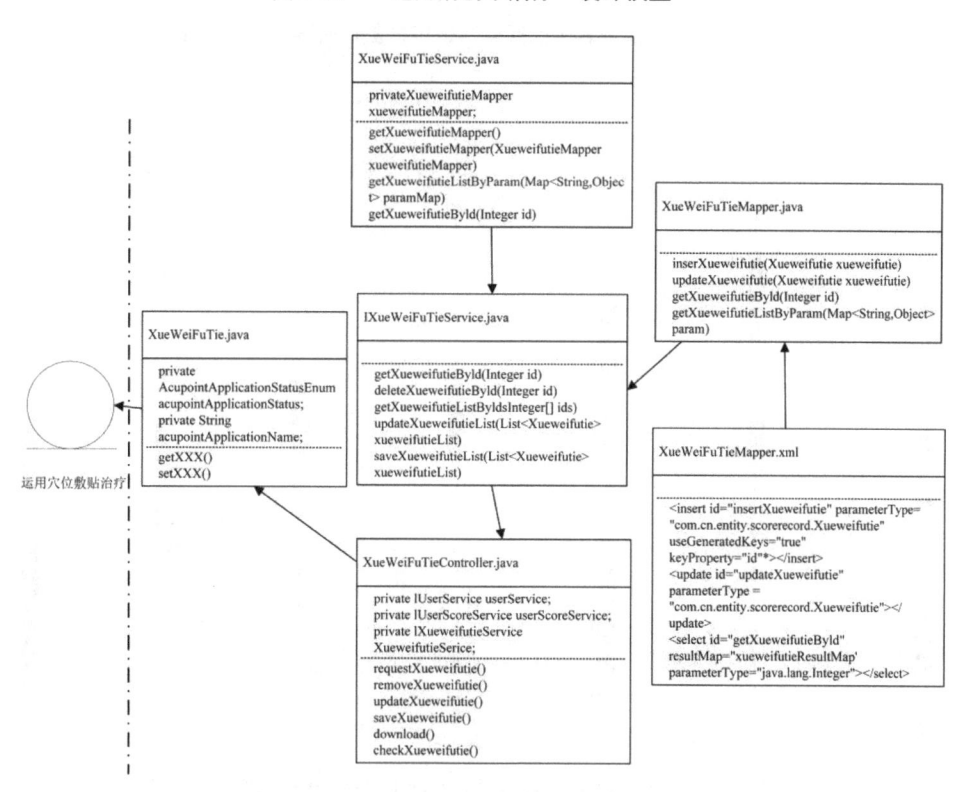

图 5-57 "运用穴位敷贴治疗"设计模型

2.控制分析类映射到设计类

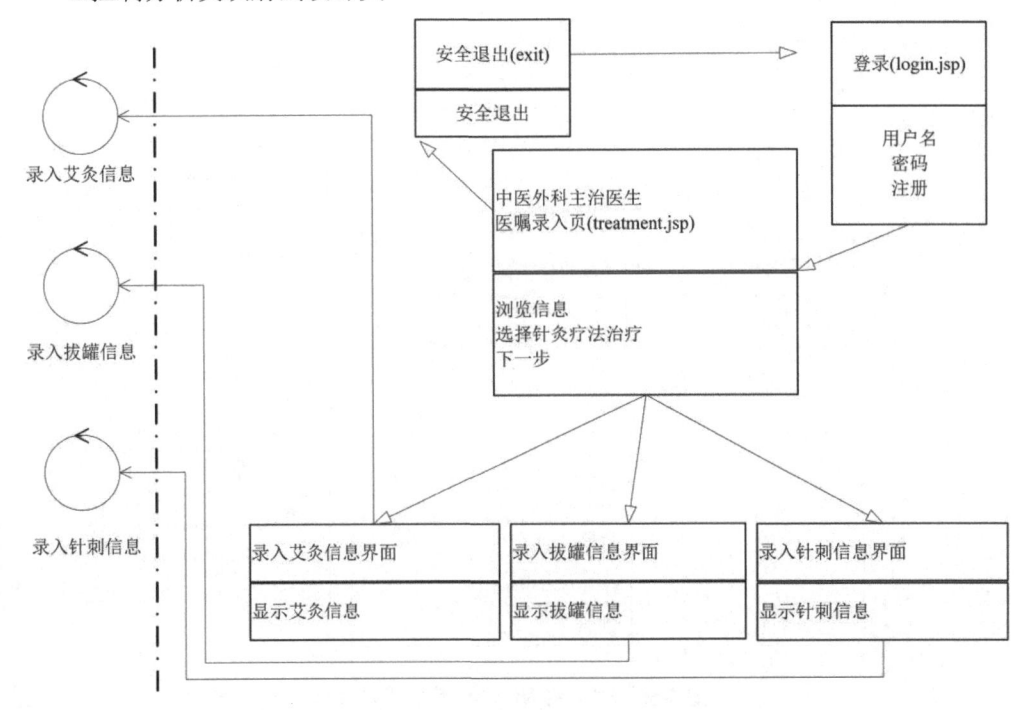

图 5-58　中医外科主治医生"运用针灸疗法治疗"界面图

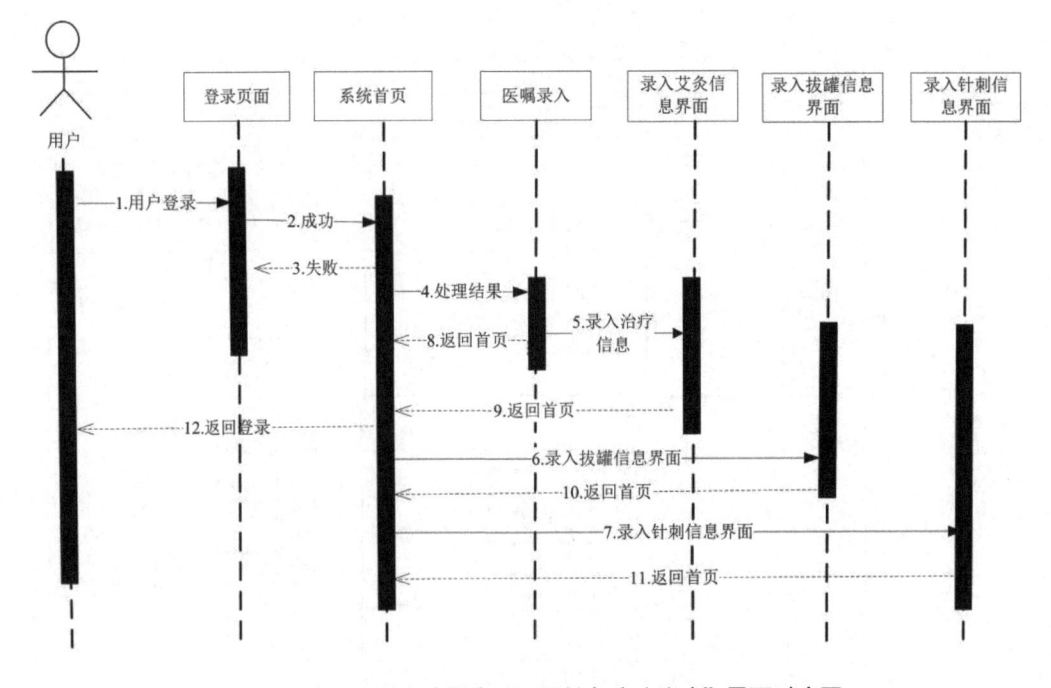

图 5-59　中医外科主治医生"运用针灸疗法治疗"界面时序图

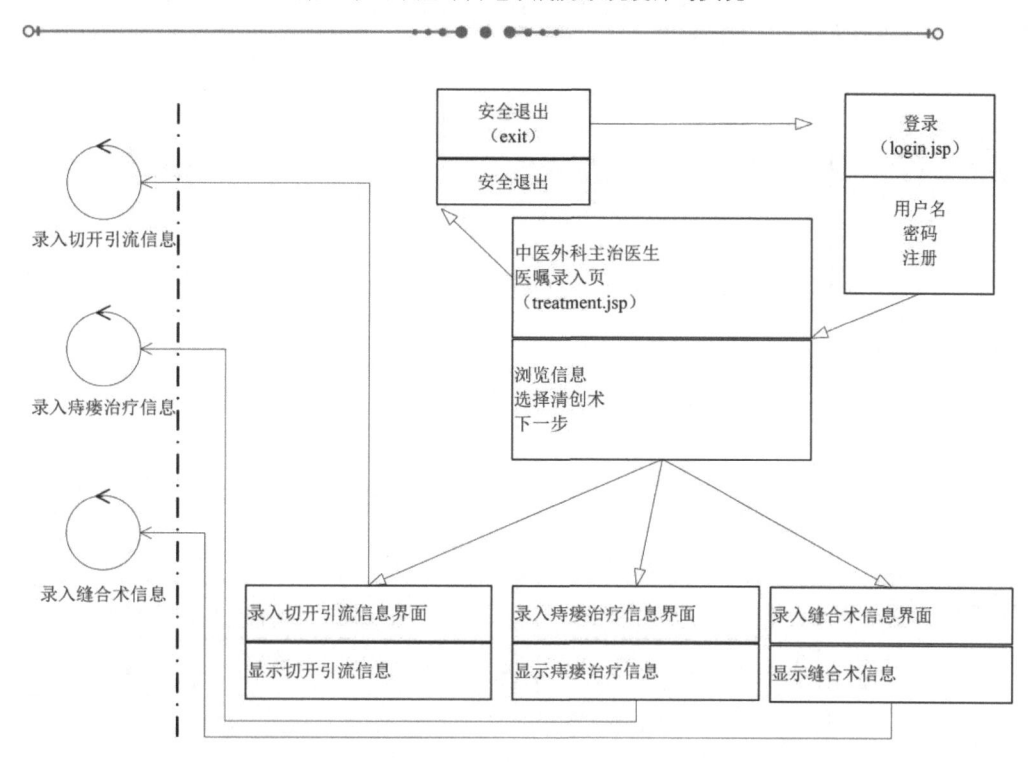

第 5 章 中医外科电子病历系统设计与实现

图 5-60 中医外科主治医生"运用清创术治疗"界面图

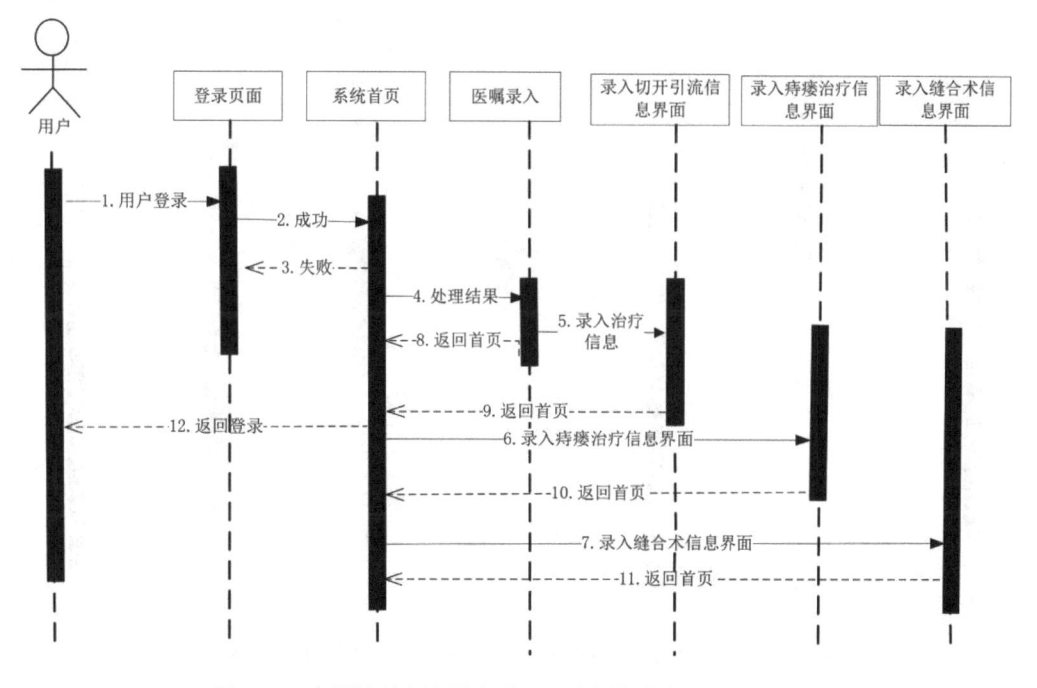

图 5-61 中医外科主治医生"运用清创术治疗"界面时序图

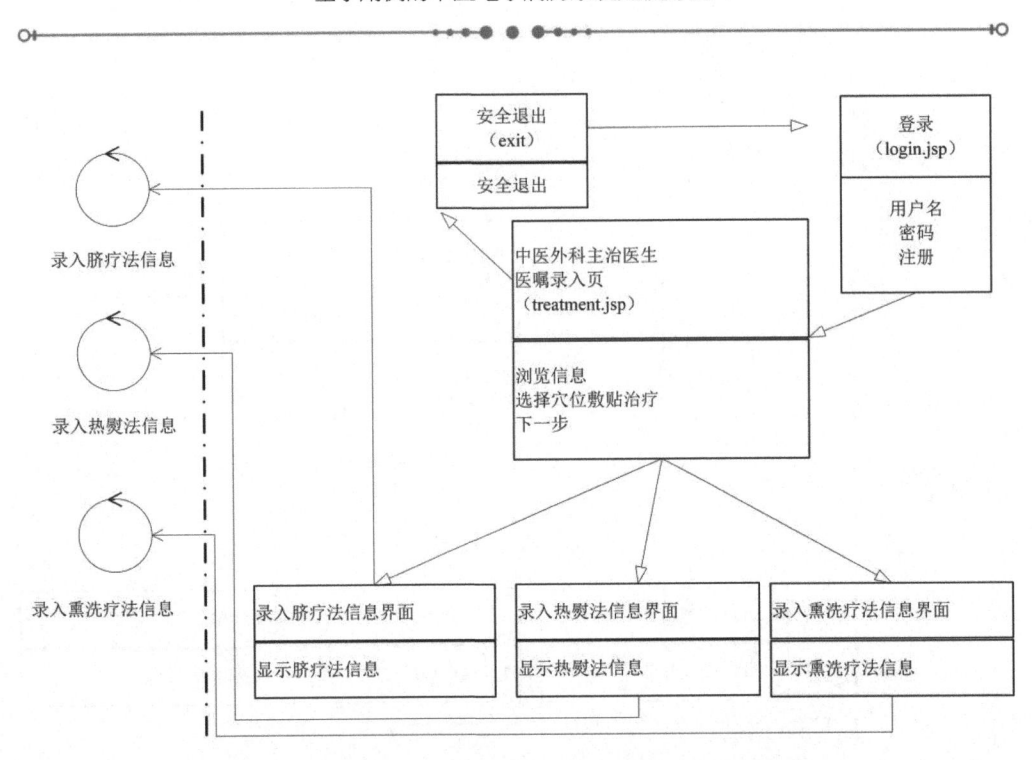

图 5-62 中医外科主治医生"运用穴位敷贴治疗"界面图

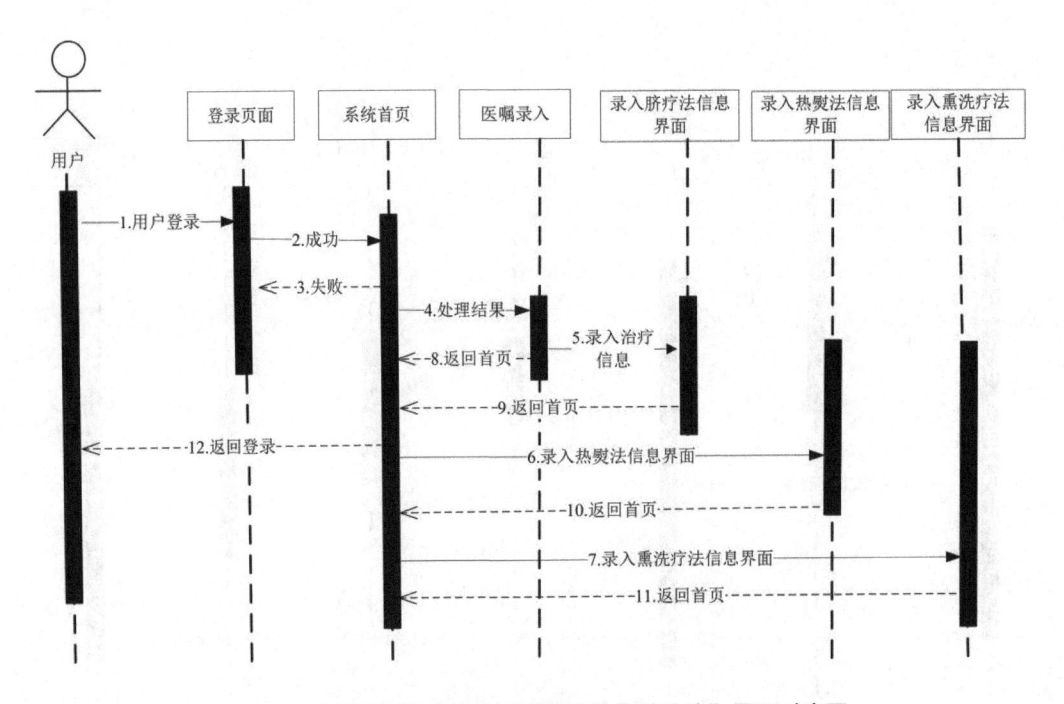

图 5-63 中医外科主治医生"运用穴位敷贴治疗"界面时序图

5.4.2 接口设计

本系统的接口设计如表5-7—5-9所示。

表 5-7　针灸疗法治疗接口设计

页面名词	元素名称	页面跳转	备注
登录首页	登录	Index.jsp	登录成功
	登录	Index.jsp	登录失败
针灸疗法治疗信息页	展示治疗信息	信息展示页	展示数据
	录入修改治疗信息	信息修改页	修改成功

表 5-8　清创术治疗接口设计

页面名词	元素名称	页面跳转	备注
登录首页	登录	Index.jsp	登录成功
	登录	Index.jsp	登录失败
清创术治疗信息页	展示治疗信息	信息展示页	展示数据
	录入修改治疗信息	信息修改页	修改成功

表 5-9　穴位敷贴治疗接口设计

页面名词	元素名称	页面跳转	备注
登录首页	登录	Index.jsp	登录成功
	登录	Index.jsp	登录失败
穴位敷贴治疗信息页	展示治疗信息	信息展示页	展示数据
	录入修改治疗信息	信息修改页	修改成功

5.4.3 包设计

本系统的包图设计如表5-10所示。

表 5-10　包名、文件存放表

包名	功能	存放的文件
com.bs.ssh.controller	控制器	IndexController.Java MedicalRecordController.Java FileController.java
com.bs.ssh.dao	数据访问接口	AdminDao.Java DoctorDao.Java UserDao.java FankuiDao.Java MedicalRecordDao.java
com.bs.ssh.entity	实体类	TREntityLtem.java
com.bs.ssh.service	服务	AdminService.Java DoctorService.Java
com.bs.ssh.util	工具类	LocalRequestContext.java LocalRequestContextHolder.java

5.4.4 数据库设计

表 5-11 中医外科主治医生信息表字段说明

字段名称	数据类型	长度	说明
id	Int	11	编号、主键
username	Varchar	50	用户名
password	Varchar	50	密码
keshi	Varchar	50	科室
sex	Int	1	性别
zhicheng	Varchar	50	职称
gonghao	Varchar	50	工号

表 5-12 中医外科治疗信息表字段说明

字段名称	数据类型	长度	说明
id	Int	11	编号、主键
user_id	Int	11	用户ID
username	Varchar	50	用户名
ajiu	Varchar	50	艾灸
baguan	Varchar	50	拔罐
zhenci	Varchar	50	针刺
qiekaiyinliu	Varchar	50	切开引流
zhilouzhiliao	Varchar	50	痔瘘治疗
fenheshu	Varchar	50	缝合术
qiliaofa	Varchar	50	脐疗法
renyunfa	Varchar	50	热熨法
xunxiliaofa	Varchar	50	熏洗疗法

表 5-13 管理员信息表字段说明

字段名称	数据类型	长度	说明
id	Int	11	编号、主键
username	Varchar	50	用户名
password	Varchar	50	密码
no	Varchar	50	

表 5-14 病历信息表字段说明

字段名称	数据类型	长度	说明
id	Int	11	编号、主键
sex	Int	11	性别
brithday	Varchar	50	生日
Keshi	Varchar	50	科室
yisheng	Varchar	50	医生
zhenduanjieguo	Varchar	50	诊断结果
fenxi	Varchar	50	分析
zhiliaofangfa	Varchar	50	治疗方法

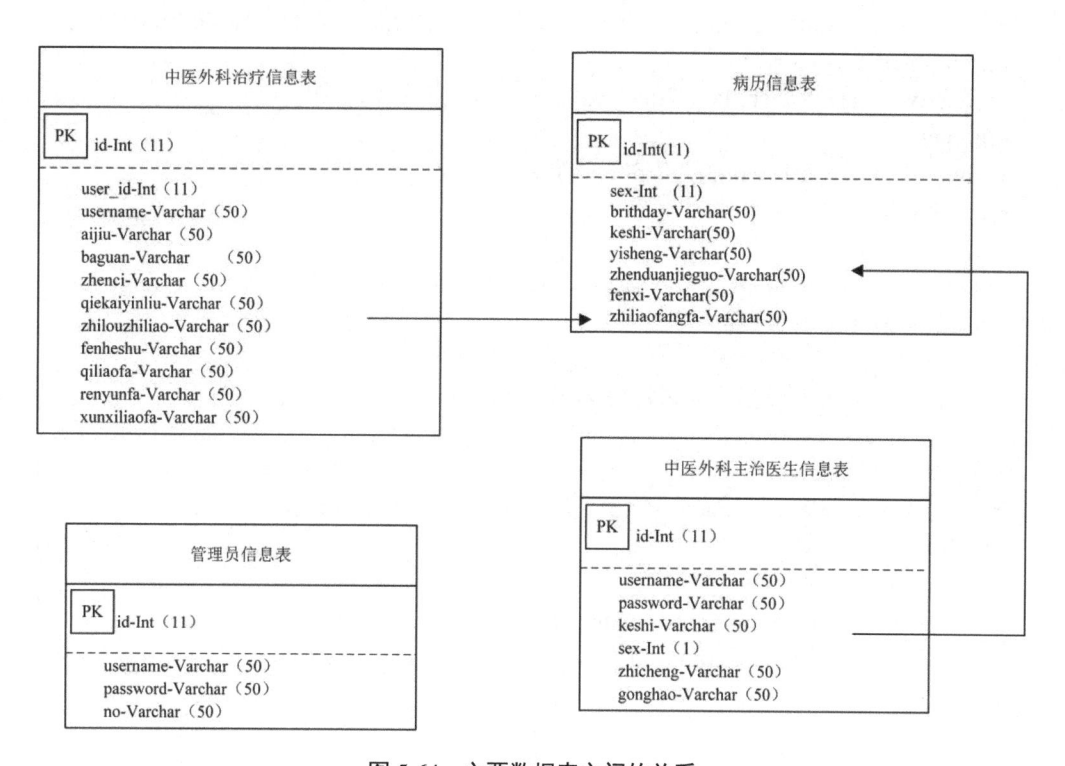

图 5-64 主要数据表之间的关系

5.5 系统实现

5.5.1 SSH 框架的整合

以下代码实现了Spring的自动扫描类包、数据源的生成、Session Factory初始化、Hibernate自动建表和Hibernate事务管理声明。

1.applicationContext.xml 文件

```xml
<?xml version="1.0" encoding="UTF-8"?>
<!-- spring 配置文件 -->
<beans
……
default-autowire="byName">
<context:annotation-config />
<!-- spring 扫描路径 -->
<context:component-scan base-package="com" />
<!-- 告诉spring${}取值的资源文件路径 -->
<context:property-placeholder location="classpath:jdbc.properties" />
<bean id="dataSource" class="org.apache.commons.dbcp.BasicDataSource" destroy-method="close">
<property name="driverClassName" value="${jdbc.driveClass}">
</property>
<property name="url" value="${jdbc.url}">
</property>
……
<bean id="startQuery" class="com.common.startQuery" scope="singleton" init-method="run"></bean>

<!-- 配置声明式事务管理（采用注解的方式） -->
<bean id="txManager" class="org.springframework.orm.hibernate4.HibernateTransactionManager">
<property name="sessionFactory" ref="sessionFactory"></property>
</bean>
<!-- 开启注解事务 -->
<tx:annotation-driven transaction-manager="txManager"/>
<tx:advice id="txAdvice" transaction-manager="txManager">
<tx:attributes>
……
</tx:attributes>
</tx:advice>
<bean id="DxDAO" class="com.dao.DxDaoImpl">
<property name="sessionFactory">
<ref bean="sessionFactory" />
</property>
```

2.web.xml 文件

```xml
<?xml version="1.0" encoding="UTF-8"?>
<web-app xmlns:xsi="http://www.w3.org/2001/XMLSchema-instance"
xmlns="http://java.sun.com/xml/ns/javaee"
xsi:schemaLocation="http://java.sun.com/xml/ns/javaee
http://java.sun.com/xml/ns/javaee/web-app_3_0.xsd" id="WebApp_ID" version="3.0">
<display-name>ssh</display-name>

<welcome-file-list>
<welcome-file>index.jsp</welcome-file>
</welcome-file-list>
<!-- 配置Struts2过滤器 -->
<filter>
<filter-name>struts2</filter-name>
<filter-class>org.apache.struts2.dispatcher.filter.StrutsPrepareAndExecuteFilter</filter-class>
</filter>
<filter-mapping>
<filter-name>struts2</filter-name>
<url-pattern>/*</url-pattern>
</filter-mapping>

<!-- 配置Spring的监听器 -->
<listener>
<listener-class>org.springframework.web.context.ContextLoaderListener</listener-class>
</listener>

<!-- 指定Spring配置文件所在路径 -->
<context-param>
<param-name>contextConfigLocation</param-name>
<param-value>classpath:applicationContext.xml</param-value>
</context-param>
</web-app>
```

5.5.2 登录模块

为保证后台管理的安全性，要对访问用户进行身份验证，要求用户输入用户名以及密码后，调用数据库数据查看是否匹配。若匹配则可进入后台主界面，若不匹配则弹出提示信息并返回登录界面。此外，为提高系统的安全性能，防止用户直接输入URL进行非法登录，保证登录界面的身份验证是唯一进入后台管理系统的接口，需要在每一个后台页面访问中进行身份认证。设计将采用拦截器进行实现，读取用户的session信息，提取里面的用户名及密码，验证其是否匹配，若匹配则顺利跳转至目标界面，否则弹出警示框并返回登录界面。登录界面元素如表5-15所示。

表 5-15 登录界面元素表

字段名称	数据类型	长度	必须/可选	数据校验
用户名	登录时输入用户名	文本框	必须	不能为空
密码	输入用户密码	文本框	必须	不能为空
验证码	输入提示的验证码	文本框	必须	不能为空
登录	点击跳转	按钮	必须	无

图5-65为登录主界面，在整个系统中运用了角色控制的方法，不同角色的功能权限是不一样的。所有用户的注册都由系统管理员完成。

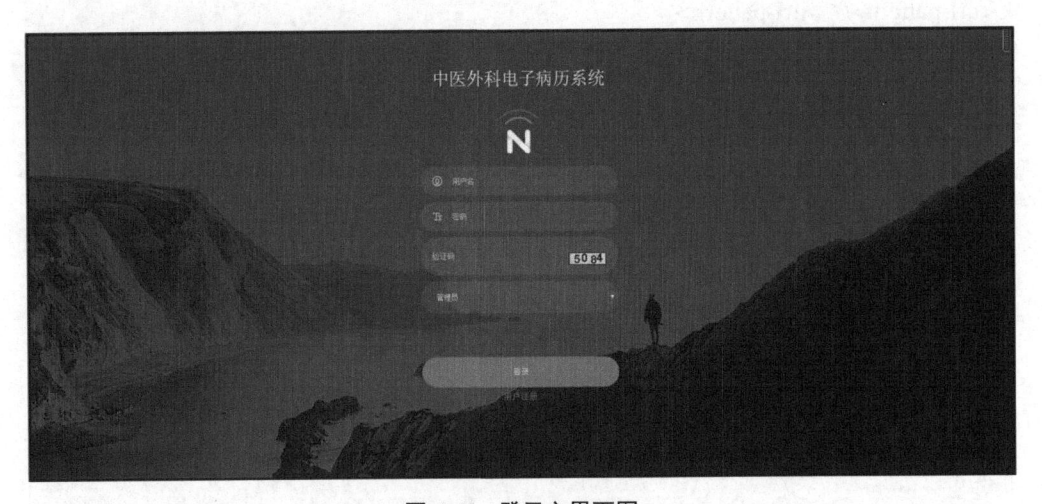

图 5-65 登录主界面图

图5-66为中医外科主治医生登录成功后的主界面，主要功能包括医生查询、就诊信息、病历信息、处方管理、反馈管理、反馈回复管理、个人中心。

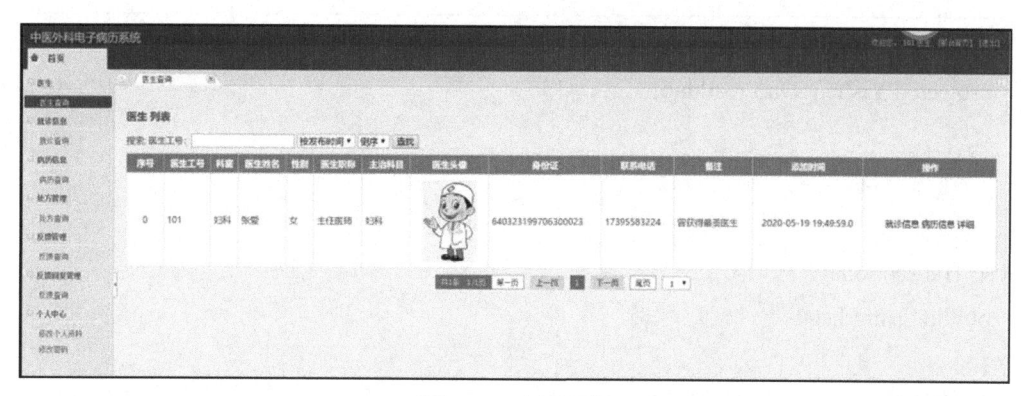

第 5 章 中医外科电子病历系统设计与实现

图 5-66 主界面图

5.5.3 中医外科主治医生主要功能模块

表 5-16 登录界面元素表

字段名称	数据类型	名称	必须/可选	数据校验
安全退出	返回登录界面	链接	可选	管理员、用户
详细信息	管理个人信息	链接	可选	管理员、用户
用户管理	查询用户	链接	可选	用户
信息管理	管理病历信息	链接	可选	用户
信息查询	查询病历信息	链接	可选	管理员、用户

图5-67为中医外科主治医生进行就诊信息录入界面，包括就诊时间、病情描述、治疗方案、用户等详细信息。

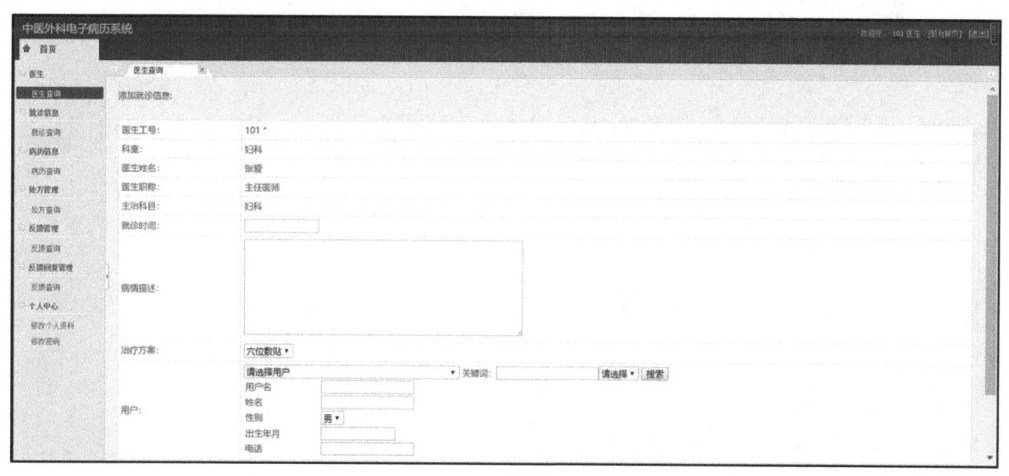

图 5-67 医嘱录入界面图

医嘱录入的关键代码如下：

```
public class BinglixinxiAction extends BaseAction {
```

305

```
protected BinglixinxiDao dao;
protected YishengDao readdao;
/**
*   后台列表页面，查询
*/
@Transactional
public String list()
{
// 检测是否登录，没登录则跳回上一页
if(!checkLogin())
{
return showError("您尚未登录请登录后再操作");
}
String order = Request.get("order" , "id");   // 获取url，也就是搜索排序哪里的参数order，如果没选默认为id，也就是发布时间
String sort  = Request.get("sort" , "desc");  // 获取url，也就是搜索排序哪里的参数sort，如果没选默认为desc倒序，也就是发布时间
int pagesize = 15;     // 设置一页显示 15条数据
String where = " 1=1 ";

if(session.getAttribute("cx").equals("用户"))
{
where += " AND yonghu='"+session.getAttribute("id")+"' ";
}

//  设置1=1 防止sql 语句拼接时执行错误
where += getWhere();       // 根据前端填写的搜索信息，拼接sql参数

// 根据where 条件获取 有多少行数据
long count = Long.valueOf(HbUtils.getCurrentSession()
.createQuery("SELECT count(*) FROM Binglixinxi WHERE "+where)
.uniqueResult().toString()).longValue();

// 根据条件
```

```
SQLQuery query=HbUtils.getCurrentSession()
.createSQLQuery("SELECT * from Binglixinxi WHERE "+where+" ORDER BY "+order+" "+sort)
.addEntity(Binglixinxi.class);
```

图5-68为中医外科主治医生登录后进行医生查询功能的详细信息界面，可以查看登录医生的详细信息，包括医生工号、科室、性别、主治科目、身份证、医生姓名、联系电话等信息。

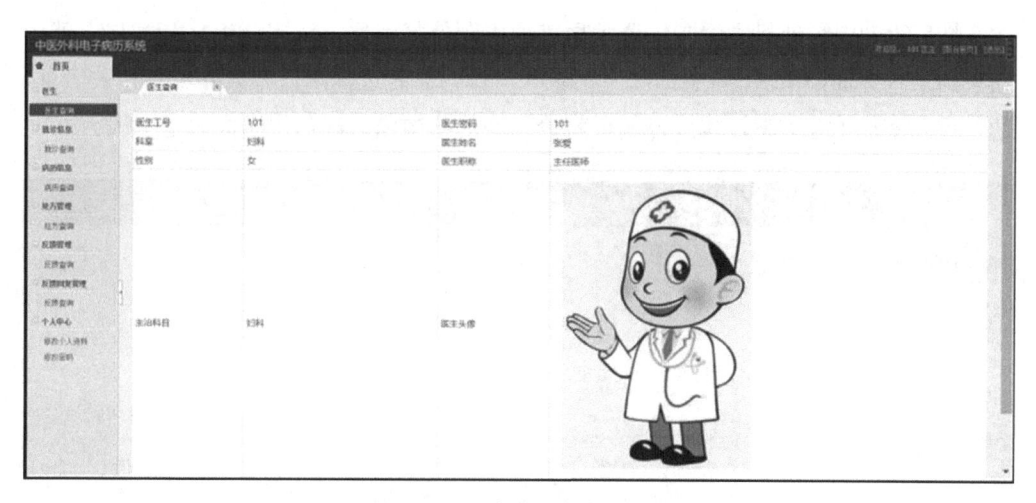

图 5-68 医生详细信息界面图

医生详细信息界面的关键代码如下：

```
public String update()
{
if(request.getParameter("login")!=null && !checkLogin()){
return showError("您尚未登录请登录后再操作");
}

Yisheng post = dao.find(Request.getInt("id"));
if(!Request.get("yishenggonghao").equals(""))
post.setYishenggonghao(Request.get("yishenggonghao"));
if(!Request.get("yishengmima").equals(""))
……
post.setId(Request.getInt("id"));
dao.update(post,Request.getInt("id"));
int charuid = post.getId().intValue();
```

```
if(Request.getInt("updtself") == 1){
return showSuccess("保存成功" , "yisheng_updtself.action");
}
return showSuccess("更新成功" ,
Request.get("referer").equals("")?request.getHeader("referer"):
\\Request.get("referer"));
}
```

图5-69为中医外科主治医生登录后进行中医外科治疗"运用针灸疗法治疗"就诊信息的录入界面,中医外科主治医生在录入就诊信息时选择治疗方案并填写相关信息,通过反复添加治疗方案,构成专属于就诊患者的结构化、规范化模板的电子病历。

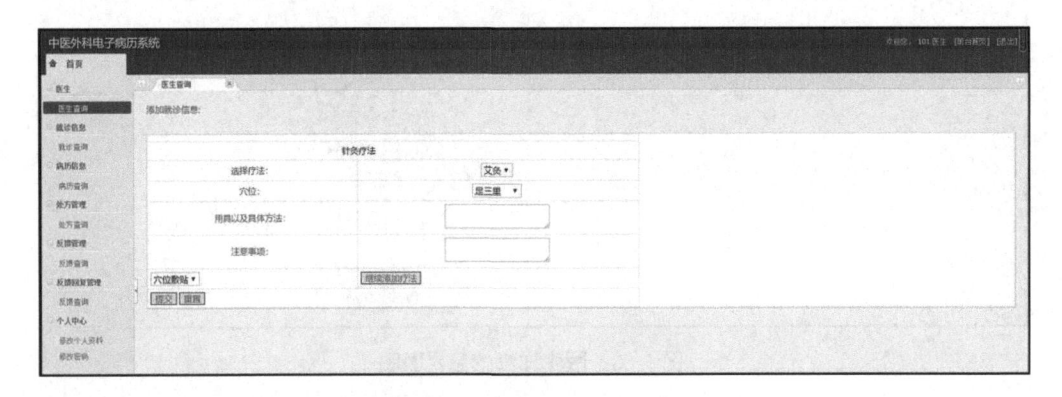

图 5-69　运用针灸疗法治疗界面

运用针灸疗法治疗界面的关键代码如下：

```
"<tr>\n" +
<td style=\"text-align: center\" >选择疗法：</td>\n" +
<td style=\"text-align: center\" >\n" +"<select name=\"liaofa["+i+"].liaofa2\" class=\"class_xingbie16\">\n" +
"<td style=\"text-align: center\" >部位：</td>\n" +
<td style=\"text-align: center\" >\n" +
<textarea name=\"liaofa["+i+"].liaofa4\"></textarea>\n" +
</td>\n" +
</tr>\n" +
<tr>\n" +
<td style=\"text-align: center\" >注意事项：</td>\n" +
<td style=\"text-align: center\" >\n" +
<textarea name=\"liaofa["+i+"].liaofa5\"></textarea>\n" +
```

```
</td>\n" +
</tr>"
}
```

图5-70为中医外科主治医生登录后中医外科治疗"运用穴位敷贴治疗"就诊信息录入界面，中医外科主治医生在录入就诊信息时选择治疗方案并填写相关信息。通过反复添加治疗方案，构成专属于就诊患者的结构化、规范化模板的电子病历。

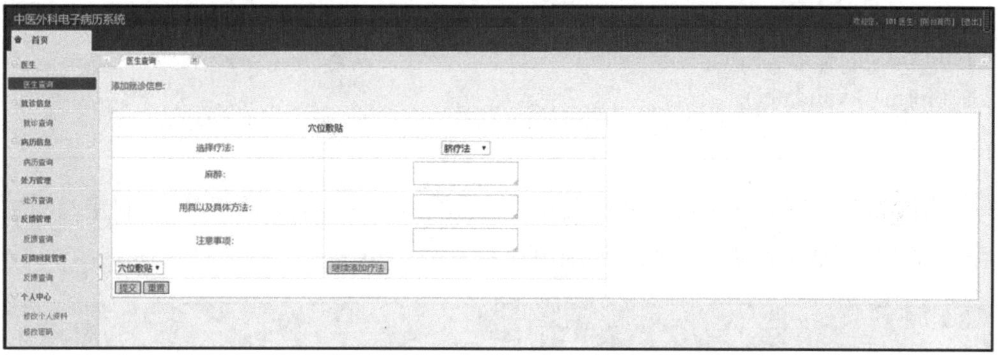

图 5-70 运用穴位敷贴治疗界面

运用穴位敷贴治疗的关键代码如下：

```
</option>\n" +
</select>\n" +
</td>\n" +
</tr>\n" +
<tr>\n" +
<td style=\"text-align: center\" >麻醉：</td>\n" +
<td style=\"text-align: center\" >\n" +
"<textarea name=\"liaofa["+i+"].liaofa3\"></textarea>"+
</td>\n" +
</tr>\n" +
<tr>\n" +
<td style=\"text-align: center\" >用具以及具体方法：</td>\n" +
<td style=\"text-align: center\" >\n" +
<textarea name=\"liaofa["+i+"].liaofa4\"></textarea>\n" +
</td>\n" +
</tr>\n" +
<tr>\n" +
<td style=\"text-align: center\" >注意事项：</td>\n" +
```

```
<td style=\"text-align: center\" >\n" +
<textarea name=\"liaofa["+i+"].liaofa5\"></textarea>\n" +
</td>\n" +
</tr>"
}
$("#table2").find("tr").eq(-2).before(yuansu)
i++;
}

$(function () {
$('#form1').validate();
});
```

图5-71为中医外科主治医生登录成功后的就诊查询功能界面,中医外科主治医生可以查询填写成功后提交的就诊详细信息。

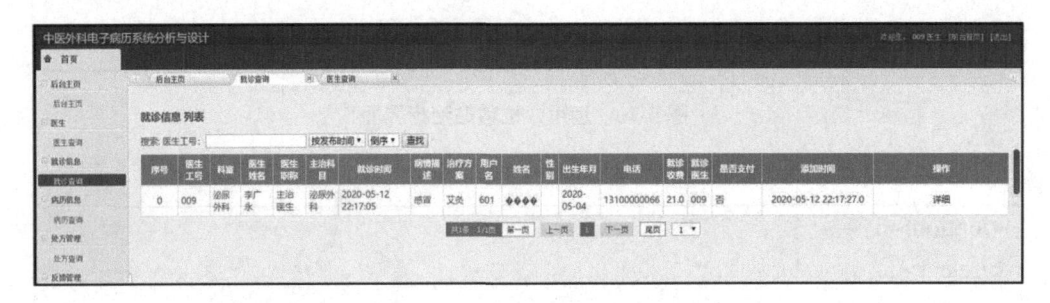

图 5-71 就诊查询界面图

就诊查询的关键代码如下:

```
where += getWhere();      // 根据前端填写的搜索信息,拼接sql参数

// 根据where 条件获取 有多少行数据
long count = Long.valueOf(HbUtils.getCurrentSession()
.createQuery("SELECT count(*) FROM Jiuzhenxinxi WHERE "+where)
.uniqueResult().toString()).longValue();

// 根据条件
SQLQuery query=HbUtils.getCurrentSession()
.createSQLQuery("SELECT * from Jiuzhenxinxi WHERE "+where+" ORDER BY "+order+" "+sort)
.addEntity(Jiuzhenxinxi.class);
```

```
Collect collect = new Collect(count , pagesize);
query.setFirstResult(collect.firstRow);
query.setMaxResults(collect.listRows);
List list = query.list();

request.setAttribute("orderby" , order);
request.setAttribute("sort" , sort);
request.setAttribute("list" , list);
return success;
}
```

图5-72为管理员登录成功后的治疗类型查询界面，右侧可以对治疗类型进行修改、删除操作。

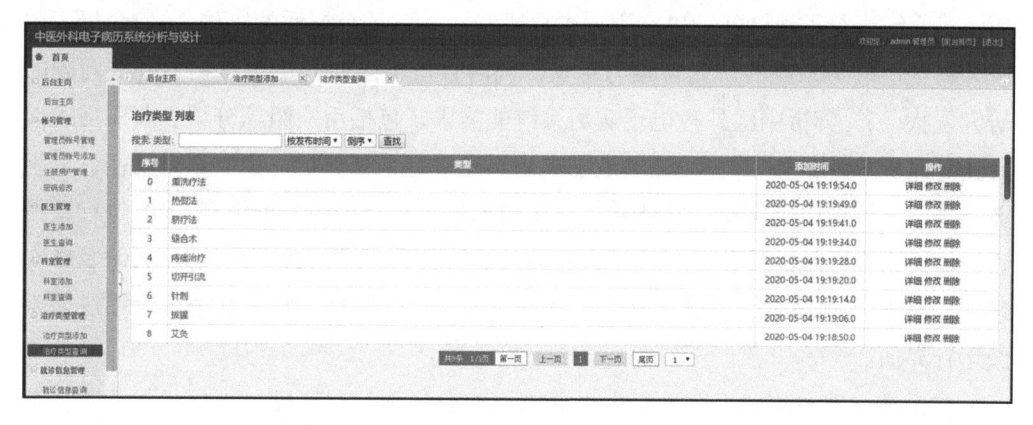

图 5-72 中医外科治疗界面图

中医外科治疗界面的关键代码如下：

```
<div class="form-search">
<form name="form1" id="formSearch" method="get" action="">
搜索：
类型：<input type="text" style="" name="leixing" value="${param.leixing}" />
<select name="order" id="orderby">
<option value="id">按发布时间</option>
</select>
<select name="sort" id="sort">
<option value="desc">倒序</option>
<option value="asc">升序</option>
```

```
</select>
<script>$("#orderby").val("${orderby}");$("#sort").val("${sort}");</script>
<input type="submit" class="btn btn-search" name="Submit" value="查找" />
</form>
</div>
```

5.6 本章小结

随着全社会信息化的深入推进，中医电子病历数据会随着医疗信息化的发展而不断扩大规模。为了更好地利用电子病历数据，对其进行较为有效的管理，并且能够对其进行全面的分析和挖掘，以促进医疗卫生水平的进步，这是未来电子病历数据发展的必然趋势。因此，面对当前的医疗信息化现状，尤其是为便利中医外科主治医生对电子病历数据的使用，设计和开发中医外科电子病历系统。经过需求分析后，对系统进行了设计并予以实现。主要进行了以下几个方面的工作：1）分析了中医外科电子病历系统的研究背景与意义，同时分析了国内外学者对相关领域问题的研究现状；2）分析中医外科电子病历系统的需求，包括用户组织分析、获取需求以及业务需求分析；3）对中医外科电子病历系统进行系统分析，建立系统用例，分析业务规则，绘制用例实现，设计软件架构和框架，建立系统分析模型；4）进行系统设计，给出本系统的设计模型及设计接口，设计较为合理的数据库；5）系统具体实现，以MVC为主要软件设计思想，利用Java语言进行编程，给出系统关键模块及系统运行界面。

在系统实现与测试运行过程中也暴露出部分问题，有待进一步优化与解决。主要问题与改进措施描述如下：1）系统功能模块不够全面，界面不够美观，系统采用原型法开发，目前中医外科医嘱信息录入页面设计相对简单，也仅仅实现了用户基本需求功能，下一步需要完善界面与功能设计。2）部分数据表设计不合理，存在数据冗余。系统数据库设计过程中从实现功能角度出发，在部分表设计过程中存在部分的数据冗余现象。随着后期系统所管理的病历数量的增加，会因存储冗余问题导致存储成本的增加，下一步需要严格按照数据库规范化设计要求对目前的表设计作进一步优化以降低数据冗余。

基于书中讨论的中医外科电子病历系统的各项功能与应用，本系统初步实现了基本的中医外科工作人员的需求，但是仍然有许多不足：1）针对电子病历数据的分析仍有很大的发展空间，本系统只是初步实现了系统功能。如果想要进一步地提高电子病历数据的利用效率，需要更加深入地理解和分析中医外科电子病历数据的特征与方法，以便更好地利用中医外科电子病历数据。2）中医外科电子病历系统需要与医院的管理接轨。中医外科电子病历系统设计的初衷就是服务于医疗工作人员，便利其更好地完成医疗工作任务。通过中医外科电子病历系统，能够打破各个科室之间的信息局限，以更加合理地利用医疗数据，促进医院医疗水平的提高，更好地辅助于医疗决策，这些方面还需要进一步的研究与分析。

参考文献

[1] 王琦，金玉琴，周金海，等.基于WPF的中医电子病历系统设计与实现[J].医学信息学杂志，2015，36（12）：26-30.

[2] 肖勇，田双桂，沈绍武.我国中医药信息化建设与发展的思考[J].医学信息学杂志，2019，40（7）：12-17.

[3] 姜兆俊.中医外科发展梗概[J].山东中医学院学报，1983（2）：53-57.

[4] 曹艳辉.古代中医外科食疗方剂的研究[D].北京：北京中医药大学，2014.

[5] 阙华发.思考中医外科[J].上海中医药杂志，2013，47（3）：4-8.

[6] 李妍.中医电子病历质量控制管理系统的构建与应用[D].天津：天津大学，2014.

[7] 孟晓阳.电子病历互操作性的实现技术[J].中国卫生质量管理，2010，17（4）：19-21.

[8] 旷惠桃.浅谈《五十二病方》中的外治法[J].湖南中医学院学报，1983（3）：65-68.

[9] 张洁，韩建伟.黑膏药剂型发明及应用年代探讨[J].湖北中医杂志，2008（7）：56-57.

[10] 李竞，周成宝，董庆才，等.红升丹代用品的研究[J].中国中西医结合外科杂志，1994（1）：17-19.

[11] 刘忠恕.丹药的过去、现在和将来[J].中国中西医结合外科杂志，1997（3）：70-71.

[12] 贾国璞，曹永清，郭修田.痔的治疗进展[J].中国医药导刊，2010，12（2）：223-224.

[13] 安贺军.孙思邈对外科灸法的贡献[J].上海针灸杂志，2003（2）：46-47.

[14] 孙敬青.《伤寒论》灸法浅析[J].中医杂志，2007（2）：182-183.

[15] 蔡炳勤.中医手术观[C]//中国中西医结合学会.中国中西医结合学会围手术期专业委员会成立大会暨第二届全国中西医结合围手术期医学专题研讨会论文集.中国中西医结合学会：中国中西医结合学会，2007：19-22.

[16] 战敏，姜旭光.艾灸治疗皮肤表浅溃疡117例[J].中国针灸，1996（11）：50.

[17] 邵永红，查炜.艾条灸治疗压疮94例及护理要点[J].针灸临床杂志，1999（5）：40-42.

[18] ZHOU H L, CAO H H, ZHENG Y R, et al. Liang-Ge-San, a classic traditional Chinese medicine formula, attenuates acute inflammation in zebrafish and RAW

264.7 cells[J]. Journal of Ethnopharmacology，2020，249：1-9.

[19] Johnblack K K，De Keizer，Ronald C. Elicitation and prioritization of requirements for electronic health records for oncology in low resource settings: a concept mapping study[J]. International Journal of Medical Informatics，2020，135：1-11.

[20] Elizabeth M，Tracey B，Nilmini W，et al. Patient and family engagement in communicating with electronic medical records in hospitals: a systematic review[J]. International Journal of Medical Informatics，2020，134：1-15.

[21] 江玉.古代中医外科外治方法发明创造价值的研究[D].成都：成都中医药大学，2011.

[22] 王番宁.规范医院电子病历档案管理[J].经营与管理，2011（12）：56-57.

[23] 刘海峰，刘丽光.强化医疗质量管理 促进医院全面发展[J].中医药管理杂志，2010，18（12）：1126-1127.

[24] 于洋，凌昌全.中医电子病历的研究现状与展望[J].解放军医院管理杂志，2006（7）：612-614.

[25] 孟尹.中医电子病历的设计与实现[D].济南：山东中医药大学，2013.

[26] John Halamka，郑强，李包罗，等.电子病历与临床信息技术革命美国的现状及深远影响[J].中华医学杂志，2005（22）：1513-1515.

[27] 薛万国.我国电子病历研究进展[J].中国医院管理，2005（2）：17-19.

[28] 杨柳.中医肺系疾病门诊电子病历系统[D].济南：山东中医药大学，2014.

第6章　中医骨伤电子病历系统设计与实现

本章运用软件工程的开发方法对业务流程进行描述，分析出业务需求模型和系统分析及设计模型，主要包括需求分析、系统分析、系统设计、系统实现等模块。本系统采用基于浏览器/服务器（B/S）模式的结构，涉及后台数据库的管理和前台程序应用两个方面，使用MySQL作为数据库服务器，以实现对数据的基本操作。本系统从中医骨伤科医生的角度出发，骨伤科医生可对患者主诉、辅助检查、初步诊断等诊疗信息进行录入和管理等业务。

6.1 绪论

6.1.1 研究背景与意义

中医药具有悠久的历史，是我国医药学宝库和中华民族文化的重要组成部分。电子病历系统，作为医院信息系统从管理系统向临床信息系统转变的重要标志，其目标是实现以病人信息为中心，在医院的日常工作中提高医疗和服务质量，减少医疗错误和事故。电子病历系统的实施将有助于提高医院整体的管理水平，真正体现"以病人为中心"的管理思想，在整个医院信息化建设中起到非常关键的作用。

中医骨伤电子病历是实现中医医院医疗机构运作高效性、有效性的必要步骤。医院通过中医电子病历以电子化方式记录患者就诊的信息，包括首页、病程记录、检查检验结果、医嘱、手术记录、护理记录等，其中既有结构化信息，也有非结构化的自由文本，还有图形图像信息，涉及病人信息的采集、存储、传输、质量控制、统计和利用。传统的人工或半人工的登记分析系统因工作量大、登记程序复杂、统计分析困难，而在现实使用中无法推广。随着计算机技术的发展，借助网络技术、软件技术和数据库管理技术，使登记资料和临床评估紧密结合，实现实时交换、动态更新，提高临床资料汇总的可靠性、易操作性及实用性。与此同时，大宗病例的实时评估及依赖于可信标准长期随访数据，将有效地评估临床治疗方法的实用性。

6.1.2 研究现状和发展趋势

中医电子病历是在中医医院使用，符合中医临床记录特点，满足所有的医疗、法律和管理需求的计算机化的病历。卫生部和国家中医药管理局先后颁布了相关规范，如《电子病历基本架构与数据标准》《电子病历基本规范（试行）》《中医电子病历基本规范（试行）》《中医病历书写基本规范》等。据统计，我国55%的中医医院建立了中医电子病历系统，64.4%的中医医院建立了门（急）诊医生工作站。国内中医电子病历研究的重点主要集中在标准化、结构化、集成化、质量监控等方面。由于电子病历规范化、结构化、标准化等客观问题还未得到较完善的解决，中医病历完全电子化仍需要经过一个较漫长的过程。总的来看，我国中医电子病历整体水平还处于发展的初级阶段。

中医（Traditional Chinese Medicine），顾名思义，是指中国传统医学，是研究人体病理、生理以及诊断和防治疾病等的一门学科，"它承载着中国古代人民同疾病作斗争的经验和理论知识，是在古代朴素的唯物论和自发的辩证法思想指导下，通过长期医疗实践逐步形成并发展成的医学理论体系"。在研究方法上，它以整体观、相似观为主导思想，以脏腑经络的生理、病理为基础，以辨证论治为诊疗依据，具有朴素的系统论、控制论、分形论和信息论的内容。

20世纪80年代，欧美、日本等国家的一些大型医疗机构开始研究建立医院信息系统，并在医院信息系统的基础上开始研究电子病历系统，这为实现病历电子化奠定了基础。目前电子病历在美国、日本、英国、我国香港等国家和地区有了一定程度的应用，如印第安纳大学医学分校利用电子病历预测癌症早期病人的死亡率，三菱电机为医疗法人社团康心会构筑了电子病历系统，英国已将电子病历的IC卡应用于孕妇孕期信息、产程启示及跟踪观察。在我国香港地区的各医院中，利用患者的磁卡完整地将病人的诊断和治疗过程记录在案，包括医生的检查、检验结果、X片、CT等。美国政府在大力推广、普及EMR的应用工作，波士顿ER协会正在研究通过Internet传输急救病人的EMR问题。同时，这些国家和地区已经成立了专门的研究机构，把EMR作为一个重点课题研究，组织医疗单位实施和普及。在我国自卫生部推荐最新规范以来，大部分厂家为了应对市场的变化及快速需求，一般是采购电子病历控件再进行开发，少部分公司能及时投入大量研发力量及时更新核心控件，满足国家最新规范要求。

经过近20年的发展，我国医院信息系统已初具规模，许多医院相继建立起医院范围的信息系统，以大连汇源电子系统工程有限公司的汇源医院管理信息系统为代表，为我国电子病历的研究和应用奠定了坚实的基础。由卫生部监制的金卫卡将向全社会推出，可保存持卡人终生的医疗保健信息，持卡人可通过计算机网络直接和银行、医疗保险中心和保险机构联网，使医疗活动变得简单、方便、快捷。解放军总医院开展了EMR的研究和应用。这仅仅是EMR研究及应用的起步，相关的研究内容将会随着EMR的发展而深入。

中医骨科电子病历要素如表6-1所示。

表6-1 中医骨科电子病历要素

基本内容	关键因素	观测点
首页	患者基本信息	姓名、性别、年龄、出生地、常住地等
主诉	主诉	记录患者就诊的主要症状及持续时间
病史	现病史、外伤史、既往史、个人史、家族史	记录与本次就诊有关的重要既往史、个人史等
望闻切诊	发育、营养、神志、疼痛、面色、目光、舌苔、脉搏	主要指望形态、神志、面色、眼球、四毛（头发、眉毛、睫毛、毫毛）、口舌、耳壳、鼻、指纹、指甲、手掌、二便、病灶等，尤其望四毛、口舌、鼻、指纹、指甲、掌纹方面独具特色
体格检查	视诊、触诊、叩诊、听诊	记录生命特征、与本病相关的阳性体征及具有鉴别意义的阴性体征
专科情况	测量	肢体长度、肢体周径、肢体轴线测量、关节活动度测量
	骨关节检查	僵直、异常活动、骨摩擦音、弹性固定、特殊响音
	骨科特殊检查	神经血管检查、感觉、运动、肌力、反射、血运等
辅助检查	CT、DR	记录就诊时已获得的相关检查结果
初步诊断	中医诊断	如骨折骨断筋伤、气滞血瘀
	西医诊断	如右股骨头粉碎性骨折伴脱位、右髋臼骨折、右膝关节损伤、全身多处软组织挫裂伤

6.2 需求分析

6.2.1 组织分析

1.组织目标分析

表6-2 组织目标分析

各类人员	组织战略目标	病历系统战略目标
医生	将中医和骨伤传统精华结合，以电子病历为信息载体，有效提高医疗水平	根据就诊人员需求获取其信息，以提高医疗就诊水平
系统管理员	高效地获取患者、医护人员信息	完成信息资源报表

2.组织机构分析

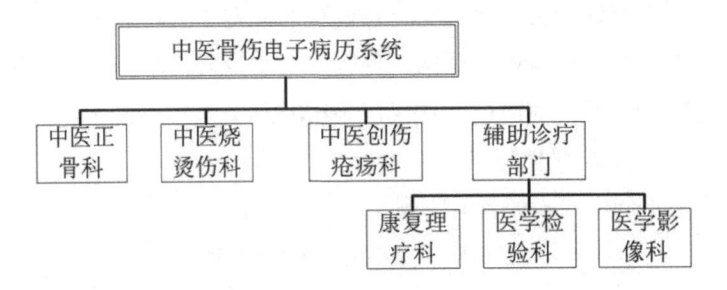

图 6-1　组织机构图

3.组织职能分析

表 6-3　组织职能分析

中医正骨科	正骨科医生通过该系统书写门诊病历、下处方、处理各种检查化验申请及结果显示。中医正骨科医生通过拔拉、复位、合位等传统正骨手法进行治疗
中医创伤疮疡科	中医创伤疮疡科医生通过该系统完成病人各种创伤疮疡病人的治疗,处理各种检查化验申请及结果显示,运用一系列治疗创伤疮疡的药膏进行治疗
中医烧烫伤科	中医烧烫伤科医生通过该系统完成烧烫伤病人的治疗,采取暴露、湿润疗法对烧烫伤进行治疗
辅助诊疗部门	辅助诊疗部门包括康复理疗科、医学检验科、医学影像科等辅助诊疗部门,在电子病历系统中,各种化验、检查结果都通过相关接口实时传回到电子病历系统中,有助于医生尽早得出正确诊断

6.2.2　需求获取

1.定义边界

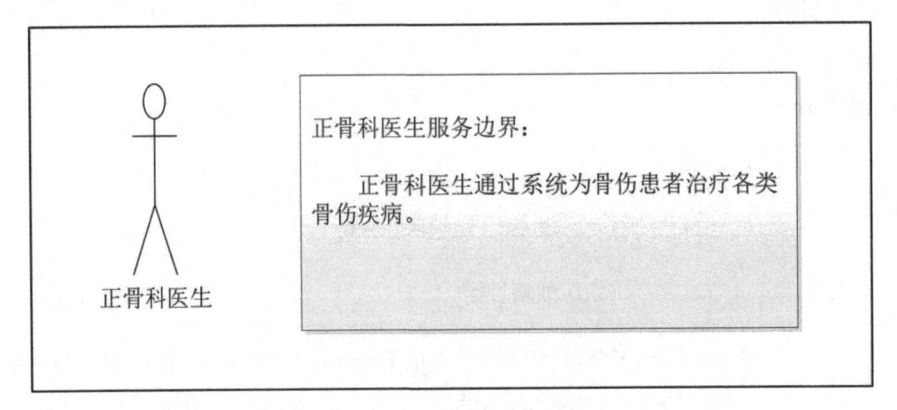

图 6-2　正骨科医生服务边界

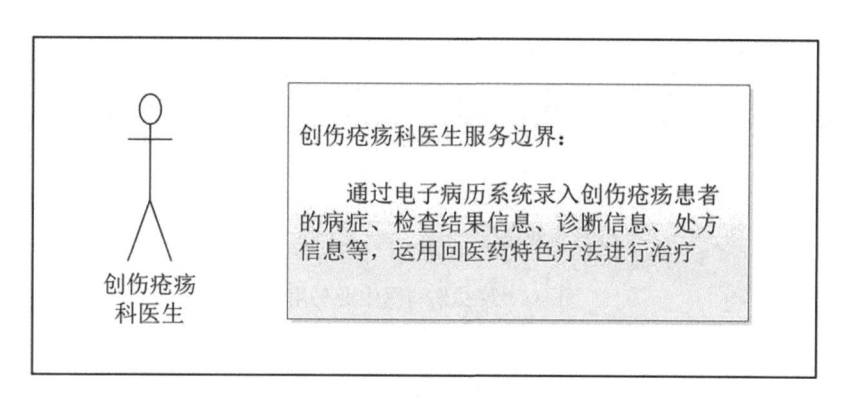

第 6 章 中医骨伤电子病历系统设计与实现

图 6-3 创伤疮疡科医生服务边界

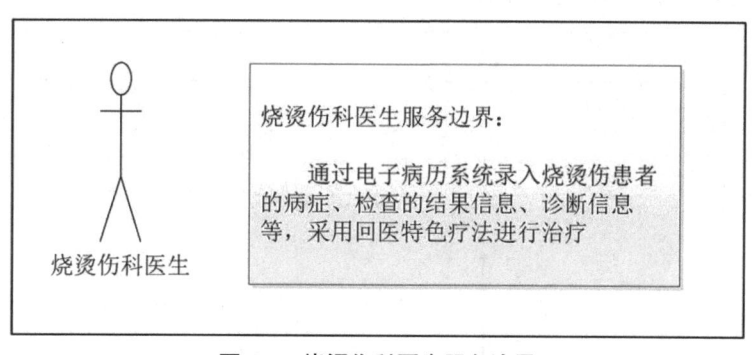

图 6-4 烧烫伤科医生服务边界

2.发现主角

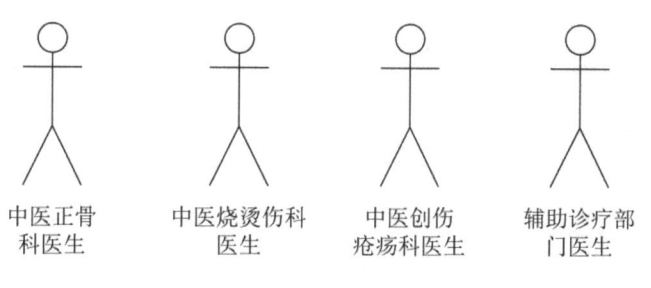

图 6-5 发现业务主角

3.获取业务用例

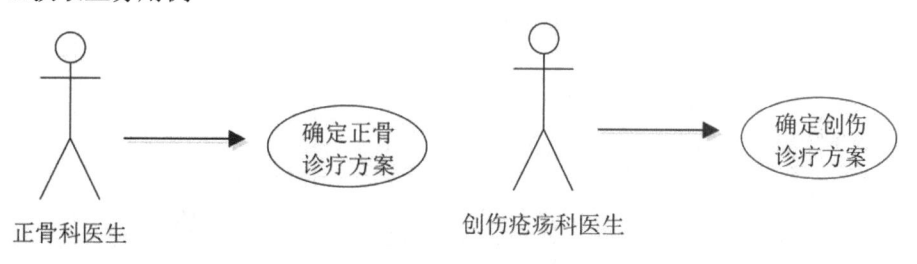

图 6-6 正骨科医生业务用例　　　　图 6-7 创伤疮疡科医生业务用例

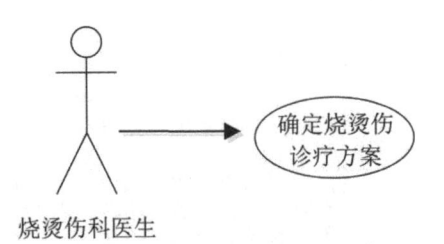

图 6-8　烧烫伤科医生业务用例

4.业务建模

（1）业务场景

正骨科医生业务场景如图6-9所示。

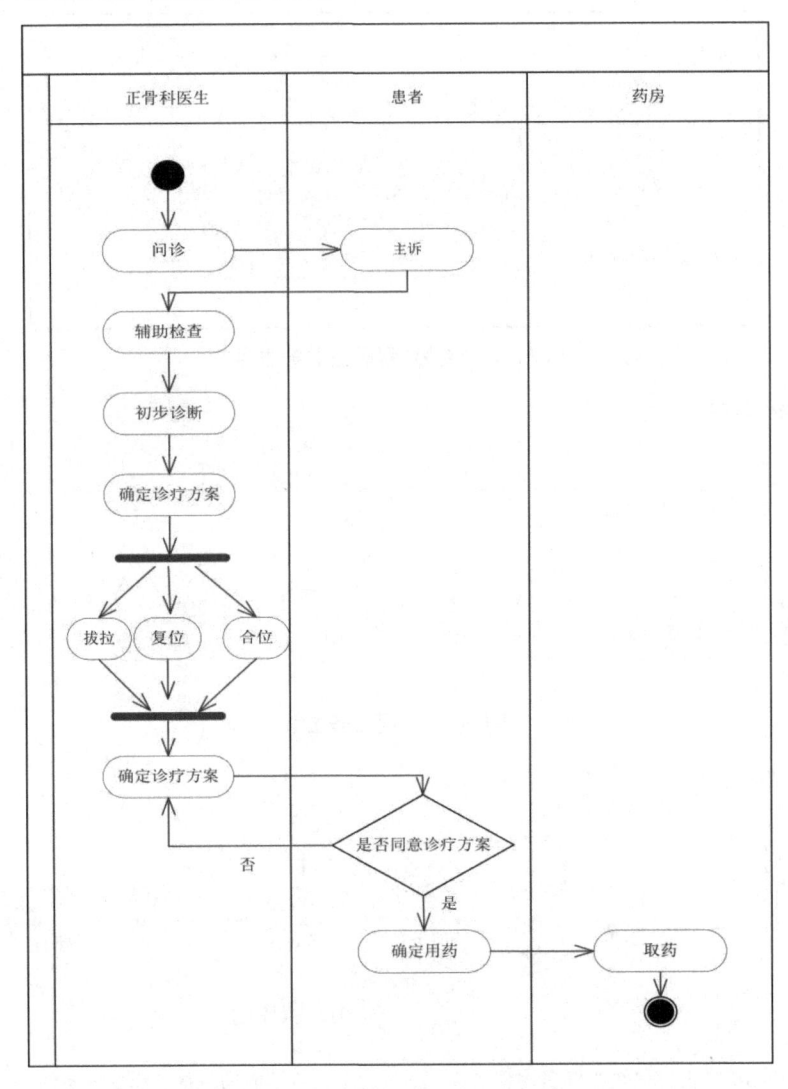

图 6-9　正骨科医生业务场景

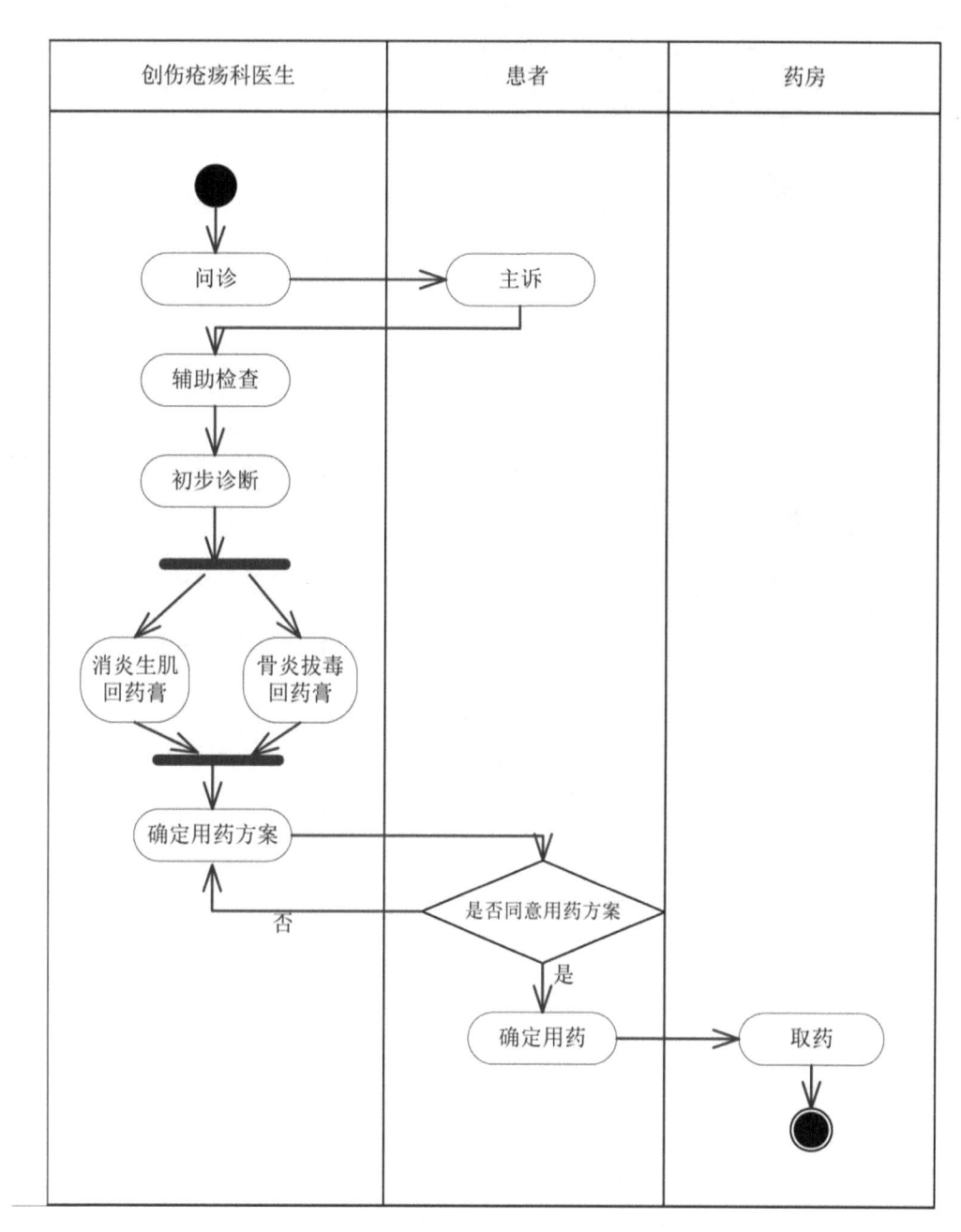

图 6-10 创伤创疡科医生业务场景

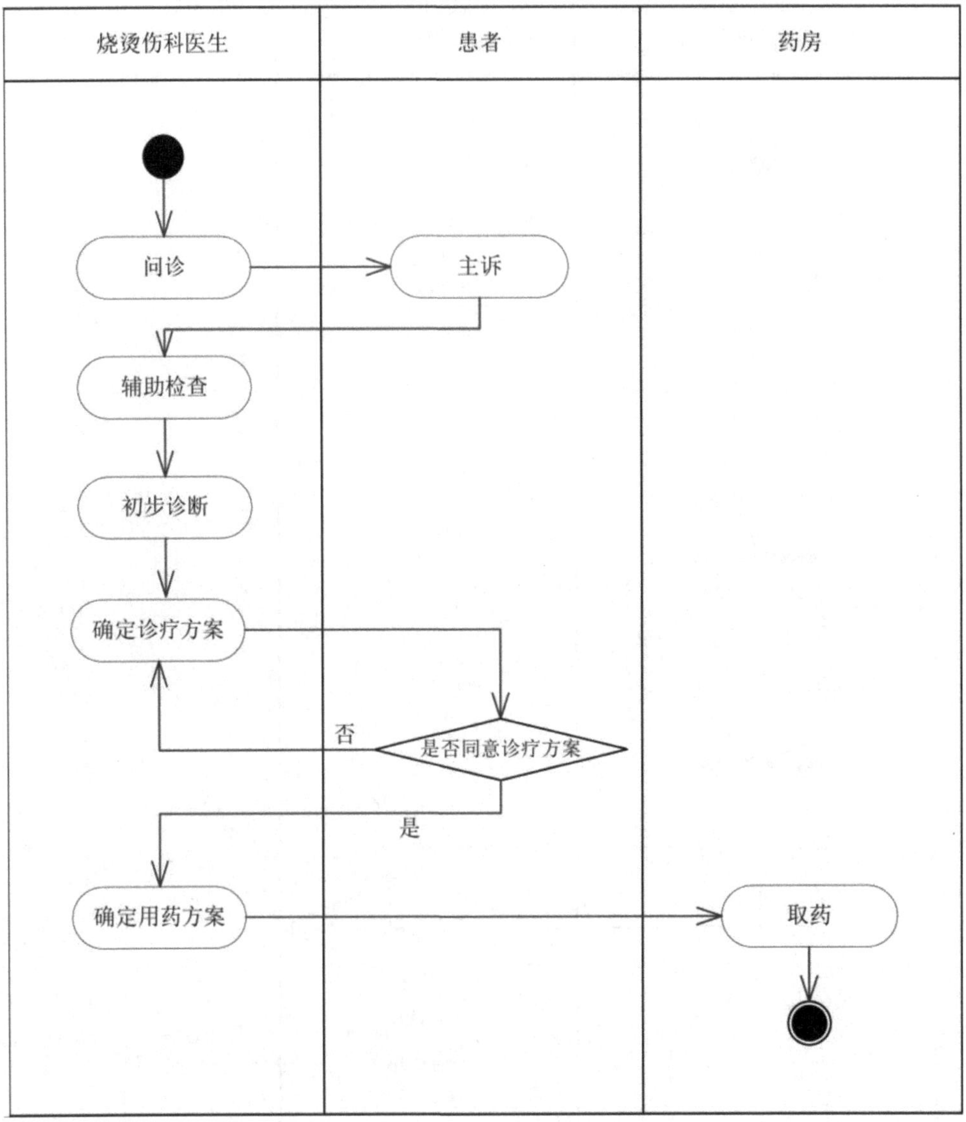

图 6-11　烧烫伤科医生业务场景

（2）业务用例实现

业务用例实现图如图6-12所示。

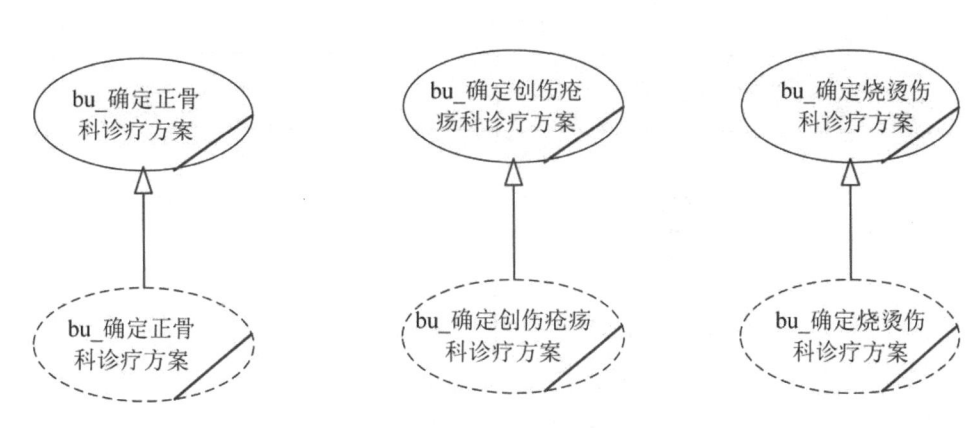

图 6-12　业务用例实现

（3）业务用例实现场景

各业务用例实现场景如图6-13—6-15所示。

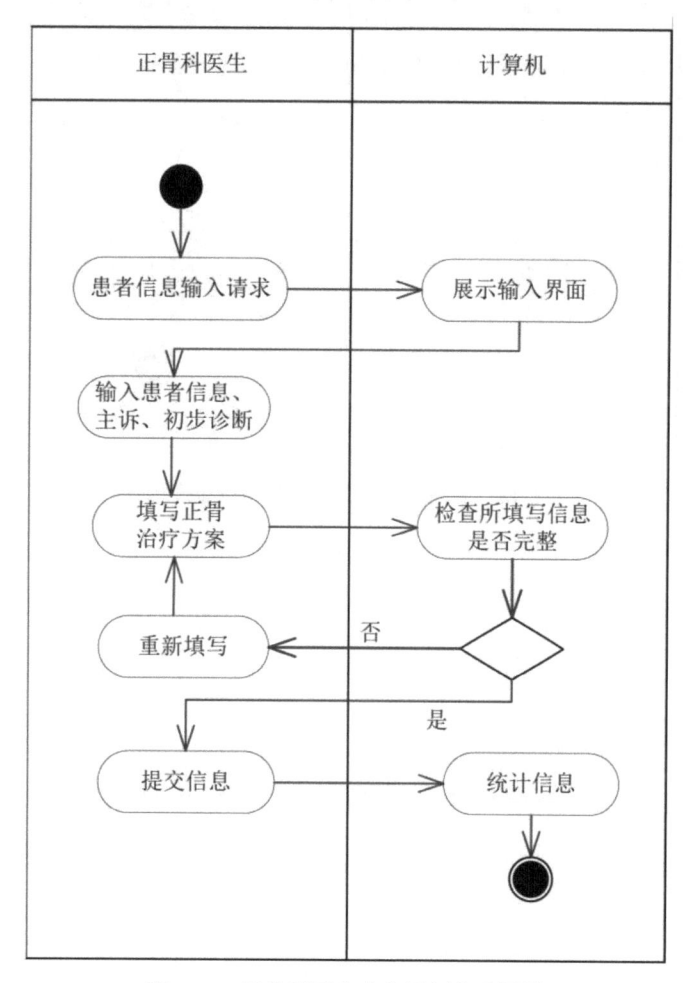

图 6-13　正骨科医生业务用例实现场景

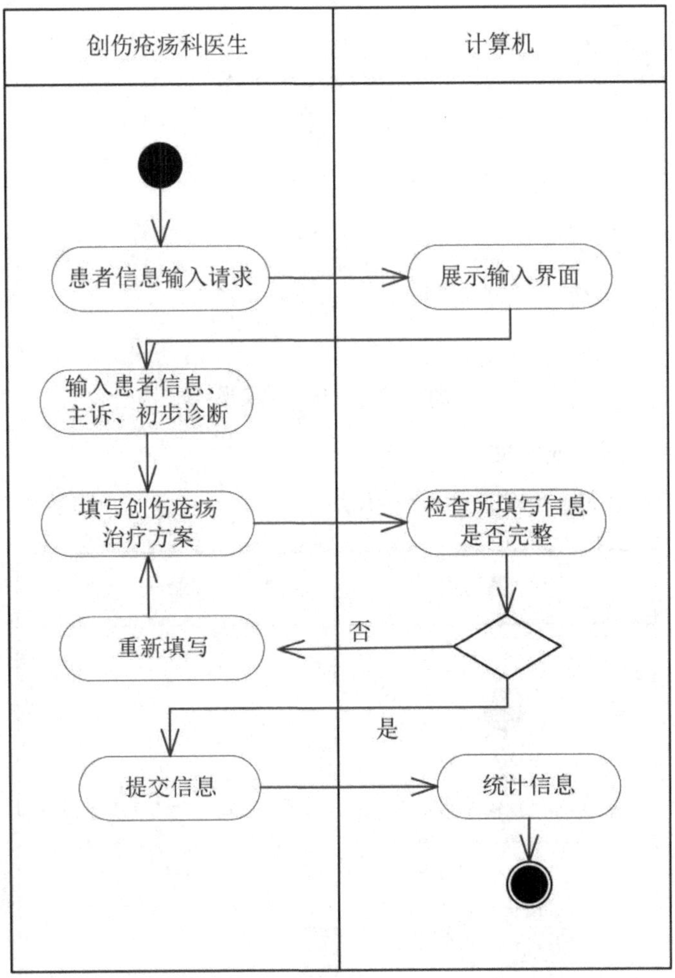

图 6-14　创伤疮疡科医生业务用例实现场景

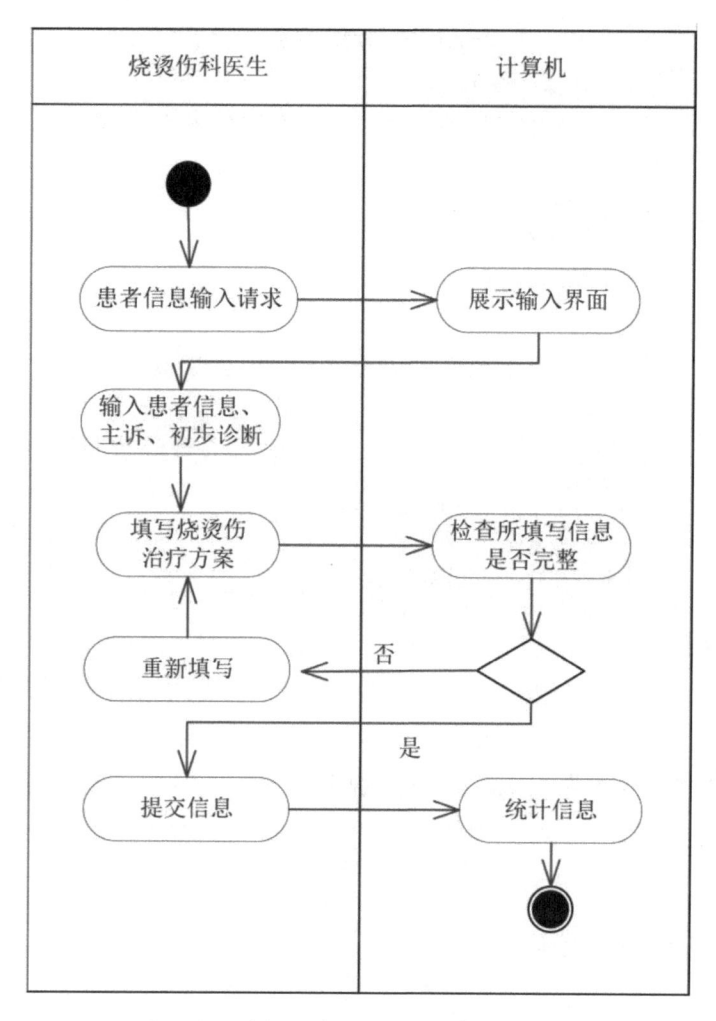

图 6-15 烧烫伤科医生业务用例实现场景

（4）业务用例规约

表 6-4 生成正骨科治疗方案的业务用例规约

用例名称	su_正骨科治疗方案
用例描述	正骨科医生通过患者主诉、辅助检查等获得患者病情信息，确定治疗方案
执行者	正骨科医生
前置条件	正骨科医生已获得患者病情信息
后置条件	得到治疗方案
主流事件描述	应用业务规则，确定治疗方案

表 6-5　生成疮伤创疡科治疗方案的业务用例规约

用例名称	su_创伤疮疡科治疗方案
用例描述	创伤疮疡科医生通过患者主诉、辅助检查等获得患者病情信息，确定治疗方案
执行者	创伤疮疡科医生
前置条件	创伤疮疡科医生已获得患者病情信息
后置条件	得到治疗方案
主流事件描述	应用业务规则，确定治疗方案

表 6-6　生成烧烫伤科治疗方案的业务用例规约

用例名称	su_烧烫伤科治疗方案
用例描述	烧烫伤科医生通过患者主诉、辅助检查等获得患者病情信息，确定治疗方案
执行者	烧烫伤科医生
前置条件	烧烫伤科医生已获得患者病情信息
后置条件	得到治疗方案
主流事件描述	应用业务规则，确定治疗方案

5.领域建模

在本系统中，电子病历是一个关键的领域，用业务用例推导出领域问题中的变量，包括患者的基本信息、病史、辅助检查、初步诊断、诊疗方案等。把上述变量结合领域问题的要求绘制出来，如图6-16所示。

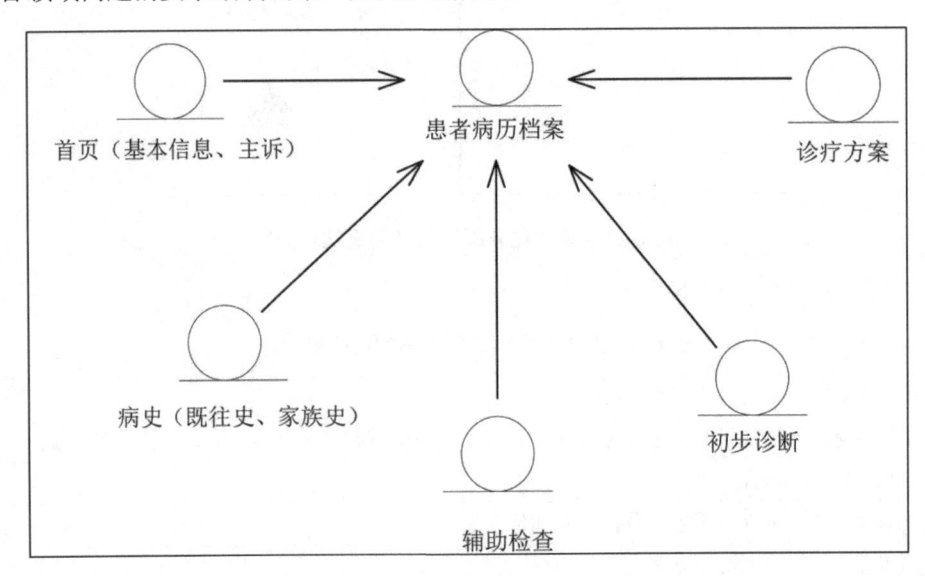

图 6-16　电子病历领域建模

6.2.3 软件需求

本系统的业务主线就是生成电子病历，所以核心业务实例图如图6-17所示。

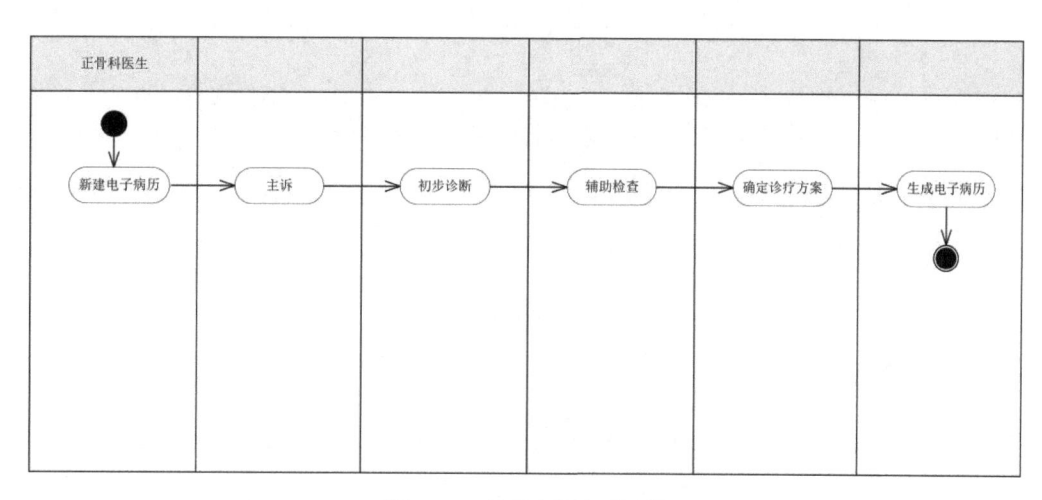

图 6-17 电子病历生成过程

6.3 系统分析

6.3.1 建立系统用例

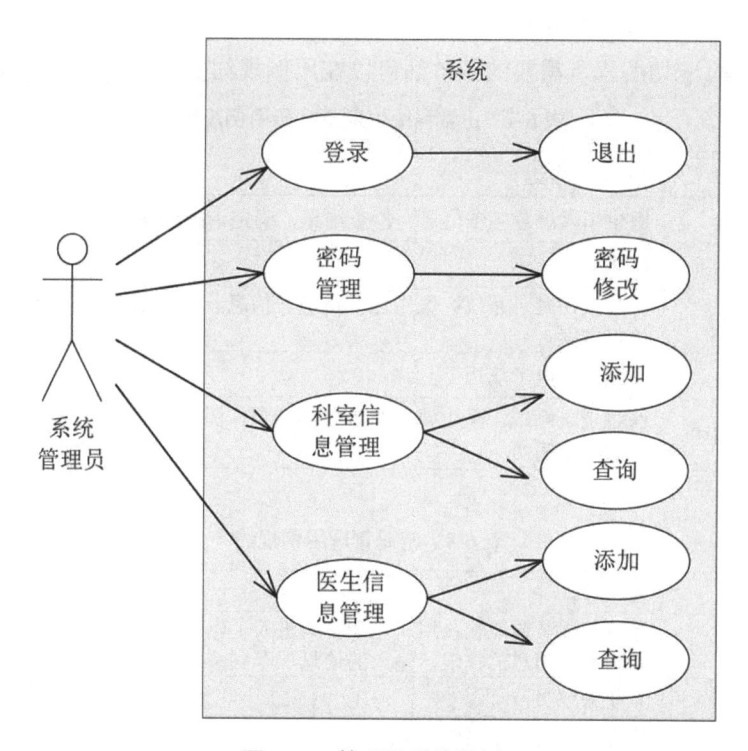

图 6-18 管理员系统用例

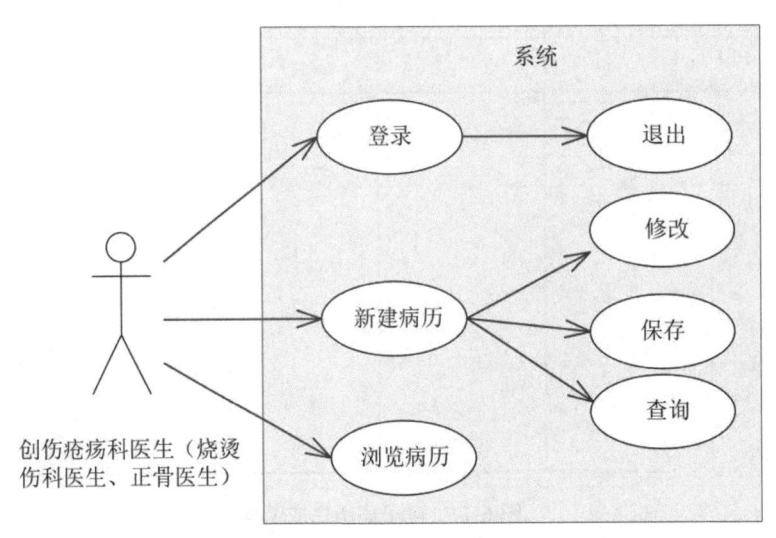

图 6-19　各科医生系统用例

6.3.2 分析业务规则

从用例规约中我们可以读出计算机实现业务所需的全部细节，包括人机交互的场景、计算机执行过程及分支、异常情况处理、业务规则的应用、实体信息（表单所填数据）等。一切编程所需要的细节都可以在用例规约文档中显示（见表6-7—6-8）。

表 6-7　正骨科医生新建病历用例规约

用例名称	ep_新建病历
用例描述	医生填入患者各项信息、检查结果，确定诊疗方案，生成新的病历
执行者	医生
前置条件	医生成功登录系统；医生已获得患者信息、检查结果等信息；医生已确定诊疗方案
后置条件	得到新的电子病历
主流事件描述	医生登录系统，医生输入患者各项信息，医生确定诊疗方案，计算机生成新的电子病历

表 6-8　密码管理用例规约

用例名称	密码管理
用例描述	系统管理员通过输入用户名和密码进入了电子病历系统,并取得了向系统中录入相关信息的权限，输入的信息保存到系统数据库中
执行者	系统管理员
前置条件	管理员成功登录系统
后置条件	得到新的医生信息表、科室信息表
主流事件描述	系统管理员登录系统，系统根据登录信息判断用户的身份，管理员可以根据权限进行密码管理

6.3.3 用例实现

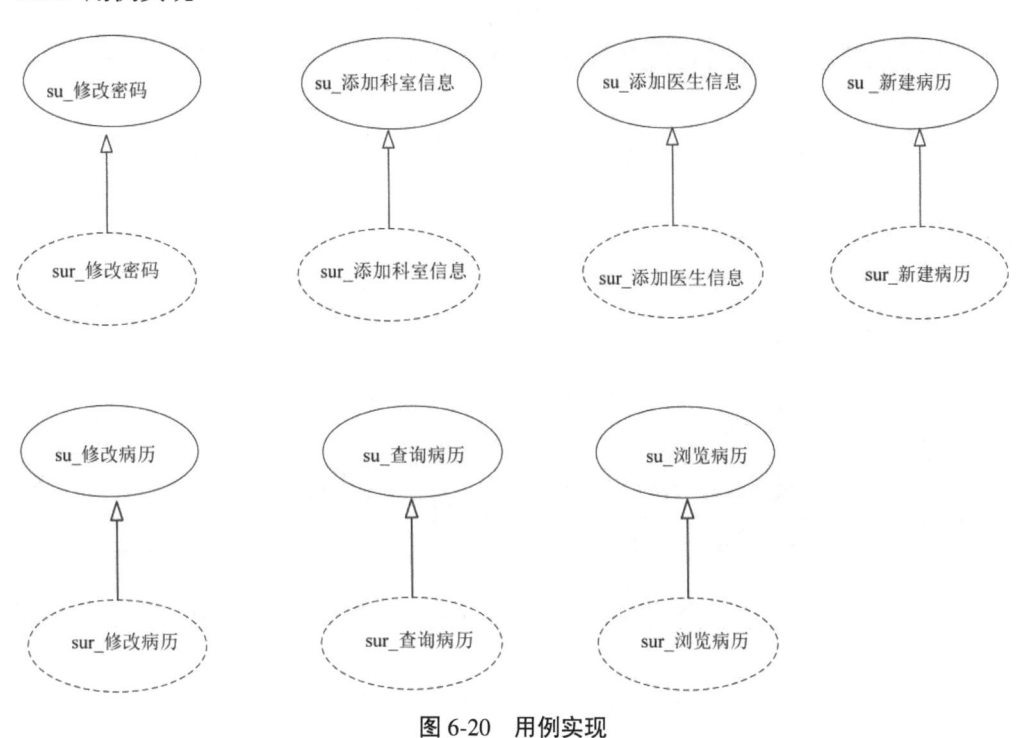

图 6-20 用例实现

6.3.4 软件架构和框架

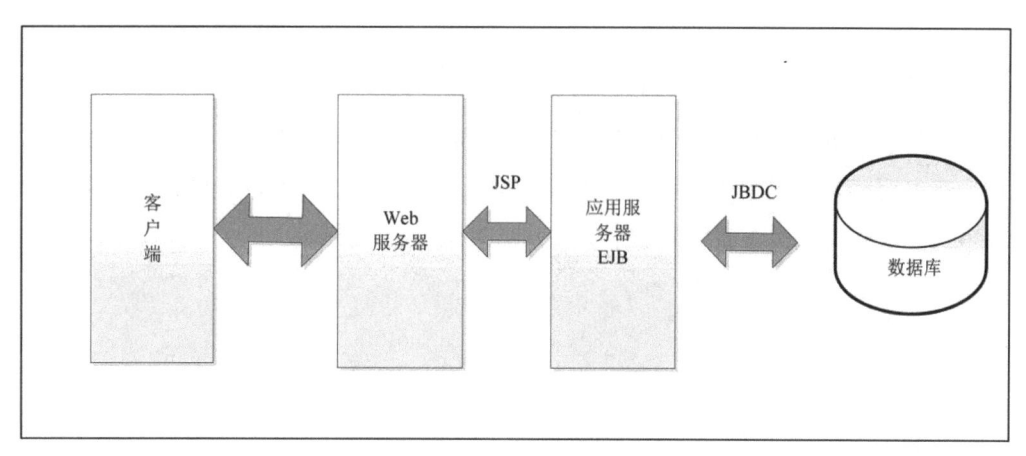

图 6-21 软件架构

6.3.5 建立分析模型

根据需求分析阶段获得的系统用例图和建立的用例实现模型可以创建分析类图，如图6-32所示。

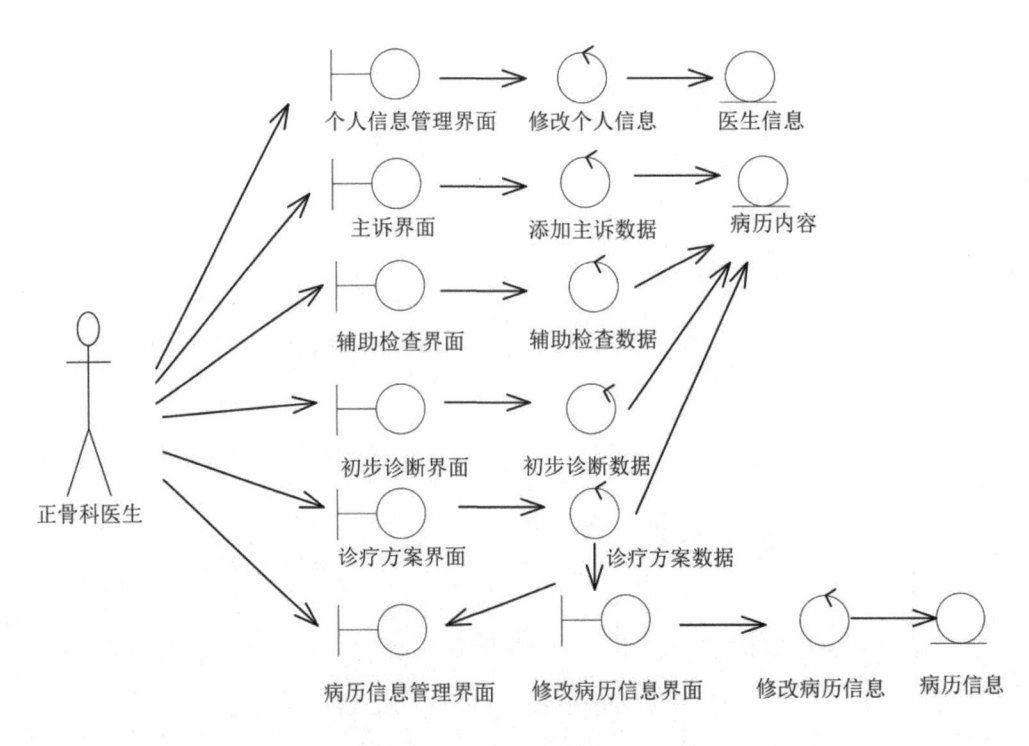

图 6-22　正骨科医生新建病历分析模型

6.4　系统设计

6.4.1　设计模型

在建立分析模型的过程中，得到了分析类图，在医生边界中本系统将用JSP来实现。在书写病历的过程中，医生可以进行信息添加、初步诊断、辅助检查、确定治疗方案。首先将分析类映射到设计类，其结果如图6-23所示。

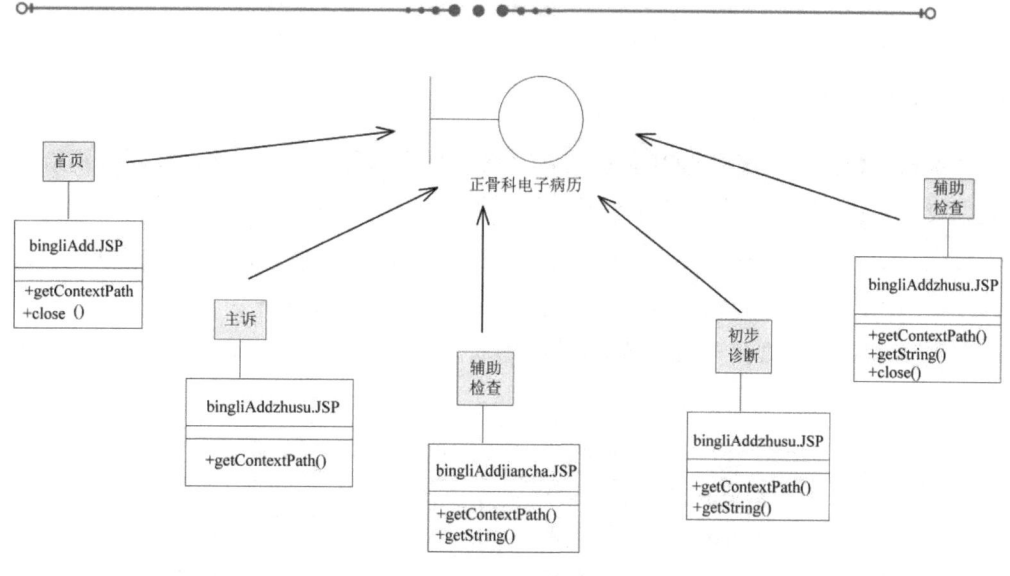

图 6-23　正骨科设计模型

6.4.2　接口设计

接口是子系统向外部程序提供功能调用的一组类，接口是类向外部程序提供可调用的操作。接口设计包括为单个对象设计接口，为具有相似性的对象设计接口，为软件各层次设计接口。

6.4.3　包设计

电子病历系统包括以下几个子系统，如图6-24所示。

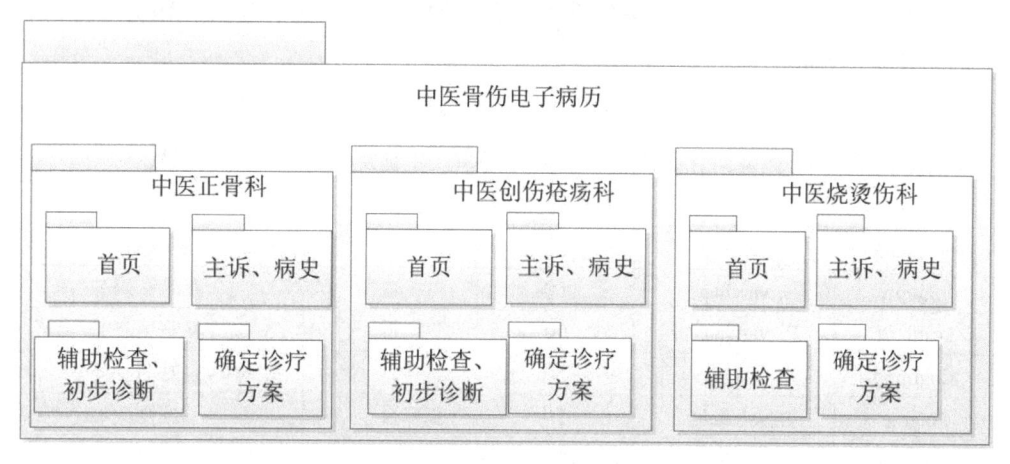

图 6-24　中医骨伤电子病历子系统图

6.4.4 数据库设计

本系统数据库采用MySQL数据库,系统数据库名称为db_bingli,下面分别给出数据表概要说明、主要数据表的结构。系统数据库db_bingli中含有7张数据表:科室信息表t_keshi、科室项目表t_xiangmu、医生信息表t_yisheng、病例信息表t_bingli、诊疗信息表t_julu、诊疗内容表t_neirong、管理员信息表t_admin。

科室信息表主要用于保存医院科室基本信息,如科室名称,该表结构如表6-9所示。

表6-9 t_keshi 的结构

字段名	数据类型	长度	主键否	描述
id	int	4	是	自动编号
mingcheng	varchar	50	否	科室名称

科室项目信息表主要用于保存科室项目信息,如科室信息、项目名称等,该表结构如表6-10所示。

表6-10 t_xiangmu 的结构

字段名	数据类型	长度	主键否	描述
id	int	4	是	自动编号
keshi_id	int	4	否	科室信息
mingcheng	varchar	50	否	项目名称

医生信息表主要用于保存医生基本信息,如姓名、性别、年龄、职务等,该表结构如表6-11所示。

表6-11 t_yisheng 的结构

字段名	数据类型	长度	主键否	描述
id	int	4	是	自动编号
loginname	varchar	50	否	登录名
loginpw	varchar	50	否	登录密码
keshi_id	varchar	50	否	科室信息
xingming	varchar	50	否	姓名
xingbie	varchar	50	否	性别
nianling	varchar	50	否	年龄
zhiwu	varchar	50	否	职务

管理员信息表主要用于保存管理员的基本信息,该表结构如表6-12所示。

表 6-12 t_admin 的结构

字段名	数据类型	长度	主键否	描述
id	int	4	是	自动编号
userName	varchar	50	否	登录账号
userPw	varchar	50	否	登录密码

6.5 系统实现

6.5.1 系统登录设计

由于后台是用于维护系统的，所以必须先要登录系统，才能进行相关的管理操作，打开后台管理页面的程序窗口，要求用户输入正确的用户名、密码，二者缺一不可，人员通过后台登录入口进入后台登录模块，后台登录模块主要用于验证管理员的身份和密码。后台登录模块的运行效果如图6-25所示。

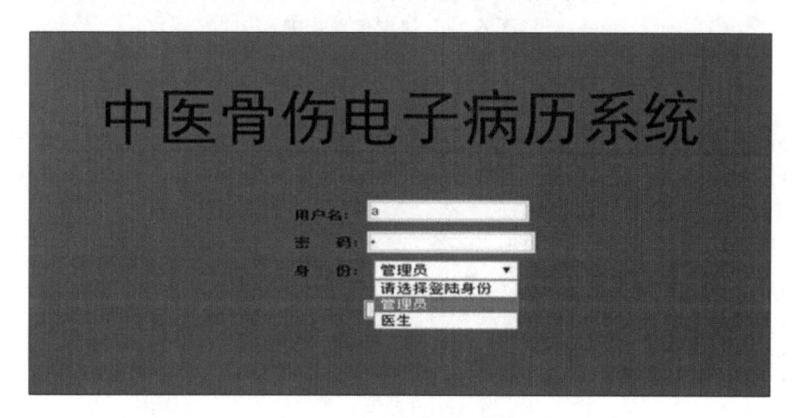

图 6-25 系统登录功能模块图

6.5.2 用户功能设计

1.管理员功能模块

图 6-26 密码修改

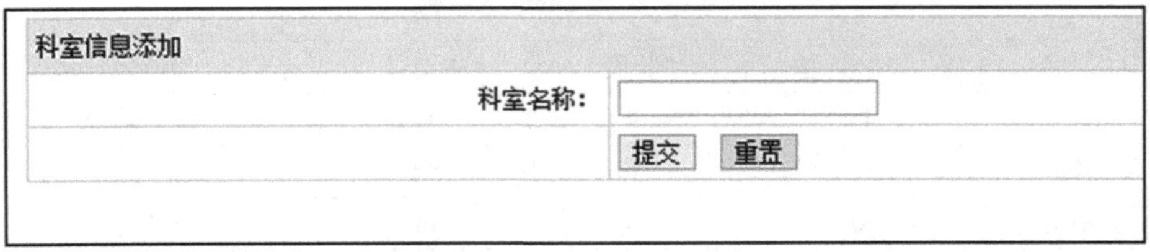

图 6-27　科室信息添加

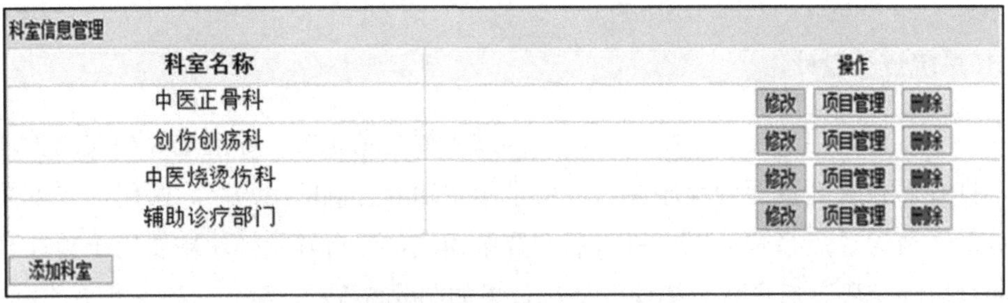

图 6-28　科室信息管理

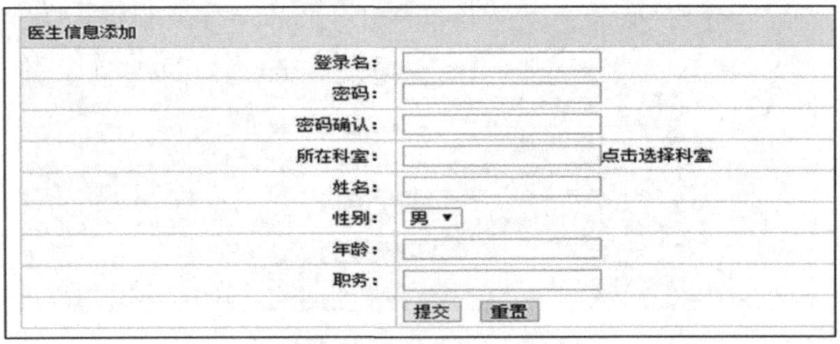

图 6-29　医生信息添加

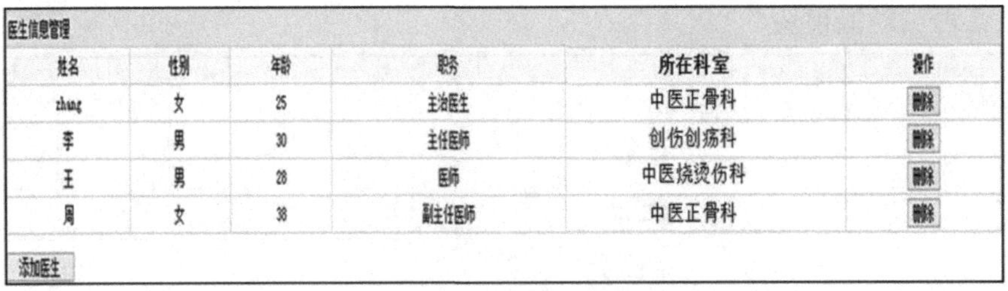

图 6-30　医生信息管理

2.医生功能模块

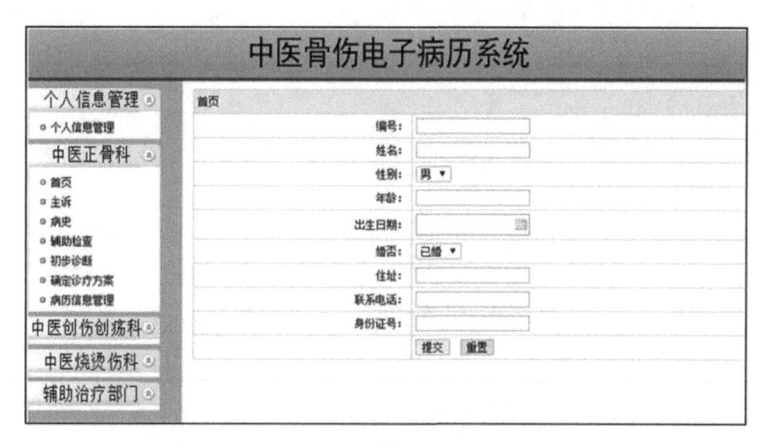

图 6-31　中医正骨科——首页

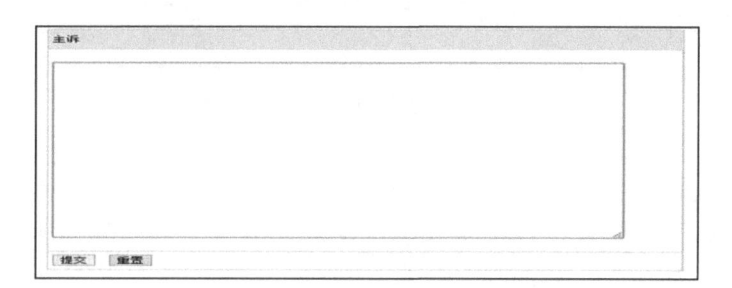

图 6-32　中医正骨科——主诉

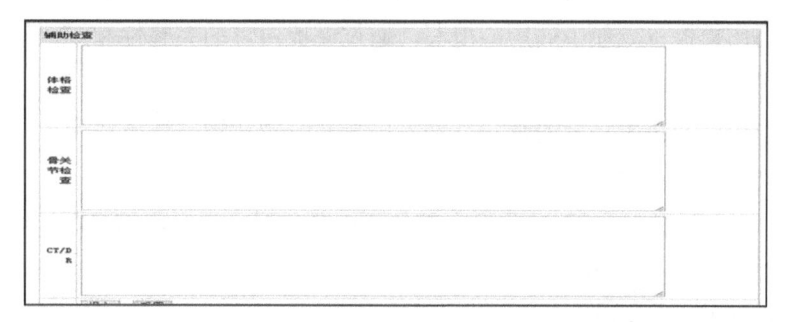

图 6-33　中医正骨科——辅助检查

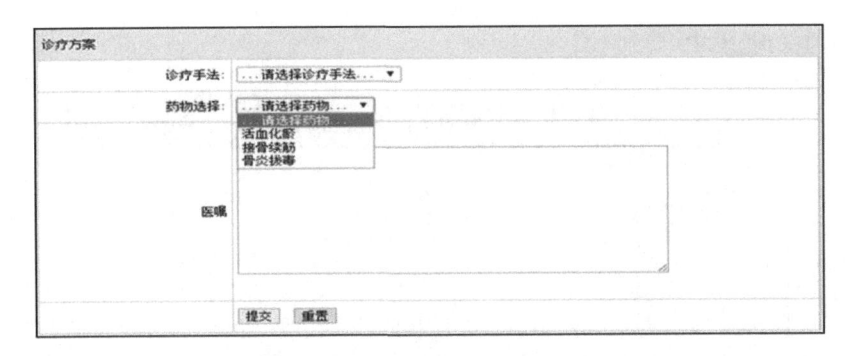

图 6-34　中医正骨科——诊疗方案

图 6-35　中医正骨科——病历信息管理

6.6 本章小结

本章讨论了基于B/S结构的医院信息管理系统建设的开发过程，从研究背景与意义到需求分析，从系统分析到系统设计，最后到系统的实现，每一步都遵循了软件工程的开发思路。中医骨伤电子病历系统是医院信息系统的重要组成部分，它通过建立各种病历模板，方便了病历的填写，通过模板内容的完整性和规范程度，保证了病历的完整。

本章中，以现在中医院的现状、现有信息系统的运用，以及医生、护士等工作人员的建议为背景，做了以下的工作：

（1）根据目前国内外医院信息系统的状况和我国、卫生部等对电子病历的相关标准、要求，在对宁夏中医院调研的基础上，得出此系统的基本功能、软硬件架构、数据库及安全性设计等内容。

（2）系统采用B/S软件架构，并且对医疗活动基本业务模型的高度抽象，通过组件化开发和工作流技术使系统应用架构变得容易。

（3）借助Java开发工具设计了可实用的中医骨伤电子病历系统，其中包括系统功能模块的设计与数据库设计，实现了中医骨伤电子病历流程的模块化管理。

本系统的开发和研究都是建立在采用B/S架构的基础上的。本系统将架构的各个模块之间联系到一起，由服务器进行集中处理，具有极强的经济性与可行性。该系统的最大优势之处在于能够降低维护成本，提升医疗工作者的工作效率，十分符合当前快节奏生活工作模式。但鉴于进行研究的时间比较仓促、水平能力有限等原因，尚有一些问题还没有作好进一步的研究，例如系统功能需要再次进行提升与完善，系统的安全性方面需要加强登录验证与防火墙设计等。

参考文献

[1] 十三五：大力发展中医药信息化建设 打造智慧云服务平台[J]. 医学信息学杂志，2015（8）：96.

[2] 张玉，肖勇，赵娜. 名老中医专家门诊病案管理信息系统构建关键问题探讨[J]. 湖北中医杂志，2015（9）：72-73.

[3] 杨柳. 中医肺系疾病门诊电子病历系统[D].济南：山东中医药大学，2014.

[4] 张国伟. 医院专科电子病历系统建设[J]. 信息与电脑（理论版），2015（19）：128-130.

[5] 王琼，陆伟文. 可扩展型医院专科电子病历体系：新一代专科电子病历解决方案[J].生物医学工程学进展，2009（2）：109-111.

[6] 罗彦慧，方华林. 百年回医药研究述评[J]. 回族研究，2013（3）：111-115.

[7] 林荔军. 髋关节表面置换术的临床与实验研究及骨科病例登记系统的开发[D].广州：南方医科大学，2008.

[8] 雷玉凯. 创伤骨科专家诊断治疗系统的研制[J]. 中外医学研究，2011（6）：96-97.

[9] 刘涛. 电子病历系统的分析与设计[D].北京：北京邮电大学，2012.

[10] 主福洋. 电子病历系统的设计与实现[D].成都：电子科技大学，2013.

[11] 贺炜良. 住院电子病历系统的设计与实现[D].成都：电子科技大学，2013.

[12] 庄严，钱阳明，翁盛鑫，等. 医院电子病历系统的设计[J]. 解放军医院管理杂志，2010（10）：974-976.

[13] 刘峰. 基于XML的电子病历系统[D].哈尔滨：哈尔滨工程大学，2007.

[14] 龙伟健. 电子病历系统的设计与实现[D].广州：广东工业大学，2007.